Depressionen im Alter

AF666742

Mit freundlichen Empfehlungen

PROMONTA Lundbeck

ARZNEIMITTEL

H. Radebold · R. D. Hirsch
J. Kipp · R. Kortus · G. Stoppe
B. Struwe · C. Wächtler
Herausgeber

Depressionen im Alter

STEINKOPFF
DARMSTADT

Für die Herausgeber:

Prof. Dr. H. Radebold
Interdisziplinäre Arbeitsgruppe
für Angewandte Soziale Gerontologie
Universität Gesamthochschule Kassel
Mönchebergstr. 19B

34109 Kassel

Die Deutsche Bibliothek – CIP-Einheitsaufnahme

Depressionen im Alter / H. Radebold ... Hrsg. – Darmstadt:
Steinkopff, 1997
ISBN-13:978-3-642-85441-5 e-ISBN-13:978-3-642-85440-8
DOI: 10.1007/978-3-642-85440-8

Dieses Werk ist urheberrechtlich geschützt. Die dadurch begründeten Rechte, insbesondere die der Übersetzung, des Nachdrucks, des Vortrages, der Entnahme von Abbildungen und Tabellen, der Funksendung, der Mikroverfilmung oder der Vervielfältigung auf anderen Wegen und der Speicherung in Datenverarbeitungsanlagen, bleiben, auch bei nur auszugsweiser Verwertung, vorbehalten. Eine Vervielfältigung dieses Werkes oder von Teilen dieses Werkes ist auch im Einzelfall nur in den Grenzen der gesetzlichen Bestimmungen des Urheberrechtsgesetzes der Bundesrepublik Deutschland vom 9. September 1965 in der Fassung vom 24. Juni 1985 zulässig. Sie ist grundsätzlich vergütungspflichtig. Zuwiderhandlungen unterliegen den Strafbestimmungen des Urheberrechtsgesetzes.

© 1997 by Dr. Dietrich Steinkopff Verlag, GmbH & Co. KG, Darmstadt
Softcover reprint of the hardcover 1st edition 1997

Verlagsredaktion: Sabine Ibkendanz – Herstellung: Heinz J. Schäfer
Umschlaggestaltung: Erich Kirchner, Heidelberg

Die Wiedergabe von Gebrauchsnamen, Handelsnamen, Warenbezeichnungen usw. in dieser Veröffentlichung berechtigt auch ohne besondere Kennzeichnung nicht zu der Annahme, daß solche Namen im Sinne der Warenzeichen- und Markenschutz-Gesetzgebung als frei zu betrachten wären und daher von jedermann benutzt werden dürften.

Gesamtherstellung: Druckerei Zechner, 67346 Speyer

Gedruckt auf säurefreiem Papier

Vorwort

Die erste Jahrestagung der Deutschen Gesellschaft für Gerontopsychiatrie und -psychotherapie im April 1994 in Berlin stand noch ganz im Zeichen der Standortbestimmung der Gerontopsychiatrie in der Bundesrepublik. Die zweite Jahrestagung in Hamburg im Februar 1995 griff mit den demenziellen Krankheitsbildern[1] ein für die Erkrankten und ihre Angehörigen, die in der Gerontopsychiatrie Tätigen und die Gesellschaft zunehmend wichtiger werdendes Thema auf.

Die Deutsche Gesellschaft für Gerontopsychiatrie und -psychotherapie wählte bewußt die Depressionen im Alter als Leitthema für ihre dritte Jahrestagung vom 6.–8. Februar 1997 in Kassel. Depressive Syndrome gehören zu den häufigsten psychischen Erkrankungen im Alter. Ihre Ursachen, Erscheinungsbilder und Symptome sind vielfältig. Häufig steht das Körperliche, nur teilweise bedingt durch die somatische Komorbidität, im Vordergrund. Hierzu kommt, daß Altern immer wieder gleichgesetzt wird mit resignativer Verstimmung und Lebensüberdruß. Dies führt dazu, daß Depressionen noch zu häufig verkannt und zu selten diagnostiziert werden. Die Folge davon sind oft sehr lange, leidvolle Krankheitskarrieren, die im Pflegeheim oder insbesondere im Suizid enden können.

Unser Anliegen war, Handlungsbedarf zu signalisieren und die erkennbaren Fortschritte all jenen nahezubringen, die mit älteren depressiv erkrankten Menschen arbeiten. Unser Anspruch zielte darauf ab, den derzeitigen Kenntnisstand darzustellen, Zukunftsperspektiven aufzuzeigen und die für die Praxis und Klinik relevanten Aspekte vorzustellen und zu vertiefen.

Die in dieser Publikation wiedergegebenen Ergebnisse (Hauptvorträge, Referate und Ergebnisse der Workshops) belegen nachdrücklich, daß diese Zielsetzung in vollem Umfang erreicht wurde. Sie erlauben darüber hinaus folgende Feststellungen:

- Die jetzt für die Bundesrepublik vorliegenden Daten zur gerontopsychiatrischen Morbidität bestätigen, daß depressive Störungen die häufigste psychische Erkrankung im Alter darstellen. Aktuelle Befunde aus der Berliner Altersstudie legen zudem den Schluß nahe, daß sich bei einem beträchtlichen Teil der Älteren (zumindestens der über 70jährigen) zusätzlich „subdiagnostische Depressivität" findet. Dabei handelt es sich um leichtere depressive Störungen, die sich den üblichen Diagnosekategorien entziehen, die jedoch wahrscheinlich behandlungsrelevant sind.
- Depressive Syndrome werden unverändert in zu geringem Ausmaß diagnostiziert. Dies betrifft insbesondere Krankheitsbilder aus dem subklinischen Bereich, schwere Erkrankungsformen und depressive Syndrome mit (begleitender oder vorherrschender) körperlicher Komorbidität. Statt einer Depression werden dann eine primär körperliche Erkrankung oder eine Demenz diagnostiziert oder ein schicksalshafter „Altersabbau" angenommen.
- Bezüglich Ätiologie und Pathogenese zeigt sich – abgesehen von dem bisherigen Kenntnisstand – für die Gruppe der über 80jährigen die zunehmende Bedeutung von Partnerverlusten. Weitere Aussagen über die Bedeutung anderer Altersvariablen werden erst noch nicht vorliegende Ergebnisse aktueller Altersstudien erbringen.

---

[1] C. Wächtler, R. D. Hirsch, R. Kortus, G. Stoppe (Hrsg.) (1996) Demenz: Die Herausforderung. Egbert Ramin, Singen

- Depressive Syndrome über 60jähriger erweisen sich – auch in den hohen Altersgruppen – als gut und langfristig behandelbar. Das dafür zur Verfügung stehende und bewährte Spektrum von therapeutischen Möglichkeiten reicht von den „neuen" Antidepressiva und weiteren biologischen Verfahren über die Psychotherapie (Psychoanalyse, kognitive Verhaltenstherapie für Einzelne und Gruppen) bis hin zur Soziotherapie. Umfangreiche Behandlungserfahrungen liegen sowohl aus dem ambulanten als auch aus dem teilstationären und stationären Bereich vor. Häufiger wird ein multimodaler Therapieansatz erforderlich.
- Die Aufgaben der Behandlung, Versorgung und Rehabilitation depressiv erkrankter Älterer lassen sich nach ärztlicher Diagnostik und unter ärztlicher Verantwortung nur im multiprofessionellen Team lösen. Das therapeutische Angebot muß sich sowohl an den depressiv Erkrankten als auch an sein (in der Regel noch bestehendes) familiäres und soziales System unter Einbeziehung der verschiedenen Berufsgruppen und Helfer wenden. Nur langfristig gefühlsmäßig stabile Beziehungen erlauben, den depressiv Erkrankten während des therapeutischen Prozesses zu halten und auszuhalten.
- Die Versorgungsrealität depressiv erkrankter Älterer ist unverändert mangelhaft. Nur in geringem Umfang erhalten depressive Altere eine adäquate Medikation; eine psychotherapeutische Behandlung erfolgt praktisch nicht. Die Hausärzte scheinen jetzt in größerem Umfang depressive Syndrome zu diagnostizieren, verfügen aber offenbar über keine weiterführenden systematischen therapeutischen Strategien. Zu selten wird zum Nervenarzt überwiesen.
- Die fachliche Öffentlichkeit, die unterschiedlichen Berufsgruppen, aber ebenso die allgemeine Öffentlichkeit, erweisen sich ganz offensichtlich als wenig informiert über das große Ausmaß von Depressionen im Alter, über bestehende diagnostische und differentialdiagnostische Erfordernisse und insbesondere über die guten und in großem Umfang zur Verfügung stehenden Behandlungsmöglichkeiten (siehe auch Kap. 2, Podiumsdiskussion).

Eine entscheidende Verbesserung der Lebensqualität psychisch erkrankter Älterer versprechen wir uns durch die wissenschaftlichen Preise für „Neue Aspekte in der Erforschung und Behandlung der Depression im höheren Lebensalter" (Stifter: Hoffmann La Roche) und für „Optimierung der Pflege psychisch kranker alter Menschen" (Stifter: Hoechst-Marion Rousel AG), die auf der 3. Jahrestagung erstmalig vergeben wurden.

Die umfassende Aufgabe, depressiv erkrankte Ältere und ihre familiäre/soziale Umwelt mit Hilfe eines multidisziplinären Ansatzes im Team zu behandeln, spiegelt auch das Spektrum der knapp 600 Teilnehmer in Kassel wider. Bei einem verständlicherweise Überwiegen der Ärzte nahmen in großem Umfang auch Kranken- und Altenpflegekräfte und Psychologen ebenso wie auch Sozialarbeiter/-pädagogen teil.

Bewährt hat sich auch – wie schon in Hamburg – das zusätzliche Angebot einer Weiterbildungsveranstaltung mit einem der Tagung analogen Thema einerseits für Ärzte (Kurs A mit 49 Teilnehmern), andererseits für alle weiteren Berufsgruppen (Kurs B mit 168 Teilnehmern). Damit wird es möglich, regional, aber auch überregional eine qualifizierte Weiterbildungsveranstaltung jeweils analog zum Tagungsthema anzubieten.

Eine Reihe weiterer wichtiger Workshops (siehe Kap. 4) befaßte sich mit aktuellen Fragen der Gerontopsychiatrie und -psychotherapie. Daher wurden auch diese Einzelvorträge und Zusammenfassungen mit in diesen Kongreßband aufgenommen.

Wir danken allen Referentinnen/Referenten und Workshopleiterinnen und -leitern, daß sie uns ihre Manuskripte (und dazu noch unter dem Zeitdruck der beabsichtigten baldigen Veröffentlichung) zur Verfügung gestellt haben. Ebenso gilt unser Dank dem Steinkopff Verlag für die rasche Bearbeitung im Lektorat und die intensiven Bemühungen, den Kongreßband bereits im Herbst 1997 erscheinen zu lassen, als auch der Firma Promonta-Lundbeck für die großzügige Finanzierung.

Wir hoffen, daß auch dieser Kongreßband aufgrund seiner Aktualität weite Verbreitung findet und zur weiteren wissenschaftlichen Diskussion in und mit der Gerontopsychiatrie und -psychotherapie anregt, aber auch umfassend der Weiter- und Fortbildung aller Berufsgruppen dient.

Kassel/Bonn/Saarbrücken/
Göttingen/Hamburg
Sommer 1997

H. Radebold, R. D. Hirsch,
J. Kipp, R. Kortus, G. Stoppe,
B. Struwe, C. Wächtler

Inhaltsverzeichnis

1 Hauptvorträge

1.1 Epidemiologie depressiver Störungen im Alter

CÉCILE ERNST

Ein 67jähriger Herr wird vom Hausarzt zur Depressionsbehancllung geschickt. Er wirkt munter, intelligent und witzig. Mit 55 Jahren hat ihn seine Firma wegen Arbeitsmangel entlassen; seitdem ist er erfolgreich im angestammten Beruf als Selbständigerwerbender tätig und davon nach wie vor fasziniert. Auf Verdienst ist er mangels genügender Alterssicherung dringend angewiesen.

Der alte Herr klagt über folgende Erscheinungen: Er kann am Morgen nicht mehr mit der Arbeit beginnen; er liest Zeitung bis zum Überdruß, trinkt Kaffee, flieht in eine Kneipe und kann sich erst am Mittag an sein Pult setzen. Dadurch verliert er Aufträge und Kunden. Wenn er aber einmal seine Arbeit in Angriff genommen hat, arbeitet er speditiv und mit Interesse.

Noch weniger als zur Berufsarbeit kann er sich zum Nachführen der Buchhaltung entschließen. Er stellt keine Rechnungen mehr aus, hat keine Einnahmen und bekommt Schwierigkeiten mit dem Steueramt. Er hat die Lust am Lesen und am Besuch von Ausstellungen verloren. Eine Ferienreise ins Ausland absolvierte er im Gegensatz zu früheren Reisen ohne eigentliches Interesse und fast pflichtgemäß.

Schließlich stellt sich heraus, daß er vor kurzem seine Wohnung im 14. Stock eines Hochhauses aufgegeben hat und ins Parterre gezogen ist. Die Tiefe vor seinen Fenstern weckte in ihm Suizidgedanken.

Warum Epidemiologie?

Epidemiologie beruht auf Untersuchungen von repräsentativen Stichproben der Gesamtbevölkerung. Sie beschränkt sich nicht auf die sog. „Inaspruchnahme-Populationen", d.h. Personen, welche Ärzte, Kliniken oder Polikliniken aufsuchen. Epidemiologische Studien erfassen auch den Teil der Bevölkerung, deren Krankheiten unerkannt und unbehandelt bleiben. Wer behandelt wird, ist durch viele Siebe der Selektion hindurchgegangen. Das gilt ganz besonders für ältere Depressive. Sie verstehen sich selber oft nicht als depressiv, und ihre Depressionen werden oft nicht erkannt, und, falls erkannt, oft nicht behandelt. Das Behandlungsdefizit älterer Depressiver ist ein konstant wiederkehrender Befund epidemiologischer Untersuchungen. Wegen dieser Neigung älterer Depressive, sich einer Behandlung zu entziehen, ist die Epidemiologie sozusagen die Via regia zur Altersdepression.

Dieser Weg führt sogleich zu zwei widersprüchlichen Ergebnissen:

Der erste Widerspruch besteht darin, daß mit zunehmendem Alter die Prävalenz von Depressionsdiagnosen sinkt, aber die Prävalenz von depressiven Symptomen zunimmt.

Der zweite Widerspruch besteht darin, daß mit zunehmendem Alter die Prävalenz von Depressionsdiagnosen sinkt, aber die Inzidenz des Suizids, vor allem beim männlichen Geschlecht, bezogen auf die gleichaltrige Gesamtbevölkerung steil ansteigt.

Der erste epidemiologische Widerspruch: Symptome gegen Diagnosen

Etwas summarisch dargestellt gibt es zwei Wege, um im Rahmen einer epidemiologischen Untersuchung depressive Syndrome zu erfassen:

Der erste Weg ist der kategoriale der Diagnostik. Dabei stellt der Untersucher fest, ob die untersuchte Person bestimmte Kriterien für die Feststellung einer Depression erfüllt oder nicht, und er dignostiziert am Ende: „Depression vorhanden" oder „Depression nicht vorhanden". Etwas bösartig ausgedrückt: der Untersuchte wird in eines von zwei Kästchen gelegt.

Der andere Weg ist der dimensionale der Symptomskalen. Der Untersucher fragt etwa nach Trauer, Hoffnungslosigkeit, Beengungsgefühlen, Einschlafstörungen usw. Auf Grund der Zahl der angegebenen Symptome wird festgestellt: Depressivität „mehr" oder „weniger". Die untersuchte Person wird auf einer Skala lokalisiert, welche ohne scharfe Übergänge von der völligen Gesundheit bis zur schweren Depression reicht.

Man würde annehmen, daß bei derselben Bevölkerungsgruppe depressive Symptome und die Diagnose einer Depression hoch korreliert sind. Die Epidemiologie hat jedoch gezeigt, daß das für zwei Altergruppen nicht der Fall ist: die jungen Leute und die Senioren. Sie geben in großen, repräsentativen Untersuchungen zwar zahlreiche Symptome, aber wenig diagnostizierbare, d.h. bestimmte diagnostische Kriterien erfüllende Diagnosen an. Vor allem die tiefe Depressionsprävalenz bei den älteren Personen, welche in der großen ECA(Epidemiological Catchment Area)-Studie (24) interviewt wurden, hat Aufsehen erregt. Die Einjahres-Prävalenz betrug 0,9 %. Dieser Anteil der Personen von 65 und mehr Jahren hatte nach eigenen Angaben im Jahr vor der Untersuchung an einer die Kriterien des Diagnostisch-statistischen Manuals der American Psychiatric Association (DSM III) erfüllenden depressiven Episode gelitten oder litt noch daran. Die maximale Einjahres-Prävalenz betrug 3,3 % und fand sich bei den 30–44 Jahre alten Untersuchten. Ein vergleichbares Resultat ergab sich, wenn nach der Punkt-Prävalenz, d.h. nach einer zum Zeitpunkt des Interviews bestehenden depressiven Episode gefragt wurde. Die ältere Bevölkerung erscheint nach diesen (und mehreren neueren) Untersuchungen geradezu als gegen Depressionen gefeit.

Im Gegensatz zu diesem Befund stehen Untersuchungen der amerikanischen Gesamtbevölkerung (16) mit Symptomskalen. Bei diesen bildet die Symptomhäufigkeit einen Trog. Die höchste Frequenz depressiver Symptome findet sich bei jungen Erwachsenen und bei den Hochbetagten, den Personen im Alter von 70 und mehr Jahren. Was diese Diskrepanz bei der jungen Bevölkerung verursacht, ist nicht Thema dieses Buches; hier soll vielmehr dargestellt werden, welche Erklärungen dafür in der Alterspsychiatrie gefunden worden sind. Zunächst muß dazu der Begriff der subdiagnostischen oder subsyndromalen Depressionen eingeführt werden.

Depressive Episoden und subsyndromale Depressionen

Die International Classification of Disorders (ICD-10) und DSM IIIR stimmen in ihrer Definition der depressiven Episode und der Major Depression recht gut überein. ICD-10 unterscheidet

- Kernsymptome: Dysphorie, Freudlosigkeit, Antriebsschwäche und
- akzessorische Symptome: Konzentrationsstörungen, Störungen des Selbstwertgefühls, Schuldgefühle, negative Zukunftsperspektive, Suizidgedanken und -impulse, Schlaf- und Appetitstörungen.

Für die Diagnose einer depressiven Episode wird eine Dauer von mindestens zwei Wochen verlangt. Bei einer schweren Depression liegen alle Kern- und mindestens vier akzessorische Symptome vor; bei einer leichten Depression mindestens zwei Kern- und zwei akzessorische Symptome. Außer der schweren und der leichten depressiven Episode kennt ICD-10 noch die „atypische" und die „nicht näher bezeichnete" Depression.

DSM IIIR nennt außer „Major Depressive Disorder" nur die "Depression NOS", d.h. "not otherwise specified". Einen weiteren Schritt tat die letzte Ausgabe, DSM IV, indem zum erstenmal versuchsweise diagnostische Kriterien für die „Minor Depression" eingeführt wurden: Sie dauert mindestens zwei Wochen und weist mindestens ein Kernsymptom auf. Falls aber nur ein Kernsymptom vorliegt, wird zusätzlich ein akzessorisches Symptom verlangt. Diese leichteren und teilweise nicht scharf definierten Depressionsformen, bei welchen die subjektive Einschätzung der Situation durch den Untersucher und dessen Erfahrung eine größere Rolle spielen als beim Vorliegen eindeutiger Kriterien, werden „subsyndromale" oder „subdiagnostische" Depressionen genannt.

Der eingangs erwähnte alte Herr leidet an einer „Minor Depression" nach DSM IV und damit an einer subsyndromalen Depression: Er zeigt zwei Kernsymptome, nämlich Antriebslosigkeit, welche seine Unabhängigkeit zu untergraben droht, und Freudlosigkeit. Dazu kommt ein akzessorisches Symptom: die Suizidalität. Vom Vollbild einer depressiven Episode ist er weit entfernt. Trotzdem ist er deutlich beeinträchtigt, seine Unabhängigkeit ist gefährdet, und es besteht ein angesichts seines Alters und Geschlechts nicht ganz geringes Suizidrisiko.

Hypothesen zum Rückgang der Prävalenz depressiver Episoden

Oben wurde der Widerspruch zwischen einer Abnahme definierbarer und diagnostizierbarer depressiver Episoden und einer Zunahme depressiver Symptome im Alter gezeigt. Es gibt prinzipiell zwei Möglichkeiten diese Diskrepanz zu erklären:

1. Als Artefakt: Entweder als Artefakt einer unelastisch und unsensibel gehandhabten Fragetechnik der standardisierten Interviews (19), welche auf Mißverständnisse oder Ermüdung nicht eingeht, oder als Artefakt der Unkenntnis von Laienuntersuchern, welche depressive Körpersymptome für somatische Krankheitssymptome halten. Allerdings gibt es auch Untersuchungen durch erfahrene psychiatrische Forscher anhand von Interviews, welche dem klinischen Spürsinn viel Raum lassen und trotzdem genau so tiefe Prävalenzen vorfinden wie die ECA-Studie (10). Die Frage nach der Rolle allfälliger Artefakte ist sicher nicht definitiv beantwortet.

2. *Als echte Abnahme.* Dafür gibt es mehrere Erklärungen:

- Major Depression schwächt sich zur subsyndromalen Depression ab;
- im Alter neu auftretende Depressionen sind zunehmend mit körperlicher Erkrankung verbunden und treten als subsyndromale Depressionen auf;
- Depressive haben im mittleren und höheren Alter aus jeweils unterschiedlichen Gründen eine erhöhte Mortalität und verschwinden eher aus der Bevölkerung als Nicht-Depressive;
- Altersdepressionen werden durch die Zunahme der Hirnkrankheiten überdeckt.

Abschwächung der depressiven Symptomatik mit dem Alter

Vor allem die Untersuchungen an den Hochbetagten, wie sie in Berlin von Helmchen und Mitarbeitern (14) durchgeführt worden sind, zeigen die Bedeutung der „subdiagnostischen Syndrome" und damit einer Diagnostik, die sich von einem .allzu starren Schema löst. Die subsyndromalen Depressionen kommen bei dieser Stichprobe etwa dreimal häufiger vor als die depressiven Episoden. Zum selben Resultat kommen Studien aus Cambridge und aus Stockholm (11, 12). Beide stellten im hohen Alter vor allem ein neurasthenieartiges Bild (die „reizbare Schwäche") fest, während eigentliche depressive Episoden kaum mehr auftraten. Der Abschwächung der depressiven Episode zur subsyndromalen Depression dürften ähnliche biologische Vorgänge zugrundeliegen, wie diejenigen, welche Pneumonien ohne Fieber verursachen oder bewirken, daß bösartige Tumoren sich weniger aggressiv verhalten als im jungen und mittleren Alter (15).

Mit dieser Feststellung einer geringeren Intensität stellt sich sogleich die Frage, ob diese subklinischen Erscheinungen Krankheitswert haben und behandelt werden sollten. Sie sind vielfach validiert worden: In epidemiologischen Langzeitstudien sind sie Vorläufer späterer deutlicher abgrenzbarer Syndrome; sie sind verbunden mit Invalidität, Vereinsamung, Schwierigkeiten mit der Umgebung und hohem Konsum von Psychopharmaka (15, 21, 25, Lit. in 9). Linden und Mitarbeiter (19) haben an Daten der Berliner Altersstudie gezeigt, daß sich die Hochbetagten mit einem „nicht näher beschriebenen" subdiagnostischen Syndrom in der Nähe der Dysthymie befinden und sich von den Personen ohne psychiatrische Diagnosen in ihrem Befinden signifikant unterscheiden. Subsyndromale Depressionen scheinen gerade im Alter durchaus behandlungswürdig zu sein.

Somatische Leiden als Auslöser subsyndromaler Depressionen

Somatische Krankheit ist häufiger mit subsyndromalen Depressionen als mit eigentlichen depressiven Episoden verbunden. Eine lange Reihe von Longitudinaluntersuchungen beweist, daß die Inzidenz von klinisch relevanten Depressionen im Alter in erster Linie an das Auftreten von chronischen somatischen Leiden und chronischen Schmerzzuständen geknüpft ist (17, 29, Lit. in 9). Dabei zeigt sich ganz konstant, daß es nicht Krankheit an sich ist, welche mit Depression verbunden ist, sondern ,"impairment", "inability", "loss of daily activities", d.h. die Einschränkung der Aktivität, die Behinderung. Eine der besten Untersuchungen an einer Stichprobe von 680 älteren Stadtbewohnern in den USA interpretiert "loss of daily activities" als den Verlust der Fähigkeit, für die täglichen Bedürfnisse selber aufzukommen: Nicht mehr kochen, telefonieren, schreiben, spazieren, einkaufen (29). Bei Gesunden findet diese Studie über 3 $^1/_2$ Jahre eine Inzidenz einer klinisch relevanten Depression von 10%, bei somatisch Kranken ohne Aktivitätsverlust von 11%, bei Personen mit Aktivitätsverlust (Beeinträchtigung der Sehkraft, des Gehörs, der Motorik) von 25%. Die häufigsten Leiden mit Aktivitätsverlust sind nach dieser Studie Seh- und Hörstörungen, Arthrosen, Arthritis und Koronarleiden. Sie sind erstaunlicherweise stärker mit Depression verbunden als Diabetes, Hypertonie und sogar als bösartige Tumoren, welche die Aktivität (noch) nicht einschränken.

Aus dieser und mehreren anderen Untersuchungen ergibt sich ein weiteres unerwartetes Resultat: "disability" oder "loss of daily activities" treten in Pfad- oder Regressionsanalysen hinsichtlich des Zusammenhangs mit Depression an die Stelle des Alters (3, 11, 12, 17, 23, Lit. in 9). Das entspricht einem sehr klar herausgearbeiteten Resultat der Berliner Altersstudie (14): Die Demenz erscheint als einzige altersabhängige psychische Störung; hohes Alter löst an sich keine Depressionen aus. Depressionen sind altersunabhängig, aber abhängig von dem mit dem Alter verbundenen Risiko des "loss of daily activities".

Ein weiterer Beitrag zur Bedeutung des Verlustes oder der Erhaltung der täglichen Aktivitäten ergibt sich aus der Depressionsprävalenz in Pflegeheimen. Das National Institute of Health (21) schließt aus zahlreichen Untersuchungen von Bewohnern solcher Institutionen (2, Lit. in 9 und 20) auf eine Depressionsprävalenz von 15–25% Major Depression und zusätzlich auf eine hohe Anzahl von subsyndromalen Depressionen. Drei Untersuchungen zeigen, daß die Depressionsrate bei älteren Personen, welche zuhause auf Hilfe angewiesen sind ("loss of daily activities") ebenso hoch ist wie im Pflegeheim (2, 17, 20). Nach diesen wiederum unerwarteten und dem gesunden Menschenverstand eigentlich widersprechenden Resultaten ist es der Verlust der Selbständigkeit und nicht der Eintritt in einen Kollektivhaushalt, der Alter und Krankheit schwer erträglich macht.

Erhöhte Mortalität Depressiver

Es wurde vorher erwähnt, daß Depressionen die Lebenserwartung reduzieren. Die hohe Mortalität von Personen jungen und mittleren Alters, welche wegen einer Depression hospitalisiert wurden, ist aus vielen Langzeitstudien bekannt (Lit.

in 9). Die Todesursachen, durch welche sich jüngere Depressive von Nicht-Depressiven unterscheiden, sind Suizid und Unfälle. Auch ältere Depressive der Gesamtbevölkerung haben eine höhere Mortalität als gleichaltrige Nicht-Depressive (Lit. in 9). Die Erhöhung betrifft nach den Untersuchungen, welche die Geschlechter unterscheiden, in erster Linie die Männer. Eine norwegische prospektive Studie von Engedal (8), welche für zahlreiche andere stehen mag, zeigt, daß sich bei älteren Depressiven der Gesamtbevölkerung in den nächsten drei Jahren das Sterberisiko verdoppelt. Das ist ein regelmäßig auftretendes Resultat, welches sicher nicht für sich allein den Rückgang in der Prävalenz der Major Depression erklären kann, aber dazu beiträgt. In einer Regressionsanalyse weist diese Untersuchung vier Risikofaktoren nach, welche die erhöhte Mortalität älterer Depressiver erklären: Demenz, Hörstörung, bösartige Tumoren und männliches Geschlecht. Depression an sich scheidet als Risikofaktor aus. Das bedeutet, daß Depression im höheren Alter das Leben durch ihre Assoziation mit Krankheit und Invalidität verkürzt. In jüngeren Jahren tötet sie sozusagen als „Depression an sich" durch die Neigung zur Verstimmung; im Alter tötet sie, weil sie im Zusammenhang mit körperlicher Krankheit entsteht.

Depression, kognitive Störungen und Demenz

Es darf heute sowohl auf Grund klinischer wie epidemiologischer Untersuchungen als sicher gelten, daß Depressionen die kognitiven Fähigkeiten negativ beeinflussen. Die erste hier zu erwähnende Untersuchung ist nichtepidemiologischer Art. Sie betrifft jüngere und ältere hospitalisierte Depressive, welche während ihres Klinikaufenthaltes mehrfach mit differenzierten Gedächtnistests untersucht wurden. In beiden Altersklassen erschien ein Gedächtnisdefizit, welches nach der Remission der Depression verschwand, obschon die Patienten weiterhin mit Antidepressiva behandelt wurden (26). Die epidemiologische Bestätigung dieser klinischen Fesststellung erfolgte duch Rabbitt und Mitarbeiter (23). Über 4000 ältere englische Freiwillige würden mit der Beckschen Depressionsskala und einer sehr komplexen kognitiven Testbatterie zur verbalen und nichtverbalen kognitiven Leistung untersucht unter Kontrolle von Alter, Geschlecht, Sozialschicht und Wortschatz (als Indikator für das allgemeine intellektuelle Niveau). Bereits depressive Symptome, welche als bloße Dysphorie gelten müssen, waren mit einem kognitiven Leistungsdefizit im verbalen und nichtverbalen Bereich verbunden, und zwar unabhängig von der Selbsteinschätzung der kognitiven Fähigkeiten, d.h. unabhängig von einer allfälligen depressiven Selbstentwertung. Erstaunlich ist, daß bereits eine so geringfügige depressive Symptomatik in einer nicht klinischen älteren Population mit einer Reduktion auch der verbalen Fähigkeiten verbunden ist, welche man bis vor kurzem für alters- und depressionsresistenter gehalten hat als die nichtverbale Intelligenz.

In der Allgemeinbevölkerung ist beginnende Demenz mit einem erhöhten Depressionsrisiko verbunden. Die Rate der Depressionen (in der Regel als "cut-off" einer Symptomskala gemessen) dürfte gegenüber der gleichaltrigen Population mit altersentsprechend intakten kognitiven Fähigkeiten ungefähr verdoppelt sein. Mit zunehmender Demenz verschwinden diese Depressionen (Lit. in 9). Eine Langzeituntersuchung von Devanand und Mitarbeitern im Rahmen des Columbia Aging Project (6) wirft neue Fragen auf. Dieses betrifft über 1000 ältere Personen, welche über Jahre in regelmäßigen Abständen mit einer differenzierten neuropsychologischen Testbatterie sowie internistisch untersucht wurden. Depressivität wurde mit der Hamilton Rating Scale gemessen. Über eine Periode von 1–4 Jahren erschien die bloße Feststellung "low mood" zur Zeit t_1 als Risikofaktor für die Entwicklung einer Demenz zur Zeit t_2 unter Kontrolle von Alter, Geschlecht, Schulbildung sowie der genannten kognitiven Tests. Das Risiko einer sich entwickelnden Demenz wurde durch die Feststellung "low mood" ungefähr verdoppelt. Damit stellt sich die Frage, ob geringe depressive Symptome mit späterer Demenz auf einem unbekannten ätiologischen Weg verbunden sind, oder ob dem frühen depressiven Symptom und der späteren Demenz gemeinsame Ursachen zugrundeliegen. Allerdings zeigen die Katamnesen hospitalisierter und in der Gesamtbevölkerung gefundener älterer Depressiver, welche zur Zeit t_1 nicht offensichtlich kognitiv geschädigt sind, in Langzeitstudien kein erhöhtes Demenzrisiko (Lit. in 9). Wahrscheinlich liegt eine ähnliche Situation vor wie bei der "benign senile forgetfulness", der gutartigen Altersvergeßlichkeit, welche wie depressive Symptome auf einer noch gemeinsamen Wegstrecke liegt, welche sich dann in zwei Straßen teilt, von denen die eine in die Demenz führt, die andere aber nicht. Jedenfalls zeigt diese Untersuchung, wie eng Depression und Demenz verbunden sind.

Der zweite Widerspruch: Abnahme der Depressionsdiagnosen und erhöhte Inzidenz des Suizids

Suizide im Alter sind im Mittel – bezogen auf die Gesamtbevölkerung gleichen Alters – häufiger, radikaler und brutaler als in der Jugend, und Suizidversuche sind im Vergleich zu vollendeten Suiziden seltener. Die Suizidziffer bezogen auf 100000 Personen gleichen Geschlechtes und gleichen Alters steigt mit dem Alter bekanntlich vor allem für die Männer steil an. Trotzdem figuriert der Suizid in den Langzeitstudien von älteren Depressiven in der Durchschnittsbevölkerung nicht unter den ins Gewicht fallenden Todesursachen. Wegen der großen Häufigkeit der andersartig verursachten Todesfälle ist der Tod durch Suizid im Alter viel weniger wahrscheinlich als ein natürlicher oder ein Unfalltod (13).

Suizide und Suizidversuche im Alter sind mit Depressionen und depressiven Syndromen verbunden. Ein Sammelreferat zu Suizidversuchen älterer Personen (7) stellt als Hauptursache klinisch relevante Depressionen fest: Oft Spätdepressionen ("late-onset depressions"), häufig kombiniert mit Alkoholmißbrauch. Somatische Krankheit, Vereinsamung, Streit mit Angehörigen gaben in diesen Situationen den Anstoß zum Suizidversuch.

Die besten retrospektiven Untersuchungen des psychischen Befindens vor dem vollendeten Alterssuizid ergeben ein ähnliches Bild. Vollendete Suizide werden dabei mit der Methode der retrospektiven psychologischen Autopsie untersucht: Durch Kontakte mit Angehörigen, Ärzten, Spitälern entsteht ein Bild des Suizidenten. Conwell und Mitarbeiter (5) verglichen in einer ausgezeichneten Untersuchung 141 jüngere und ältere Suizidopfer. Der bekannte Unterschied hinsichtlich der psychiatrischen Diagnose zeigte sich erneut: Die älteren Personen litten vorwiegend an Depressionen, die Jüngeren am Mißbrauch legaler und illegaler Drogen. Neu ist die Festellung, daß die Depressionen der Älteren in der Hälfte der

Fälle erste Episoden, d. h. Spätdepressionen, "late-onset depressions", waren. Das Neuauftreten dieser Unterform könnte ein Schlüssel für die relative Zunahme der Suizide im Alter sein.

"Late-onset depressions" werden durch den Beginn nach dem Alter von 50 oder 60 Jahren definiert. Sie sind an sich selten. Wie sich auf Grund epidemiologischer Untersuchungen herausgestellt hat, treten erste depressive Episoden in der Regel wesentlich früher auf, als man vorher auf Grund des Alters von erstmals behandelten Patienten vermutete. Die erste depressive Episode ereignet sich zu etwa 90% vor dem Alter von 50 Jahren (4). Es besteht ein Konsens, der auch durch neuere Arbeiten gestützt wird, daß spät ausbrechende Depressionen mit geringerer familiärer Belastung und weniger Persönlichkeitsstörungen verbunden sind als früher ausbrechende (1, 27). Angstsymptome und somatische Krankheiten treten dagegen häufiger auf, und zwar auch dann, wenn man früh und spät ausbrechende Depressionen im gleichen Alter vergleicht (1). Im Unterschied zu früher auftretenden Depressionen mit ihrem großen Frauenüberschuß sind Männer unter den späten Depressiven stärker vertreten. Das mag damit zu tun haben, daß Männer neu auftretende Behinderungen ("disability") und Aktivitätsverluste schlechter ertragen als Frauen und dabei mehr Status zu verlieren haben als diese.

In den letzten Jahren sind vermehrt klinische Arbeiten erschienen, welche vaskuläre Risikofaktoren (Hypertonie, Streifungen) und mit dem MRI subkortikale, vaskuläre Schädigungen feststellten (1); diese Befunde erklären den neuerdings wieder bestätigten ungünstigeren, chronischeren Verlauf dieser Depression.

Die klinischen Daten zur "late-onset depression" werden durch eine epidemiologische Untersuchung an älteren Depressiven unter den Patienten von holländischen Allgemeinpraktikern gestützt (8, 29): Kognitive Störungen traten signifikant häufiger bei spät als bei früher ausbrechenden Depressionen auf. Eine Quelle diagnostischer Unsicherheit ist selbstverständlich die Anamnese. Sie wurde in dieser Untersuchung durch die Befragung Angehöriger validiert, so daß es zutreffen mag, daß unter den depressiven Patienten dieser Praxen vier Fünftel an einer Spätdepression gelitten haben. Es ist plausibel, daß gerade diese Gruppe durch Lebensereignisse, wie sie die Überlebenden von Suizidversuchen (7) schildern, hochgradig belastet wird: Spätdepressive dürften wegen ihrer intellektuellen Schwierigkeiten solche Ereignisse nur sehr schwer bewältigen. Dazu werden sie durch den besonders langen Verlauf ihrer Depression zermürbt, und unter den späten Depressiven sind Männer stärker vertreten, welche zeitlebens mehr zur Gewalt neigen als Frauen. Alle diese Faktoren können zu einer Erklärung des Widerspruchs zwischen dem Rückgang der depressiven Episoden und dem Ansteigen vor allem des Suizids älterer Männer beitragen: Suizidgefährdet sind möglicherweise vor allem die relativ seltenen Spätdepressiven mit subsyndromalen Depressionen, wie sie im Zusammenhang mit somatischen Krankheiten aufzutreten pflegen. Allerdings müßte diese Annahme durch weitere Untersuchungen bestätigt werden. Jedenfalls verdienen spätdepressive Männer ganz besondere ärztliche Aufmerksamkeit.

Zusammenfassung: Eine neue Vulnerabilität

Zusammenfassend läßt sich das Absinken der Prävalenz eigentlicher, wohldefinierter depressiver Episoden im Alter folgendermaßen interpretieren:

- Rückgang der psychischen Dynamik; depressive Episoden und „Major depression“ werden zu subsyndromalen Depressionen.
- Erhöhte Mortalität von Personen mit depressiven Episoden in der Jugend und im mittleren Alter.
- Neue Depressionen treten im Alter vor allem im Zusammenhang mit Körperkrankheit auf. Vorwiegend wegen dieserAssoziation haben ältere Depressive ebenfalls ein erhöhte Mortalität.
- Im Zusammenhang mit Körperkrankheit auftretende Depressionen sind meist nicht deutlich umrissen, sondern gehören in den subsyndromalen Formenkreis.
- Subsyndromale Depressionen treten auch im Zusammenhang mit beginnender Demenz häufig auf. Sie werden durch die fortschreitende Demenz ausgelöscht.
- Die neu auftretenden Spätdepressionen entstehen häufig im Zusammenhang mit körperlichen Leiden und vor allem mit vaskulärer subkortikaler Schädigung des Gehirns. Wegen ihrer langen Dauer und weil sie eher als früher einsetzende Depressionen auch Männer befallen, dürften sie zum Teil den Widerspruch erklären, welcher zwischen der sinkenden Prävalenz depressiver Episoden und der steigenden Inzidenz von Suiziden im Alter – vor allem bei Männern – besteht.

Post (22) hat diese Befunde in seinem klassischen Werk bereits in den Sechzigerjahren in einer Hypothese der sich wandelnden Vulnerabilität vereint: In jüngeren und mittleren Jahren werden Personen auf Grund von genetischen Dispositionen und bestimmten Persönlichkeitseigenschaften depressiv, die z.B. belastende Lebensereignisse provozieren oder den Aufbau eines sozialen Netzes erschweren. Diejenigen, welche im Alter erstmals an Depression erkranken, haben eine geringere Vulnerabilität, resp. eine höhere Erkrankungsschwelle. Erst eine Körper- oder Hirnkrankheit löst Depressionen aus, und diese bleiben im diffuseren und verwischteren subsyndromalen Bereich, dessen Bedeutung von den Autoren der diagnostischen Manuale allmählich erkannt wird.

Literatur

1. Baldwin RC, Tomenson B (1995) Depression in later life. A comparison of symptoms and risk factors in early and late onset cases. Br J Psychiatry 167: 649–652
2. Banerjee S, MacDonald A (1996) Mental disorder in an elderly home care population. Associations with health and social service use. Brit J Psychiat 168: 750–756
3. Beekman ATF, Deeg DHJ, Smit JH, Van Tilburg W (1995) Predicting the course of depression in an older population. Results from a community based study in the Netherlands. J Affect Disord 34: 41–49
4. Bland RC, Newman SC, Orn H (1988) Age of onset of psychiatric disorders. Acta Psychiat Scand Suppl. 338: 43–49
5. Conwell Y, Duberstein PR, Cox C, Herrmann JH, Forbes N, Caine ED (1996) Relationships of age and axis I diagnoses in victims of completed suicide: A psychological autopsy study. Am J Psychiatry 153: 1001–1008
6. Devanand DP, Sano M, Tang M-X, Taylor S, Gurland BJ, Wilder D, Stern Y, Mayeux R (1996) Depressed mood and the incidence of Alzheimer's disease in the elderly living in the community. Arch Gen Psychiatry: 175–182
7. Draper B (1996) Attempted suicide in old age. Int J Geriatr Psychiatry 11: 577-587
8. Engedal K (1996) Mortality in the elderly – a 3-year follow-up of an elderly community sample. Int J Geriatr Psychiatry 11: 467–471
9. Ernst C, Angst J (1995) Depression in old age. Is there a real decrease in prevalence? A review. Eur Arch Psychiatry Clin Neurosci 245: 272–287

10. Fichter MM, Bruce ML, Schröppel H, Meller I, Merikangas K (1995) Cognitive impairment and depression in the oldest old in a German and in U.S. communities. Eur Arch Psychiatry Clin Neurosci 245: 319–325
11. Forsell Y, Jorm AF, Winblad B (1994) Outcome of depression in demented and non-demented elderly: Oberservations from a three-year follow-up in a community-based study. Int J Geriatr Psychiat 9: 5–10
12. Girling DM, Barkley C, Paykel ES, Gehlhaar E, Brayne C, Gill C, Mathewson D, Huippert FA (1995) The prevalence of depression in a cohort of the very elderly. J Affect Dis 34: 319–329
13. Gulbinat WH (1996) The epidemiology of suicide in old age. Arch Suicide Res 2: 31–42
14. Helmchen H, Linden M, Wernicke T (1996) Psychiatric morbidity in old age. Results from the Berlin aging study. Nervenarzt 67: 739–750
15. Henderson AS (1994) Does ageing protect against depression? Soc Psychiat Psychiat Epidemiol 29: 107–109
16. Kessler RC, Foster C, Webster PS, House JS (1992) The relationship between age and depressive symptoms in two national surveys. Psychology and Aging 7: 119–126
17. Kivelä S-L, Kongas-Saviaro P, Kimmo P, Kesti E, Laippala PA (1996) Health, health behaviour and functional ability predicting depression in old age: a longitudinal study. Int J Geriatr Psychiatry 11: 871–877
18. Linden M, Borchelt M, Barnow S, Geiselmann B (1995) The impact of somatic morbidity on the Hamilton Depression Rating Scale in the very old. Acta Psychiat Scand 92: 150–154
19. Linden M, Geiselmann B (1996) Subdiagnostische psychiatrische Morbidität. Beschwerdeprofil + Konsequenzen am Beispiel depressiver Störungen. In: Sass H Psychopathologische Methoden und psychiatrische Forschung. G Fischer, Jena
20. Masand PS (1995) Depression in long-term care facilities. Geriatrics 50: 16–24
21. National Institute of Health (NIH) (1992) Consensus conference: Diagnosis and treatment of depression in late life. JAMA 268: 1018–1025
22. Post F (1962) The significance of affective symptoms in old age. University Press, London, Oxford
23. Rabbitt P, Donlan Ch, McInnes L, Watson P, Bent N (1995) Unique and interactive effects of depression, age, socioeconomic advantage, and gender on cognitive performance of normal healthy older people. Psychology and Aging 10: 307–313
24. Robins LN, Regier DA (1991) Psychiatric disorders in America. The Epidemiological Catchment Area Study. The Free Press, MacMillan Inc, New York
25. Tannock Ch, Katona C (1995) Minor depression in the aged. Concepts, prevalence and optimal management. Drug and Aging 6: 278–292
26. Tarbuck AF, Paykel ES (1995) Effects of major depression on the cognitive function of younger and older subjects. Psycholog Med 25: 285–296
27. Van Ojen R, Hoijer CH, Bezemer D, Yonker C, Lindeboom J, Van Tilburg W (1995) Late life depressive disorder in the community. Br J Psychiatry 166: 311–339
28. Van Ojen R, Hoijer CH, Jonker C, Lindebom J, Van Tilburg W (1995) Late-life depressive disorder in the community, early onset and the decrease of vulnerability with increasing age. J Affect Dis 33: 159–166
29. Zeiss AM, Lewinsohn PM, Rohde P (1996) Functional impairment, physical disease, and depression in older adults. In Handbook of Diversity Issues in Health Psychology: Issues of age, gender and orientation and ethnicity. Edited by Kato JN, Mann T. Plenum Press, New York, S 161–184

1.2 Neurobiologische Faktoren und somatische Aspekte der Depressionen im höheren Lebensalter

F. MÜLLER-SPAHN, CH. HOCK

Depressionen und Hirnleistungsstörungen stehen an dritter Stelle der Erkrankungshäufigkeit im höheren Lebensalter. Lediglich kardiovaskuläre und Tumorerkrankungen treten häufiger auf. Depressionen weisen im höheren Lebensalter eine Reihe von Besonderheiten auf (Tabelle 1; 3).

Mit zunehmendem Lebensalter ist im allgemeinen eine Abnahme des klassischen Bildes einer Major Depressive Disorder zu beobachten. Dagegen finden wir sehr viel häufiger sogenannte subsyndromale Depressionen, d.h. im Vordergrund der Symptomatik stehen lediglich einzelne depressive Symptome wie z.B. traurige Stimmung oder Insuffizienzgefühle. Die in vielen Fällen stark fluktuierende Symptomatik kann zusätzlich die Diagnostik einer depressiven Störung erschweren. Gleiches gilt für das zeitgleiche Vorliegen depressiver Symptome und kognitiver Störungen. Die differentialdiagnostische Zuordnung zu einer primär affektiven Störung mit sekundären kognitiven Einbußen bzw. einer primär neurodegenerativen Erkrankung mit sekundär depressiver Symptomatik kann im klinischen Alltag erhebliche Probleme bereiten. Patienten mit einem leichten bis mittelschweren Ausbildungsgrad einer Alzheimerschen Erkrankung zeigen in ca. 30–50% der Fälle klassische depressive Symptome.

Depressionen treten häufig als Folge körperlicher Erkrankungen im höheren Lebensalter auf. Dabei spielen insbesondere jene Erkrankungen eine Rolle, die die soziale Mobilität und Kommunikationsfähigkeit einschränken, z.B. Gangstörungen, degenerative Erkrankungen des Bewegungsapparates, Herz-/Kreislauferkrankungen sowie Hör- und Sehstörungen. Längerfristige Verordnungen von Arzneimitteln wie z.B. Betarezeptorenblocker, Benzodiazepine und Antihypertensiva können ebenfalls zur Ausbildung einer depressiven Symptomatik beitragen. Vor dem Hintergrund dieser vielfältigen Besonderheiten von Depressionen im höheren Lebensalter ist es auch verständlich, daß bis zu 40% dieser Erkrankungen nicht richtig diagnostiziert werden. Tabelle 2 faßt die wesentlichen phänomenologischen und Verlaufsbesonderheiten zusammen.

Hirnerkrankungen wie die Alzheimersche Erkrankung, zerebrovaskuläre Erkrankungen, Parkinsonsche Erkrankung, Chorea Huntington, Tumore und traumatische Läsionen können ebenfalls abhängig von ihrer Lokalisation zu Depressionen führen. Wir sprechen dann im allgemeinen von „organischen Depressionen“.

Die Suche nach neurobiologisch faßbaren Korrelaten depressiver Störungen war in den vergangenen 40 Jahren Gegenstand umfassender Forschungsaktivitäten. Im wesentlichen wurden dabei folgende Strategien verfolgt (Tabelle 3):

Tabelle 1. Besonderheiten der Depressionen im höheren Lebensalter

- Ausgeprägte Fluktuationen in der Symptomatik
- Abnahme der Major Depression, Zunahme subsyndromaler Depressionen
- Überlagerung der depressiven Symptomatik durch kognitive Störungen
- Dominanz somatischer Erkrankungen

Tabelle 2. Depression im Alter – Zusammenfassung

1. Das Erkennen einer Depression im Alter ist häufig schwierig:
   Symptome einer Depression werden häufig fälschlicherweise als natürliche Folge des Alterungsprozesses betrachtet.
   Psychopathologisch dominieren häufig im Alter:
   - somatische Symptome und hypochondrische Befürchtungen
   - Angst, klagsam-dysphorischer Affekt
   - kognitive Störungen
   - paranoide Symptomatik

   Auftreten von Depressionen bei altersassoziierten Hirnerkrankungen (z. B. Alzheimer-Krankheit, Morbus Parkinson, vaskuläre Demenz)
   Polypharmazie (depressiogener Einfluß bestimmter Pharmaka)
2. Häufigeres Auftreten von "Life events" (z. B. körperliche Erkrankung, Tod von Angehörigen)
3. Zunahme der Suizidrate in der Bevölkerung über 65 Jahre
4. Risikofaktoren:
   - wiederholte Depressionen in der Vorgeschichte
   - depressive Persönlichkeitsstruktur
   - soziale Isolierung und Einsamkeit
   - körperliche Erkrankungen
   - Konflikte mit Angehörigen
   - mangelnder sozialer Rückhalt
5. Verlauf:
   - bei wiederholtem Auftreten im Alter Chronifizierungstendenz
   - bei Erstmanifestation im Alter Prognose vergleichbar mit jüngeren Patienten
6. Folgen einer unerkannten Depression:
   - Verlust der Lebensqualität
   - soziale Isolation
   - erhöhte Mortalität (Suizide)
   - erhöhte Vulnerabilität gegenüber somatischen Erkrankungen
   - Aufnahme in ein Pflegeheim
   - finanzielle Lasten

Tierexperimentelle Befunde dürfen keinesfalls vorbehaltlos auf den Menschen extrapoliert werden, sie tragen aber wesentlich zu einem besseren Verständnis des Zusammenhangs zwischen neuronalen Systemen, biochemischen Prozessen und Verhaltensregulationen bei. Wenn auch die Untersuchungsbefunde sowohl im Tierexperiment als auch beim Menschen kein einheitliches Bild ergeben, so weisen sie doch auf die zentrale Bedeutung von drei Neurotransmittern in der Pathophysiologie depressiver Störungen hin: Serotonin, Noradrenalin und – mit Einschränkung – Dopamin.

Tabelle 3. Neurobiologische Untersuchungsstrategien zur Pathogenese von Depressionen

1. Überprüfung der Funktion spezifischer Neurotransmitter in der Verhaltensregulation
2. Suche nach biologischen Veränderungen (Neurotransmitterstoffwechsel)
3. Neuroendokrinologische Untersuchungen
4. Untersuchung des Wirkmechanismus von Antidepressiva
5. Untersuchungen mit modernen bildgebenden Verfahren (funktionelles Neuroimaging)

Eine Überaktivität der Hypothalamus-Hypophysen-Nebennierenrindenachse ist die am besten dokumentierte neuroendokrine Störung bei der Depression. Depressive Patienten zeigen vielfach einen Hyperkortisolismus, eine Nichtunterdrückbarkeit der Nebennierenrindenaktivität im Dexamethason-Hemmtest sowie eine verminderte ACTH(Adrenokortikotropes Hormon)-Antwort nach Gabe des Kortikotropin-freisetzenden Hormones CRH.

Untersuchungen mit modernen strukturellen und funktionellen bildgebenden Verfahren weisen bei depressiven Patienten auf eine veränderte regionale Hirnfunktion hin. Verminderungen des zerebralen Blutflusses und/oder des Glukosestoffwechsels im frontotemporalen Kortex und im Nucleus caudatus stehen dabei im Mittelpunkt.

Zwei Strategien haben sich bei der Aufklärung der Ätiopathogenese depressiver Störungen im höheren Lebensalter besonders bewährt:

- Untersuchungen pathoanatomischer Substrate neurologischer Erkrankungen mit einer hohen Depressionsprävalenz (Schlaganfall, Parkinsonsche Erkrankung, Huntingtonsche Erkrankung, Multiple Sklerose).
- Untersuchungen jener anatomischen Strukturen, von denen man annimmt, daß sie eng mit der Entwicklung depressiver Symptome assoziiert sind, d. h. insbesondere jener Areale mit serotoninerger und noradrenerger Innervation.

Viele Studien haben eindrucksvoll die hohen Prävalenzraten von Depressionen bei Patienten mit Hirninfarkten belegt (Tabelle 4).

Der Lokalisationsort spielt dabei offensichtlich eine wichtige Rolle. Bei linksfrontalen Läsionen bzw. Infarkten im Bereich der linksseitigen Basalganglien werden besonders häufig hohe Prävalenzraten depressiver Störungen berichtet. Dies weist auf eine regional unterschiedliche Vulnerabilität bestimmter Hirnstrukturen für die Entstehung einer depressiven Symptomatik hin.

Bei Patienten mit einer Parkinson'schen Erkrankung ist ebenfalls sehr häufig eine depressive Symptomatik zu beobachten. Auch hier wird der Zusammenhang zwischen neuronaler Degeneration – insbesondere dopaminerger und noradrenerger Systeme – und dem Auftreten einer depressiven Symptomatik deutlich. Tabelle 5 faßt die wesentlichen Befunde zusammen. Häufig wird der krankheitsbedingte zunehmende Grad der Behinderung als Erklärungsmodell für die Entstehung von Depressionen bei Parkinsonscher Erkrankung diskutiert. Diesbezügliche Unter-

Tabelle 4. Schlaganfall und Depression

Prävalenzrate depressiver Syndrome: 30–70 %
Häufigeres Auftreten von Depressionen bei
▶ Schädigung der linksfrontalen Region
▶ Patienten mit linksseitigen Läsionen der Basalganglien (v. a. Caput Nuclei caudati), diese haben ein signifikant höheres Depressionsrisiko als Patienten mit rechtsseitigen Herdbefunden

Tabelle 5. Parkinson'sche Erkrankung und Depression

▶ Prävalenzrate depressiver Syndrome: 30–50 %
▶ Neurodegeneration in der Substantia nigra, im Locus caeruleus und im ventralen Tegmentum (Degeneration dopaminerger und noradrenerger neuronaler Systeme)
▶ verminderte Konzentrationen von 5-HIAA (Hauptmetabolit des Serotonins) im Liquor
▶ signifikant geringerer Glukosemetabolismus (FDG-PET) im Nucleus caudatus

suchungen ergeben aber kein einheitliches Bild. Entscheidend dürfte in erster Linie die Zerstörung der für die Entstehung depressiver Syndrome so wichtigen dopaminergen bzw. vor allem noradrenergen Strukturen sein.

Depressive Störungen werden ebenfalls häufig bei der Huntington'schen Erkrankung berichtet. Auch hier finden wir vor allem im Kopf des Nucleus caudatus eine Volumenminderung als Ausdruck neuronaler Degernationen.

Zusammenfassend lassen sich eindeutige Zusammenhänge zwischen umschriebenen Läsionen bei bestimmten Erkrankungen des Gehirns wie Infarkten, Parkinsonscher Erkrankung, Huntington'scher Erkrankung sowie Multipler Sklerose und dem Auftreten depressiver Syndrome nachweisen. Im Mittelpunkt stehen dabei Läsionen im linksfrontalen Kortex bzw. vor allem im linksseitigen Nucleus caudatus. Offensichtlich sind diese Strukturen besonders vulnerabel. In neueren PET-Untersuchungen bei Patienten mit unipolaren und bipolaren affektiven Störungen konnte eine depressionsabhängige Verminderung im zerebralen Glukosestoffwechsel vor allem im linken dorsolateralen präfrontalen Kortex nachgewiesen werden (1). Diese Effekte waren State-abhängig, d.h. im Zustand der Remission nicht mehr nachweisbar.

Der Zusammenhang zwischen neurovaskulären Erkrankungen und dem Auftreten einer Depression wurde durch eine Vielzahl von Untersuchungen eindrucksvoll bestätigt. Bei Patienten mit einer sogenannten Late-onset-Depression wurden neben kognitiven Störungen häufig eine globale zerebrale Atrophie bzw. Veränderungen in der weißsen Substanz berichtet. Diese im Rahmen magnetresonanztomographischer Untersuchungen nachgewiesenen erhöhten subkortikalen Signalintensitäten werden in erster Linie als Ausdruck neuronaler Degenerationen infolge von Zirkulationsstörungen interpretiert.

Soares und Mann (4) stellten 1995 auf der Basis von neueren Studien mit strukturellen bildgebenden Verfahren ein neuroanatomisches Modell der Pathophysiologie von affektiven Störungen vor. Nach diesem Modell, das im übrigen bereits seit längerer Zeit diskutiert wird, ist das enge Zusammenspiel zwischen den Strukturen des präfrontalen Kortex, des limbischen Systems, insbesondere der Amygdala und des Hippokampus, der Basalganglien, insbesondere des Nucleus caudatus sowie Strukturen des mediodorsalen Thalamus, von entscheidender Bedeutung für die Entwicklung von affektiven Störungen.

Neben diesen mehr grundsätzlichen Überlegungen ist der Einfluß von Dysfunktionen in bestimmten umschriebenen Hirnarealen auf die phänomenologische Ausgestaltung des depressiven Syndroms von großem Interesse. Störungen des Affekts werden in erster Linie Dysfunktionen in limbischen und paralimbischen Strukturen, eine verminderte Motivation einer Fehlfunktion „belohnender" Strukturen, die in erster Linie dopaminerg innerviert sind, motorische Manifestationen der Depression Störungen der Basalganglien und des frontalen Kortex sowie kognitive Störungen dem Frontallappen bzw. temporalen Strukturen zugeordnet.

Auf die Problematik der differentialdiagnostischen Abgrenzung von primär affektiven Störungen mit sekundär kognitiven Einbussen von primär neurodegenerativen Erkrankungen mit sekundär depressiver Symptomatik wurde bereits hingewiesen. Tabelle 6 faßt die wesentlichsten differentialdiagnostischen Überlegungen bei der Abgrenzung dieser beiden Störungen zusammen.

Häufig liegen fließende Übergänge zumindest in bestimmten Zeitperioden vor. Von verschiedenen Autoren wurde ein Kontinuum zwischen leichteren, altersabhängigen kognitiven Störungen, depressiver Symptomatik und beginnender Alzheimer-Demenz postuliert. Offen bleibt dabei die Frage, inwieweit Depressio-

Tabelle 6. Abgrenzung der Depression mit Hirnleistungsstörungen („depressive Pseudodemenz") von der Demenz bei Alzheimer-Krankheit

	Depression	**Demenz**
Persönliche Anamnese		
▸ depressive Episoden in der Vorgeschichte	häufig	selten
Familienanamnese	häufig positiv (Depression)	häufig positiv (Demenz)
Krankheitsbeginn	meist schneller, erkennbarer Beginn	schleichender, unklarer Beginn
Krankheitsverlauf	meist keine Chronifizierung	chronisch progredient
Neurologische Symptomatik	meist unauffällig	initial häufig Wortfindungsstörungen, später häufig zusätzliche neurologische Symptome
Psychopathologie		
▸ Orientierung	ungestört	meist gestört
▸ Merkfähigkeits- und Gedächtnisstörungen	leichte Störungen, klingen nach Remission der Depression ab	regelmäßig; initial v. a. Störung des Kurzzeitgedächtnisses, progrediente Verschlechterung
▸ Formales Denken	Denkhemmung	umständlich, weitschweifig, perseverierend
▸ Auffassungsstörungen	meist keine	ausgeprägt
▸ Krankheitsgefühl	Aggravationstendenz	Bagatellisierungstendenz
▸ Affekt	Tagesschwankungen („Morgentief"), z. T. affektstarr, stärkere Ausprägung von Hilflosigkeit, Hoffnungslosigkeit, Wertlosigkeit, Angst und Libidoverlust	affektlabil, affektarm, ratlos
▸ Schlafstörungen	häufig frühmorgendliches Erwachen mit zwanghaftem Grübeln	häufig Umkehrung des Schlaf-Wach-Rhythmus mit nächtlicher Verwirrtheit
▸ Antriebs- und psychomotorische Störungen	antriebsarm, antriebsgehemmt	häufig motorisch unruhig (zielloses Wandern), aber auch antriebsarm
Therapieerfolg mit Antidepressiva	Besserung der depressiven Symptomatik und der kognitiven Störungen	Besserung der depressiven Symptomatik, keine Beeinflussung der kognitiven Störungen
Bildgebende Verfahren		
▸ CCT	Abgrenzung im höheren Lebensalter häufig nicht möglich	frontotemporale und parietookzipitale Atrophie
▸ PET		temporoparietaler Hypometabolismus (keine Routinediagnostik)

nen im höheren Lebensalter das Risiko, an einer Demenz zu erkranken, erhöhen oder nicht. Zur Beantwortung dieser Frage wurden in einer methodisch sehr gut kontrollierten, prospektiven Studie von Devanand u. Mitarb. (2) über tausend ältere Menschen untersucht. Die depressive Stimmung bei der Indexuntersuchung war mit einem wesentlich höheren Risiko, an einer späteren Demenz zu erkranken, korreliert. Ob nun die Depression eine frühe Manifestation einer späteren Alzheimerschen Erkrankung ist, läßt sich derzeit nicht schlüssig beantworten. Denkbar wäre auch eine beiden Erkrankungen zugrunde liegende erhöhte Vulnerabilität für affektive Störungen infolge degenerativer Veränderungen in serotonergen und noradrenergen Systemen. Dies wäre auch insoweit eine sehr plausible Erklärung, als im Rahmen der Alzheimerschen Erkrankung nicht nur cholinerge, sondern auch andere neuronale Systeme degenerieren.

Zusammenfassung

Depressive Syndrome im höheren Lebensalter finden sich gehäuft bei Patienten mit zerebralen Gefäßerkrankungen, einer Alzheimerschen Erkrankung, einer Parkinsonschen Erkrankung sowie einer Chorea Huntington oder Multipler Sklerose. Besonders häufig wurden Depressionen bei Patienten mit Hirninfarkten in linksfrontalen Regionen bzw. in den linksseitigen Basalganglien berichtet. Diese Befunde sprechen für eine regional unterschiedliche Vulnerabilität bestimmter Hirnstrukturen im Hinblick auf die Entwicklung einer depressiven Symptomatik.

Literatur

1. Bench CJ, Frackowiak CSJ, Dolan RJ (1995) Changes in regional cerebral blood flow on recovery from depression. Psychol Med 25: 247–251
2. Devanand DP, Sano M, Ming-Xin Tang, Taylor S, Gurland BJ, Wilder D, Stern Y, Mayeux R (1996) Depressed mood and the incidence of Alzheimerís Disease in the elderly living in the community. Arch Gen Psychiatry 53: 175–182
3. Müller-Spahn F, Hock C (1994) Clinical presentation of depression in the elderly. Gerontology 40 (Suppl 1): 10–14
4. Soares C, Mann JJ (1997) The anatomy of mood disorders – review of structural neuroimaging studies. Biol Psychiatry 41: 86–106

1.3 Psychosoziale Einflußfaktoren depressiver Symptome im Alter

A. KRUSE

Einleitung

Im folgenden Beitrag wird zunächst der Begriff „psychosozial" definiert; dabei stehen die Wechselwirkungen zwischen Erleben und Verhalten des Menschen und der sozialen und soziokulturellen Umwelt, in der dieser lebt, im Vordergrund. In einem weiteren Schritt wird auf die Frage eingegangen, mit welchen möglichen Risiken das hohe Alter verbunden ist und in welcher Weise diese Risiken zur Ausbildung von depressiven Symptomen beitragen können. Dabei wird anhand forschungsleitender Konstrukte der Psychologie – ergänzt durch das soziologische Konstrukt der „Lebenslage" – diskutiert, welche Person- und Umweltmerkmale in subjektiv belastenden Situationen zur Ausbildung von Depressionen beitragen. Ein empirischer Beitrag soll die getroffenen Aussagen illustrieren: In diesem wird auf die psychosoziale Situation von arbeitslosen Menschen eingegangen, die aufgrund ihres höheren Alters (50 Jahre und älter) nicht mehr damit rechnen können, wieder in das Erwerbsleben zurückzufinden (11, 15). Die berichteten Belastungen machen deutlich, daß Arbeitslosigkeit zu Selbstwertkrisen und zu Problemen in der Alltagsgestaltung führt. Hinzu kommen abnehmende soziale Kontakte und die Sorge vor sozialer Diskriminierung. Das Auftreten von Depressionen wird als Folge dieser gravierenden Veränderungen im Lebensgefühl, in der Alltagsgestaltung sowie in der sozialen Integration interpretiert.

Zur Definition des Begriffs „psychosozial"

Der Begriff *„psychosozial"* umschreibt die Wechselwirkungen zwischen der Person und ihrer sozialen wie soziokulturellen Umwelt. Den Gegenstand einer Analyse psychosozialer Einflußfaktoren bildet also das *Erleben und Verhalten des Menschen in einer spezifischen sozialen und soziokulturellen Umwelt.* Der Begriff *„soziale Umwelt"* beschreibt die inner- und außerfamiliären Beziehungen des Menschen sowie seine Zugehörigkeit zu einer bestimmten sozialen Schicht; als bedeutende Merkmale der sozialen Schicht werden materielle Ressourcen, Bildungsstand, ausgeübter Beruf und Wohnqualität verstanden. Weiterhin gehören zur sozialen Umwelt die verschiedenen Formen der institutionellen Hilfe. Der Begriff *„soziokulturelle Umwelt"* beschreibt die zur Verfügung stehenden und genutzten Bildungs- und Freizeitangebote. Mit dem Begriff *„psychosozial"* wird ausgedrückt, daß Erleben und Verhalten des Menschen einerseits von den genannten Merkmalen der sozialen und soziokulturellen Umwelt beeinflußt sind, daß sie andererseits Einfluß darauf ausüben, wie der Mensch seine soziale und soziokulturelle Umwelt gestaltet, das heißt, welche Beziehungen er zu Angehörigen und Bekannten pflegt, welche Bildungs- und Freizeitangebote er nutzt, welche institutionellen Hilfen er in Anspruch nimmt.

Bei der Analyse psychosozialer Einflüsse auf die Ausbildung depressiver Symptome im Alter ist vor allem der *Anforderungscharakter* des Alters zu berücksichtigen: Das Alter richtet an den Menschen vielfältige Anforderungen (oder Aufgaben), deren Bewältigung gelingen oder mißlingen kann. Zu diesen Anforderungen zählen: Die Aufgabe der Berufsrolle und die damit verbundene Notwendigkeit, den Alltag neu zu strukturieren (eine „späte Freiheit“, die persönlich verwirklicht werden muß); die mit der Berufsaufgabe verbundenen Veränderungen in der sozialen Position; die Abnahme der körperlichen Leistungsfähigkeit sowie das erhöhte Erkrankungsrisiko; die Veränderungen des Körpers, die das eigene Älterwerden zum erstenmal wirklich bewußt machen können; Verluste in der Familie und im Bekanntenkreis, die mit zunehmendem Alter wahrscheinlicher werden. Auch wenn das Alter Möglichkeiten einer „späten Freiheit“ eröffnet, so darf nicht übersehen werden, *daß diese Freiheit aus Veränderungen der Lebenssituation erwächst, die verarbeitet werden müssen* (erst dann ist die späte Freiheit möglich), und daß mit zunehmendem Alter die Freiheit *in wachsendem Maße von Risiken oder eintretenden Verlusten begleitet wird.* Zudem sollte bedacht werden, daß die Lebensbedingungen des Menschen mit darüber entscheiden, in welchem Maße das Alter Möglichkeiten einer kreativen, persönlich zufriedenstellenden Lebensgestaltung bietet. Aus psychosozialer Sicht ist das Auftreten depressiver Symptome auch mit den nichtbewältigten Anforderungen zu erklären. Die Anforderungen des Alters können in diesem Falle als Ursache von „Aktual-Konflikten“, die depressiven Symptome als Resultat mangelnder Ressourcen zur Bewältigung dieser Konflikte verstanden werden (6, 23).

Doch beschränkt sich der psychosoziale Ansatz nicht allein auf die Feststellung, daß diesen Menschen die notwendigen persönlichen Ressourcen zur Bewältigung der Aktual-Konflikte fehlen; auch interpretiert dieser Ansatz die Ausbildung von Aktual-Konflikten nicht allein als Folge einer *persönlichen* Problematik. Vielmehr legt er die Frage nahe, *inwieweit die soziale und soziokulturelle Umwelt des Menschen zur Ausbildung von Aktual-Konflikten sowie zur nichtgelungenen Bewältigung dieser Konflikte beiträgt.* Diese – um die Umwelt des Menschen erweiterte – Perspektive untersucht zum einen die inner- und außerfamiliäre Situation sowie die Lebensbedingungen des Menschen, zum anderen die gesellschaftliche Stellung des Alters in ihren möglichen (fördernden oder erschwerenden) Einflüssen auf die Verarbeitung der Anforderungen des Alters. Dies soll im folgenden an einem Beispiel veranschaulicht werden.

Wie der Austritt aus dem Beruf subjektiv gedeutet und verarbeitet wird, hängt auch davon ab, inwieweit mit diesem Ereignis eine Gefährdung der materiellen Grundlagen des eigenen Lebens verbunden ist (eine Frage, die sich bei Menschen mit geringem Einkommen sowie mit fehlenden Möglichkeiten persönlicher Altersvorsorge stellt). Weiterhin ist zu berücksichtigen, in welchem Umfang sich die früheren sozialen Beziehungen auf den Kollegenkreis beschränkt hatten; im Falle fehlender Beziehungen außerhalb des Berufs kann der Berufsaustritt mit geringer sozialer Integration einhergehen. Sodann ist zu fragen, wie die soziale Umwelt auf die Berufsaufgabe reagiert: Gibt sie dem älteren Menschen das Gefühl, nun nicht mehr gebraucht zu werden? Und schließlich ist die gesellschaftliche Bewertung des Alters zu berücksichtigen, die Auswirkungen darauf hat, wie Menschen ihr eigenes Alter erleben und wie die soziale Umwelt auf das Alter des Menschen reagiert; negative Altersstereotype tragen dazu bei, daß Menschen in ihrer Umwelt Diskriminierungen ausgesetzt sind.

Lebenslauf und Lebenslage

Die Art und Weise, wie sich ältere Menschen mit aktuellen Anforderungen auseinandersetzen, ist nicht nur von Merkmalen der aktuellen Situation abhängig, sondern auch von ihrer Entwicklung im Lebenslauf: Im Lebenslauf bilden sich spezifische Formen der *Deutung* von Anforderungen sowie der *Bewältigung* dieser Anforderungen aus. Diese Deutungs- und Bewältigungsformen beeinflussen die subjektive Bewertung aktueller Anforderungen sowie die Bewältigungsversuche in der aktuellen Situation (28). Doch genügt die personologische Perspektive nicht, um die Entwicklung von spezifischen Deutungs- und Bewältigungsversuchen im Lebenslauf zu verstehen; sie ist vielmehr um eine umweltbezogene Perspektive zu ergänzen: Deutungs- und Bewältigungsformen bilden sich in *spezifischen Umwelten* aus. Sie sind zum einen davon beeinflußt, wie enge Bezugspersonen des Menschen Anforderungen bewerten und diese zu bewältigen versuchen (siehe hier die Modellfunktion von Bezugspersonen). Zum anderen tragen die spezifischen Lebensbedingungen, unter denen Menschen aufwachsen, zu Formen der Deutung und Bewältigung von Anforderungen bei; sie bestimmen das Spektrum möglicher Deutungs- und Bewältigungsformen mit. Lebensbedingungen werden damit auch als *„Ressourcen"* verstanden: Günstige Lebensbedingungen fördern die Bewältigung von Anforderungen, einschränkende Lebensbedingungen erschweren diese.

Doch wäre auch eine Sichtweise der Auseinandersetzung mit Anforderungen einseitig, die Erleben und Verhalten allein als Resultat bestehender (oder fehlender) Umweltressourcen verstehen würde. Vielmehr ist zu berücksichtigen, wie Menschen bestehende Ressourcen nutzen oder wie sie trotz geringer Ressourcen versuchen, zu einem selbständigen, selbstverantwortlichen und sinnerfüllten Leben zu finden. Lebensbedingungen bilden also den Kontext, innerhalb dessen Menschen *ihr Leben gestalten*; sie üben Einfluß darauf aus, wie Menschen ihr Leben gestalten. Doch innerhalb des Spektrums möglicher Lebensformen ist ein hohes Maß an interindividueller Variabilität von Lebensformen erkennbar. Das in der Lebenslage-Forschung entwickelte Konstrukt der *„Spielräume"* beschreibt diesen Sachverhalt.

Mögliche Risiken des (hohen) Alters

Das Verständnis psychosozialer Einflüsse auf die Ausbildung depressiver Symptome im Alter wird durch die Untersuchung möglicher Risiken des (hohen) Alters gefördert. Denn diese Risiken zeigen, mit welchen Anforderungen das Alter im konkreten Fall verbunden sein *kann*, und welche psychologischen Leistungen erbracht werden müssen, um diese Anforderungen zu bewältigen. Der Zeitpunkt sowie der Umfang der Risiken variieren von Person zu Person. Einzelne Risiken gewinnen vor allem im hohen Alter (also im Laufe des 9. Lebensjahrzehnts) an Bedeutung, wie zum Beispiel Einbußen der Selbständigkeit aufgrund sensorischer und motorischer Einschränkungen (siehe zum Beispiel 7, 13, 22) oder das Auftreten hirnorganischer Psychosyndrome und Demenzen (siehe zum Beispiel 2, 5, 20). Andere Risiken betreffen nur bestimmte Personengruppen und soziale Schichten, wie zum Beispiel Armut oder der Verlust der Wohnung. Und schließlich ist das Risiko der Isolation und Einsamkeit erst bei Eintritt von Hilfs- oder Pflegebedürftigkeit oder bei auftretenden psychischen Erkrankungen erkennbar erhöht. Mit anderen Worten: Die genannten Risiken treffen nicht auf alle älteren Menschen zu, sie gewinnen vor allem im hohen Alter an Gewicht und sind zudem nicht unabhängig voneinander.

Wenn hier von Risiken und den aus diesen erwachsenden Anforderungen an die psychischen Ressourcen des Menschen gesprochen wird, so heißt dies nicht, daß das Alter ausschließlich aus einer *verlustorientierten Perspektive* betrachtet wird. Vielmehr wird ausdrücklich anerkannt, daß sich im Alter auch Stärken finden, daß selbst in den höchsten Altersgruppen fast die Hälfte der Menschen ein völlig selbständiges Leben führt, daß der überwiegende Teil älterer Menschen über ausreichende materielle Grundlagen verfügt und sozial integriert ist.

Doch die im folgenden vorgenommene Thematisierung von Risiken erscheint notwendig, wenn psychosoziale Einflüsse depressiver Symptome im Alter diskutiert werden sollen. *Denn depressive Symptome sind aus psychosozialer Sicht als Folge nichtverarbeiteter Anforderungen des Alters zu verstehen, wobei die nichtgelungene Verarbeitung zum einen auf eine Kumulation von Belastungen, zum anderen auf Entwicklungen im Lebenslauf zurückgehen kann, die die Ausbildung von Bewältigungstechniken erschwert haben; gerade der Mangel an Bewältigungstechniken trägt dazu bei, daß unter den Anforderungen des Alters das psychische Gleichgewicht gefährdet ist.*

Zudem lassen sich aus den genannten Risiken indirekt Aussagen zu einem erweiterten Verständnis von „Kompetenz" im Alter ableiten. Unter Kompetenz sind auch Fähigkeiten und Fertigkeiten des Menschen zur Bewältigung und Verarbeitung von Verlusten sowie zur Aufrechterhaltung oder Wiederherstellung des seelischen Gleichgewichts trotz eingetretener Verluste zu verstehen. Die von uns an anderer Stelle vorgeschlagene Definition von Kompetenz – *„Kompetenz beschreibt die Fähigkeiten und Fertigkeiten des Menschen zur Aufrechterhaltung oder Wiederherstellung eines selbständigen, selbstverantwortlichen und persönlich zufriedenstellenden Lebens in seiner räumlichen, sozialen und infrastuktionellen Umwelt"* (12) – berücksichtigt diesen Aspekt ausdrücklich. Diese Definition hebt zusätzlich hervor, daß sich diese Fähigkeiten und Fertigkeiten in der Auseinandersetzung mit Anforderungen und Anregungen jener Umwelt entwickelt haben, in der der Mensch lebt. Die Umwelt kann die Bewältigung der Anforderungen des Alters *erschweren* oder *fördern*. Die Umwelt erschwert die Bewältigung der Anforderungen, wenn sie substantielle Mängel aufweist (wie geringe materielle Ressourcen oder unzureichende Wohnbedingungen), wenn ihre Angebote von „struktureller Rücksichtslosigkeit" gegenüber den Bedürfnissen älterer Menschen bestimmt sind (bei der Entwicklung von kulturellen, sozialen und institutionellen Angeboten werden Bedürfnisse älterer Menschen nicht ausreichend berücksichtigt), wenn ältere Menschen diskriminiert werden (was zum Beispiel der Fall ist, wenn das Lebensalter oder eine Behinderung als zentrales Merkmal der Person gewertet wird). Die Umwelt *fördert* die Bewältigung der Anforderungen, wenn die materiellen Grundlagen der Existenz und die Wohnbedingungen gesichert sind, wenn ältere Menschen in ihrem sozialen Umfeld persönlich zufriedenstellende und sozial anerkannte Rollen wahrnehmen können, wenn sich die Umwelt in ihren soziokulturellen Angeboten auch an den Bedürfnissen älterer Menschen orientiert (siehe dazu 9).

Tabelle 1. Risiken des (hohen) Alters

Bereiche		**Risiken**
Daseinsthematische Struktur	→	Verlust der Lebensperspektive angesichts der Endgültigkeit und Endlichkeit
Anforderungen im Alltag	→	Angewiesensein auf Hilfe
Auseinandersetzung mit Belastungen	→	Überforderung durch die Kumulation von Belastungen; Erschöpfungszustände
Kognitive Leistungsfähigkeit	→	Kognitive Einbußen
Gesundheit	→	sensorische, motorische Einschränkungen, chronische Schmerzen, körperliche und psychische Erkrankungen
Soziale Integration	→	Isolation und Einsamkeit
Soziale Position	→	Statusverlust, soziale Diskriminierung
Materielle Sicherung	→	Armut, Verlust der Wohnung

Doch wird mit einer umweltbezogenen Sicht der Fähigkeiten und Fertigkeiten auch zum Ausdruck gebracht, daß sich Menschen in ihrem *Anspruchsniveau* vielfach an jenen Möglichkeiten und Grenzen orientieren, die ihnen die Lebensbedingungen früher eröffnet oder gesetzt haben, und die auch heute noch charakteristisch für ihre Lebensbedingungen sind. Die Anspruchsniveauregulierung wird als Fähigkeit des Menschen gedeutet, sich an situative Gegebenheiten anzupassen und bestimmte Probleme zu kompensieren (siehe zum Beispiel 1, 3, 12, 17, 21, 27, 28). Doch dürfen auch nicht die Gefahren übersehen werden, die diese Anspruchsniveauregulierung mit sich bringen kann. Diese Gefahren liegen vor allem darin, daß aufgrund der subjektiv erlebten Unveränderbarkeit bestimmter Lebensbedingungen (zum Beispiel im Bereich der Gesundheit, der Wohnung oder der materiellen Ressourcen) nicht mehr nach Möglichkeiten gesucht wird, diese zu verbessern (siehe dazu 9).

In Tabelle 1 sind die Risiken des (hohen) Alters dargestellt. Dabei wird zwischen acht Bereichen differenziert, denen sich diese Risiken zuordnen lassen. Wie diese acht Bereiche deutlich machen, ist Altern als ein Prozeß zu verstehen, *der die verschiedenen Ebenen der menschlichen Existenz berührt.*

Sechs der acht Bereiche werden in der gerontologischen Literatur immer wieder angesprochen; die diesen Bereichen zugeordneten Risiken werden auch dort ausdrücklich genannt. Nur seltener werden jedoch zwei Bereiche thematisiert, denen ebenfalls große Bedeutung für das Lebensgefühl älterer Menschen zukommt: Der Bereich der *daseinsthematischen Struktur* und der Bereich der *Auseinandersetzung mit Belastungen.*

Unter daseinsthematischer Struktur sind – in Anlehnung an Thomae (28) – jene Themen zu verstehen, die den Menschen über konkrete Anliegen und Bedürfnisse hinaus zentral berühren und beschäftigen (19, 24). Sie konstituieren das grundlegende Lebensgefühl des Menschen. Wie Oesterreich an mehreren Stellen hervorgehoben hat (zum Beispiel 20), wird der Beschäftigung des Menschen mit der

Endgültigkeit seiner Situation und der Endlichkeit seines Lebens in der gerontologischen Forschung zu geringe Aufmerksamkeit geschenkt. Dabei handelt es sich um Themen, die das Lebensgefühl älterer Menschen – vor allem hochbetagter Menschen – in wachsendem Maße beeinflussen. Dies heißt nicht, daß Zukunftspläne aufgegeben würden. Doch werden die Gefährdungen des eigenen Lebens deutlicher wahrgenommen; zudem wird erkannt, daß sich bestimmte Entwicklungen nicht mehr rückgängig machen lassen. Aus der Bewußtwerdung der Endgültigkeit und Endlichkeit des eigenen Lebens erwachsen auch seelische *Anforderungen*; für die weitere Entwicklung des Menschen ist entscheidend, ob die Endgültigkeit und Endlichkeit des Lebens angenommen werden kann oder nicht.

Die Gefahr, daß eine tragfähige Lebensperspektive verloren geht und daß Endgültigkeit und Endlichkeit das Lebensgefühl des Menschen *bestimmen*, nimmt im hohen Alter zu. Dies hat vor allem damit zu tun, daß Verluste im hohen Alter an Bedeutung gewinnen. Zu nennen sind hier der Verlust nahestehender Menschen sowie bleibende gesundheitliche Einschränkungen. Bei pflegebedürftigen Menschen, die zudem an chronischen, intensiven Schmerzen leiden, läßt sich besonders häufig der Rückgang einer tragfähigen Lebensperspektive beobachten (vgl. 14); zudem treten bei diesen Menschen häufig depressive Symptome auf, die auch als Folge der *Erschöpfung* aufgrund anhaltend hoher Belastungen zu interpretieren sind. Weiterhin ist im Alter das Risiko erhöht, die Wohnung gegen den eigenen Willen aufgeben zu müssen; der notwendig gewordene Umzug in ein Heim findet zu einem Zeitpunkt statt, zu dem der Mensch aufgrund gesundheitlicher Einschränkungen und sozialer Verluste in besonderem Maße geschwächt und verletzbar geworden ist.

Damit sind auch Gefahren angesprochen, die den Bereich der *Auseinandersetzung mit Belastungen* berühren. In den meisten Beiträgen zur Bewältigungsforschung wird die Auseinandersetzung des Menschen mit einem bestimmten Ereignis (zum Beispiel mit einer Erkrankung oder mit dem Verlust des Ehepartners) untersucht. Doch ist gerade das hohe Alter von der Gefahr einer *Kumulation* belastender Ereignisse bestimmt, woraus sich erhöhte Anforderungen an die psychischen Ressourcen des Menschen ergeben. Bei einer Vielzahl von Belastungen ist damit zu rechnen, daß die psychischen Ressourcen überfordert werden und die Überzeugung entsteht, der Situation nicht mehr gewachsen zu sein. Das erhöhte Risiko vollendeter Selbstmorde gerade im hohen Alter (vgl. 4, 5, 26) wird primär auf die Überforderung psychischer Ressourcen und die damit einhergehende Überzeugung zurückgeführt, die Situation nicht mehr beeinflussen zu können.

Welche Person- und Umweltmerkmale tragen zur Ausbildung von Depressionen bei?

Die Ausbildung von Depressionen ist zunächst als Resultat der Wechselwirkungen zwischen drei psychologischen Merkmalen zu verstehen (Abb. 1).

In der subjektiven Wahrnehmung der Situation (Kognitionen) dominieren Belastungen; es werden zudem keine Möglichkeiten gesehen, die Situation durch eigenes Handeln zu beeinflussen. Diese Kognitionen wirken sich auf die Bewältigungsversuche des Menschen aus: Sie tragen dazu bei, daß dieser nicht nach Möglichkeiten der Situationsverbesserung sucht, oder daß er die aktive Bewältigung

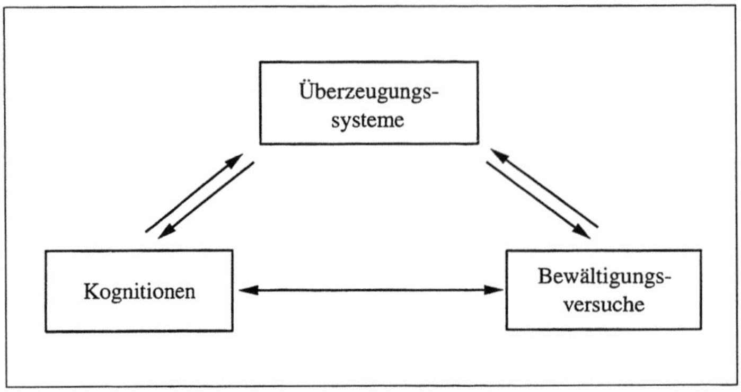

Abb. 1. Ausbildung von Depressionen als Resultat der Wechselwirkungen zwischen drei psychologischen Merkmalen

rasch aufgibt. Die nichtgelungene Bewältigung der Situation verstärkt die Überzeugung, der Situation ausgeliefert zu sein. Die Ausbildung dieser Kognitionen ist von generalisierten Überzeugungssystemen beeinflußt: Gerade bei depressiven Menschen ist die Überzeugung erkennbar, Situationen durch eigenes Handeln nicht beeinflussen zu können. Diese generalisierte Überzeugung wirkt sich zum einen auf die subjektive Bewertung der aktuellen Situation, zum anderen auf die Bewältigungsversuche in dieser Situation aus: Sie trägt dazu bei, daß bestehende Möglichkeiten der Situationsverbesserung nicht wahrgenommen und genutzt werden. Die Erfahrungen des Menschen in einer spezifischen Situation verstärken diese generalisierten Überzeugungssysteme. Die hier beschriebene Wechselwirkung zwischen den drei genannten psychologischen Merkmalen liegt zahlreichen Beiträgen zugrunde, die die Ausbildung von Depressionen im Alter aus einer kognitiv-verhaltensbezogenen Perspektive untersuchen (siehe zum Beispiel den Überblick in 8, 16).

In Abb. 2 findet sich ein Vorschlag zur Integration weiterer Merkmale in ein psychosoziales Modell möglicher Einflußfaktoren der Depression im Alter.

Zunächst wird der Einfluß der *Entwicklung im Lebenslauf* auf die Ausbildung von Überzeugungssystemen und Bewältigungsversuchen berücksichtigt. Ergebnisse der psychologischen Lebenslaufforschung weisen auf eine hohe Kontinuität der Bewältigungstechniken und der selbstattribuierten Fähigkeit zur Bewältigung von Belastungen und Anforderungen hin (vgl. 10, 18, 21, 28). War bereits in früheren Lebensaltern die Tendenz erkennbar, auf Belastungen mit Niedergeschlagenheit und Resignation zu antworten, dann ist auch damit zu rechnen, daß unter dem Eindruck der Verluste im Alter eher Depressionen auftreten. Wenn hier von dem „Eindruck der Verluste" gesprochen wird, so ist damit auch gemeint, daß diese Menschen die Einschränkungen im Alter besonders intensiv erleben (24). Aus psychoanalytischer Sicht wird die Entwicklung im Lebenslauf vor allem unter dem Aspekt der Bewältigung intrapsychischer Konflikte betrachtet. Nichtbewältigte Konflikte können gerade unter den erhöhten psychologischen Anforderungen des Alters wieder stärker in den Vordergrund treten; neurotische Fehlhaltungen, die in früheren Lebensaltern (zum Beispiel durch berufliche Erfolge) überlagert waren, können im Alter wieder manifest werden (6, 23).

Doch sind Depressionen im Alter keinesfalls allein auf gestörte Entwicklungen in früheren Lebensaltern zurückzuführen. Sie können auch durch die subjektiv er-

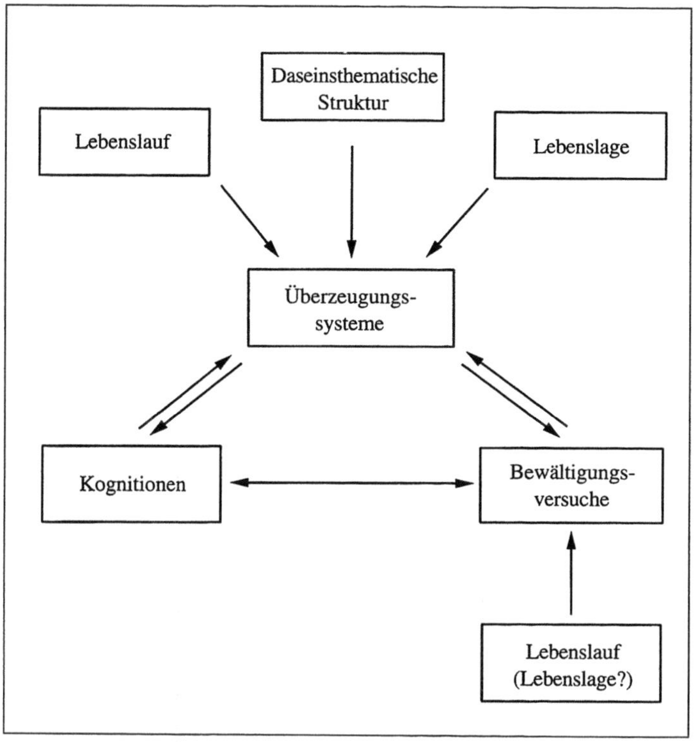

Abb. 2. Psychosoziales Modell möglicher Einflußfaktoren der Depression im Alter

lebten Anforderungen des Alters hervorgerufen werden. Die subjektive Bewertung der Situation wird hier mit dem Begriff der *daseinsthematischen Struktur* umschrieben. Thomae (28) verwendet diesen Begriff zur Umschreibung der dominanten Themen und Anliegen des Menschen. In der daseinsthematischen Struktur kommt zum Ausdruck, wie das eigene Älterwerden erfahren wird. Die objektiven Veränderungen im Alternsprozeß (in den Rollen, in der Gesundheit, in der Leistungsfähigkeit, in der Zeitperspektive) werden subjektiv unterschiedlich interpretiert. Diese Unterschiede hängen nicht nur damit zusammen, wie ausgeprägt die Veränderungen sind. Sie sind auch dadurch verursacht, daß die einzelnen Lebensbereiche, in denen Veränderungen stattfinden, unterschiedliche Zentralität besitzen können, oder daß Menschen solche Veränderungen verschiedenartig verkraften. Die begrenzte Lebenszeit zum Beispiel kann für den einen Ausdruck des natürlichen Lebensverlaufs bedeuten, für den anderen hingegen eine erhebliche Bedrohung seines Lebens, die sich negativ auf die Lebensqualität auswirkt. Es wird davon ausgegangen, daß sich diese daseinsthematische Struktur auf die Überzeugungssysteme des Menschen auswirkt. Wenn die daseinsthematische Struktur von Verlusterfahrungen und Bedrohungen der eigenen Identität bestimmt ist (in solchen Fällen können Themen wie Endgültigkeit des Lebens und Endlichkeit des Lebens dominant werden), dann bildet sich möglicherweise die Überzeugung aus, daß man den weiteren Lebensverlauf nicht mehr substantiell beeinflussen und gestalten kann.

Schließlich werden Einflüsse der *Lebenslage* auf die Überzeugungssysteme des Menschen angenommen. Es ist davon auszugehen, daß sich unter einer Häufung einschränkender und subjektiv belastender Lebensbedingungen die Überzeugung ausbildet, die eigene Situation nicht mehr beeinflussen und selbstverantwortlich gestalten zu können; depressive Reaktionen sind in diesem Falle als Folge einer Überforderung der psychischen Ressourcen zu verstehen. Gerade in jenen Situationen, in denen sich die gesundheitliche Situation eines Menschen in kurzer Zeit deutlich verschlechtert und keine hinreichenden physiologischen Ursachen für diese Verschlechterung gefunden werden können, ist von somatopsychosomatischen Entwicklungen auszugehen (23). Diese sind vielfach dadurch bedingt, daß sich die Überzeugung ausgebildet hat, das eigene Leben nicht mehr selbstverantwortlich gestalten zu können.

Ein empirisches Beispiel für psychosoziale Einflüsse von Depressionen – die psychosoziale Situation arbeitsloser Menschen

Mit welchen psychischen Belastungen ist Arbeitslosigkeit verbunden? Inwieweit verändern sich bei Arbeitslosigkeit die Beziehungen zur sozialen Umwelt? Wie setzen sich arbeitslose Menschen mit den erfahrenen Belastungen auseinander? Mit diesen Fragen beschäftigt sich ein Projekt, das wir in den neuen Bundesländern durchführen (11, 15). Es wurden 125 arbeitslose Frauen und Männer untersucht (Altersbereich: 50–55 Jahre). Die Teilnehmer waren zum Zeitpunkt der Untersuchung zwischen 12 und 24 Monaten (n = 78 Personen) bzw. zwischen 25 und 36 Monaten (n = 47 Personen) arbeitslos. Der Stichprobe gehörten Personen aus unterschiedlichen beruflichen Positionen an; der größere Teil der Stichprobe hatte jedoch in einer mittleren oder höheren beruflichen Position gestanden. Weiterhin nahmen 125 Frauen und Männer an dem Projekt teil, die sich im Vorruhestand befanden (Altersbereich: 56–59 Jahre). Diese zweite Gruppe wurde ausgewählt, da wir davon ausgingen, daß Arbeitslosigkeit – neben materiellen Belastungen – mit erheblichen Selbstwertproblemen und mit der Gefahr sozialer Diskriminierung verbunden ist, während diese Risiken bei Vorruheständlern nicht bestehen. Der Vorruhestand ist eine sozial anerkannte Form des Berufsaustritts, d. h. es besteht hier nicht die Gefahr der sozialen Diskriminierung. Es kommt hinzu, daß bei der Inanspruchnahme von Vorruhestandsregelungen eher die Überzeugung bestehen bleibt, das Berufsleben „abgeschlossen" zu haben. Bei Arbeitslosigkeit besteht diese Überzeugung nicht; vielmehr nimmt hier die Gefahr zu, daß die erbrachten beruflichen Leistungen durch den Verlust der Arbeit grundsätzlich in Frage gestellt werden.

Psychische Belastungssymptome

Zunächst wird die *psychosoziale Situation* arbeitsloser Menschen mit jener der Vorruheständler verglichen. Tabelle 2 gibt einen Überblick über die Werte in zehn psychologischen und sozialen Merkmalen. Angegeben sind dort Mittelwerte und (in Klammern) Standardabweichungen, weiterhin Mittelwerte für Männer und

Tabelle 2. Vergleich zwischen Arbeitslosen und Vorruheständlern in psychologischen Merkmalen

Merkmal	Mittelwert (SD)	Männer / Frauen
Befindlichkeit im Umgang mit Problemen (PGC) (negativ = 0 – positiv = 12)		
Arbeitslose:	5.08 (2.21)	(Männer: 4.46, Frauen: 5.30)
Vorruheständler:	7.13 (1.98) **	
Zufriedenheit mit Beziehungen / Lebensrückblick (PGC) (gering = 0 – hoch = 12)		
Arbeitslose:	5.11 (1.69)	(Männer: 4.12, Frauen: 5.97 *)
Vorruheständler:	7.92 (2.10) **	
Einstellung zum Altern (PGC) (negativ = 0 – positiv = 10)		
Arbeitslose:	4.86 (3.01)	(Männer: 4.33, Frauen: 5.27)
Vorruheständler:	6.43 (2.97) **	
Einstellung zur Gegenwart (RS-G) (negativ = 1 – positiv = 6)		
Arbeitslose:	3.26 (1.69)	(Männer: 2.46, Frauen: 3.85 *)
Vorruheständler:	4.59 (2.31) *	
Einstellung zur Zukunft (RS-Z) (negativ = 1 – positiv = 6)		
Arbeitslose:	2.74 (1.54)	(Männer: 2.44, Frauen: 2.82)
Vorruheständler:	4.21 (2.01) **	
Ausmaß der Zukunftssorgen (Expl.) (gering = 1 – hoch = 5)		
Arbeitslose:	4.02 (2.53)	(Männer: 4.06, Frauen: 4.02)
Vorruheständler:	1.93 (1.57) **	
Erlebte Veränderbarkeit (Expl.) (gering = 1 – hoch = 5)		
Arbeitslose:	1.72 (1.55)	(Männer: 1.13, Frauen: 2.21)
Vorruheständler:	3.68 (1.93) **	
Belastungen und Konflikte in der Partnerrolle (Expl.) (gering = 1 – hoch = 5)		
Arbeitslose:	2.98 (2.02)	(Männer: 2.01, Frauen: 3.85 **)
Vorruheständler:	2.69 (2.31)	
Belastungen und Konflikte in der Bekanntenrolle (Expl.) (gering = 1 – hoch = 5)		
Arbeitslose:	3.77 (2.02)	(Männer: 4.12, Frauen: 3.13*)
Vorruheständler:	2.04 (1.87) **	
Einstellung gegenüber der heutigen Gesellschaft (Expl.) (negativ = 1 – positiv = 5)		
Arbeitslose:	3.22 (2.19)	(Männer: 3.08, Frauen: 3.39)
Vorruheständler:	4.19 (2.46) *	

Frauen in der Stichprobe der Arbeitslosen (da sich keine signifikanten Geschlechtsunterschiede in der Stichprobe der Vorruheständler fanden, wurden hier keine Mittelwerte für Männer und Frauen angegeben) sowie statistisch signifikante Unterschiede zwischen Arbeitslosen und Vorruheständlern (** = $p < 0.01$, * = $p < 0.05$) sowie zwischen arbeitslosen Männern und Frauen.

Es fällt auf, daß sich die Arbeitslosen in neun der zehn Merkmale von den Vorruheständlern signifikant unterschieden. In den drei Dimensionen der *Philadelphia Geriatric Center Morale Scale* (deutsche Übersetzung) zeigten die Arbeitslosen relativ hohe Belastungssymptome: Die Befindlichkeit im Umgang mit Problemen war eher negativ, die Zufriedenheit mit Beziehungen sowie der Lebensrückblick waren eher negativ getönt, die Einstellung zum eigenen Altern war eher pessimistisch. Belastungssymptome fanden sich auch in der Einstellung zur Gegenwart und Zukunft (erfaßt mit den *Riegel-Skalen*). Vor allem die Zukunftssorgen waren bei Arbeitslosen stark ausgeprägt. Diese bezogen sich vor allem auf Fragen der materiellen Sicherung der Familie. Die erlebte Veränderbarkeit der Situation (die Einschätzung dieses Merkmals erfolgte auf der Grundlage von Explorationen) war bei den Arbeitslosen eher gering, d. h. es wurden nur wenige Möglichkeiten gesehen, die eingetretene Situation durch eigenes Handeln zu verändern. Die in der Exploration berichteten Belastungen und Konflikte in der Bekanntenrolle hingen vor allem damit zusammen, daß die arbeitslosen Männer (in geringerem Maße die arbeitslosen Frauen) einen Rückzug jener Menschen wahrnahmen, die ihren Arbeitsplatz behalten hatten. Sie beschrieben sich aus diesem Grunde auch als „Verlierer der Wende". Es ist aufgrund dieser Belastungen nicht überraschend, daß bei den arbeitslosen Frauen und Männern eher eine kritische Einstellung gegenüber der heutigen Gesellschaft vorherrschte. Diese kam auch in geringem politischen Interesse sowie in hoher Distanz gegenüber den politischen Parteien zum Ausdruck.

Erlebte Belastungen

Tabelle 3 gibt einen Überblick über jene Belastungen, die arbeitslose Frauen und Männer in den Explorationen berichtet hatten. Die Intensität jeder berichteten

Tabelle 3. Belastungen in der gegenwärtigen Situation, die von Arbeitslosen in den Explorationen geschildert wurden (n = Anzahl der Personen, die die Belastung geschildert haben; M = durchschnittlicher Intensitätsgrad der Belastung

Arbeitslose Männer (n = 60)	**Arbeitslose Frauen (n = 65)**
Gefühl, nicht mehr gebraucht zu werden und keine Aufgabe mehr zu haben (n = 43; M = 3.0)	Materielle Einschränkungen (n = 39; M = 2.7)
Materielle Einschränkungen (n = 41; M = 2.9)	Sorge, den Lebensunterhalt der Familie in Zukunft nicht bestreiten zu können (n = 33; M = 2.4)
Sorge, den Lebensunterhalt der Familie in Zukunft nicht bestreiten zu können (n = 39; M = 3.0)	Abnehmende Kontakte mit Bekannten und früheren Arbeitskollegen (n = 26; M = 2.8)
Gefühle der Langeweile, geringe Motivation, den Alltag bewußt zu gestalten und Interessen nachzugehen (n = 37; M = 2.8)	Gesundheitliche Probleme (n = 20; M = 2.7)
Abwendung anderer Menschen, die ihren Arbeitsplatz behalten haben (n = 34; M = 2.7)	Ungesicherte berufliche Situation der eigenen Kinder (n = 19; M = 3.0)
Abnehmende Kontakte mit Bekannten und früheren Arbeitskollegen (n = 28; M = 2.5)	Konflikte in der Partnerschaft (n = 18; M = 2.8)
Gesundheitliche Probleme (n = 24; M = 2.4)	Unterstützung hilfs- oder pflegebedürftiger Eltern (n = 11; M = 2.8)
Ungesicherte berufliche Situation der eigenen Kinder (n = 16; M = 2.2)	Öffentliche Abwertung der früher geleisteten Arbeit (n = 10; M = 2.5)
Konflikte in der Partnerschaft (n = 15; M = 2.7)	Psychische Situation des arbeitslosen (Ehe-)Partners (n = 9; M = 3.0)

Belastung wurde auf einer dreistufigen Skala (mit den Skalenpunkten 1 = eher gering, 2 = mittel, 3 = eher hoch) eingeschätzt (zur ausführlichen Darstellung der Methode bei der Entwicklung der Kategorien sowie bei der Auswertung der Interviews siehe 15). In Tabelle 3 ist für jede Belastung angegeben, bei wie vielen Untersuchungsteilnehmern diese erkennbar war. Weiterhin finden sich Angaben zum durchschnittlichen Ausprägungsgrad der Belastung.

Aus dem Überblick über die Belastungen und Konflikte geht hervor, daß der Großteil der arbeitslosen Frauen und Männer in den Interviews materielle Einschränkungen schilderte, die zudem mit der Sorge verbunden waren, den Lebensunterhalt der Familie in Zukunft nicht mehr bestreiten zu können. Desweiteren ist die recht hohe Anzahl von arbeitslosen Frauen (n = 26) und Männern (n = 28) hervorzuheben, die die abnehmenden Kontakte mit Bekannten und früheren Arbeitskollegen als belastendes, konflikthaftes Moment ihrer gegenwärtigen Lage schilderten. Geschlechtsspezifische Unterschiede fanden sich in den *Gefühlen des Nicht-gebraucht-Werdens* und der *Langeweile*: Diese wurden vom Großteil der Männer (n = 43, n = 37), hingegen nicht von den Frauen thematisiert. (Wie die weitere Auswertung der Interviews zeigte, interpretierten zwei Drittel der arbeitslosen Frauen die *familiären Verpflichtungen* als eine Aufgabe, die ihnen das Gefühl gebe, gebraucht zu werden. Das höhere Engagement für die Familie scheint also die fortgefallenen beruflichen Aufgaben im Erleben der Frauen wenigstens teilweise zu kompensieren.) Die mit Arbeitslosigkeit verbundenen psychischen Belastungen und Konflikte betreffen auch den Bereich sozialer Beziehungen: Arbeitslose Männer berichteten von der erlebten Abwendung anderer Menschen, die ihren Arbeitsplatz behalten hatten (n = 34). Diese Abwendung interpretierten die meisten arbeitslosen Männer als Merkmal sozialer Diskriminierung von Arbeitslosen. Die zahlreichen Belastungen, die mit Arbeitslosigkeit verbunden sind, scheinen sich bei einem Teil der arbeitslosen Frauen und Männer negativ auf die Qualität der Partnerschaft ausgewirkt zu haben; darauf weisen die geschilderten Konflikte in der Partnerschaft hin (n = 15, n = 18).

Bewältigungsversuche

Wie versuchen arbeitslose Frauen und Männer die mit Arbeitslosigkeit verbundenen Belastungen zu bewältigen? Wir sind in der Untersuchung von der Annahme ausgegangen, daß die daseinsthematische Struktur arbeitsloser Menschen in besonderer Weise von der *erlebten Endgültigkeit der Situation* bestimmt ist; aus diesem Grunde erwarteten wir *(a)* eine stärker ausgeprägte Überzeugung, die eigene Situation nicht verändern zu können, und *(b)* eine stärkere Tendenz, mit Niedergeschlagenheit auf die Situation zu antworten. Dabei gingen wir davon aus, daß die erlebte Veränderbarkeit bei den Männern noch geringer sein würde als bei den Frauen, und daß Männer eher mit Niedergeschlagenheit antworten würden als Frauen. Diese Zusatzannahme wurde aufgestellt, da Frauen eher als Männer im familiären Bereich neue Aufgaben und Verpflichtungen sehen, die ihnen das Gefühl geben, von anderen Menschen gebraucht zu werden. Es wurde weiterhin angenommen, daß die mit Arbeitslosigkeit verbundenen Veränderungen in der *Lebenslage* dazu beitragen, daß *(a)* Arbeitslose ihre Situation eher als unveränderbar erleben und daß sie *(b)* eine stärkere Tendenz zeigen, mit Niedergeschlagenheit auf die Situation zu antworten. Hervorstechende Merkmale der veränderten Lebenslage sind geringe materielle Sicherung, abnehmende soziale Integration sowie erfahrene Abwendung anderer Menschen, die ihren Arbeitsplatz behalten haben.

Die Annahme, daß arbeitslose Menschen ihre Situation – im Vergleich zu Vorruheständlern – eher als unveränderbar wahrnehmen, wurde durch die Ergebnisse der empirischen Analyse gestützt. Es wurde bereits gezeigt (vgl. den Abschnitt *Psychische Belastungssymptome*), daß sich Arbeitslose und Vorruheständler im psychologischen Merkmal *„Erlebte Unveränderbarkeit"* signifikant voneinander unterscheiden; allerdings wurden keine statistisch signifikanten Geschlechtsunterschiede gefunden.

Tabelle 4 gibt einen Überblick über die Bewältigungsformen von arbeitslosen Männern und Frauen. Zur Erfassung der Bewältigungstechniken gelangte ein von Thomae (28) entwickeltes Kategoriensystem zur Anwendung, das 18 Techniken umfaßt. Nach der Einschätzung des Ausprägungsgrades der einzelnen Techniken auf der Grundlage der Aussagen, die in den Explorationen getroffen worden waren, wurde eine Clusteranalyse (Ward-Algorithmus) getrennt für die Gruppe der Männer und die Gruppe der Frauen gerechnet (zur ausführlichen Darstellung der Methode siehe 15). In beiden Gruppen fanden wir vier Clusters, die als „Formen der Bewältigung" interpretiert werden können. In Tabelle 5 sind diese Formen wiedergegeben.

Aus dem Überblick über die Formen der Auseinandersetzung („Bewältigungsformen") geht hervor, daß bei zwei Dritteln der arbeitslosen Männer *resignative Tendenzen* erkennbar sind (siehe Bewältigungsform A und C). 29 Männer antworteten mit Niedergeschlagenheit und Resignation; 11 Männer versuchten, die Situation hinzunehmen, doch trat zusätzlich zu diesem Bemühen die Tendenz zur Resignation auf. Diese Ergebnisse deuten auf die *hohe psychische Gefährdung ar-*

Tabelle 4. Formen der Auseinandersetzung mit Belastungen bei arbeitslosen Männern und arbeitslosen Frauen (Ergebnisse der Clusteranalyse). In Klammern ist die Anzahl jener Personen angegeben, auf die die entsprechende Form der Auseinandersetzung zutrifft.

Arbeitslose Männer (n = 60)	**Arbeitslose Frauen (n = 65)**
(A) Niedergeschlagenheit und Resignation, fehlende Hoffnung auf eine Verbesserung der persönlichen Situation, verbunden mit der Tendenz, die Situation den Umständen zu überlassen, Hadern mit dem Schicksal (n = 29)	(A) Suche nach einer neuen Aufgabe, Vergleich mit der Lebenssituation anderer Menschen, Pflege sozialer Kontakte (n = 23)
(B) Suche nach einer neuen Aufgabe und Vergleich mit der Lebenssituation anderer Menschen (n = 14)	(B) Suche nach einer neuen Aufgabe, Beschäftigung mit der Situation der Kinder und des (Ehe-)Partners, Versuch, die Situation hinzunehmen (n = 19)
(C) Versuch, die bestehende Situation hinzunehmen, verbunden mit der Tendenz zur Resignation (n = 11)	(C) Niedergeschlagenheit und Resignation, fehlende Hoffnung auf Verbesserung der Situation, verbunden mit der Tendenz, die Situation den Umständen zu überlassen (n = 14)
(D) Suche nach neuen Aufgaben, Pflege sozialer Kontakte und hohes Engagement für andere Menschen (n = 6)	(D) Hohes Engagement für andere Menschen, Pflege sozialer Kontakte, Suche nach einer neuen Aufgabe (n = 9)

beitsloser Männer. Unsere Annahme, daß gerade bei arbeitslosen Männern depressive Tendenzen erkennbar seien, wird durch die berichteten Befunde gestützt. Bei den Frauen fanden wir die Tendenz zu Niedergeschlagenheit und Resignation seltener. Nur 14 von 65 Frauen (=21%) antworteten mit Niedergeschlagenheit und Resignation auf die Situation (siehe Bewältigungsform C). Die Tatsache, daß der überwiegende Teil der Frauen nach einer neuen Aufgabe in der sozialen Umwelt suchte, ist auch darauf zurückzuführen, daß die Familie sowie der Freundes- und Bekanntenkreis bei diesen eine deutlich höhere Stellung besaßen als bei den Männern. Bestehende Möglichkeiten, in der sozialen Umwelt eine neue Aufgabe zu finden, sowie hohes Engagement in den sozialen Rollen scheinen sich positiv auf die Bewältigung der mit Arbeitslosigkeit verbundenen Belastungen auszuwirken – eine Annahme, die wir derzeit statistisch überprüfen.

Literatur

1. Baltes PB, Baltes MM (1992) Gerontologie: Begriff, Herausforderung und Brennpunkte. In: Baltes PB, Mittelstraß J (Hrsg) Zukunft des Alterns und gesellschaftliche Entwicklung. de Gruyter, Berlin, S 1–34
2. Bergener M (1997) Epidemiologie psychischer Störungen im höheren Lebensalter. In: Kruse A (Hrsg) Jahrbuch der Medizinischen Psychologie – Psychosoziale Gerontologie I (Grundlagen). Hogrefe, Göttingen, S 87–105
3. Brandtstädter J, Renner G (1990) Tenacious goal pursuit and flexible goal adjustment: Explication and age-related analysis of assimilative and accomodative strategies of coping. Psychology and Aging 8: 58–67
4. Erlemeier N (1997) Suizidalität im Alter. In: Kruse A (Hrsg) Jahrbuch der Medizinischen Psychologie – Psychosoziale Gerontologie I (Grundlagen). Hogrefe, Göttingen, S 229–247
5. Häfner H (1992) Psychiatrie des höheren Lebensalters. In: Baltes PB, Mittelstraß J (Hrsg) Zukunft des Alterns und gesellschaftliche Entwicklung. de Gruyter, Berlin, S 151–179
6. Heuft G, Senf W (1997) Psychotherapeutische Behandlung psychosomatisch erkrankter Patienten. In: Kruse A (Hrsg) Jahrbuch der Medizinischen Psychologie – Psychosoziale Gerontologie II (Intervention). Hogrefe, Göttingen, S 125–143
7. Infratest (1993) Hilfe- und Pflegebedürftige in Privathaushalten. Bericht zur Repräsentativerhebung im Forschungsprojekt „Möglichkeiten und Grenzen selbständiger Lebensführung". Schriftenreihe des Bundesministeriums für Familie und Senioren. Kohlhammer, Stuttgart
8. Junkers G (1995) Klinische Psychologie und Psychosomatik des Alterns. Schattauer, Stuttgart
9. Kommission „2. Altenbericht der Bundesregierung" (1997) Wohnen und Wohnformen älterer Menschen. Bundesministerium für Familie, Senioren, Jugend und Frauen, Bonn
10. Kruse A (1992) Alter im Lebenslauf. In: Baltes PB, Mittelstraß J (Hrsg) Zukunft des Alterns und gesellschaftliche Entwicklung. de Gruyter, Berlin, S 331–355
11. Kruse A (1995) Risiken des Alters in Zeiten gesellschaftlicher Umbrüche. In: Senf W, Heuft G (Hrsg) Gesellschaftliche Umbrüche – individuelle Antworten. Verlag Akademische Schriften, Frankfurt, S 38–57
12. Kruse A (1996) Alltagspraktische und sozioemotionale Kompetenz. In: Baltes MM, Montada L (Hrsg) Produktives Leben im Alter. Campus, Frankfurt, S 290–322
13. Kruse A, Schmitt E (1995a) Formen der Selbständigkeit in verschiedenen Altersgruppen: Empirische Analyse und Deskription der Aktivitätsprofile. Z Gerontopsychologie und -psychiatrie 8: 227–236
14. Kruse A, Schmitt E (1995b) Die psychische Situation hilfe- und pflegebedürftiger älterer Menschen. Z Gerontopsychologie und -psychiatrie 8: 273–288
15. Kruse A, Schmitt E (1996) Psychosoziale Situation und ehrenamtliches Engagement arbeitsloser Menschen und Vorruheständler. Abschlußbericht an das Kultusministerium des Landes Mecklenburg Vorpommern. Institut für Psychologie der Universität Greifswald
16. Kurz A, Fuchs T (1997) Psychotherapie als Bestandteil der gerontopsychiatrischen Behandlung. In: Kruse A (Hrsg) Jahrbuch der Medizinischen Psychologie – Psychosoziale Gerontologie II (Intervention). Hogrefe, Göttingen, S 162–181

17. Lehr U (1986) Aging as fate and challenge. In: Häfner H, Moschel G, Sartorius N (Eds) Mental health in the elderly. Springer, Heidelberg, pp 57–77
18. Lehr U (1995) Zur Geschichte der Entwicklungspsychologie der Lebensspanne. In: Kruse A, Schmitz-Scherzer R (Hrsg) Psychologie der Lebensalter. Steinkopff, Darmstadt, S 3–14
19. Lehr U, Thomae H (1991) Alltagspsychologie. Wissenschaftliche Buchgesellschaft, Darmstadt
20. Oesterreich K (1993) Gerontopsychiatrie. Quintessenz, Berlin
21. Olbrich E (1994) Konstanz oder Veränderung der Persönlichkeit im Alter? Befunde und Diskussion einer Kontroverse. Z Gerontologie und Geriatrie 27: 83–95
22. Olbrich E (1995) Möglichkeiten und Grenzen selbständiger Lebensführung im Alter. Z Gerontopsychologie und -psychiatrie 8: 183–198
23. Radebold H (1992) Psychodynamik und Psychotherapie Älterer. Springer, Heidelberg
24. Schmitz-Scherzer R (1992) Sterben und Tod. In: Baltes PB, Mittelstraß J (Hrsg) Zukunft des Alterns und gesellschaftliche Entwicklung. de Gruyter, Berlin, S 544-562
25. Schmitz-Scherzer R (1995) Entwicklungsthemen, Entwicklungsaufgaben und Entwicklungskrisen – Möglichkeiten ihrer Erfassung und Analyse. In: Kruse A, Schmitz-Scherzer R (Hrsg) Psychologie der Lebensalter. Steinkopff, Darmstadt, S 171–178
26. Teising M (1997) Psychotherapie suizidgefährdeter Menschen im höheren Lebensalter – eine psychoanalytisch orientierte Konzeption. In: Kruse A (Hrsg) Jahrbuch der Medizinischen Psychologie – Psychosoziale Gerontologie II (Intervention). Hogrefe, Göttingen, S 182–197
27. Thomae H (1983) Alternsstile und Altersschicksale. Huber, Bern
28. Thomae H (1996) Das Individuum und seine Welt (3. Aufl.). Hogrefe, Göttingen

1.4 Depression im Alter: Klassifikation, Differentialdiagnose und Psychopathologie

A. Kurz

Einleitung

Emil Kraepelin betrachtete depressive Zustände, die im höheren Lebensalter erstmals auftreten, als eigenständige Krankheit außerhalb der von ihm geschaffenen Kategorie des manisch-depressiven Krankseins. Als Besonderheiten der Altersdepression hob er den erworbenen, nichtendogenen Charakter, die Häufigkeit von Angst und hypochondrischen Befürchtungen sowie die ungünstige Prognose hervor (12).

Die Sonderstellung der Altersdepression ist in der europäischen wie in der amerikanischen Psychiatrie über viele Jahrzehnte aufrechterhalten worden (20). Schließlich setzte sich aber die Auffassung durch, daß sich das klinische Bild und der Verlauf der Depression im Alter zwar nicht kategorial, wohl aber graduell von depressiven Störungen in früheren Lebensabschnitten unterscheiden (10). In den aktuellen psychiatrischen Klassifikationssystemen (2, 8) kommt die Depression im Alter nicht mehr als nosologische Entität vor. Sie teilt sich auf in die verschiedenen Klassen der affektiven Störungen. Die ätiologischen, psychopathologischen und prognostischen Besonderheiten der Depression im Alter haben aber noch immer Gültigkeit.

Besonderheiten der Ätiologie

An der Entstehung der Depression im Alter sind genetische Faktoren und Persönlichkeitseigenschaften weniger häufig beteiligt als bei depressiven Störungen jüngerer Menschen (17). Dagegen spielen negative Lebensereignisse und ungünstige Lebensumstände eine größere Rolle (Abb. 1). Die Depression der Alten ist also, wie Kraepelin bereits bemerkte, weniger autochthon und mehr umweltabhängig als die Depression der Jüngeren.

Besonderheiten der Psychopathologie

Vegetative Störungen, hypochondrische Befürchtungen und körperliche Angstsymptome treten bei depressiven älteren Patienten stärker in den Vordergrund des klinischen Bildes als bei jüngeren depressiven Patienten (Abb 2; 5, 6). Daran

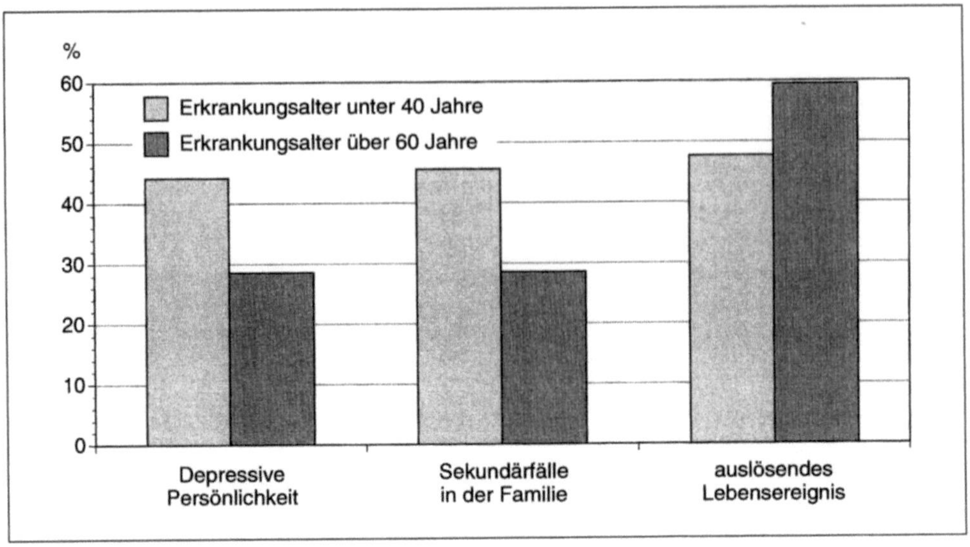

Abb. 1. Ätiologische Faktoren der Depression in verschiedenen Altersgruppen

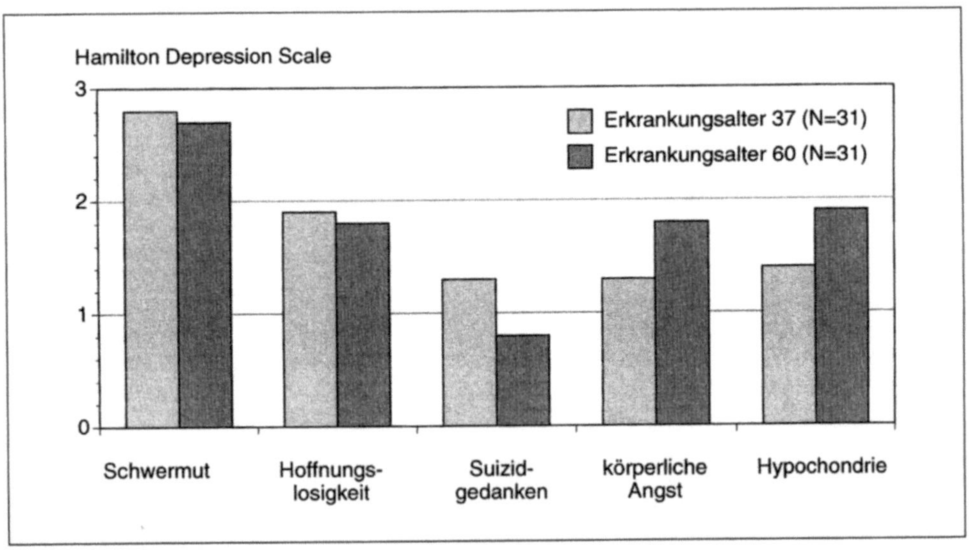

Abb. 2. Symptome der Depression in verschiedenen Altersgruppen

sind sicher auch generationsspezifische Unterschiede in der Wahrnehmung und Bewertung von seelischer und körperlicher Gesundheit beteiligt. Dem klinischen Eindruck nach klagen ältere depressive Patienten auch häufiger über eine Minderung des Gedächtnisleistung und des Konzentrationsvermögens.

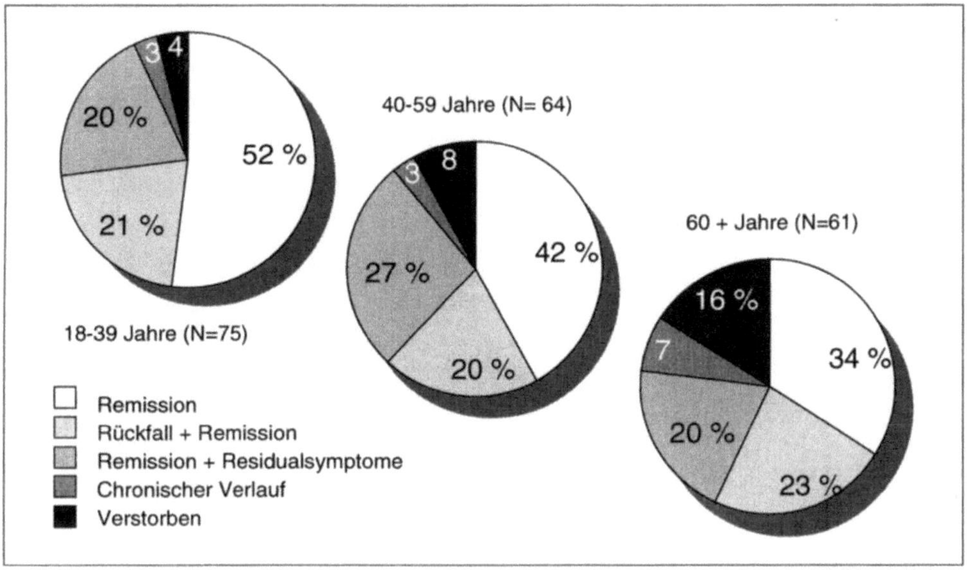

Abb. 3. Prognose der Major Depression in verschiedenen Altersgruppen

Besonderheiten der Prognose

Zwar ist die Rückfallrate nach gebesserter Major Depression bei älteren Patienten nicht höher als bei jüngeren (11), der Anteil chronischer Verläufe ist jedoch größer und die Wahrscheinlichkeit einer vollständigen Remission geringer. Eine in Australien durchgeführte 4-Jahres-Katamnese zeigt den graduellen Unterschied der Prognose zwischen Patienten unterschiedlicher Altersgruppen besonders deutlich (Abb. 3; 4). Darüber hinaus ist bekannt, daß depressive ältere Patienten eine deutlich erhöhte Mortalität gegenüber gleichaltrigen Personen haben, selbst wenn der Grad an körperlicher Komorbidität gleich ist (16).

Vier Probleme der Differentialdiagnose

Die ätiologischen, psychopathologischen und prognostischen Besonderheiten der Altersdepression führen zu vorhersagbaren differentialdiagnostischen Problemen (Abb. 4). Diese Schwierigkeiten sind zum Teil dafür verantwortlich, daß depressive Störungen bei älteren Menschen oft nicht erkannt und nicht behandelt werden.

Problem 1: Anhaltende Trauer oder Depression nach Verlust?

Trauerreaktionen können über viele Monate oder sogar Jahre anhalten. Sie zeigen eine charakteristische Abfolge von Phasen. In rund 15% gehen Trauerzustände aber in langanhaltende und behandlungsbedürftige Depressionen über (7). Zur Unterscheidung ist es zweckmäßig, nach den Kernsymptomen der Depression zu

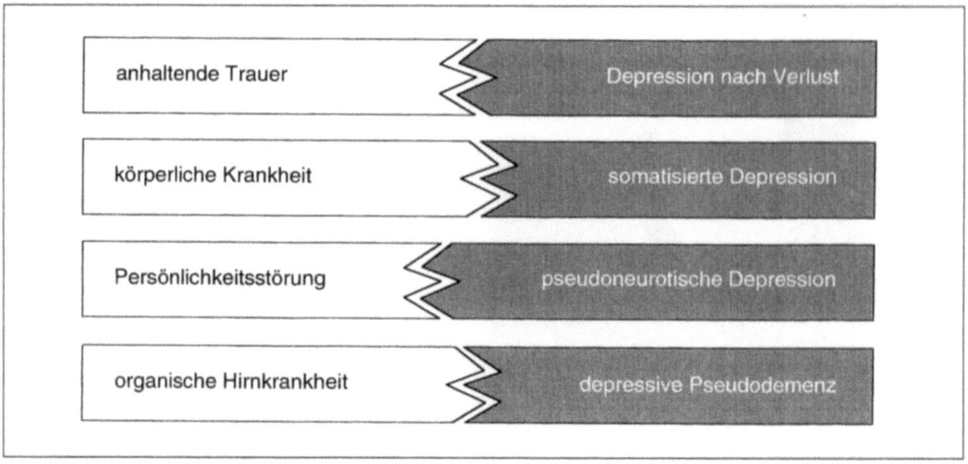

Abb. 4. Differentialdiagnostische Probleme: Überlappungen

fragen. Einige Symptome der Depression wie Niedergeschlagenheit, Schlafstörungen, innere Unruhe, Antriebslosigkeit, Lustlosigkeit und Interesseverlust werden auch von Trauernden beschrieben. Hoffnungslosigkeit, herabgesetztes Selbstwertgefühl und Suizidgedanken finden sich bei ihnen aber nicht.

Problem 2: Körperliche Krankheit oder somatisierte Depression?

Körperliche Krankheiten, aber auch somatoforme Störungen (Hypochondrie, Somatisierungsstörung, somatoforme Schmerzstörung) können mit depressiver Verstimmung einhergehen. Sie sind oft schwer zu unterschieden von affektiven Störungen, bei denen somatische Symptome bestehen. Bei dieser Unterscheidung ist es ebenfalls hilfreich, systematisch nach den Kernsymptomen der Depression zu fragen, vor allem nach Antriebsdefizit, Anhedonie und vermindertem Selbstwertgefühl. Auch darf man sich nicht scheuen, den Patienten auf Todeswünsche und Suizidgedanken anzusprechen. Andererseits kann die Qualität der geäußerten körperlichen Beschwerden aufschlußreich sein. Die somatischen Symptome der Depression äußern sich häufig in der Form von „heteronomen" Leibgefühlen, die im Repertoire der normalen Körperempfindungen nicht vorkommen. Typische Lokalisationen sind Kopf, Gesicht, Hals, Brust und Bauch. Die Patienten erleben sie meist als fremdartig, unvertraut und sprachlich schwer zu beschreiben.

Problem 3: Organische Hirnkrankheit oder depressive Pseudodemenz?

Eine weitere Überschneidung ergibt sich mit organisch bedingten psychischen Störungen. Die bei weitem häufigste Ursache in der älteren Bevölkerung ist die Alzheimer-Krankheit. Im leichtgradigen Stadium mit noch relativ gering ausgeprägter Hirnleistungsstörung beträgt die Komorbidität mit Depression rund 20 %, es liegen aber auch weit höhere Schätzungen vor (1). Zur Abgrenzung von depressiven Patienten mit kognitiven Leistungseinbußen kann man Gesichtspunkte der Vorgeschichte, des Alltagsverhaltens, des Verhaltens während der Untersuchung,

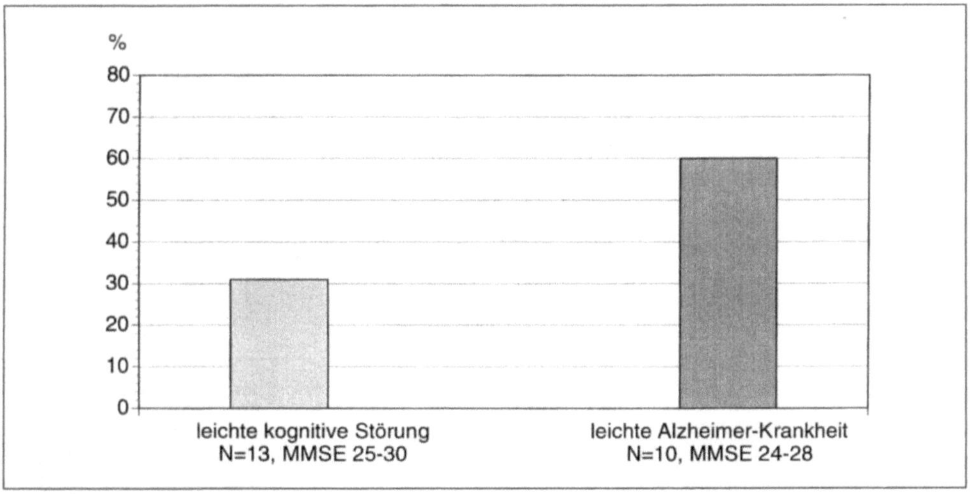

Abb. 5. Häufigkeit temporoparietaler Stoffwechselminderung im Vergleich zu Kontrollpersonen (Positronen-Emissions-Tomografie)

neuropsychologische Befunde, sowie Ergebnisse der funktionellen Bildgebung heranziehen.

Depressionen setzen meist relativ plötzlich ein, während Demenzzustände über viele Monate oder sogar Jahre hinweg schleichend beginnen und allmählich fortschreiten. Depressive Patienten sind im täglichen Leben orientiert, während bei Demenzkranken die zeitliche und örtliche Orientierung schon in leichtgradigen Stadien unscharf werden kann. Bei der Schilderung ihrer Beschwerden neigen depressive Patienten zu einer Überbewertung ihrer kognitiven Defizite, während Demenzkranke sie eher bagatellisieren. Die neuropsychologische Untersuchung kann bei depressiven Patienten Gedächtnis- und Konzentrationsstörungen zu Tage fördern, in der Regel werden aber keine Einschränkungen der Sprache oder der konstruktiven Fähigkeiten beobachtet. Gerade diese finden sich aber in der Regel bei leichtgradig dementen Patienten. Die Wortflüssigkeit ist herabgesetzt, die Wortfindung erschwert, das Benennen unsicher und inkorrekt, das Nachzeichnen von geometrischen Figuren und die Verarbeitung von räumlicher Information bereiten Schwierigkeiten (13, 14).

Die Messung der regionalen Hirndurchblutung kann bei depressiven älteren Patienten eine globale Verminderung mit frontaler und rechtshemisphärischer Betonung ergeben (15). Bei Patienten mit leichtgradiger Alzheimer-Krankheit jedoch läßt sich aufgrund eigener Untersuchungen in zwei Dritteln der Fälle ein Defizit der zerebralen Perfusion und des Glukosestoffwechsels im Bereich des Temporal- und Parietallappens nachweisen (Abb. 5). Patienten mit einer vaskulär bedingten Demenz zeigen ein fleckförmiges Muster von Hirnperfusion und Metabolismus (3, 18).

In jüngster Zeit haben sich Anhaltspunkte dafür ergeben, daß die Bestimmung des Tau-Proteins im Liquor wesentlich zur Früherkennung der Alzheimer-Krankheit beitragen kann. Wir fanden, daß die Tau-Konzentration schon im leichtesten klinischen Krankheitsstadium signifikant erhöht ist (Abb. 6; 19). Bei depressiven Patienten liegen die Tau-Werte dagegen im Bereich der gesunden Kontrollen (21).

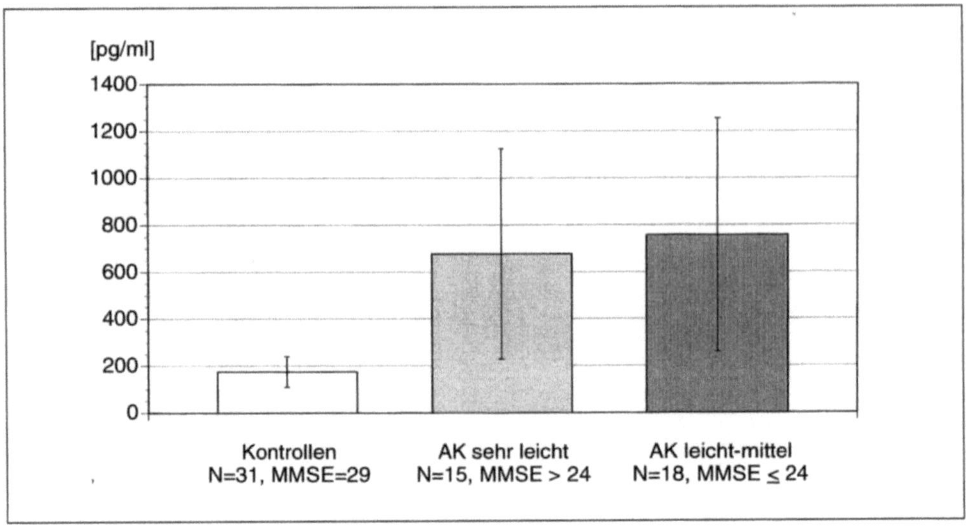

Abb. 6. Tau-Konzentration im Liquor bei Alzheimer-Patienten und Kontrollen

Problem 4: Persönlichkeitsstörung oder pseudoneurotische Depression?

Im Zustand der Depression kann es zu Verhaltensweisen kommen, die auf den ersten Blick „neurotisch" oder „psychopathisch" anmuten. Ausgesprochen zurückgezogenes und reserviertes oder betont kritisches und anspruchsvolles, aber auch klagsames und unsicheres Verhalten kann einen solchen Eindruck erwecken. Je länger die affektive Störung anhält und je weniger der Patient auf die Behandlung anspricht, umso stärker rücken diese Verhaltensweisen in den Vordergrund des Wahrnehmungsfeldes des Arztes und des Pflegepersonals. Sie können zu dem Fehlurteil führen, daß keine affektive Störung, sondern ein Persönlichkeitsproblem vorliegt. Um depressionsbedingte Verhaltensänderungen von dauerhaften Persönlichkeitsakzentuierungen zu unterschieden, ist eine gründliche Fremdanamnese erforderlich.

Diagnose im Hinblick auf die Therapie

Eine depressive Störung ist bei älteren Patienten nicht nur schwerer zu erkennen als bei jüngeren, sondern auch schwerer zu behandeln. Negative Lebensereignisse und Lebensumstände sind bei ihnen häufiger, der soziale Rückhalt ist geringer, die Nebenwirkungen von Arzneimitteln ausgeprägter und die Offenheit gegenüber der Psychotherapie vermindert. Aus diesem Grund sollte bereits die Diagnostik den Blick voraus auf die Konstruktion des Behandlungsplans werfen und die individuellen Möglichkeiten und Ansatzpunkte für pharmakologische, psychotherapeutische und sozialpädagogische Interventionen ausloten.

Es ist zweckmäßig, sich nach den Vorerfahrungen des Patienten mit medikamentösen antidepressiven Behandlungsverfahren zu erkundigen. Davon ausgehend kann entschieden werden, ob die Therapie mit einem Standardantidepressivum erfolgen kann oder ob von vornherein ein neueres nebenwirkungsarmes Präparat eingesetzt werden muß. Ebenso sollte sich der Arzt nach den früheren Ergebnissen von Zusatzbehandlungen wie Schlafentzug und Elektrokonvulsionsbehandlung zu erkundigen, um die erfolgversprechenden somatischen Behandlungsstrategien auswählen zu können.

Wenn eine Depression im Anschluß an schwere Verlusterlebnisse auftritt oder wenn sie im Zusammenhang mit körperlichen Begleitkrankheiten oder Behinderungen steht, kann eine kognitive oder interpersonelle Psychotherapie indiziert sein. Auch bei depressiven Patienten mit einem ausgeprägt negativen Denkstil oder starken negativen Vorurteilen gegenüber dem Alter ist an die kognitive Therapie zu denken. Bei Patienten mit sozialer Isolation und ausgesprochen ereignisarmer Lebensführung kommt eine auf Aktivitätsaufbau zielende Verhaltenstherapie in Betracht, unter Umständen in Verbindung mit einem Training der sozialen Kompetenz. Auch psychoanalytische Kurzverfahren haben sich zur Behandlung von älteren depressiven Patienten bewährt (9).

Zusammenfassung

Die Depression im Alter gilt heute nicht mehr als eigenständige nosologische Kategorie. Sie wird je nach Ausprägungsgrad und Verlauf den verschiedenen Formen der affektiven Störung zugeordnet, wie sie in den psychiatrischen Klassifikationssystemen enthalten sind. Die von Emil Kraepelin beschriebenen ätiologischen, psychopathologischen und prognostischen Besonderheiten der Depression im Alter haben aber noch heute Gültigkeit. Sie sind der Grund für vier typische differentialdiagnostische Probleme: Abgrenzung zwischen anhaltender Trauer und Depression nach Verlust, Unterscheidung zwischen körperlicher Krankheit und somatisierter Depression, Differenzierung zwischen Persönlichkeitsstörung und pseudoneurotischen Verhaltensweisen bei Depression sowie Auseinanderhalten von organischer Hirnkrankheit und depressiver Pseudodemenz. Zur Klärung dieser differentialdiagnostischen Fragen tragen ein sorgfältiger psychopathologischer Befund und die Einholung einer zuverlässigen Fremdanamnese ganz erheblich bei. Die Bedeutung dieser einfachen Informationsquellen wird häufig unterschätzt. Neuropsychologische Untersuchungen und funktionelle bildgebende Verfahren sind bei einigen Problemstellungen wichtige Hilfsmittel. Neue biologische Krankheitsindikatoren könnten in Zukunft das Repertoire an differentialdiagnostischen Techniken sinnvoll erweitern.

Literatur

1. Alexopoulos GS, Meyers BS, Young RC, Mattis S, Kakuma T (1993) The course of geriatric depression with “reversible dementia”: a controlled study. Am J Psychiatry 150: 1693–1699
2. American Psychiatric Association (1994) Diagnostic and Statistical Manual of Mental Disorders. Fourth Edition. DSM-IV. American Psychiatric Association, Washington
3. Azari NP (1993) Early detection of Alzheimer's diease: a statistical approach using positron emission tomographic data. J Cereb Blood Flow Metab 13: 438–447
4. Brodaty H, Harris L, Peters K, Wilhelm K, Hickie I, Boyce P, Mitchell P, Parker G, Eyers K (1993) Prognosis of depression in the elderly. A comparison with younger patients. Brit J Psychiatry 163: 589–596

5. Bron B (1990) Alterstypische psychopathologische Besonderheiten bei endogenen und neurotisch-reaktiven Depressionen im höheren Lebensalter. Nervenarzt 61: 170–175
6. Brown RP, Sweeney J, Loutsch E, Kocsis J, Frances A (1984) Involutional melancholia revisited. Am J Psychiatry 141: 24-28
7. Clayton PJ, Herjanic M, Murphy GE, Woodruff R (1974) Mourning and depression: their similaritiers and differences. Can Psychiatr Assoc J 19: 309–312
8. Dilling H, Mombour W, Schmidt MH (1991) Weltgesundheitsorganisation: Internationale Klassifikation psychischer Störungen. ICD-10 Kapitel V (F). Klinisch-diagnostische Leitlinien. Huber, Bern, Göttingen, Toronto
9. Fuchs T, Kurz A (1993), Psychotherapie im Alter. In: Steinberg R (Hrsg) Gerontopsychiatrie. Tilia, Klingenmünster, S 86–96
10. Gurland BJ (1976) The comparative frequency of depression in various adult age groups. J Gerontol 31: 283–292
11. Hinrichsen GA (1992) Recovery and relapse from major depressive disorder in the elderly. Am J Psychiatry 149: 1575–1579
12. Kraepelin E (1896) Lehrbuch der Psychiatrie. Barth, Leipzig
13. Kurz A, Haupt M, Romero B, Zimmer R, Lauter H, Gräfin von Einsiedel H (1991) Kognitive Störungen bei Depression oder beginnende Alzheimersche Krankheit? Ein Beitrag zur Differentialdiagnose. Z Gerontopsychol Psychiat 4: 35–40
14. Kurz A, Lauter H (1991) Demenz - Untersuchungswege und Behandlungsmöglichkeiten bei erworbener globaler Hirnleistungsstörung. Internist 32: 453–459
15. Lesser IM, Mena I, Boone KB, Miller BL, Mehringer CM, Wohl M (1994) Reduction of cerebral blood flow in older depressed patients. Arch Gen Psychiatry 51: 677–686
16. Murphy E, Smith R, Lindesay J, Slattery J (1988) Increased mortality rates in late-life depression. Brit J Psychiatry 152: 347-353
17. Musetti L, Perugi G, Soriani A, Rossi VM, Cassano GB, Akiskal HG (1989) Depression before and after age 65. A re-examination. Brit J Psychiatry 155: 330–336
18. Neary D, Snowdon JS, Shields RA, Burjan AWI, Northen B, Macdermott N, Prescott MC, Testa HJ (1987) Single photon emission tomography using 99Tc-HM-PAO in the investigation of dementia. J Neurol Neurosurg Psychiatry 50: 1101–1109
19. Riemenschneider M, Buch K, Schmolke M, Kurz A, Guder WG (1996) Cerebrospinal protein tau is elevated in early Alzheimer´s disease. Neurosci Lett 212: 209–211
20. Rosenthal SH (1968) The involutional depressive syndrome. Am J Psychiatry 124: 2135
21. Rösler N, Wichart I, Bancher C, Jellinger KA (1996) Tau protein and apolipoprotein E in CSF diagnostics of Alzheimer´s disease: impact on non Alzheimer´s dementia? J Neural Transm 47: 259–266

1.5 Medikamentöse Behandlung der Depression im höheren Lebensalter

H.-J. MÖLLER

Es herrscht breite Übereinstimmung darüber, daß die medikamentöse Behandlung der Depression bei älteren Patienten im allgemeinen wirksam und sicher ist. Sie ist auch sehr wichtig, da die Depression zu den häufigsten psychiatrischen Erkrankungen des höheren Lebensalters gehört. Dennoch bleibt ein hoher Prozentsatz der funktionellen Psychosen bei älteren Patienten unerkannt und unbehandelt.

Infolge pharmakokinetischer und pharmakodynamischer Veränderungen im Alter ist die Verträglichkeit von Antidepressiva, speziell der klassischen Trizyklika, reduziert im Vergleich zu jungen Patienten. Allerdings können diese Probleme durch vorsichtige Dosierungen und Auswahl des richtigen Medikaments (9, 29, 32) weitgehend gelöst werden.

1. Pharmakokinetische und pharmakodynamische Veränderungen bei älteren Patienten

Bei der medikamentösen Behandlung von älteren Patienten müssen bestimmte pharmakokinetische Veränderungen berücksichtigt werden, die in manchen Fällen Probleme nach sich ziehen können (24). Dazu gehören:

- Veränderungen der Absorption,
- Veränderungen der Verteilung,
- Veränderungen des Metabolismus,
- Veränderungen der Ausscheidung

Alle diese Prozesse können im älteren Menschen betroffen sein, aber die Schwere der Veränderung kann individuell sehr unterschiedlich sein (2, 7).

- Die Verminderung der *Absorption* kann durch Reduzierung der gastrischen Säureproduktion, der gastrointestinalen Motilität, des gastrointestinalen Blutflusses und der absorptiven Oberfläche verursacht sein. Diese Prozesse werden durch eingeschränkte „First-pass"-Effekte der Leber kompensiert.
- Das *Verteilungsvolumen* hängt mit dem Körpergewicht zusammen, das im Alter oft reduziert ist, so daß es nach einer verabreichten Dosierung ggf. zu einer höheren Konzentration im Gewebe kommt. Ebenfalls wichtig ist das Ausmaß adipösen Gewebes im Verhältnis zum sonstigen Körper. Dieses Verhältnis ist bei älteren Menschen in der Regel erhöht, was zu einer höheren Plasmakonzentration wasserlöslicher Medikamente und zum umgekehrten Effekt für lipophile Substanzen führt, zu denen die meisten Antidepressiva gehören. In den meisten Studien wurde eine Senkung des Plasmaalbumins mit fortschreitendem Alter gezeigt, was zu einer erhöhten Konzentration der freien, nicht an Plasmaalbumin gebundenen Medikamentenfraktion führen kann.
- Der *Metabolismus* findet v. a. in der Leber statt. Der Metabolismus von Medikamenten mit einer hohen hepatischen Exkretion hängt von der Leberdurchblutung

ab. Diese ist im hohen Alter reduziert, so daß auch die Clearance vermindert sein kann. Medikamente mit einer geringen Leberexkretion werden von der Leberdurchblutung weniger betroffen, sind aber mehr auf die Fähigkeit der Leber, Medikamente zu metabolisieren, angewiesen. Diese Fähigkeit ist bei älteren Menschen reduziert für Prozesse wie Oxydierung, Reduzierung und Hydrolyse, aber nicht für Reaktionen wie Konjugation (Sulfate, Glucuronide).

- Die *Exkretion* in der Niere betrifft v. a. die glomeruläre Filtrierung, die im hohen Alter um etwa die Hälfte absinkt. Substanzen, die durch renale Ausscheidung entgiftet werden, werden deshalb bei älteren Menschen viel langsamer entfernt und es besteht die Gefahr der Kumulation.

Die folgende Studie illustriert solche Veränderungen: Nies et al. (23) untersuchten die Beziehung zwischen Alter und Plasmakonzentration von Amitriptylin und Imipramin und ihren respektiven Metaboliten, Nortriptylin und Desipramin. Teilnehmer an der 6wöchigen, doppelblinden Studie mit Amitriptylin waren ambulante Depressive (N = 35), die zwischen 21 und 68 Jahre alt waren. Sie bekamen während der ersten 5 Tage 75 mg/Tag Amitriptylin, diese Dosierung wurde dann auf 150 mg/Tag erhöht. An der Imipramin-Studie nahmen vor allem depressive stationäre Patienten (N = 23) teil, die zwischen 27 und 78 Jahre alt waren. Die meisten unter ihnen erhielten mindestens 21 Tage lang 150 mg/Tag lang. Die Steady-state-Plasmakonzentrationen von Amitriptylin und Imipramin zeigten eine signifikante positive Korrelation mit dem Alter, das heißt, die Konzentrationen waren bei älteren Menschen höher. Auch die Desipramin-Plasmakonzentrationen waren bei älteren Patienten höher, nicht aber die Konzentration von Nortriptylin. Insgesamt zeigte sich eine breite Variabilität der Plasmakonzentration älterer Patienten (9).

Es ist schwierig, in vivo Änderungen der Pharmakodynamik älterer Patienten zu belegen. Im Zentrum der Erklärungsansätze zu den pharmakodynamischen Änderungen bei älteren Menschen steht ein Konzept der Reduzierung der homöostatischen Rezeptorkapazität bzw. der Fähigkeit, mit umweltbedingten Änderungen umzugehen (33). Zum Beispiel wurde gezeigt, daß mit fortschreitendem Alter die Anzahl korrektiver Bewegungen, die für die Aufrechthaltung wichtig sind, zunimmt, und daß es zu einer Abnahme der Dopamin-D_2-Rezeptoren im Striatum kommt (31). Die größere Empfindlichkeit von älteren Patienten auf orthostatische Hypotonie, die durch Medikamente mit α-Adrenozeptor-blockierenden Effekten (z. B. trizyklische Antidepressiva) induziert wird, können u. a. mit Änderungen der Ansprechbarkeit im Karotissinus in Verbindung gebracht werden (33). Es ist bekannt, daß ältere Menschen empfindlicher auf die Effekte akuter Benzodiazepindosierungen reagieren als junge Personen. Die Effekte der einzelnen oralen Dosierungen von Temazepam, Nitrazepam, Diazepam u. a. auf die psychomotorische Leistung und andere subjektive Parameter sind ausgeprägter; dies trotz vergleichbarer gesamter und freier Plasmakonzentration des Medikaments bei jungen und alten Personen (3, 34, 36). Auf der anderen Seite verursacht die Langzeitgabe von Benzodiazepinen wenig psychomotorische Beeinträchtigung, trotz relativ hoher täglicher Plasmakonzentrationen (35).

Als Konsequenz dieser Verschiebungen im fortgeschrittenen Alter haben die meisten Medikamente bei älteren Patienten längere Halbwertszeiten und können stärkere Effekte auslösen. Beim Verschreiben gilt die Faustregel, daß ältere Patienten die Hälfte bzw. 2/3 der Trizyklikadosierungen bekommen sollen, die bei jungen Patienten üblich sind. Im Falle der selektiven Serotoninwiederaufnahme-Hemmer ist eine spezielle Anpassung der Dosierung meist nicht notwendig.

2. Wirksamkeit der antidepressiven Behandlung bei älteren Patienten

Es gibt ungefähr 30 placebokontrollierte Parallelgruppen-Versuche an älteren Patienten, die die Wirksamkeit von Antidepressiva bei der Behandlung von Depressionen des höheren Lebensalters belegen (Abb. 1). U.a. wurden dabei Nortriptylin, Imipramin, Doxepin, Bupropion, Desipramin, Nomifensin, Phenelzin, Fluoxetin, Fluvoxamin und Mirtazapin untersucht. Im Vergleich war eine Placebo-Responserate von etwa 30% zu verzeichnen (15, 26, 27).

Die Wirksamkeit antidepressiver Medikation bei der Behandlung älterer Patienten wird auch unterstützt durch zahlreiche Studien, die verschiedene Antidepressiva der 2. Generation und 3. Generation mit klassischen Antidepressiva verglichen, also u.a. Mianserin, Trazodon, Fluoxetin, Paroxetin, Citalopram, Sertralin, Moclobemid, Brofaromin und Mirtazapin (1, 8, 10–12, 19, 38).

Detaillierte Informationen über Studien, die seit 1980 durchgeführt worden sind, können der Übersicht von Volz und Möller (37) entnommen werden (Tabelle 1, Abb. 2), die u.a. zeigte, daß die „Response"-Quote auf Antidepressiva bei älteren Patienten etwa in der von jüngeren Patienten bekannten Größenordnung liegt.

Zur Zeit stehen wenige Daten über die Idealdauer einer Behandlung mit Antidepressiva zur Verfügung. Für Patienten, die auf eine Medikamentenbehandlung angesprochen haben, wird empfohlen, diese mindestens 6 Monate lang fortzuführen, um sicherzustellen, daß die Remission stabilisiert ist. Patienten mit einer Geschichte rezidivierender Depressionen sollten in der Regel über Jahre Antidepressiva erhalten, um Rückfälle zu vermeiden. Für bipolare Patienten ist Lithium das Medikament der ersten Wahl für die Langzeitbehandlung, für unipolare

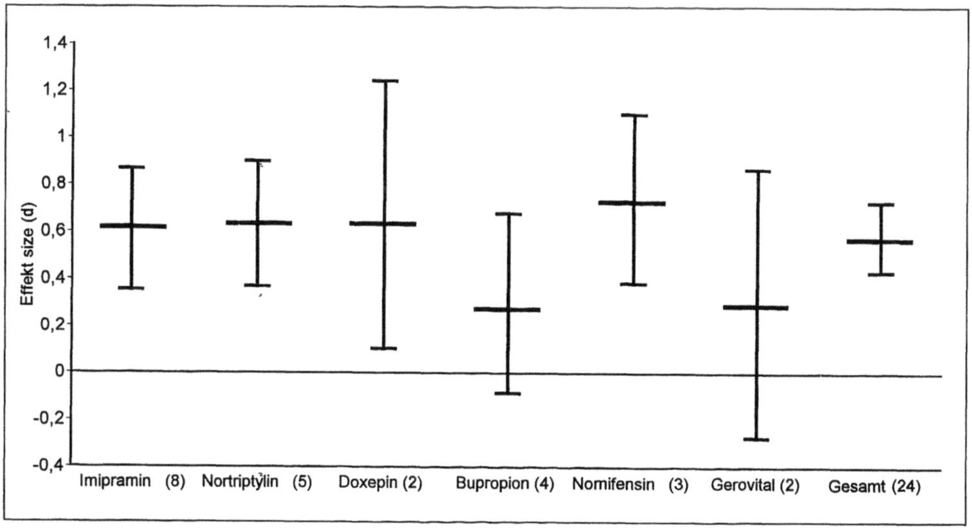

Abb. 1. "Effect size" verschiedener Medikamente bei geriatrischer Depression – plazebokontrollierte Vergleiche. Für jede Behandlung ist die "Effect size" mit einem waagerechten Strich dargestellt. 95-%-Vertrauensintervalle werden mit senkrechten Strichen wiedergegeben. "Effect size", die signifikant größer sind als 0, sind diejenigen, deren Vertrauensintervalle 0 nicht einschließen. Die Anzahl Versuche ist in Klammern angegeben. Die gesamte Probegröße der Medikation ist für Imipramin: 239; Nortriptylin: 223; Doxepin: 49; Bupropion: 71; Nomifensin: 114; Gerovital: 47. (Nach 29)

Tabelle 1. Kontrollierte klinische Studien mit Antidepressiva bei älteren Probanden seit 1980. (Nach 37, siehe dort Literaturzitate)

(Erst-)Autor (Jahr) Anzahl Patienten [Index-Nr. für Abb. 2 u. 3]	**Eingesetztes Medikament** (Dosierung in mg/Tag)	**Dauer** (Patientenstatus s = statonär a = ambulant)	**Wirksamkeit**	**Verträglichkeit**
Gerner (1980) 60 [1]	Imipramin (145) Trazodon (305) Placebo	4 Wo (a)	Imipramin = Trazodon > Placebo	Placebo = Trazodon > Imipramin
Scardigli (1982)[1] 48 [2]	Mianserin (bis 60) Trazodon (bis 405)	4 Wo (?)	Mianserin ≥ Trazodon	Mianserin > Trazodon
Gwirtsman (1983) 49 [3]	Maprotilin (>75) Doxepin (>75)	6 Wo (s + a)	Maprotilin > Doxepin	Maprotilin = Doxepin
Cohn (1984)[1] 42[4]	Imipramin (136) Placebo	4 Wo (a)	Imipramin > Placebo	Placebo > Imipramin
De Leo (1984) 46	Viloxazin (ca. 280) Placebo	4 Wo	=	Placebo > Viloxazin
Merideth (1984)[1] 41 [5]	Imipramin (150) Plazebo	5 Wo (a)	Imipramin > Plazebo	Plazebo > Imipramin
Eklund (1985) 50 [6]	Mianserin (45) Imipramin (105)	4 Wo (?)	=	Mianserin > Imipramin
Ather (1985) 101 [7]	Trazodon (>100) Amitriptylin (>50)	6 Wo (a + s)	=	=
Feighner (1985) 157 [8]	Fluoxetin (20–80) Doxepin (50–250)	6 Wo 1 Jahr offene Studie Follow-up (a)	=	Fluoxetin > Doxepin
Georgotas (1986) 90 [9]	Phenelzin (>45) Nortriptylin (>75) Placebo	7 Wo (a)	Phenelzin = Nortriptylin > Placebo	Placebo > Phenelzin = Nortriptylin
Wakelin (1986)[2] 76 [10]	Fluvoxamin (161) Imipramin (160) Placebo	4 Wo (a + s)	Fluvoxamin = Imipramin > Placebo	Placebo > Fluvoxamin > Imipramin
Siegfried (1986)[1] 50 [11]	Mianserin (40) Maprotilin (100)	4 Wo (s)	=	Mianserin > Maprotilin
Altamura (1989)[3] 106 [12]	Trazodon (150) Amitriptylin (75) Mianserin (60)	5 Wo (s)	=	Trazolan > Amitriptylin = Mianserin
Fairbairn (1989) 48	Lofepramin (140) Dothiepin (100)	6 Wo (a + s)	=	=
De Vanna (1990)[4] 80 [13]	Moclobemid (300–500) Mianserin (75–125)	4 Wo	=	=
Hutchinson (1991) 90 [14]	Paroxetin (30) Amitriptylin (100)	6 Wo (a)	=	Paroxetin > Amitriptylin

Tabelle 1. Fortsetzung

(Erst-)Autor (Jahr) Anzahl Patienten [Index-Nr. für Abb. 2 u. 3]	**Eingesetztes Medikament** (Dosierung in mg/Tag)	**Dauer** (Patientenstatus s = statonär a = ambulant)	**Wirksamkeit**	**Verträglichkeit**
Dunner (1992)[5] 271 [15]	Paroxetin (23) Doxepin (105)	6 Wo (a)	= (>)	Paroxetin > Doxepin
Möller (1993) 189 [16]	Brofaromin (85) Imipramin (87)	8 Wo 1 Jahr offen Follow-up (a + s)	=	Brofaromin > Imipramin

[1] Die Nomifensin-Ergebnisse dieser Studien sind nicht angegeben, weil Nomifensin vom Markt zurückgezogen wurde.
[2] Daten von drei klinischen Studien retrospektiv zusammengelegt.
[3] Die erste Arbeit von Altamura et al. (1988) ist hier nicht wiedergeben, da evtl. zum Teil die gleichen Patienten in beiden Versuchen einbezogen wurden.
[4] In dieser Arbeit wird über zwei Studien berichtet, nur die erste erfüllt die oben genannten Kriterien.
[5] Daten von zwei klinischen Studien retrospektiv zusammengelegt.

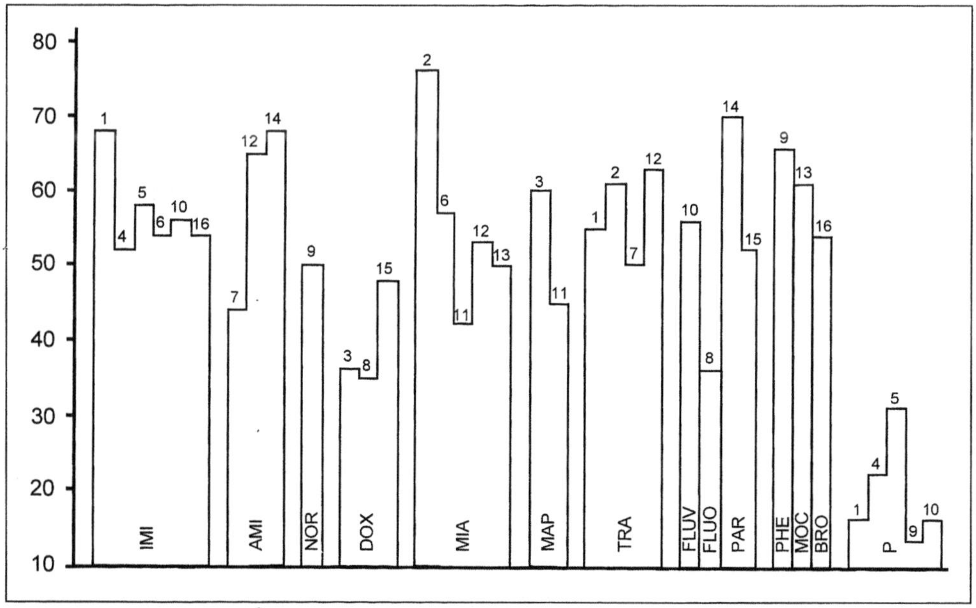

Abb. 2. Abnahme der HAMD-Gesamtscore (in % der Baseline) in den in Tabelle 1 aufgezählten Studien. Die Substanzen werden nach pharmakologischen Klassen eingeteilt (klassische tri- und tetrazyklische Antidepressiva, selektive Serotonin-Wiederaufnahmehemmer, MAO-Hemmer). Der Versuch von de Leo et al. (1984) wird hier nicht dargestellt, da die HAMD-Skala nicht konsistent eingesetzt wurde, Fairbairn et al. (1989) verwendeten die Montgomery-Asperg-Skala; daher ist ihre Studie hier auch nicht enthalten (*AMI* Amitriptylin, *BRO* Brofaromin, *DOX* Doxepin, *FLUO* Fluoxetin, *FLUV* Fluvoxamin, *IMI* Imipramin, *MAP* Maprotilin, *MIA* Mianserin, *MOC* Moclobemid, *NOR* Nortriptylin, *P* Placebo, *PAR* Paroxetin, *PHE* Phenelzin, *TRA* Trazodon). (Nach 37)

depressive Patienten kann das Antidepressivum weitergegeben oder auf Lithium umgestellt werden. Insgesamt gibt es gibt leider nicht genügend empirische Daten auf dem Gebiet der prophylaktischen Langzeitbehandlung älterer Patienten (20).

Im Falle der Therapieresistenz werden ähnliche Strategien wie bei jüngeren Patienten (21) vorgeschlagen, u. a. die „Augmentationstherapie" mit Lithium. Allerdings sind diese Strategien bisher nicht speziell bei älteren Patienten wissenschaftlich untersucht worden. Bei wahnhafter Depression ist die Kombination mit einem Neuroleptikum wirkungsvoll. In Fällen schwerer Therapieresistenz ist eine elektrokonvulsive Therapie indiziert (Tabelle 2; 29).

3. Verträglichkeit von Antidepressiva bei älteren Patienten

Die Verträglichkeit von Antidepressiva ist bei älteren Patienten ein sehr wichtiger Aspekt. Es lassen sich hier verschiedene pharmakologische Gruppen unterscheiden, die in der Folge kurz dargestellt werden.

- *Trizyklische Antidepressiva (TCA)* haben das bekannte komplexe Nebenwirkungsprofil, weil sie auf mehrere zentralnervöse Rezeptorsysteme einwirken: Mundtrockenheit, Tachykardie, Schwitzen, Harnverhaltung, kardiotope Effekte, Orthostase und Verwirrtheit. Wegen dieser Nebenwirkungen kann das Erreichen einer geeigneten Dosierung für ältere Patienten erschwert sein. Die orthostatische Dysregulation kann bei älteren Patienten zu Kollaps – ggf. mit der Konsequenz einer Schenkelhalsfraktur – führen. Auch kognitive Dysfunktionen infolge anticholinerger Wirkungen können in dieser Patientengruppe beobachtet werden. Weil Suizid bei älteren Patienten ein potentielles Risiko darstellt, muß die Gefahr der Überdosierung berücksichtigt werden. Eine Dosierung von mehr als 1500 mg kann tödlich sein. Das sekundäre trizyklische Amin Nortriptylin (17) wird als besser verträglich als die tertiären trizyklischen Amine Imipramin, Amitriptylin und Doxepin angesehen und deswegen unter den Trizyklika für die Behandlung älterer depressiver Patienten vorgezogen.
- *Selektive Serotonin-Wiederaufnahmehemmer (SSRI)* wie Fluoxetin, Paroxetin, Citalopram, Fluvoxamin und Sertralin sind für ältere Patienten besser verträglich als TCA (4–6, 13, 14, 22, 25, 30). Ihre Selektivität für Serotoninrezeptoren führt zu einer eingeschränkten Anzahl an Nebenwirkungen, obgleich sie selbstverständlich nicht nebenwirkungsfrei sind. Im Vordergrund des Nebenwirkungsprofils stehen Übelkeit, gastrointestinale Störungen, Unruhe und Schlafstörungen. Die SSRI sind meistens frei von kardiovaskulären Effekten, und sie verursachen, wenn überhaupt, nur vernachlässigbare anticholinerge, antihistaminische oder α-adrenerge Reaktionen. Sie interferieren nicht mit kognitiven Funktionen. Es gibt Hinweise, daß in einer Patientengruppe mit depressiver Erkrankung die Behandlung mit Paroxetin zu einer signifikant ausgeprägteren Verbesserung der kognitiven Funktionen führt im Vergleich zu Doxepin (10). Dagegen wurde eine signifikante Störung der kognitiven Funktion bei der Behandlung mit Trizyklika beobachtet (18). Die hohe Sicherheit im Falle von Überdosierungen kann von großer Wichtigkeit sein bei der Behandlung von älteren depressiven Patienten, die ein hohes Suizidrisiko zeigen.
- Klassische *Inhibitoren der Monoaminooxidase* sind wegen der restriktiven Diät und wegen des zwar seltenen, aber schweren Risikos hypertensiver Krisen problematisch. Der selektive MAO-A-Hemmer Moclobemid verursacht keine solchen Probleme und wird im allgemeinen von älteren Patienten gut vertragen (16).

Tabelle 2. Zusammenfassung der Studien über akute Behandlungen von Depression bei älteren Patienten. (Mod. n. 28, 29; siehe dort Literaturzitate)

Behandlung	Wirksamkeit	Bemerkungen	Referenzen
▶ Medikation mit Antidepressiva	Zahlreiche randomisierte, placebokontrollierte Versuche mit mehreren Trizyklika, Bupropion, Trazodon u. a. Studienergebnisse für akute Behandlungsresponse.	Adäquate Dosierungen, Plasmakonzentrationen und Behandlungsdauer sind essentiell, um die Response zu maximalisieren. Die Response kann 6–12 Wochen brauchen, etwas länger als bei jüngeren Patienten. Nebenwirkungen können den Gebrauch einschränken.	Plotkin et al. 1987 Gerson et al. 1988 Salzman 1994 Klawansky 1994 Schneider 1994 Georgotas et al. 1986 Katz et al. 1990 Nelson et al. 1986 Friedhoff 1994
▶ Psychostimulanzien	Hinweise für kurzfristige Wirksamkeit; schneller Wirkungseintritt; Ergebnisse von randomisierten Versuchen sind begrenzt; bei Respondern meistens Wechsel zu einem Standardantidepressivum.	Vor allem bei medizinisch kranken, hospitalisierten Patienten; wenn ein erhöhtes Risiko durch andere Antidepressiva besteht; und wenn eine schnelle Response wichtig ist.	Satel u. Nelson 1989 Pickett et al. 1990
▶ Kombinierte (antipsychotische) Medikation mit Antidepressiva und Neuroleptika	Wirksamer als jede Medikation einzeln für Depression mit Wahnvorstellungen oder schwerer Erregbarkeit. Allerdings ist eine elektrokonvulsive Therapie wirksamer als die Kombination beider Medikationen.		Nelson et al. 1986 Abrams 1992
▶ „Augmentation“ von Antidepressiva mit Lithium, Schilddrüsenhormon, Carbamazepin	Patienten, die keine Response nach mehrwöchiger Behandlung mit Standardantidepressiva zeigen, können nach Erweiterung durch diese Medikationen schnell eine Response zeigen.	Kann für Patienten hilfreich sein, die keine Response oder nur eine partielle Response auf Standard-Antidepressiva Therapie zeigen.	Finch u. Katona 1989 Van Marwijk et al. 1990 Zimmer et al. 1991
▶ Elektrokonvulsive Therapie	Eindeutige Wirksamkeit bei schweren Depressionen, Depression mit Melancholie oder Wahnvorstellungen und wenn Antidepressiva nicht vollständig wirksam sind. Manchmal Kombination mit Antidepressiva.	Bei therapieresistenten Patienten liegt die akute Responsequote bei etwa 50%. Rezidivrate ist hoch, deshalb Erhaltungstherapie mit Antidepressiva notwendig. Positiver Einfluß des zunehmenden Alters.	Abrams 1992 Sackheim 1994
▶ Kombination von Antidepressivatherapie und Psychotherapie	Effektiv bei ambulanten Patienten. Die relativen Beiträge jeder einzelnen Komponente ist nicht klar.	Kombinierte Therapien wurden bei älteren Patienten nicht adequat untersucht.	Reynolds et al. 1992, Reynolds et al. 1994 Gallagher-Thompson u. Steffan 1994

Die Abb. 3 aus der schon erwähnten Übersicht von Volz und Möller (37) über die Arbeiten, die seit 1980 publiziert worden sind, gibt einen allgemeinen Eindruck über die Verträglichkeit verschiedener Antidepressiva. Diese Abbildung kann nur ein Anhaltspunkt sein, da die Art und Weise, in welcher die Nebenwirkungen festgelegt wurden, signifikant von Versuch zu Versuch variiert. Auch ist zu berücksichtigen, daß in diesen Studien die unerwünschten Ereignisse nicht unerwünschte Arzneimittelwirkungen im engeren Sinne sind. Letztere sind nur im Rahmen placebokontrollierter Studien, durch das Verhältnis von unerwünschten Ereignissen unter Verum und unter Placebo, analysierbar.

Die Trizyklika zeigen eine klare Dominanz der anticholinergen Nebenwirkungen, v. a. Mundtrockenheit und sedierende Effekte, während bei den SSRI vorwiegend Übelkeit und Erbrechen auftreten, obwohl auch die Mundtrockenheit eine der wichtigsten Nebenwirkungen in dieser Gruppe war. Mundtrockenheit war auch das häufigste Symptom in den Versuchen mit MAO-Inhibitoren, gefolgt von Synkopen und Schwindel unter Phenelzin sowie Unruhe unter Brofaromin. In den Versuchen, die selektive Serotonin-Wiederaufnahmehemmer oder MAO-Hemmer mit klassischen Antidepressiva verglichen, scheinen gewisse Sicherheits- und Verträglichkeitsvorteile für die ersten beiden Substanzklassen zu bestehen. Dies sollte Einfluß auf die klinische Praxis haben, da Noncompliance – ein häufiges Problem bei älteren Patienten – oft durch Nebenwirkungen verursacht ist. Aufgrund der Vorteile der neuen Antidepressivageneration scheint hier also die Möglichkeit zu bestehen, die Compliance in dieser Patientengruppe zu erhöhen (37).

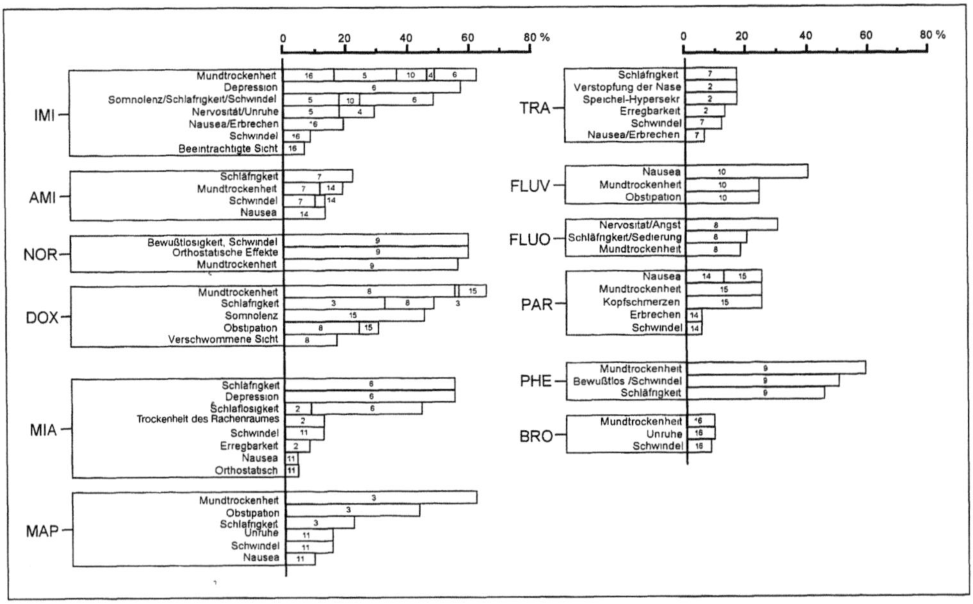

Abb. 3. Prozentangaben der berichteten oder unerwünschten Nebenwirkungen. Die Nummern in den Säulen entsprechen den Nummern in Tabelle 1, die Prozentangaben sind nicht kumuliert. In den Versuchen von Gerner et al. (1980), De Leo et al. (1984), Altamura et al. (1989) und Fairbairn et al. (1989) wurden verschiedene Instrumente für die Dokumentierung von Nebenwirkungen eingesetzt, diese Studien sind nicht in der Abbildung eingeschlossen, da diese Daten nicht vergleichbar sind mit den (spontan) berichteten unerwünschten Effekten und Nebenwirkungen. Da De Vanna et al. (1990) keine exakten Zahlen angeben, sind deren Ergebnisse auch nicht dargestellt (Abkürzungen siehe Abb. 2). (Nach 37).

Literatur

1. Altamura AC, Mauri MC, Colacurcio F, Scapicchio PL, Hadjchristos C, Carucci G, Minervini M, Montanini R, Perini M, Rudas N, et al. (1988) Trazodone in late life depressive states: a double-blind multicenter study versus amitriptyline and mianserin. Psychopharmacology Berl 95 (Suppl): S 34–36
2. Braithwaite R (1982) Pharmacokinetics and age. In: Wheatley D (ed) Psychopharmacology of old age. Oxford University Press, Oxford, pp 46–54
3. Castleden CM, George CF, Marcer D, Hallett C (1977) Increased sensitivity to nitrazepam in old age. Br Med J 1: 10–12
4. Coffey DJ, Jenkyn LR, Coffey AK (1994) Effects of sertraline, amitriptyline and placebo on cognitive and motor functioning in the elderly: a double-blind crossover study. Presented a XIXth Collegium Internationale Neuropsychopharmacologicum; 27June–1July. Washington, DC, USA
5. Coffey DJ, Jenkyn LR, Richter EM (1994) A double-blind comparison of sertraline and nortriptyline in the treatment of depressed geriatric outpatients. Presented at the VIIth European College of Neuropsychopharmacology. 16–21 October. Jerusalem, Israel
6. Cohn CK, Shrivastava R, Mendels J, Cohn JB, Fabre LF, Claghorn JL, Dessain EC, Itil TM, Lautin A (1990) Double-blind, multicenter comparison of sertraline and amitriptyline in elderly depressed patients. J Clin Psychiatry 51 (Suppl B): 28–33
7. Crome P, Dawling S (1989) Pharmacokinetics of tricyclic and related antidepressants. In: Ghose K (ed) Antidepressants for elderly people. Chapman and Hall, London, pp 117–136
8. De Vanna M, Kummer J, Agnoli A, Gentili P, Lorizio A, Anand R (1990) Moclobemide compared with second-generation antidepressants in elderly people. Acta Psychiatr Scand (Suppl 360): 64–66
9. Dunner DL (1994) Therapeutic considerations in treating depression in the elderly. J Clin Psychiatry 55 (Suppl): 48–58
10. Dunner DL, Cohn JB, Walshe T, 3d, Cohn CK, Feighner JP, Fieve RR, Halikas JP, Hartford JT, Hearst ED, Settle EC et al. (1992) Two combined, multicenter double-blind studies of paroxetine and doxepin in geriatric patients with major depression. J Clin Psychiatry 53 (Suppl): 57–60
11. Feighner JP, Cohn JB (1985) Double-blind comparative trials of fluoxetine and doxepin in geriatric patients with major depressive disorder. J Clin Psychiatry 46: 20–25
12. Feighner JP, Boyer WF, Meredith CH, Hendrickson G (1988) An overview of fluoxetine in geriatric depression. Br J Psychiatry Suppl 105–108
13. Finkel SI, Richter EM (1995) Double-blind comparison of sertraline and nortriptyline in late-life depression. Presented at VIIIth European College of Neuropsychopharmacology. 30 Sept.–4 Oct. Venice, Italy
14. Gottfries CG, Karlsson I, Nyth AL (1992) Treatment of depression in elderly patients with and without dementia disorders. Int Clin Psychopharmacol 6 (Suppl 5): 55–64
15. Halikas JA (1995) Org 3770 (Mirtazapin) versus trazodone: a placebo controlled trial in depressed elderly patients. Human Psychopharmacology 10: 125–133
16. Hampel H, Padberg F, Möller HJ, Berger C (1997) Pharmakotherapie älterer Patienten mit dem selektiven MAO-A-Inhibitor Moclobemid. Psychopharmakotherapie 4: 1–11
17. Hegerl U, Möller HJ (1996) Nortriptylin. Psychopharmakotherapie 1: 13–27
18. Hindmarch I (1992) A review of the psychomotor effects of paroxetine. Int Clin Psychopharmacol 6 (Suppl 4): 65-67
19. Hoyberg OJ, Maragakis B, Mullin J, Norum D, Stordall E, Ekdahl P, Ose E, Moksnes KM, Sennef C (1996) A double-blind multicentre comparison of mirtazapin and amitriptyline in elderly depressed patients. Acta Psychiatr Scand 93: 184–190
20. McCue RE (1992) Using tricyclic antidepressants in the elderly. Clin Geriatr Med 8: 323–334
21. Möller HJ (1991) Therapieresistenz auf Antidepressiva: Risikofaktoren und Behandlungsmöglichkeiten. Nervenarzt 62: 658–669
22. Newhouse PA, Richter EM (1994) SSRI in depressed elderly: a double-blind comparison of sertraline and fluoxetine in depressed geriatric outpatients. Presented at VIIIth European College of Neuropsychopharmacology; 16–21 Oct. Jerusalem, Israel
23. Nies A, Robinson DS, Friedman MJ, Green R, Cooper TB, Ravaris CL, Ives JO (1977) Relationship between age and tricyclic antidepressant plasma levels. Am J Psychiatry 134: 790–793
24. Norman TR (1993) Pharmacokinetic aspects of antidepressant treatment in the elderly. Prog

Neuropsychopharmacol Biol Psychiatry 17: 329–344
25. Phanjoo AL, Wonnacott S, Hodgson A (1991) Double-blind comparative multicentre study of fluvoxamine and mianserin in the treatment of major depressive episode in elderly people. Acta Psychiatr Scand 83: 476–479
26. Plotkin DA, Gerson SC, Jarvik LF (1987) Antidepressant drug treatment in the elderly. In: Meltzer HY (ed) Psychopharmacology: The third generation of progress. Raven Press, New York, pp 1149–1158
27. Salzman C, Schneider LS, Alexopoulos G (1995) Treatment of depression in the elderly. In: Bloom F, Kupfer D (eds) Psychopharmacology: Fourth generation of progress. Raven Press, New York, pp 1471–1477
28. Schneider LS (1993) Efficacy of treatment for gerontopsychiatric patients with severe mental illness. Psychopharmacol Bull 29: 501–524
29. Schneider LS, Olin JT (1995) Efficacy of acute treatment for geriatric depression. Int Psychogeriatr 7 (Suppl): 7–25
30. Schöne W, Ludwig M (1993) A double-blind study of paroxetine compared with fluoxetine in geriatric patients with major depression. J Clin Psychopharmacol 13: 34S–39S
31. Sheldon JH (1963) The effects of age on the control a sway. Gerontol 5: 129–138
32. Stewart RB (1993) Advances in pharmacotherapy: depression in the elderly – issues and advances in treatment. J Clin Pharm Ther 18: 243–253
33. Swift CG (1990) Pharmacodynamics: changes in homeostatic mechanisms, receptor and target organ sensitivity in the elderly. Br Med Bull 46: 36–52
34. Swift CG, Ewen JM, Clarke P, Stevenson IH (1985) Responsiveness to oral diazepam in the elderly: relationship to total and free plasma concentrations. Br J Clin Pharmacol 20: 111–118
35. Swift CG, Swift MR, Hamley J, Stevenson IH, Crooks J (1984) Side-effect 'tolerance' in elderly long-term recipients of benzodiazepine hypnotics. Age Ageing 13: 335-343
36. Swift CG, Swift MR, Ankier SI, Pidgen A, Robinson J (1985) Single dose pharmacokinetics and pharmacodynamics of oral loprazolam in the elderly. Br J Clin Pharmacol 20: 119–128
37. Volz HP, Möller HJ (1994) Antidepressant drug therapy in the elderly – a critical review of the controlled clinical trials conducted since 1980. Pharmacopsychiatry 27: 93–100
38. Volz HP, Müller H, Möller HJ (1995) Are there any differences in the safety and efficacy of brofaromine and imipramine between non-elderly and elderly patients with major depression? Neuropsychobiology 32: 23–30

1.6 Psychoanalytische Psychotherapie von Depressionen über 60jähriger

H. RADEBOLD

Psychoanalytische Therapie über 60jähriger ist möglich, sinnvoll, notwendig und langfristig (katamnestisch belegt) erfolgreich (13, 43). Unter den so behandelten Erkrankungen stellen die depressiven nach der Zahl der veröffentlichten Behandlungsberichte, der behandelten Fälle insgesamt sowie der Artikel (z. B. Durchsicht der 29 Jahrgänge des "Journal of Geriatric Psychiatry" als der einzigen, bereits 1967 gegründeten, psychoanalytisch orientierten gerontopsychiatrischen Zeitschrift) die größte Gruppe dar. Die Bedeutung dieses Behandlungskonzeptes belegen ebenso relevante Publikationen (3, 4, 6, 8, 11, 17, 20, 21, 26, 31, 32, 36–38, 43, 48, 49, 54).

Psychoanalytische Theorien über Depressionen

Die bis etwa 1985/1990 publizierten Behandlungsberichte über Ältere stützten sich offensichtlich – ohne dieses explizit zu benennen – auf die relevanten „klassischen" psychoanalytischen Theorien zum Verständnis der Pathogenese von Depressionen (S. Freud, E. Bibring, J. Bowlby, R. Spitz, E. H. Erikson; 34). Dies ergab sich einerseits aufgrund der vorhandenen, jetzt für die Behandlung Älterer genutzten Theorien und der davon abgeleiteten Behandlungskonzepte und andererseits dadurch, daß es sich um 50- bis maximal 65- bis 70jährige Patienten handelte, die bereits mehrfach im Lebenszyklus depressiv erkrankt waren oder deren depressive Erkrankung schon langfristig (also chronifiziert) bestand; so kam der Altersvariable offenbar nur geringe Bedeutung zu.

Die weitere Differenzierung der psychoanalytischen Theorien führte parallel zu der unveränderten Berücksichtigung der Trieb- und Ich-psychologischen Konzepte bei der Behandlung depressiv erkrankter Älterer insbesondere zur Anwendung der modernen Narzißmustheorien (H. Henseler; 57, 58) und der Selbstpsychologie (H. Kohut; 27, 28, 30, 35); jetzt wird aufgrund der Trendwende in der Psychoanalyse verstärkt die Theorie von M. Klein (Depressive Position; 56) einbezogen. Außerdem werden Konzepte der Analytischen Psychologie (C. G. Jung; 2, 53) gebraucht.

Erst die Behandlung über 65-/70jähriger und dazu noch von offensichtlich erstmals im späteren Erwachsenenalter (nach Erstmanifestation in Kindheit/ Jugendzeit oder überhaupt erstmals im Lebenszyklus) depressiv Erkrankten verdeutlichte folgende wichtige, mit der Situation des Alterns und Altseins zusammenhängende Einflüsse:

- Der Eintritt von subjektiv hoch besetzten, erneut auferlegten Verlusten (drohend oder eingetreten) von wichtigen Bezugspersonen (Eltern, Partner, Verwandte, Kinder, Enkelkinder durch Tod oder tiefgreifende Veränderungen infolge demenzieller Erkrankungen), von ebenfalls hoch besetzten physischen, psychischen und sozialen Funktionen sowie von der Schutz, Sicherheit und Geborgenheit vermittelnden Umwelt (5, 7, 9, 11, 43, 47).

- Die Bedeutung der hohen narzißtischen Kränkungen (entsprechend den psychosexuellen Entwicklungsstufen) und Beschämungen durch das Altern und Altsein und insbesondere durch die eintretenden Veränderungen (vor allem für die Entwicklung suizidaler Phantasien und Handlungen; 58, 59).
- Die zusätzliche Bedeutung der Kumulation von Bedrohungen, Verlusten, Kränkungen, Beschämungen und Attacken innerhalb eines kurzen Zeitraumes wie auch entgegen den innerpsychischen Erwartungen (das eigene Kind stirbt plötzlich anstatt des lange erkrankten älteren Partners) bei defizitären, eingeschränkten oder durch physische und psychische Erkrankungen geschädigten Ich-Funktionen. Hohe subjektive psychische Besetzung einer verloren gegangenen Beziehung, Ereigniskumulation und geschädigte Ich-Funktionen tragen offensichtlich entscheidend zu eingeschränkten innerpsychischen Möglichkeiten der Verarbeitung des Verlustes und damit zu pathologischen Trauerreaktionen bei (43, 47).

Unklar bleibt bisher, in welchem Ausmaß es sich bei den als traumatisch erlebten kumulierten Bedrohungen/Verlusten in Wirklichkeit um Re-Traumatisierungen handelt, die insbesondere aus der Kindheit/Adoleszenz der jetzigen Generationen der Alternden (also aus Kriegs- und Nachkriegszeit) stammen.

Behandelbare Krankheitsbilder, Indikation und Prognose

Die durch die psychoanalytischen Theorien erforderliche Berücksichtigung der normalen und der gestörten Entwicklung während des gesamten Lebensablaufs (Kindheit, Jugendzeit und jüngeres, mittleres und höheres Erwachsenenalter), also der Einbeziehung der psychosexuellen und psychosozialen Längsschnittbetrachtung, erfordert eine Klassifikation, der die derzeitigen Klassifikationsschemata der ICD-10 und des DSM IV so nicht genügen. Folgende Einteilung erlaubt eine bessere pathogenetische Zuordnung und ermöglicht somit gleichzeitig eine differenzierte Therapieindikation (10):

- Bei den *neurotischen Depressionen* läßt sich die konflikthafte ungelöste unbewußte Problematik eindeutig bis in Kindheit und Jugendzeit zurückverfolgen, wobei die Symptomatik sich aufgrund bestimmter Umstände erst im mittleren oder höheren Lebensalter manifestieren kann. Diagnoseleitend ist das Auffinden wiederkehrender Muster von innerpsychischen ungelösten Konflikten sowie von intra- und intergenerativen Beziehungsproblemen.
- Die *reaktive Depression* unterscheidet sich von der neurotischen dadurch, daß hier eine akute hohe Lebensbelastung ursächlich verantwortlich ist, die die Betroffenen in ihren Verarbeitungsmöglichkeiten (Ich-Funktionen) überfordert. Beispielhaft stehen hierfür pathologische Trauerreaktionen (5).

Demgegenüber treten (Mit-)Behandlungen von patientenbezogenen Teilproblemen bei *endogenen Depressionen* (z. B. Exazerbationen bei Partnerkonflikten), bei *somatogenen Depressionen* (z. B. Hilfestellung bei der Verarbeitung von physischen, psychischen und sozialen Einschränkungen nach einem apoplektischen Syndrom) und bei *somato-psychosomatischen Depressionen* (Reaktion auf eine altersbedingte Veränderung des Körpers mit komplexen psychosomatischen Symptomen, die als depressives Bild imponieren) zahlenmäßig – bezogen auf Behandlungserfahrungen und publizierte Fallberichte – weit zurück.

Somit stellen die neurotischen und reaktiven Depressionsformen die Domäne psychoanalytischer Psychotherapie dar; dazu sind Patienten mit zusätzlicher *suizidaler Symptomatik* eine wichtige behandlungsrelevante und -mögliche Teilgruppe (11 43, 58, 59).

Als für eine Behandlung prognostisch günstig erweisen sich unter Berücksichtigung der üblichen Indikationskriterien (33, 43) dabei neurotische Erkrankungen, die sich mehrfach im Lebenszyklus manifestierten, sich erneut nach Kindheit und Jugendzeit erstmals wieder nach dem 60. Lebensjahr zeigten oder überhaupt erstmals im mittleren oder sogar höheren Lebensalter auftraten; dementsprechend ungünstig ist die Prognose bei jahrzehntelang chronifizierten Formen mit deutlichem sekundären Krankheitsgewinn und entsprechend niedrigem Leidensdruck. Reaktive Depressionen – ebenfalls unter Berücksichtigung der üblichen Indikationskriterien – erweisen sich bei intakten Ich-Funktionen als gut behandelbar; bei defizitären, eingeschränkten und insbesondere geschädigten Ich-Funktionen (durch begleitende psychische oder physische Multimorbidität) bedarf es eher einer Kombinationsbehandlung (internistisch, psychopharmakologisch) unter teilweise vorhergehender Wiederherstellung oder zumindestens Verbesserung von einfachen Ich-Funktionen (Hören, Sehen, Beweglichkeit, Leistung; 43).

Behandlungsformen und Settingbedingungen

Bezüglich der Behandlungsformen (aber auch der Behandlungsdauer) zeigen sich bei Älteren bestimmte Auffälligkeiten, die gleichzeitig auf häufig vorgenommene Modifikationen des klassischen Settings hinweisen:

- Als Einzelbehandlung im ambulanten (6, 7, 1, 21, 23, 31, 36, 37, 41, 43, 54) und im stationären (11, 12, 24, 41, 48) Bereich dominiert die Fokal- oder Kurzzeitpsychotherapie von reaktiven Depressionen (also insbesondere pathologischen Trauerreaktionen) im Umfang von 10–20 Sitzungen (zeitliche Dauer im stationären Bereich teilweise nur bis 30 Minuten, teilweise nicht bekannt; im ambulanten Bereich häufiger auch kürzer als 50 Minuten). Diese bewährt sich ebenfalls bei Patienten mit einer suizidalen Symptomatik (58, 60).

  Demgegenüber tritt die bei neurotischen Depressionen erforderliche Langzeitbehandlung im Umfang von ein bis zwei Wochenstunden (à 50 Min.) über den Zeitraum von bis zu zwei Jahren (also 80 bis 150 Behandlungen im Sitzen) zahlenmäßig weit zurück (40, 43, 45, 48); kaum wurden bisher Analysen von Patienten mit schweren neurotischen Depressionen im Sinne zeitlich unbegrenzter hochfrequenter Behandlungen im Liegen (also über 300 Stunden bei drei bis vier Wochenstunden) publiziert (50, 55).
- Die Möglichkeiten langfristiger Gruppenpsychotherapien (41, 46, 48) in Form von geschlossener Gruppen oder Slow-open-groups werden im ambulanten Bereich insgesamt selten, dazu weniger in den Praxen als an Institutsambulanzen Psychiatrischer und Psychosomatischer Kliniken/Universitätskliniken genutzt. Diagnostisch handelt es sich meist um gemischte Gruppen, wobei in der Regel Patienten mit depressiver Symptomatik neurotischer Genese überwiegen.
- Kurzzeit-Psychotherapiegruppen (seltener geschlossen oder slow-open mit 8–12 Patienten mit der Möglichkeit der Teilnahme an 12 bis 20 Sitzungen von 90 Minuten Dauer) werden in großem Umfang durch Tageskliniker und durch Psychosomatische/Psychotherapeutische Kliniken genutzt. Teilweise stellt die Anwendung von Gruppen das vorherrschende Therapiekonzept dar (39), teilweise erfolgt parallel zur Durchführung von Gruppen das Angebot von Einzelbehandlungen (12, 24, 26).

- Oft überwiegen kombinierte Therapieangebote im Sinne multimodaler Konzepte, die eine offen geführte Gruppenkurzpsychotherapie, ein weiteres kreatives oder übendes Gruppenverfahren und teilweise eine Einzelkurzpsychotherapie umfassen, unterstützt durch ein spezielles Stationssetting (18; siehe Beiträge in dieser Publikation). Dabei bewährt sich die Einbeziehung von Sozialarbeitern/Sozialpädagogen für die oft gleichzeitig erforderliche Hilfestellung bei Problemkumulationen/äußeren Problemen von depressiven Patienten, insbesondere aber auch nach erfolgten Suizidversuch (51, 58, 60).

Über die Anwendung von paar- und familientherapeutischen psychoanalytischen Konzepten bei der Behandlung von depressiven Älteren liegen kaum Behandlungsberichte vor.

Ebenso wird die Kombinationsmöglichkeit von psychoanalytischer Psychotherapie und Psychopharmakotherapie kaum systematisch berücksichtigt (19); die wenigen Angaben ergeben keine befriedigende Hinweise auf Art, Möglichkeiten und Dauer dieses Therapieansatzes.

Bei endogenen, somatogenen und somato-psychosomatischen Depressionen Älterer finden dieselben Behandlungsformen Anwendung. Insgesamt erscheint jedoch ihre psychotherapeutische Mitbehandlung eher zufällig und damit unsystematisch zu erfolgen; dazu findet sie eher auf Druck bzw. aufgrund eines hohen Einsatzes der erkrankten Patienten und/oder seiner Familienangehörigen statt. Selten wird sie, wie z. B. im Gesamtbehandlungsplan einer geriatrischen Rehabilitationsklinik erforderlich, systematisch eingebunden.

Insgesamt gesehen wurden die publizierten Erfahrungen mit den unterschiedlichen Behandlungsformen in allen Institutionen des psychiatrischen/gerontopsychiatrischen sowie des psychotherapeutischen/psychosomatischen Versorgungssystems (41, 42, 48) gewonnen. Diese umfassen im ambulanten Bereich Praxen niedergelassener Psychotherapeuten/Psychoanalytiker (Psychiater mit entsprechender Weiterbildung oder Klinische Psychologen; 23, 43), Beratungsstellen und sozialpsychiatrische Dienste sowie Ambulanzen psychiatrischer und psychosomatischer Krankenhäuser und Universitätskliniken. Dazu gehören im stationären Bereich weiterhin Tageskliniken (62) sowie gerontopsychiatrische und psychiatrische Kliniken (24), psychosomatische/psychotherapeutische Kliniken (12, 39), aber auch Rehabilitationskliniken und der Heimbereich (57).

Von seiten der Kostenträger (Krankenkassen und weitere Leistungsträger) besteht aufgrund des chronologischen Lebensalters unter Berücksichtigung der üblichen Indikationskriterien keine Leistungseinschränkung. Allerdings scheinen die Gutachter teilweise immer noch von einer – wissenschaftlich und erfahrungsmäßig nicht mehr haltbaren – Altersgrenze der Patienten bei 65/75 Jahren auszugehen.

Ergebnisse

Die publizierten Behandlungsergebnisse beziehen sich sowohl auf die Symptomebene als auch auf die Konfliktebene. Auf der Symptomebene lassen sich Symptomminimierung bzw. völlige Symptomfreiheit erreichen. Auf der Konfliktebene gelingt die Bearbeitung, Klärung und Bewältigung sowohl von bis in die Kindheit und Jugendzeit zurückreichenden ausgeprägten, sich im Lebensablauf immer wiederholenden unbewußten innerpsychischen, intra- und intergenerativen Konflikten sowie auch von aktuellen Belastungs- und (Re-)Traumatisierungskonstellationen (4, 6, 7, 11, 12, 20, 23, 24, 25, 36, 37, 39, 40, 43, 49, 50, 54, 60). Zusätzlich zeigen sich oft erstaunliche Besserungen bzw. Stabilisierungen von begleitenden körperlichen und/oder funktionellen Erkrankungen (8, 11, 12, 42, 49).

Längerfristige Katamnesen (also über den Zeitraum von ein bis zwei Jahren hinweg) finden sich selten, liegen aber im Einzelfall – auch für über 70jährige – für Zeiträume von weiteren 10 bis 15 Jahren vor (41, 43) und belegen eine hohe Stabilität der erreichten Ergebnisse. Leider ist dabei unübersehbar, daß der erreichte therapeutische Erfolg immer wieder durch Veränderungen der biopsychosozialen Gesamtsituation in Frage gestellt, abgeschwächt oder sogar aufgehoben werden kann, so insbesondere durch eigene physische und psychische schwerwiegende Erkrankungen, durch Verlust oder weitreichende Veränderungen (z. B. durch demenzielle Prozesse des Partners), durch Wandlungen der sozialen Situation und das zunehmende Bewußtwerden der eigenen Lebensbegrenzung (41, 43, 48).

Während lange Zeit Einzelfallstudien bzw. aggregierte Einzelfallstudien einzelner Autoren (teilweise auch mit hoher Fallzahl; 41, 47, 48) überwogen, wurden bisher selten Outcome-Studien im engeren Sinne publiziert (12, 13). Allerdings sind in den nächsten zwei Jahren, insbesondere aus dem stationären Psychosomatischen Bereich, Outcome-Studien mit relativ hohen Fallzahlen bezogen auf die Altersgruppe der über 60jährigen und in Relation zu jüngeren Altersgruppen einschließlich einjähriger Katamnesen zu erwarten. Vergleichende Therapiestudien wurden bisher kaum durchgeführt (61).

Einfluß der Altersvariable

Bezüglich des chronologischen Alters der behandelten Patienten zeigt sich im Verlauf der letzten 20 Jahre eine allmähliche Veränderung. Früher galten für die psychotherapeutischen Schulen bereits 45- bis 60jährige als „Ältere" (44); erst allmählich und jetzt eindeutig werden darunter über 60jährige verstanden. Entsprechend stieg das Lebensalter der psychoanalytisch behandelten Patienten auf heute im Schnitt bis 70/75 Lebensjahre an; unverändert sind Berichte über 80jährige und noch ältere selten (43, 48). Überwogen früher zu 90 % die Frauen, so zeigt sich allmählich eine Zunahme des Anteils der Männer auf 20–30 %. Die jetzt das 60. Jahr erreichenden Kohorten hatten früher bereits teilweise Zugang zur kassenrelevanten psychotherapeutischen Versorgung (Einführung 1968), so daß nun auch für Männer ein höherer Vertrautheitsgrad mit derartigen Angeboten besteht. Außerdem ist von einem veränderten Selbstbild mit höherer Reflexivität und Bereitschaft der Auseinandersetzung mit sich selbst auch im Alter auszugehen (16). Unübersehbar erhalten jedoch depressive Patienten mit zunehmendem Lebensalter ein immer geringeres Behandlungsangebot, so bezüglich der Gesamtstundenzahl, der Stundenfrequenz, der zeitlichen Gesprächsdauer und der Bearbeitungsebene (d. h. mehr bezogen auf bewußtes Material aus der aktuellen Lebenssituation als auf unbewußtes Material unter Rückgriff auf zeitlich weit zurückliegende Konfliktfelder).

Versorgungsrealität

Leider erweist sich die psychotherapeutische Behandlungsrealität depressiv erkrankter über 60jähriger – ganz in Gegensatz zu den hier berichteten Behandlungserfahrungen für die Bundesrepublik Deutschland (vermutlich auch für Österreich und die Schweiz) als ungenügend, wenn nicht sogar mangelhaft (14, 18, 42). Insgesamt hat sich die Altersgrenze für psychotherapeutische Behandlungen im letzten Jahrzehnt bis hin zum 65. Lebensjahr verschoben; danach erhalten im ambulanten Bereich immer weniger Ältere ein Behandlungsangebot und nach dem 75. Lebensjahr – von Einzelfällen abgesehen – praktisch nicht mehr. Die gerontopsychiatrischen Tageskliniken machen in großem Umfang psychotherapeutische Behandlungsangebote (62). In den psychosomatischen Kliniken liegt der Anteil über 60jähriger nur bei 5,2 % und der Anteil über 70jähriger nur noch bei 1,3 % (29). Auf den gerontopsychiatrischen Abteilungen werden nur in geringem Umfang depressiv Erkrankte psychotherapeutisch behandelt, dagegen mehr auf den Depressionsstationen und den sich gerade gründenden Psychotherapiestationen in der Gerontopsychiatrie (siehe Beiträge in dieser Publikation). Eine Untersuchung der Versorgung depressiver Patienten in nervenärztlichen Praxen (1) ergab zwar für die Altersgruppe der über 60jährigen einer Anteil von 23,7 %; nur 0,6 % (d.h. einer von 200) erhielten jedoch eine Psychotherapie (diese Feststellung wird leider auch durch die in dieser Publikation veröffentlichten Ergebnisse der Berliner Altersstudie bestätigt).

Die Therapeutenvariable

Seit langem wurde die besondere Bedeutung der Therapeutenvariable gerade für die psychoanalytisch ausgerichteten Behandlungsverfahren von Alterskranken erforscht, so bezüglich erforderlicher kompetenter Weiterbildung, Erfahrungen mit anderen Altersgruppen und insbesondere für die Klärung und Bewältigung der spezifischen unbewußten (umgekehrten und/oder multigenerationellen) Übertragungs- und Gegenübertragungskonstellationen (15, 22, 43, 51, 59).

In den publizierten Behandlungsberichten bleibt jedoch die Therapeutenvariable auffälligerweise weitgehend unbekannt, so bezüglich Lebensalter, Geschlecht, erfolgter psychiatrischer, klinisch-psychologischer oder psychoanalytischer Weiterbildung sowie bezüglich der bisherigen therapeutischen Erfahrungen mit über 60jährigen. Bei Publikationen in psychoanalytischen Fachzeitschriften darf man von einer diesbezüglichen qualifizierten Weiterbildung der Autoren ausgehen. In vielen anderen Publikationen bestehen begründete Zweifel bezüglich vorhandener qualifizierter Weiterbildung und damit Kompetenz für die Behandlung von Älteren. Bei Berichten aus dem teilstationären bzw. stationären Bereich scheinen die schwierigen Behandlungen altersdepressiver Patienten in der Regel durch Assistenten im Training (die z.T. offensichtlich erstmals Ältere behandeln und somit möglicherweise ihre ersten psychotherapeutischen Erfahrungen im Alterssektor erwerben) zu erfolgen, denen es dazu noch an entsprechender Fortbildung, Anleitung und Supervision mangelt. Bei zusätzlicher ungenügender Indikationsstellung werden dann Mißerfolge bekanntermaßen der „Altersrigidität" anstatt dem eigenen Kompetenzmangel angelastet.

Zum Menschenbild der Behandler

Die Frage nach den Möglichkeiten psychoanalytischer Therapie bei über 60jährigen fordert m.E. auch die Frage nach dem Menschenbild und den dahinterliegenden „privaten" Theorien über Entwicklungs- und Veränderungsmöglichkeiten Älterer bei den Behandlern heraus. Gerade aufgrund der inzwischen erforschten schwierigen unbewußten Übertragungs- und Gegenübertragungskonstellation bei der Behandlung Älterer kommt dem „subjektiven" Faktor zusätzliche und damit entscheidende Bedeutung zu (43). Hängen wir vorbewußt doch dem biologisch ausgerichteten Defizitmodell des Alterns an, oder stützen wir uns auf modellhafte Vorstellungen von Disengagement, Aktivität, Kompetenz/Potentialität oder von selektiver Optimierung (44, 52)?

Aus psychoanalytischer Sicht sind Alternde zunächst und entscheidend Erwachsene im höheren und hohen Lebensalter, die sich auf Erfahrungen und eine erworbene (wenn auch manchmal neurotische) psychosexuelle und psychosoziale Identität stützen, die unverändert bei sich libidinösen, aggressiven und narzißtischen Impulsen begegnen sowie unverändert an unbewußten, ungelösten pathologischen, innerpsychischen wie auch intra- und intergenerativen Konflikten leiden können. Sie müssen sich jetzt in der Alternssituation bei potentiell zunehmenden und auferlegter Bedrohungen, Verlusten, Kränkungen, Beschämungen und Attacken der immer wieder bestehenden Aufgabe eines Trauerprozesses (aber damit auch Befreiungsprozesses) stellen (40, 43) und können immer weniger der Begrenztheit ihres eigenen Lebens ausweichen. Nach diesem Verständnis ist Altern nur zu einem geringen Teil eine qualitativ andere Lebensphase; somit handelt es sich bei den Älteren auch nicht um „Post"-Erwachsene, sondern um Erwachsene im höheren und hohen Lebensalter. Nur eine derartige Sicht wird es erlauben, konsequent psychodynamisch und psychoanalytisch die Pathogenese von Depressionen im Alter zu verstehen und sie mit dem gleichen Methodenreservoir und der gleichen Behandlungstechnik wie bei Jüngeren zu behandeln und dann erst notwendige Modifikationen vorzunehmen. Diese dürfen aber nicht von vornherein im Sinne einer abgekürzten und mehr begleitenden, stützenden und am bewußten Material arbeitenden Behandlung zum absehbaren Nachteil der depressiv erkrankten über 60jährigen eingeführt werden. Sie erhalten sonst keine Behandlungschancen, wie sie inzwischen gut erprobt und zunehmend angewandt zur Verfügung stehen.

Literatur

1. Arolt V, Schmidt EH (1992) Differentielle Typologie und Psychotherapie depressiver Erkrankungen im höheren Lebensalter – Ergebnisse einer epidemiologischen Studie in Nervenarztpraxen. Z Gerontopsych Psychiat 6: 17–24
2. Bau H (1994) Behandlungskonzepte der analytische Psychologie. In: Radebold H, Hirsch RD (Hrsg) Altern und Psychotherapie. Huber, Bern, S 55–62
3. Bergener M (Hrsg) (1986) Depressionen im Alter, Steinkopff, Darmstadt
4. Billig N (1994) Depressionen im Alter, Früherkennung und Behandlung. Ratgeber Fischer-Taschenbuch 12074, Frankfurt/Main
5. Bron B (1990) Trauer und Depression im höheren Lebensalter. – Zur Bedeutung von Verlusten naher Bezugspersonen bei endogenen und neurotisch-reaktiven Depressionen. Fortschr Neurol Psychiat 18: 460–472
6. Ernst K (1988) Erkennung und Behandlung depressiver Zustände im Alter. In: Uchtenhagen A, Jovic N (Hrsg) Psychogeriatrie. Asanger, Heidelberg, S 99–112
7. Haag A (1985) Psychosomatische Aspekte funktioneller Störungen bei der Bewältigung von Verlusten im Alter. In: Bergener M, Karg B (Hrsg) Psychosomatik in de Geriatrie. Steinkopff, Darmstadt
8. Haag A (1986) Zur psychoanalytisch orientierten Psychotherapie depressiver Syndrome im Alter. In: Bergener M (Hrsg) Depressionen im Alter. Steinkopff, Darmstadt, S 111–118
9. Heuft G (1992) Verlust als Schicksal – Variationen über den Durcharbeitungsprozeß Alternde. In: Radebold H (Hrsg) Psychoanalyse und Altern. Gesamthochschulbibliothek Kassel, S 10–25
10. Heuft G (1992) Formen und Erscheinungsbilder depressiver Syndrome. In: Hirsch RD (Hrsg) Altern und Depressivität. Hans Huber, Bern, S 29–44
11. Heuft G (1995) Depressive Syndrome in der Gerontopsychosomatik und Alterspsychotherapie – Ursachen und Behandlungsmöglichkeiten. Psycho 21: 430–443
12. Heuft G, Senf W (1992) Stationäre fokaltherapeutische Behandlung Älterer – Konzeption und erste Ergebnisse. Geront 25: 380–385

13. Heuft G, Marschner C (1994) Psychotherapeutische Behandlung im Alter, State of the Art. Psychotherapeut 39: 205–219
14. Heuft G, Rudolf G, Öri Ch (1992) Ältere Patienten in psychotherapeutischen Institutionen. Z psychosom Med 38: 358–370
15. Hinze E (1987) Übertragung und Gegenübertragung in der psychoanalytischen Behandlung älterer Patienten. Psyche 41: 238–253
16. Hinze E (1996) Männliche Identität und Altern. Psychosozial 19: 1–73 17
17. Hirsch RD (Hrsg) (1992) Altern und Depressivität. Hans Huber, Bern
18. Hirsch RD (1992) Aspekte zu einem mehrdimensionalen Behandlungskonzept. In: Hirsch RD (Hrsg) Altern und Depressivität, Hans Huber, Bern, S 129–140
19. Hirsch RD (1994) Psychotherapie und Psychopharmaka. In: Radebold H, Hirsch RD (Hrsg) Altern und Psychotherapie, Huber, Bern, 177-190
20. Jovic N, Uchtenhagen A (Hrsg.) (1995): Psychotherapie des Alterns, Fachverlag AG, Zürich
21. Junkers G (1995) Klinische Psychologie und Psychosomatik des Alterns. Schattauer, Stuttgart, New York
22. Kemper J (1990) Alternde und ihre jüngeren Helfer, Reinhardt, München
23. Kemper J (1994) Alterspsychotherapie in der nervenärztlichen Praxis. In: Radebold H, Hirsch RD (Hrsg.) Altern und Psychotherapie, Huber, Bern, S 133–142
24. Kipp J (1994) Alterspsychotherapie in der Nervenklinik. In: Radebold H, Hirsch RD (Hrsg) Altern und Psychotherapie. Huber, Bern, S 153–160
25. Kipp J (1995) Stationäre Gruppentherapie mit depressiven Menschen im Alter, in: Jovic NI, Uchtenhagen A (Hrsg) Psychotherapie und Altern. Fachverlag Zürich, S 249–260
26. Kipp J, G Jüngling (1991) Verstehender Umgang mit alten Menschen. Eine Einführung in die praktische Gerontopsychiatrie. Springer, Berlin, Heidelberg
27. Kutter P (1996) Wiederbelebung, Korrektur und Integration der Adoleszenz im dritten Lebensalter. In: Hinze E (Hrsg) Männliche Identität und Altern, Psychosozial 19: 33–42
28. Kutter P (1996): Altern in Selbstpsychologischer Sicht. In: Radebold H (Hrsg) Altern und Psychoanalyse. Vandenhoeck & Ruprecht, Göttingen, S 54–76
29. Lange C, Peters M, Radebold H (1995) Ältere Patienten in Psychosomatischen Kliniken. Psycho 21: 258–259
30. Lazarus LW (188) Self Psychology – Its Application to Brief Psychotherapy with the Elderly. J. Geriat. Psychiat. 21: 109–126
31. Lazarus LW, Sadavoy J (1992) Psychotherapie beim Älteren. In: Lazarus W (Hrsg) Grundzüge der Psychogeriatrie. Deutscher Ärzte-Verlag, Köln, S 134–153
32. Lungershausen E (1989) Depressive Verstimmungen. In: Platt D, Oesterreich K (Hrsg) Neurologie, Psychiatrie. Bd. 5, Handbuch der Gerontologie, Gustav Fischer, Stuttgart, S274–284
33. Marschner C, Heuft G (1994) Indikationskriterien und Therapieziele. In: Radebold H, Hirsch RD (Hrsg) Psychotherapie im Alter. Huber, Bern, S 19–26
34. Mundt Ch (1996) Psychotherapie depressiver Erkrankungen. Der Nervenarzt 67: 183–197
35. Muslin HA (1992) The Psychotherapy of the Elderly Self. Brunner-Mazel, New York
36. Myers WA (1984) Dynamic Therapy of the Older Patient. Jason Aronson, New York, London
37. Nemiroff RA, Colarusso CA (1985) The Race Against Time, Psychotherapy and Psychoanalysis in the Second Half of Life. Plenum Press, New York
38. Oesterreich K (1993) Gerontopsychiatrie. Quintessenz, Berlin, München
39. Peters M (1992) Stationäre Psychotherapie Älterer in einer psychoanalytisch ausgerichteten psychosomatischen Klinik Z Geront 25: 360–364
40. Pollock GH (1981) Aging or aged: Development or Pathology. In: Greenspan SI, Pollock GH (Hrsg) Adulthood and the Aging Process. Nat Institute of Health, Maryland, S 549–589
41. Radebold H (1989) Psychotherapie. In: Kisker KP, Lauter H, Meyer JE, Müller CH, Strömgren E (Hrsg) Psychiatrie der Gegenwart, 3. Aufl., Bd 8, Alterspsychiatrie. Springer, Berlin, Heidelberg, S 313–396
42. Radebold H (1990) Alterspsychotherapie in der Bundesrepublik Deutschland – Bestandsaufnahme und Perspektive. In: Hirsch R (Hrsg) Psychotherapie im Alter, Huber, Bern
43. Radebold H (1992) Psychodynamik und Psychotherapie Älterer. Springer, Berlin, Heidelberg
44. Radebold H (1994) Freuds Ansichten über die Behandelbarkeit Älterer, in: Z. psychanal. Theorie und Praxis, 9: 247–259
45. Radebold H (1994) Psychoanalytische Psychotherapie und Psychoanalyse im höheren und hohen Erwachsenenalter. Z. psychoanal. Theorie Praxis 9: 439–451

46. Radebold H (1994) Gruppenpsychotherapie. In: Radebold H, Hirsch RD (Hrsg): Altern und Psychotherapie. Huber, Bern, S 105–112
47. Radebold H (1996) Psychosomatische Sicht Alternder. In: Uexküll Th (Hrsg): Psychosomatische Medizin, 5. Aufl. München, S 1162–1184
48. Radebold H (1997) Psychotherapeutische Behandlungsmöglichkeiten über 60jähriger. In: Kruse A (Hrsg) Psychosoziale Gerontologie, Bd. I, II, Jahrbuch der Medizinischen. Psychologie, Hogrefe, Göttingen
49. Radebold H, Hirsch RD (Hrsg) (1994) Altern und Psychotherapie. Angewandte Alterskunde Bd. 9. Huber, Bern, S 1–231
50. Radebold H, Bechtler H, Pina I (1981) Therapeutische Arbeit mit älteren Menschen, Teil I: Das Konzept, die Beteiligten und ihre Interaktion. Lambertus Verlag, Freiburg
51. Radebold H, Schweizer R (1996) Der mühselige Aufbruch – Über Psychoanalyse im Alter, Geist und Psyche. Fischer-Taschenbuch 13071, Frankfurt/Main
52. Rosenmayr L (1996) Altern im Lebenslauf. Vandenhoeck & Ruprecht, Göttingen
53. Roth-Greminger G (1995) Psychotherapie im Alter aus der Sicht der Jungschen Psychologie. In: Jovic N, Uchtenhagen A (Hrsg) Psychotherapie des Alterns. Fachverlag AG,. Zürich, S 142–150
54. Semel VG (1996) Modern psychoanalytic treatment of the older patient. In: Zarit SH, Knight BG (Hrsg): A Guide to Psychotherapy and Aging. Washington DC: American Psychological Association, pp 101–120
55. Simburg EJ (1985) Psychoanalysis of the Older Patient. J Amer psychoanal Ass 33: 117–132
56. Simeone I (1995) Die Depression: Über die therapeutische Beziehung im Rahmen einer analytisch orientierten Psychotherapie. In: Jovic NI, Uchtenhagen A (Hrsg): Psychotherapie und Altern. Fachverlag Zürich,pp 75–100
57. Solms-Wildenfels I (1994) Tiefenpsychologisch orientierte Psychotherapie im Altenheim. In: Radebold H, Hirsch RD (Hrsg): Altern und Psychotherapie. Huber, Bern, S 161–166
58. Teising M (1992) Psychodynamik und Krisenintervention bei Suicidalität im höheren Lebensalter, Z Geront 25: 386–390
59. Teising M (1992) Alt und lebensmüde – Suizidneigung bei älteren Menschen, Reinhardt, München, Basel
60. Teising M (1995) Psychotherapeutische Intervention bei suizidalen älteren Menschen. In: Jovic N, Uchtenhagen A (Hrsg): Psychotherapie des Alterns, Fachverlag Zürich, S 151–162
61. Thompson LW, D Gallagher, Breckenridge JS (1987) Comparative Effectiveness of Psychotherapies for Depressed Elders. J Consult Clin Psychol 55: 385–390
62. Wächtler C, Block U (1994): Alterspsychotherapie in der Tagesklinik. In: Radebold H, Hirsch RD (Hrsg): Altern und Psychotherapie. Huber, Bern, S 143–152

1.7 Kognitive Verhaltenstherapie bei Depressionen im Alter

M. HAUTZINGER

Einleitung

Als theoretische Heuristik für kognitiv-behaviorale Psychotherapie mit älteren Patienten ist das allgemeinpsychologische Konzept eines *vierdimensionalen Handlungsraums* hilfreich. Man darf einen weiten Handlungsspielraum als Voraussetzung für Lebenszufriedenheit und psychische Gesundheit ansehen. Wenn es gelingt, durch Interventionen den Handlungsraum älterer Menschen zu erweitern, trägt man zu mehr Lebensqualität, der Überwindung psychischer Störungen und zur Prävention von Chronifizierung bzw. Rückfällen bei. Der Tätigkeitsspielraum ist eine erste Dimension des Handlungsraums. Interventionen bei älteren Menschen können aus dieser Sicht das Ziel haben, dazu beizutragen, daß sie in möglichst vielen und in möglichst anspruchsvollen Tätigkeitsfeldern aktiv sind. Diese Interventionen können bei den betroffenen Personen selbst, bei ihrer sozialen Umgebung und bei ihrer physikalischen Umgebung ansetzen.

Eine zweite Dimension des Handlungsraums ist der *Entscheidungs- und Kontrollspielraum*. Darunter versteht man das Ausmaß, in dem man seine Lage selbst bestimmen oder doch zumindest mitbestimmen kann. Je mehr das der Fall ist, desto aktiver, motivierter, leistungsfähiger und positiver gestimmt werden die Betroffenen sein.

Die dritte Dimension ist der *Interaktionsspielraum*. Er ist weit, wenn der Betroffene viele und befriedigende Sozialbeziehungen aufrechterhalten kann.

Die vierte Dimension schließlich ist der *Anerkennungsspielraum*. Damit wird den Forschungsbefunden entsprochen, die zeigen, daß ältere Menschen trotz vieler Aktivitäten unzufrieden sein können: Nur solche Aktivitäten führen zu Zufriedenheit, die mit Anerkennung, Status und Öffentlichkeit verbunden waren.

Verhaltenstherapie und kognitive Therapien

Verhaltenstherapie meint die systematische Anwendung von Prinzipien, Modellen und Techniken der Lern- und Sozialpsychologie, der Entwicklungs- und Pädagogischen, der Emotions- und Kognitionspsychologie, der Psychophysiologie, der Persönlichkeits- und diagnostischen Psychologie auf psychisches Leiden und Krankheiten sowie auf körperliche Störungen bei allen Altersgruppen, mit dem Ziel zu helfen, zu lindern und vorzubeugen.

Verhaltenstherapie ist der systematische Versuch, aufgrund einer funktionellen Verhaltensanalyse und durch den Einsatz einer Reihe von therapeutischen Methoden menschliches Fehlverhalten in Richtung eines konkret formulierten Zieles zu verändern. Unter den Begriff Verhalten fallen heute alle beobachtbaren, äußeren und nicht beobachtbaren, inneren Vorgänge des Menschen. Dazu zählen z.B: Empfindungen, Gefühle, Körpersensationen, verbaler und nonverbaler Ausdruck, Motorik, Motivation, Wollen, Erinnerungen, Denken, Pläne, Überzeugungen, Beschwerden und Handlungen.

Im eigentlichen therapeutischen Prozeß wird mittels einer ganzen Reihe von Therapiemethoden der Versuch unternommen, die problematischen Aspekte des Verhaltens in die gewünschte Richtung (Ziel) zu verändern. Dabei ist Gegenstand der Interventionen nicht zwangsläufig das Patientenverhalten allein. Es ist vielmehr so, daß die Beeinflussung der sozialen und materiellen Umwelt, der Lebensbedingungen, Kontaktpersonen und Lebenspartner oder der Institution zumindest gleichbedeutend Gegenstand der Verhaltenstherapie ist.

Betrachtet man die kognitiv-behavioralen Therapien für Ältere, so fallen zwei grundsätzlich verschiedene Ansätze auf. Während für eine Anzahl von Methoden wie Selbstkontrolle und Selbstinstruktionen, Expositionsübungen, Desensibilisierung, Rollenspiele, kognitive Umstrukturierung usw. eine aktive Mitarbeit des Patienten erforderlich ist, können operante Techniken (wie Münzverstärkungssysteme, Realitätsorientierungstraining) auch bei passiven, sehr beeinträchtigten Älteren eingesetzt werden. Die zuletzt genannten Ansätze dienen meist mehr soziotherapeutischen als psychotherapeutischen Zwecken, etwa zum Wiedererlernen von Essen, Körperpflege, Gehen, Orientierung, zur Aktivierung und Teilnahme an Gruppen, zum Training intellektueller Fähigkeiten und zur Erweiterung des Tätigkeitsspielraums.

Depressionen im Alter

Entsprechend der Zusammenstellung verschiedener Forschungsbefunde und klinischer Beobachtungen (1, 5) ist das Risiko einer depressiven Entwicklung im Alter deutlich erhöht, wenn bereits früher depressive Episoden aufgetreten waren, chronische körperliche Gebrechen die Funktionsfähigkeit einschränken, erst kürzlich körperliche Eingriffe (Operationen) stattfanden, die Person auch in jüngeren Jahren schon häufig krank war, bestimmte Präparate (z.B. Antihypertensiva, Hormone, Kortikosteroide, Antiparkinsonmittel etc.) einzunehmen sind, Verluste (Partner, Beruf, Aufgaben usw.) erst kurz zurückliegen, vorher schon ein sehr eingeschränkter Handlungsraum bestand, früher bereits Ressourcen- und Fertigkeitsdefizite vorlagen, ein hohes Ausmaß an Rigidität, Inflexibilität, Perfektionismus, Mißerfolgsorientierung, und fatalistischem Attributionsstil vorlag, kaum alternative Ziele, Interessen bzw. Beschäftigungen vorhanden waren, und man in einer altersfeindlichen, vorurteilsvollen und ausgrenzenden Gesellschaft lebt.

Kognitiv-behaviorales Verständnis der Depression

Ein kognitiv-behaviorales Verständnis depressiver Störungen geht von den folgenden, die zuvor genannten Aspekte berücksichtigenden Überlegungen aus (2): Der älterwerdende Mensch sieht sich in unserer Gesellschaft zwangsweise einer

Reihe von Veränderungen und Verlusten ausgesetzt, die im sozialen Vergleichsprozeß überwiegend negativ bewertet werden, meist zu einer Einschränkung seines Lebensraumes führen und Handlungspläne dauerhaft unterbrechen. Diese Veränderungen sind überwiegend kognitiver, sozialer, aber auch physiologischer Natur und zum größten Teil vom Individuum nicht kontrollierbar. In jedem Entwicklungsabschnitt muß ein Mensch mit Veränderungen fertig werden. In der Lebensphase ab dem 65. Lebensjahr treten jedoch zu bewältigende, kritische Lebensereignisse gehäuft auf. Es gilt dabei vor allem mit Beschränkungen und Verlusten fertig zu werden. Diese Veränderungen treffen auf Personen, die aufgrund ihrer Vorgeschichte (Lernerfahrung, Sozialisation, Berufserfahrung, Bildung) und ihren kognitiven Verarbeitungsweisen damit unterschiedlich gut fertig werden. Depressive Veränderungen treten mit großer Wahrscheinlichkeit unter diesen Bedingungen dann auf, wenn die ältere Person an Zielvorstellungen, die nun nicht länger realisierbar sind, festhält, das persönliche Anspruchsniveau weiterhin hoch ist bzw. sich den veränderten Gegebenheiten nicht entsprechend anpaßt, zur Bewältigung der neuen Situation es an Fertigkeiten, instrumentellen Verhaltensweisen, Problemlösestrategien und sozialer Unterstützung fehlt und damit die veränderte Umwelt noch weniger kontrollierbar erlebt wird. Durch den Prozeß des Älterwerdens gehen eine ganze Reihe positiver Verstärker verloren, besonders dann, wenn früher nur eine Verstärkerquelle dominierte (z.B. Arbeitstätigkeit), die nun nicht länger erreichbar ist. Der somit eintretende eingeschränkte Lebensbereich wird zu einer gleichförmigen Stimulussituation, was zu einer Sättigung der verbliebenen Verstärker beiträgt und eine weitere Erhöhung der aversiven Lebenslage bedingt. Liegen zudem in der früheren Lerngeschichte wiederholte Erfahrungen der Hilflosigkeit und des Ausgeliefertseins vor, dann trägt diese Einstellung, verbunden mit internaler, stabiler und unveränderbarer Ursachenzuschreibung der negativen Erfahrungen und Mißerfolge

Tabelle 1. Ätiologische Komponenten depressiver Störungen, gleichzeitig Ansatzpunkte einer Psychotherapie

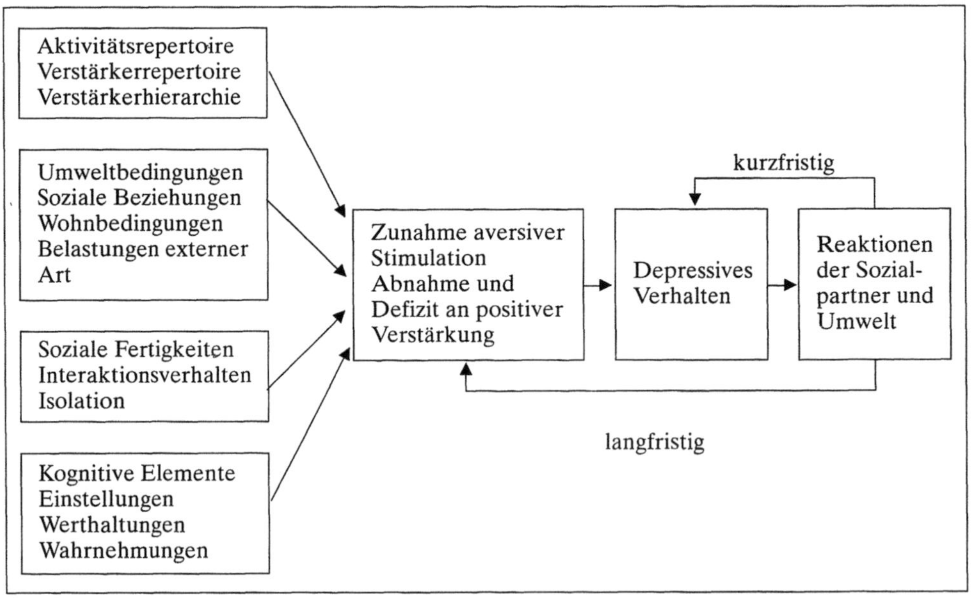

zur Verschlimmerung der eingetretenen Lage bei. Depressive Störungen treten demnach dann auf, wenn massive bzw. als massiv erlebte, unkontrollierbare bzw. als unkontrollierbar angenommene Bedingungen vorherrschen, die Person diese als subjektiv bedeutsam wahrnimmt, kein Verhalten zur Bewältigung und Veränderung verfügbar hat und sich selbst als unfähig einschätzt (Tabelle 1). Verhaltenstherapie bei depressiven Störungen im Alter setzt an den hier angedeuteten kritischen Punkten an. Ziele psychologischer Intervention reichen von der Etablierung kurzfristiger Maßnahmen (wie Krisenintervention, unmittelbare Unterstützung, Problemlösung, Motivierung) über informierende und koordinierende Maßnahmen (wie Aufklärung, Planung und Versorgung mit Möglichkeiten der Hilfe) bis hin zu mittel- und längerfristigen psychotherapeutischen Maßnahmen in Form von Einzel- und Gruppentherapien innerhalb und außerhalb von Institutionen.

Kognitive Verhaltenstherapie mit älteren Menschen

Kognitive Verhaltenstherapie mit älteren depressiven Menschen ist aufgrund dieser Konzeption als Versuch zu verstehen, durch den Einsatz einer Reihe von therapeutischen Methoden an den jeweils individuell wirkenden depressogenen Bedingungen mit einer konkret formulierten Zielsetzung verändernd zu wirken. Es ergeben sich folgende mittel- bzw. längerfristige Ziele:

- Patienten kontingent auf aktives, nichtdepressives Verhalten ein Höchstmaß an positiver Verstärkung zu verschaffen. Dieses Ziel impliziert, daß aktives, die Umwelt kontrollierendes Verhalten aufgebaut bzw. wieder freigelegt wird und daß eine evtl. positive Verstärkung von depressiven, passiven Verhaltensmustern allmählich abgebaut wird.
- Depressionsfördernde Bedingungen in der Lebenswelt des Patienten (z. B. soziale Isolation, Bedingungen, die chronische aversiv sind) müssen beseitigt werden.
- Verhaltensweisen des Patienten, die im Sinne von Verhaltens- bzw. Ressourcendefiziten depressionsfördernd sind, müssen korrigiert und durch situationsangemesseneres Verhalten ersetzt werden. Dazu sind Verhaltensübungen und Realitätsteste erforderlich.
- Soweit vorhanden, sollten enge Sozialpartner mit in die Behandlung einbezogen werden.
- Unrichtige, wenig hilfreiche und resignative Kognitionen müssen abgebaut, umgebaut, ersetzt werden.

Das konkrete Vorgehen läßt sich unterteilen in folgende Abschnitte:

▪ **Funktionale Problem- und Verhaltensanalyse:** In einer Sequenz von diagnostischen Schritten werden die zu verändernden Verhaltensmuster, die internen (Einstellungen, Verarbeitungsmuster, Erinnerungen usw.) und externen (aktuelle Lebenseinflüsse, soziales Netz usw.) Bedingungen sowie die anderen multiplen Einflüsse (Gesundheit, Gebrechen, Finanzen, Wohnsituation usw.) herausgearbeitet.

■ **Kurzfristige, unmittelbare Maßnahmen:** Krisenintervention, Unterstützung, Entlastung, beruhigende Versicherungen, Problemstrukturierung, Beratung, Information, Planung, Einbezug anderer Dienste und Hilfen, Motivierung, Erklärungsmodell der Depression als Grundlage für die kommende Therapie, vorsichtige Aktivierung.

■ **Mittel- und längerfristige Maßnahmen:** Passivität und Inaktivität überwinden durch Aktivierung, Steigerung verstärkender Erfahrungen, Reduktion aversiver Alltagserfahrungen, Tagesstrukturierung. Sicherer und kompetenter werden durch Vermehrung und Verbesserung der sozialen Kontakte, Überwindung von Fertigkeitsdefiziten, Einüben von Verhaltensweisen, Bearbeitung familiärer Konflikte, Verbesserung der familiären bzw. partnerschaftlichen Interaktionen. Nicht so pessimistisch, negativ denken durch Herausarbeitung der automatischen Gedanken, Evidenzüberprüfung der automatischen Gedanken, Ersetzen der unberechtigten automatischen Gedanken durch hilfreichere, angemessenere, positivere Kognitionen, Erkennen und Korrigieren von Überzeugungen, Einstellungen. Vergangenes besser bewältigen durch Reminiszenztherapie; den Lebensweg, die ursprünglichen Ziele, das Erreichte, doch auch das Nichterreichte herausarbeiten, besprechen, worauf man stolz sein kann, Veränderungen, die ohne eigenes Wollen erforderlich wurden, Unerwartetes, Unverhofftes. Reale Schwierigkeiten bewältigen durch Hil-

Tabelle 2. Elemente kognitiver Verhaltenstherapie bei Depressionen

Grundelemente	Kooperation Interesse Verständnis Transparenz Direktivität Strukturiertheit Problemzentriertheit Zusammenfassungen Rückmeldungen Hausaufgaben
Aktivitätssteigerung	Erhöhung angenehmer Erfahrungen Abbau belastender Bedingungen
Kognitionsänderung	Gelenktes Fragen Erkennen automatischer Gedanken Tagesprotokoll negativer Gedanken Kognitives Neubenennen Realitätstesten und rationale Alternativen
Kompetenzsteigerung	Wahrnehmen sozialer Bedingungen Rollenspiele Kontaktaufbau Kommunikationsübungen
Stabilisierung des Therapieerfolges	

fen in Form von Diensten der Gemeinde bei Schwierigkeiten mit den Finanzen, der Wohnung, dem Kochen, der Pflege, Aufbau eines Versorgungs- und Unterstützungssystems. Vorbeugen und selbständiges Anwenden der in der Therapie gemeinsam erarbeiteten Zusammenhänge, Bewältigungsmöglichkeiten, Hilfsmittel zur Problemlösung, Veränderungstechniken, Protokolle und Übungen. Bei Krisen und schlechten Phasen diese Methoden wieder hervorholen, einsetzen, lieber früh und dann oft nur kurz um Hilfe nachsuchen als zu lange bis zur massiveren Verschlechterung zu warten. Tabelle 2 faßt dieses Vorgehen nochmals zusammen (3).

Gruppenprogramm für ältere depressive Menschen

Eine von uns entwickelte Gruppentherapie für depressive ältere Menschen (4) gliedert sich in folgende Abschnitte, die in insgesamt zwölf Sitzungen meist mit Gruppen von 5 bis 7 älteren Menschen bearbeitet werden (Tabelle 3):

1. Sitzung: Begrüßung, Kennenlernen, Gruppenregeln vorstellen, Verständnis von Depression herausarbeiten, Zusammenhang von Denken, Handeln und Fühlen an Beispielen demonstrieren, Stimmungsprotokoll führen (über gesamte Therapie).

2. Sitzung: Besprechung der Hausaufgaben, Wiederholung und Zusammenfassung der Sitzung 1, Problemliste erstellen, lernen Probleme einzugrenzen, Problem- und Verhaltensanalyse vorstellen und an den Beispielen der Teilnehmer bearbeiten, Tagesplan führen (über 4 Wochen).

3. Sitzung: Besprechung der Hausaufgaben, Wiederholung und Zusammenfassung der Sitzung 2, Auswertung der Tagespläne (exemplarisch an einer Teilnehmerin), Erkennen des Zusammenhangs von vorausgehenden und nachfolgenden Bedingungen eines Verhaltens, Sammeln von Kontrollmethoden vorausgehender Bedingungen eines problematischen Verhaltens, Veränderungsplan festlegen und als Hausaufgabe aufgeben.

4. Sitzung: Besprechung der Hausaufgaben, Wiederholung und Zusammenfassung der Sitzung 3, Einführung des Entspannungstrainings (PMR) als Methode zur Kontrolle des „Fühlens", Durchführung des PMR in der Gruppe, PMR zu Hause üben (dazu bekommen die Teilnehmer eine Kassette mit Text darauf).

5. Sitzung: Besprechung der Erfahrungen mit PMR, Einsatz des PMR im Alltag (bei Streß, schlechten Gefühlen etc.), Kurzform-PMR üben, Einführung zu Auswirkungen von angenehmen Tätigkeiten auf die Stimmung, Auswertung der Liste angenehmer Tätigkeiten.

6. Sitzung: Besprechung der Hausaufgaben, Wiederholung und Fortführung des Themas „Handeln und Fühlen", Pflichten und angenehme Tätigkeiten, Tagesstrukturierung und -planung, Verhaltensvertrag mit sich schließen, Tätigkeits- und Stimmungsprotokoll führen lassen (bis 9. Sitzung).

7. Sitzung: Besprechung der Hausaufgaben, Wiederholung und Zusammenfassung der Sitzung 6, Einführung des Themas „Fühlen und Denken", Übungen dazu, Zusammentragen von „negativen" und „positiven" Gedanken, Beobachtungsaufgabe bis zur nächsten Sitzung.

Tabelle 3. Struktur eines Gruppenprogramms für depressive ältere Menschen

1. Sitzung:	Verständnis von Depression, Zusammenhang von Denken, Handeln und Fühlen
2. Sitzung:	Problem- und Verhaltensanalyse
3. Sitzung:	Zusammenhang von vorausgehenden und nachfolgenden Bedingungen, Verhaltenskontrolltechniken
4. Sitzung:	Entspannungstrainings (PMR) als Methode zur Kontrolle des „Fühlens“
5. Sitzung:	Handeln, Tun und Stimmung, Auswertung der Liste angenehmer Aktivitäten
6. Sitzung:	Fortführung des Themas Handeln und Fühlen, Tagesprotokoll
7. Sitzung:	Thema Fühlen und Denken, Gedankenlisten
8. Sitzung:	Gedankenmuster analysieren, Techniken zur Kontrolle automatischer Gedanken
9. Sitzung:	Thema Handeln und Fühlen, Stimmungs- und Tätigkeitenprotokolle auswerten
10. Sitzung:	Fortführung des Themas Denken und Fühlen, Einführung der EbG-Technik
11. Sitzung:	Einführung des Themas Soziale Kompetenz, Zusammenhang von Handeln, Denken und Fühlen am Beispiel sozialer Situationen
12. Sitzung:	Thema Zeit nach Gruppenende, Wiederholung der Gruppeninhalte, persönlichen Handlungsplan festlegen

8. Sitzung: Besprechung der Hausaufgaben, Wiederholung und Zusammenfassung der Sitzung 7, Liste häufiger persönlicher depressiver Gedanken erstellen, Gedankenmuster analysieren, Techniken zur Kontrolle automatischer Gedanken vorstellen und zur Erprobung mitgeben.

9. Sitzung: Besprechung der Hausaufgaben (Gedankenkontrolltechniken). Wiederholung und Zusammenfassung der Sitzung 8, Stimmungs- und Tätigkeitsprotokolle auswerten und in Grafik übertragen, Bezug zu früheren Sitzungen herstellen, Stimmungs- und Tätigkeitskurven weiterführen.

10. Sitzung: Besprechung der Hausaufgaben, Fortführung des Themas „Denken und Fühlen“, Einführung der Ebg-Technik (Spaltenprotokoll), Wirkung realistischer, positiver, angemessener Gedanken in Situationen, Anwendung der Ebg-Technik im Alltag.

11. Sitzung: Besprechung der Hausaufgaben. Wiederholung und Zusammenfassung der Sitzung 10, Einführung in das Thema „Soziale Kompetenz“, Herausarbeiten, was Merkmale sozial sicheren Verhaltens sind, Zusammenhang von Handeln, Denken und Fühlen am Beispiel sozialer Situationen und Anforderungen, Rollenspiele typischer Alltagssituationen, ganz individuelle Hausaufgaben dazu.

12. Sitzung: Besprechung der Hausaufgaben, Wiederholung und Zusammenfassung der Sitzung 11, Rollenspiele, Einführung des Themas „Zeit nach Gruppenende“, Wiederholung der Gruppeninhalte, darauf für jeden Teilnehmer persönlichen Plan für die Zukunft, das Weiterüben und mögliche Krisenzeiten festlegen.

Zur Wirksamkeit Kognitiver Verhaltenstherapie bei Depressionen im Alter

Nach einer eigenen Zählung liegen gegenwärtig 19 zwischen 1981 und 1994 publizierte Studien zum Thema Psychotherapie bei Depressionen im Alter vor. In diese Studien wurden insgesamt über 750 Personen aufgenommen. Legt man diagnostische Kriterien an, dann erfüllen nur ca. 230 Personen die heute üblichen Diagnosekriterien einer unipolaren Depression bzw. sind als klinische Fälle zu betrachten. Die untersuchten Personen sind zwischen 62 und 82 Jahre alt, wobei die meisten zwischen 66 und 74 Jahre, also zu den „jungen" Alten zu rechnen sind. Das typische Behandlungssetting in den Studien ist die ambulante Gruppentherapie (13 Berichte), die ambulante Individualtherapie (5 Berichte) und seltener ein Selbstmanagement-Ansatz (2).

Die Studiendesigns sind meist einfache Zwei- oder Dreigruppenvergleiche mit einer oder zwei Therapiegruppen und einer Wartekontrollgruppe. Die am häufigsten untersuchte Form der Psychotherapie ist Kognitive Verhaltenstherapie (10 Studien), es folgen die Reminiszenztherapie (4 Studien), eine unspezifische unterstützende Therapie (4 Studien), eine tiefenpsychologische Psychotherapie (3 Studien) und in einem Fall eklektisches Vorgehen. Nur zwei Studien haben den Vergleich mit Pharmakotherapie in den Mittelpunkt ihres Anliegens gestellt.

Die berichteten Therapielängen liegen zwischen 5 und 46 Sitzungen. Die mittlere Therapiedauer beträgt 12 Sitzungen, meist im wöchentlichen Abstand. Die Psychotherapien wurden nur in vier Studien durch gut und speziell ausgebildete Therapeuten durchgeführt.

Die mittlere Effektstärke im Vergleich des Zeitpunkts vor der Therapie mit dem nach Ende der Therapie erreicht, über alle aktiven Psychotherapien gerechnet, einen Wert von $ES = 0.79$. Die Vergleiche der tiefenpsychologischen Psychotherapie mit der Kontrollbedingung (Wartegruppe) erzielen, basierend auf lediglich zwei Studien, Effektstärken von 0.51 bzw. 0.97. Die insgesamt neun Vergleiche der Kognitiven Verhaltenstherapie mit einer Kontrollbedingung ergeben Effektstärken von 0.79 bis 1.44. Vergleicht man die Kognitive Verhaltenstherapie mit anderen Formen der Psychotherapie (dazu liegen 6 Vergleiche vor), ist ein Effekt zugunsten der Verhaltenstherapie zwischen 0.14 und 0.70 Effektstärken zu finden.

Bezogen auf das weiter oben dargestellte Gruppenprogramm für ältere Depressive liegen erste Erfahrungen vor. Die Effekte in einer Therapiegruppe im Vergleich zu einer Wartekontrollgruppe sind in der Abb. 1 dargestellt.

Insgesamt sind diese erzielten Veränderungen (Effektstärke der Verhaltenstherapie 0.84 im Vergleich zur Kontrollgruppe mit ES 0.57) zwar erfreulich, doch weitaus noch nicht ausreichend. Trotz der hohen Zufriedenheit der Teilnehmer ist die Fehl- und Abbruchrate zu hoch, bislang in nicht ausreichendem Maß gezeigt, daß ein derartiges Vorgehen auch bei schweren depressiven Störungen anwendbar ist; Studien mit größeren Fallzahlen sowie mit dem Vergleich zur psychiatrischen Standardtherapie (Pharmakotherapie) sind dringend erforderlich. Aus unserer Sicht muß das Programm um zentrale Themen älterer Menschen erweitert und den Teilnehmern mehr Raum für alltägliche Ereignisse und die Wiederholung einzelner Inhalte gelassen werden. Eine Verlängerung um zumindest vier Wochen ist daher angebracht.

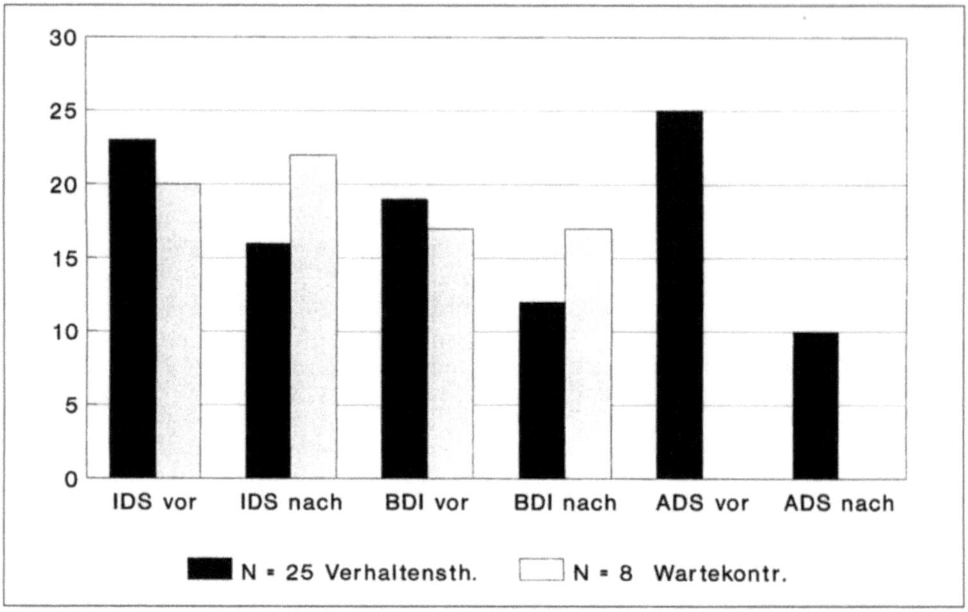

Abb. 1. Pilotstudie 1994/95: Effekte in einer Therapiegruppe (N = 25) im Vergleich zu einer Wartekontrollgruppe (N = 8). Die mittlere Effektstärke der Therapiegruppe (im BDI von prä nach post) beträgt 0.84. (IDS = Inventar Depressives Symptome (3), BDI = Beck Depressions Inventar, ADS = Allgemeine Depressionsskala)

Literatur

1. Baldwin B (1996) Depressive Erkrankungen. In: Förstl H. (Hrsg.) Lehrbuch der Gerontopsychiatrie. Enke, Stuttgart, S 408–418
2. Hautzinger M (1986) Psychologische Therapieansätze bei Depressionen im Alter. In: Bergener M (Hrsg) Depressionen im Alter. Steinkopff, Darmstadt, S 133–148
3. Hautzinger M (1997) Kognitive Verhaltenstherapie bei Depressionen, 4. Aufl. Psychologie Verlags Union Weinheim
4. Hautzinger M, Heinze S, Thomann HP (1995) Gruppentherapieprogramm für ältere depressive Menschen. Unveröffentliches Therapiemanual, Universität Mainz, Psychologisches Institut (erscheint voraussichtlich 1998 bei der Psychologie Verlags Union, Weinheim)
5. Murphy E Macdonald A (1992) Affective disorders in old age. In: Paykel ES (ed) Handboock of affective disorders. Guilford Press New York, pp 601–618

1.8 Qualitätssicherung und Qualitätsförderung in der Pflege alter, depressiver Menschen

K. Kämmer

Qualität in der Pflege ist mehr als ein inzwischen stark strapaziertes Zauberwort. Ein systematisches Qualitätsmanagement mit dem Ziel der Umsetzung angemessener Qualitätsstandards ist wichtig, besonders im multidimensionalen Feld der gerontopsychiatrischen Pflege (2). Um gerade hier die Leistungsanforderungen in Gegenwart und Zukunft erfüllen zu können, beschäftigen sich professionelle Pflegepersonen auf nationaler und internationaler Ebene mit Aufgaben und Qualitätsmerkmalen der Gerontopsychiatrischen Pflege. Die Pflege depressiv Erkrankter nimmt dabei einen hohen Stellenwert ein.

▶ Eine Arbeit, die Wert ist, getan zu werden, ist auch wert, richtig getan zu werden.

In unserer älter werdenden Gesellschaft ist gerontopsychiatrische Pflege eine Hilfeleistung mit steigender Bedeutung. Eine adäquate gerontopsychiatrische Versorgung ist ohne Pflege nicht denkbar. Im gerontopsychiatrischen Therapieprozeß erbringt Pflege eine umfassende, patientenorientierte Dienstleistung auf der Basis von Hermeneutik, Pflegetherorie, gerontopsychiatrischem Fachwissen, Erfahrung, professioneller Reflexion und fachpraktischer Handlungskompetenz. Forschungsergebnisse belegen, daß es sich bei der gerontopsychiatrischen Pflege um einen wesentlichen Erfolgsfaktor in der Rehabilitation und Betreuung depressiv erkrankter älterer Menschen handelt. So konnte z.B. nachgewiesen werden, wie wichtig eine kontinuierliche, pflegerische Bezugsperson ist, wenn es darum geht, daß depressive PatientInnen wieder Kompetenzen in der Übernahme von Aktivitäten des täglichen Lebens erwerben. Adäquate pflegerische Hilfeleistung bildet oftmals die Basis, auf der weitere therapeutische Interventionen ausgebaut werden können. Diesen Stellenwert erhält die Pflege einerseits durch ihre starke zeitliche Präsenz bei den PatientInnen – damit prägt sie ein gutes Stück des Alltags – und andererseits wirkt sie im therapeutischen Prozeß als Rückkoppler der PatientInnen-Befindlichkeit.

Die Qualitätsfaktoren der pflegerischen Begleitung

Legt man die Qualitätsdimensionen nach Donabedian zugrunde (4), so unterteilt sich Leistungsqualität im Prozeß-, Struktur- und Ergebnisqualität. Für die Pflege depressiv kranker älterer Menschen können im Bereich der Prozeßqualität drei zentrale Aspekte herausgearbeitet werden:

- die Gestaltung der Beziehung,
- milieutherapeutische und tagesstrukturierende Angebote,
- die Begegnung mit dem Kranken auf der körperlichen Ebene.

Die *Qualität der Beziehungsgestaltung* durch Pflege wird anhand folgender Kriterien meßbar:

- **Stabilität und Kontinuität der Begegnung.** Der pflegerische Kontakt zu depressiv Kranken sollte zuverlässig und eher sachlich als zu emotional geprägt sein. Die Alltagsbegegnung soll Orientierung bieten und wie ein stabiler roter Faden durch den Tag führen.
- **Fachliche Balance von Nähe und Distanz.** Professionelle Pflege zeichnet sich dadurch aus, daß sie eine nicht dominierende Teilnahme am Erleben und Leben anbietet.
- **Überforderung vermeiden.** In der alltäglichen Beziehung zur Pflegeperson sollten die Kranken keinen Leistungsdruck empfinden und möglicherweise die Erfahrung machen, daß es gelingt, „in Würde zu versagen". Das Aushalten und Durchtragen der Situation des depressiv Kranken kann somit als zentrales Qualitätsmerkmal in der pflegerischen Beziehungsgestaltung gesehen werden. Ein weiterer Faktor in der Qualität der Pflegeleistung für depressiv Kranke bildet die körperbezogene Intervention. Viele gerontopsychiatrische PatientInnen werden durch einen fördernden körperlichen Kontakt für weitere therapeutische Zugänge geöffnet. Wesentliche *Qualitätsfaktoren in der körperlichen Pflege* sollen hier an drei Beispielen verdeutlicht werden:
- **Waschen und Kleiden als Sinnesstimulation.** Qualitativ hochwertige Pflege zeigt sich darin, daß gezielt Waschungen aus dem Feld der basalen Stimulation zur Beruhigung oder zur morgendlichen Anregung der PatientInnen durchgeführt werden.

  Da depressiv kranke ältere Menschen wenig Wert auf angemessene Kleidung legen, hat Pflege den Auftrag, entsprechende Hilfestellung und Beratung anzubieten.

- **Massagen und Einreibungen.** Viele depressiv Kranke leiden stark unter Schlafstörungen, deshalb können diese Maßnahmen aus dem Bereich der komplementären Pflege als direkte therapeutische Hilfen angesehen werden.
- **Licht und Bewegung im Rahmen von Förderpflege.** Spaziergänge an frischer Luft wirken stimmungsaufhellend.
- **Wasseranwendungen.** Professionelle gerontopsychiatrische Pflege verfügt über sichere Kenntnisse aus der Kneippschen Physiotherapie.

Nimmt man die Strukturebene in den Blick, zeigen sich folgende Qualitätsfaktoren:

- *Konzept:* Als ein wesentliches Qualitätsmerkmal ist es anzusehen, wenn das interdisziplinäre Abteilungskonzept durch ein spezifisches Pflegekonzept ergänzt wird. In dem Pflegekonzept werden die generellen Pflegeziele und das generelle Pflegeangebot z. B. für depressiv kranke ältere Menschen festgelegt.
- *Organisation:* Eine qualitativ hochwertige Organisation der Pflege verknüpft Klientenorientierung mit Effektivität und Effizienz der Dienstleistungserbringung.
- *Prüfbare Handlungssicherheit:* Das Existieren klarer, fachlich begründeter Leitlinien für das pflegerische und therapeutische Verhalten deutet auf ein angemessenes Leistungsangebot hin.

Die Qualität der Dienstleistungserbringung muß sich an den Ergebnisfaktoren (den operationalisierbaren Beobachtungskriterien zur Erfolgskontrolle) messen lassen (3).

Im Bereich der Pflege kann die Qualität der Dienstleistung daran gemessen werden, inwieweit die pflegetherapeutische Begegnung die Dialogfähigkeit der Kranken unterstützt. Oder, inwieweit Pflege die Selbstbestimmung der Erkrankten zum Ziel hat, d. h. einen akzeptablen Weg findet zwischen „Orientierung geben" und „gewähren lassen". Als ein drittes Kriterium für die Messung der Ergebnisqualität kann der Unabhängigkeitsgrad betrachtet werden. Hierbei wird überprüft, inwieweit Pflege die Unabhängigkeit des Erkrankten anhand der Lebensaktivitäten erfaßt und fördert. Die Lebensaktivitäten-Struktur von Chris Abderhalden auf der Basis des bedürfnisorientierten Pflegemodells des Lebens (6) erscheint als das Geeignetste, um die spezifischen gerontopsychiatrischen Aspekte von Pflege zu planen und zu dokumentieren. Es erleichtert somit allen am Pflege- und Therapieprozeß beteiligten Berufsgruppen eine rasche Orientierung zur individuellen Patientenbefindlichkeit und Gesamtsituation (8).

Der positive Weg zur Qualitätsförderung

Soziale Unternehmen, die erfolgreich schwierige Zeiten bewältigen, zeichnen sich vor allen Dingen durch die folgenden Qualitätsmerkmale aus (7):

- **Sie haben eine Vision.** Sie entwickeln aus dieser Vision heraus ein eigenständiges, klar erkennbares und zukunftsorientiertes Leistungsprofil.
- **Sie nehmen die fachliche Herausforderung an.** Sie investieren konsequent in den Menschen, in die Teams, in die Organisation, setzen auf Personalförderung und Organisationsentwicklung.
- **Auf allen Ebenen dieser Unternehmen werden regelmäßig Zielvereinbarungen getroffen.** Sie überprüfen die Zielerreichung regelmäßig.
- **Die Qualität der Führung.** Erfolgreiche Unternehmungen setzen gerade in schwieriger werdenden Zeiten auf Persönlichkeitsfaktoren: Vertrauen, Vorbild sein, vielleicht sogar auf Charisma. Verläßlichkeit und die Einbindung in Verantwortung spielen eine große Rolle. Damit gelingt es, die Interessen aller miteinander zu verknüpfen.

Unter einem Schirm: Qualitätsmanagement

Der „Prozeß der ständigen Verbesserung" aus Japan, KAIZEN, bildet die Grundlage der dynamischen Qualitätsentwicklung und -sicherung (5).

Die Pflegewissenschaftlerin Carolyn Smith Marker hat das Verfahren für das Gesundheitswesen modifiziert (2). Sechs qualitätsfördernde Aktivitäten daraus lauten:

1. Standardentwicklung

Im Bereich der gerontopsychiatrischen Versorgung ist die Definition von interdisziplinären Qualitätsstandards ein wesentlicher Schritt zur Weiterentwicklung und

Sicherung der Leistung. Neben diesen Qualitätsstandards können in den einzelnen Fachdisziplinen oder für einzelne Leistungsschwerpunkte handlungsleitende Arbeitsprinzipien festgelegt werden. Dabei kann es sich beispielsweise auch um das Festlegen eines bestimmten Leistungsprofils für depressiv Kranke handeln.

2. Kontinuierliche Bildung

Die Dienstleistungsqualität ist abhängig von der ständigen Anpassung an neue Erfordernisse und neue Erkenntnisse. Alle Mitarbeitergruppen in der gerontopsychiatrischen Versorgung sollten in einen Prozeß der kontinuierlichen Verbesserung einbezogen sein. Wandel ist das Geheimnis fortschrittlicher Unternehmungen (1).

3. Führen und Leiten

Kreative Menschen in interdisziplinären Teams benötigen Leitlinien und Ziele, an denen sie sich orientieren können und die ihnen die Möglichkeit geben, ihre Kompetenz einzubringen.

4. Überprüfung der Pflegepraxis

Um eine gleichbleibende Qualität anzubieten, sind regelmäßige Controllingverfahren unerläßlich.

5. Aktive Problemlösungsstrategien

Jedes Unternehmen und jeder Bereich hat ganz spezifische Schwachstellen und Stärken. Aktive Problemlösungsstrategien zu entwickeln heißt, Stärken zu fördern, Defizite aufzudecken und an ihrer Beseitigung zu arbeiten. Qualitätsförderung in diesem Sinne heißt: „Handeln, bevor Probleme entstehen!“

6. Risikomanagement

Für viele, die mit Qualitätsmanagement beginnen, ist das Risikomanagement der erste Schritt. Das Risikomanagement sorgt dafür, daß Patienten vor vermeidbaren Risiken geschützt werden. Zum Risikomanagement gehören beispielsweise Absprachen zum Umgang mit Suizidalität, zu Sicherheitsbestimmungen und über den Umgang mit freiheitsentziehenden Maßnahmen.

Führen, Leiten und Kooperieren

Um die vorgenannten qualitätsfördernden Aktivitäten zu leisten, kommt es auf das gesamte gerontopsychiatrische Team an. Interdisziplinarität führt dazu, daß Probleme eigenständig, aus den Disziplinen heraus und gemeinsam im Team gelöst werden. In der Verknüpfung der unterschiedlichen Professionen liegt die Chance, denn das Ganze ist mehr als die Summe seiner Teile. In diesem Sinne ist jeder Mitarbeiter eingebunden in eine gemeinsame, erfolgreiche Qualitätsstrategie.

So kann es gelingen, zukunftsorientierte Entwicklungen gemeinsam zu planen. Ganz im Sinne der alten Seglerweisheit:

Nicht wie der Wind weht –
wie wir die Segel setzen,
darauf kommt es an!

Literatur

1. Bergemann N, Sourisseaux AIJ (1988) Qualitätszirkel als betriebliche Kleingruppen. Sauer, Heidelberg
2. Bundesministerium für Gesundheit: Schiemann D, Dahlgaard K (1995) Qualitätsentwicklung in der Pflege, Abschlußbericht. Nomos Verlagsgesellschaft, Baden-Baden
3. Kamiske GF, Brauer J-P (1995) Qualitätsmanagement von A bis Z: Erläuterungen moderner Begriffe des Qualitätsmanagements, 2. Aufl. Hanser, München, Wien
4. Katz J, Green E (1996) Qualitätsmanagement. Ullstein-Mosby, Berlin/Wiesbaden
5. Masaaki I (1993) KAIZEN. Der Schlüssel zum Erfolg der Japaner im Wettbewerb. Ullstein, Berlin
6. Roper N, Logan W, Tierney A (1987) Die Elemente der Krankenpflege. Recom, Basel
7. Schein E (1995) Unternehmenskultur. Campusg, New York
8. Sowinski C, Köster AS et al. (1993) Auf einen Blick: Bedürfnisorientierte Pflegemodelle. Forum Sozialstation, Sonderausgabe 7/93, 17. Jhrg. Forum Sozialstation e. V., Bonn

2 Podiumsdiskussion

Lohnt sich die Behandlung von Depressionen im Alter?

R. D. Hirsch

Noch nie hat es so viele, unterschiedliche und erfolgversprechende Möglichkeiten zur Behandlung eines depressiven alten Menschen gegeben wie heute. Allerdings bedeutet das noch lange nicht, daß diese auch fachgerecht eingesetzt werden. Gesellschaftliche Veränderungen (z. B. Zunahme der über 60jährigen, aber auch der Anzahl der Arbeitslosen) und Bemühungen zur Kostendämpfung im Gesundheitswesen führen zu der nicht nur provokativen Fragestellung: Lohnt sich die Behandlung von Depressionen im Alter? Mit dieser Frage setzten sich bei der Podiumsdiskussion Vertreter aus dem Bundesministerium für Arbeit und Sozialordnung (Dr. Chr. Petrich), dem Bundesministerium für Familie, Senioren, Frauen und Jugend (P. Weritz-Hanf), dem Bundesministerium für Gesundheit (Dr. Chr. Redel), der Krankenkassen (G. Glaeske), dem Medizinischen Dienst der Krankenkassen (Dr. Chr. von Schack), dem Berufsverband Deutscher Nervenärzte (Dr. A. Barth-Stopik), der Deutschen Gesellschaft für Psychiatrie, Psychotherapie und Nervenheilkunde (Prof. Dr. M. Linden) und der Deutschen Gesellschaft für Gerontopsychiatrie und -psychotherapie (Dr. Dr. R.D. Hirsch) als Gastgeber unter der Moderation von Herrn B. Seguin (Norddeutscher Rundfunk) auseinander.

War auch jeder der Diskutanten der Ansicht, daß sich die Behandlung eines depressiven alten Menschen lohnt, so waren die Meinungen darüber, welche Voraussetzungen hierfür notwendig wären, doch unterschiedlich. Diese gilt nicht nur für finanzielle Kosten-Nutzen-Aspekte, sondern auch für medizinisch-ethische sowie für Folgekosten und -komplikationen bei einer inadäquaten oder unterlassenen Behandlung. Die Beurteilung „lohnt-es-sich" ist zudem abhängig von dem gesellschaftlich vorgegebenen Altersbild, welches noch immer eher negativ ist, und der Annahme, daß Altern unvermeidlich mit Depressivität einhergehe. Wissenschaftlicher Kenntnisstand ist, daß Depressionen im Alter mit Erfolg und ebenso gut behandelbar sind wie bei jüngeren Menschen. Allerdings werden immer noch zu wenige depressive alte Menschen adäquat behandelt. Diesbezügliche Schuldzuweisungen von Ärzten auf Krankenkassen, von Krankenkassen auf die Politik u. a. führen wenig weiter und helfen dem Betroffenen nichts. Dies wurde auch in der Diskussion sehr deutlich.

Sollen die Krankenkassen Leistungen zur Verfügung stellen, die dem anerkannten medizinischen Kenntnisstand entsprechen, so müssen aber die Mediziner auch entsprechende diagnostische und therapeutische Empfehlungen vorhalten. Hier besteht noch ein Nachhol- und Optimierungsbedarf. So hinterfragen die Krankenkassen, sich auf ihre Daten stützend, ob es z. B. bei trizyklischen Antidepressiva wirklich eine „typische Dosierungsgrenze von 75 mg" geben könne. Angemahnt wird auch, daß die Diagnostik in der Praxis zu wünschen übrig lasse. Hinzukomme, daß eine Depression bei multimorbiden alten Menschen oft als nachrangig bewertet werde. Obwohl alte Menschen häufig eine Vielzahl von Medikamenten verschrieben bekämen, sei die antidepressive medikamentöse Behandlung oft – dies geht z. B. auch aus der Berliner Altersstudie hervor – unzureichend. Nicht immer würde ausreichend abgewogen, auf welche Medikamente man verzichten könnte.

Zu wenig werde berücksichtigt, daß Medikamente auch die Lebensqualität und die soziale Kompetenz eines alten Menschen einschränken können.

Entsprechend der Versorgungspraxis wurde zwar ausführlich über Arzneimittel gesprochen, aber nur ansatzweise über psycho- und soziotherapeutische Behandlungsmöglichkeiten. Provozierend hieß es, daß Mediziner „zuviel verordnen und zu wenig behandeln". Um z. B. Personalkosten zu sparen, wie dies insbesondere in Pflegeheimen der Fall sei, würden Arzneimittel verschrieben. Noch immer würde versucht, strukturelle Mängel über Arzneimittel auszugleichen, als vielmehr diese Mängel zu beheben. Dem Einwurf, daß alte Menschen einer Psychotherapie skeptisch gegenüber stünden, wurde entgegengehalten, daß nur sehr wenig Psychotherapeuten bereit seien, alte Menschen zu behandeln. Hinzukomme, daß der Schritt vom Hausarzt zum Psychiater oder Psychotherapeuten aufgrund vielfältiger gesellschaftlicher Vorurteile immer noch sehr groß sei.

Aufgeworfen wurde auch die Frage, ob gerontopsychiatrische Bemühungen zur Förderung der Gesundheit und Lebensqualität alter Menschen und, damit verbunden, auch der zunehmenden Langlebigkeit nicht den gesellschaftlichen Interessen entgegenstehen, da alte Menschen („Ist ein guter Rentner ein toter Rentner?") bei den derzeit knappen finanziellen Ressourcen dem Gesundheitswesen zu teuer kommen würden. Dieser Ansicht wurde entgegengehalten, daß nach Schätzung der Krankenkassen ca. 25 Mrd DM (von jährlich 250 Mrd DM) für fragwürdige Behandlungen (z.B. manche Operationen) ausgegeben würden und es daher eine Frage der qualifizierteren Verteilung des Budgets wäre und nicht der nach Behandlungseinschränkungen bei alten Patienten.

Vom Gesetzgeber ist vorgegeben, was unter Krankheit zu verstehen ist, unabhängig von Alter und Diagnose. Es ist Aufgabe des Arztes, diese festzustellen und zu behandeln. Da viele medizinische Entscheidungen keine zwingenden, sondern nur wahrscheinlichkeitsorientierte sind, besteht gerade bei der Beurteilung der Behandlung alter Menschen ein großer Entscheidungsspielraum. Die Beurteilung von Wirtschaftlichkeit und Notwendigkeit von diagnostischen Maßnahmen und Behandlungen sind daher je nach Interessengruppe (z. B. behandelnder Arzt oder Medizinischer Dienst der Krankenkassen) sehr unterschiedlich. Die Unterscheidung zwischen Behandlungs-, Rehabilitations- und Pflegebedürftigkeit ist trotz vieler gesetzlicher Vorgaben nicht einfach und führt dazu, daß sich nicht nur Betroffene wie auf einem „Verschiebebahnhof" vorkommen. Gerade für chronisch depressiv kranke alte Menschen fühlt sich selten ein Kostenträger zuständig. Jeder verweist auf den anderen. Auch die psychiatrische Behandlungspflege, bisher sehr stiefmütterlich honoriert, bedarf einer eindeutigen Definition und Operationalisierung. Ob die anstehende Verbesserung des Pflegeversicherungsgesetzes und deren Richtlinien für chronisch psychisch Kranke tatsächlich zu einer adäquaten Pflege führen wird, bleibt nur zu hoffen.

Nur wenig wurden präventive Maßnahmen für depressive Ältere angesprochen. Es wurde darauf hingewiesen, daß es zwar ca. 6000 Krisen- und Beratungsstellen für Kinder und Jugendliche gibt, aber nur ca. 40 für alte Menschen. Gerade im Vorfeld (z. B. Krisenintervention, Beratung, Seniorenbüros) gäbe es zu wenig Angebote. Manche Erkrankung eines alten Menschen könnte verhindert und daher auch Folgekosten eingespart werden. Provokativ wurde eingeworfen, daß Arzneimittel oft ein billiger Ersatz für Beratungsstellen wären.

Deutlich wurde in der Podiumsdiskussion, daß alle Teilnehmer sich, trotz unterschiedlicher Sichtweisen, intensiv mit der Problematik psychisch kranker alter Menschen auseinandersetzen und nach Lösungen suchten. Herausgearbeitet wurde, daß nur gemeinsame Anstrengungen erfolgversprechend sind. So sollten die

Krankenkassen nicht nur auf Kostenreduzierung drängen, sondern auch dafür eintreten, daß Ältere nicht von notwendigen Leistungen ausgeschlossen würden. Politiker sollten die Rahmenbedingungen des Gesundheits- und Sozialwesens überprüfen, damit es nicht zur Benachteilung psychisch kranker alter Menschen käme, wie dies z. B. beim Pflegeversicherungsgesetz noch der Fall ist. Ärzte sollten ihr Wissen vervollkommnen, um Depressionen im Alter zu erkennen und, dem medizinisch-wissenschaftlichen Erkenntnisstand entsprechend, gezielt behandeln zu können.

Gerontopsychiater sind mehr denn je aufgefordert, sich häufiger öffentlich zu artikulieren und mit anderen Fachverbänden sowie Interessevertretern unterschiedlichster Bereiche gemeinsam daran zu arbeiten, daß psychisch kranke alte Menschen adäquat und qualitätsorientiert versorgt werden. Die Öffentlichkeit und auch skeptische Fachleute sollten mehr darüber informiert werden, daß sich die Behandlung von Depressionen im Alter auf jeden Fall für alle lohnt.

3 Workshops zum Thema

Einige der in den Einführungen zu den nachfolgenden Workshops aufgeführten Beiträge lagen bei Redaktionsschluß leider nicht vor.

3.1 Erscheinungsbilder und Häufigkeit depressiver Erkrankungen

Vorbemerkungen

H. Dilling, M. Linden

Der Workshop zeigt in beeindruckender Weise den Zusammenhang zwischen diagnostischen Definitionen, Erhebungsinstrumenten und Prävalenzraten psychischer Erkrankungen. Die beiden konkurrierenden, international eingeführten Klassifikationen ICD-10 und DSM III R/DSM IV stimmen zwar in groben Zügen überein, trotzdem beinhalten beide eine Reihe von unterschiedlichen Definitionen, woraus folgt, daß beispielsweise ICD-10 eine höhere Anzahl von spezifischen diagnostischen Einheiten und eine geringere Zahl von nicht einzuordnenen Störungen aufweist als DSM. Andererseits bietet DSM die Möglichkeit, auch leichtere (minore) Depressionen zu diagnostizieren, die beispielsweise als parallel zu somatischen Erkrankungen verlaufende unterschwellige Depressionen zu bezeichnen sind. Bei der ICD-10 müßte man auf kürzere oder längere depressive Reaktion im Rahmen der Anpassungsstörung ausweichen (F43.20, F43.21).

In der dargestellten Bevölkerungsuntersuchung der Berliner Altersstudie (Wernicke) zeigte sich, daß im Unterschied zu der ECA-Studie die Prävalenz von Depressionen im Alter nicht wesentlich abfällt, sondern daß behandlungsbedürftige, primär auftretende Altersdepressionen auch von beträchtlicher Schwere in immerhin etwa 14% der untersuchten Stichprobe zu finden sind.

Untersucht man eine Krankenhauspopulation, so läßt sich bestätigen, daß die Häufigkeit von Depressionen unter und über 65 Jahren nicht wesentlich differiert (Arolt). Immerhin muß mit etwa 20% behandlungsbedürftiger Depressionen bei chirurgischen und internistischen Krankenhauspatienten gerechnet werden. Die nichtpsychiatrischen Krankenhausärzte sind gegenüber Ratschlägen von Seiten der Konsilpsychiater wesentlich offener, wenn es um psychopharmakologische Empfehlungen geht im Vergleich zur Empfehlung von psychotherapeutischen Interventionen. Ähnlich hohe Prävalenzziffern finden sich bei alten Menschen, die nach Infarktgeschehen oder Frakturen in Rehabilitationseinheiten behandelt werden; obwohl sie primär keinesfalls wegen depressiver Symptome in Behandlung gekommen sind, muß auch hier mit einem großen Prozentsatz von Depressionen gerechnet werden (Ostermann).

Möglicherweise ist ein Defizit in der psychopathologischen Beschreibung älterer Menschen darin zu sehen, daß zu wenig nach hypochondrischen, leibnahen Symptomen gefragt wird, die ja überdies leicht mit tatsächlichen körperlichen Beschwerden im Alter verwechselt werden können. Aus der beträchtlichen Rate solcher Beschwerden (Göbel) könnte als Anregung folgen, die in der ICD-10 angegebene Symptomatologie durch ein Item für hypochondrische Gedanken bzw. Wahn zu ergänzen.

Eine besonders schwierige Frage bei der Beurteilung von Depressionen im Alter liegt in der Differentialdiagnose gegenüber der Demenz bzw. der Beurteilung der sogenannten Pseudodemenz (Wetterling). Von Wernicke einst als „neurotisches“ Symptom mit Vortäuschung einer Demenz definiert, hat sich ein Bedeutungswandel vollzogen, so daß man unter dem Begriff heutzutage das Auftreten kognitiver Störungen im Rahmen einer Depression versteht. Solche Störungen treten generell bei schweren Depressionen im Sinne von Konzentrationsstörungen und Merkfähigkeitsstörungen etc. auf, häufen sich aber im Alter bis hin zum klinischen Erscheinungsbild einer Demenz. Es konnte durch eine Studie an der entsprechenden Altersgruppe sowie aufgrund eines Literaturvergleichs nachgewiesen werden, daß Pseudodemenz in der beschriebenen Form existiert, daß andererseits bei ausgeprägter Pseudodemenz die Gefahr einer späteren demenziellen Störung auch nach zwischenzeitiger wesentlicher Verbesserung kognitiver Leistungen weiter besteht.

Das Symposium zeigte sehr deutlich, wie wichtig für Vergleiche die genaue Festlegung auf Instrumente, die exakte Beschreibung der Stichprobe und die Definition passender Untersuchungszeitpunkte ist. Dies kam auch in einem Referat (Spengler) zum Ausdruck, in dem über den Vergleich eines Alterskollektivs bezüglich des psychischen und sozial kommunikativen Befundes (PSKB) von Rudolf und des Narzißmusinventars von Denecke mit den Eichpopulationen berichtet wurde. Möglicherweise gelang es hier deshalb nicht, spezifische Befunde bei Altersdepressionen herauszurbeiten, da die Zielpopulation bereits im Zustand der Besserung untersucht wurde.

Von der methodischen Naivität vieler früherer epidemiologischer Studien hat man sich gegenwärtig weit entfernt, ist aber damit auch mit großen Zweifeln an der Validität zahlreicher Befunde belastet.

Prävalenz von Depressionen im Alter – Die Berliner Alterstudie (BASE) –

T. F. Wernicke, B. Geiselmann, M. Linden, H. Helmchen

Epidemiologische Studien belegen, daß die Depression neben der Demenz die häufigste psychische Erkrankung im Alter ist. Die Angaben zu Prävalenzraten zeigen große Unterschiede, die zum größten Teil in unterschiedlichen methodischen Ansätzen der Studien begründet liegen. Beispielsweise spielen die Einbeziehung von Personen, die in Institutionen leben, das Untersuchen durch Laien oder Psychiater, das Instrumentarium, die diagnostischen Kriterien und das Einbeziehen leichter Schweregrade eine wesentliche Rolle bei der Bestimmung der Prävalenzraten. So fanden Regier et al. (3) eine Major Depression bei 0,7% der über 65jährigen, Copeland et al. (1) eine Depression bei 11,5% der über 65jährigen und Kay et al. (2) bei 26,2% der Älteren Depressionen.

Die Angaben, ob es in den höchsten Altersgruppen, parallel zur steigenden somatischen Morbidität, einen Anstieg der Depressionsprävalenzen gibt, sind bislang nicht eindeutig. Des weiteren sind die Prävalenzraten zum klinischen Schweregrad und zur Geschlechtsverteilung in der Literatur widersprüchlich. Ein Hauptproblem in der ambulanten Versorgung ist der große Prozentsatz von nicht diagnostizierten Depressionen, die aus therapeutischer Sicht von großer Bedeutung sind.

Aus der Westberliner Bevölkerung wurde randomisiert eine nach Alter und Geschlecht stratifizierte Stichprobe von N = 516 Personen, die 70 Jahre und älter waren, gezogen mit 43 Männern und 43 Frauen in jeder der sechs 5-Jahres-Alters-

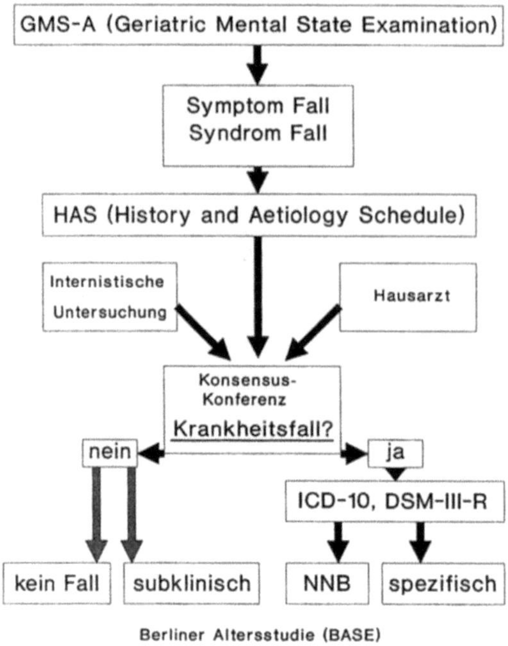

Abb. 1. Diagnostischer Prozeß

gruppen. Sämtliche Personen wurden von Psychiatern anhand des semistrukturierten GMS-A-(Geriatric Mental Stage) und des HAS-Interviews (History and Aetiology Schedule) untersucht. Zusätzlich erfolgte ein Arzneimittel-, Beschwerden- und Therapie-Interview, ein Schlafinterview und eine Hausarztbefragung. Sämtliche Daten wurden in einer Konsensuskonferenz mit den Internisten, die jeden Teilnehmer persönlich untersucht sowie zahlreiche Laborparameter ermittelt hatten, zusammengetragen und bildeten die Basis für die psychiatrischen Diagnosen nach den Kriterien des DSM-III-R und der ICD-10 (Abb. 1). Des weiteren wurde die HAM-D als Fremdbeurteilung und CESD als Selbstbeurteilungsskala von Depressivität erhoben.

Depressive Erkrankungen wurden bei 26,8% (N=133) der über 70jährigen Bevölkerung gefunden. Davon waren 14,4% mittelschwere und schwere Depressionen. Die Schweregrade zeigten eine hochsignifikante Korrelation sowohl zu den Punktwerten der HAM-D als auch zu denen der Selbstbeurteilungsskala CESD. Die Prävalenz für Depressionen war bei Männern mit 18,9% deutlich niedriger als bei den Frauen mit 29,7%. Eine Major Depression nach DSM-III-R-Kriterien wurde bei 4,8%, eine Dysthymie bei 2% der älteren Bevölkerung gefunden. Nach den DSM-III-R-Kriterien fielen 17,8% (N=85) in die Kategorie der nicht näher bezeichneten Depressionen. Die Depressionen wurden in 9 verschiedene DSM-III-R-Diagnosen eingeteilt. Demgegenüber wurden in der ICD-10-Klassifizierung 24 verschiedene Diagnosen bei der gleichen Patientengruppe vergeben, und auf die Gruppe der nicht näher bezeichneten Erkrankungen entfielen 9,6% (N=43). Die Hausärzte, die die Studienteilnehmer meist langfristig betreuten und sie in der Regel in den letzten 3 Monaten mindestens einmal sahen, gaben bei 30 von 516 Personen eine Depression oder affektive Störung an. Von den im Rahmen der Studie diagnostizierten Depressionen (N=133) wurde bei 20 Personen vom Hausarzt eine Depression oder affektive Störung angegeben.

Zusammenfassend zeigen die Ergebnisse, daß die Prävalenz der Depression bei Älteren vergleichbar hoch ist mit der der jüngeren Bevölkerung. Es findet sich keine Korrelation der Depression zum Alter, obwohl die somatische Morbidität einen eindeutigen Anstieg mit zunehmendem Alter zeigt. Ein hoher Prozentsatz der Depressionen im Alter wird von den behandelnden Ärzten nicht diagnostiziert, kann dementsprechend auch nicht adäquat behandelt werden. Die Schwierigkeiten der diagnostischen Einordnung spiegeln sich beim Vergleich der beiden derzeit am weitesten verbreiteten Diagnosesysteme, dem DSM-III-R und der ICD-10, wider. Die ICD-10 hat wesentlich mehr Kategorien zur Einordnung von Depressionen als das DSM-III-R. Dies mag der Grund dafür sein, daß sich bei den DSM-III-R-Diagnosen ein deutlich höherer Anteil an nicht näher bezeichneten Depressionen findet. Ein Grund für das seltene Erkennen von Depressionen bei Älteren liegt möglicherweise darin, daß depressive Symptome durch physiologische Alterserscheinungen und somatische Morbidität maskiert und in Folge nicht diagnostiziert werden.

Literatur

1. Copeland JRM, Dewey ME, Wood N, Searle R, Davidson JA, McWilliam C (1987) Range of Mental Illness Among the Elderly in the Community. Brit J Psychiat 150: 815–823
2. Kay WK, Beamish P, Roth M (1964) Old age mental disorders in Newcastle upon Tyne. Br J Psychiat 110: 146–158
3. Regier DA, Boyd JH, Burke Jr JD, Rae DS, Myers JK, Kramer M, Robins LN, George LK, Karno M, Locke BZ (1988) One-month prevalence of mental disorders in the United States. Arch Gen Psychiatry 45: 977–986

Depressive Störungen bei älteren Patienten im Allgemeinkrankenhaus

V. Arolt, M. Driessen

Einleitung

Etwa die Hälfte aller Patienten in internistischen und chirurgischen Allgemeinkrankenhaus-Abteilungen sind über 65 Jahre alt. Neben den zur Behandlung führenden somatischen Störungen liegen in vielen Fällen zusätzlich psychische Störungen vor. Am häufigsten sind depressive und psychoorganische Störungen. Weltweit wurden nur wenige empirische Untersuchungen zur Häufigkeit depressiver Störungen bei älteren Allgemeinkrankenhaus-Patienten durchgeführt. Als Untersuchungsfelder wurden bisher fast ausschließlich internistische Abteilungen gewählt. Die betreffenden Studien (4, 6, 9) beschreiben Prävalenzraten zwischen 13 und 19 %. Die Arbeitsgruppe um Cooper und Bickel untersuchte in Mannheim 626 internistische Allgemeinkrankenhaus-Patienten zwischen 65 und 80 Jahren und erhoben eine Prävalenzrate von ca. 13,1 % für affektive Störungen. Für die vorliegende Darstellung wurden Ergebnisse aus der Lübecker Allgemeinkrankenhausstudie ausgewertet, wobei folgende Fragen beantwortet werden sollen:

1. Wie hoch ist die Prävalenz depressiver Störungen bei über 65jährigen Allgemeinkrankenhaus-Patienten?
2. Welche therapeutischen Maßnahmen sind bei diesen Patienten indiziert?

Methodik

Die Methodik der Lübecker Allgemeinkrankenhausstudie (LAK-Studie) wurde an anderer Stelle ausführlich dargestellt (1, 2). Es handelt es sich um eine Primärerhebung im zeitlichen Querschnitt. Die Untersuchung wurde auf 15 internistischen bzw. chirurgischen Stationen durchgeführt (repräsentativ für eine Versorgung im Allgemeinkrankenhauses). Von 438 Patienten konnten 400 Patienten psychiatrisch untersucht werden. Als Basisinstrument wurde ein standardisiertes psychiatrisches Interview (Composite International Diagnostic Interview, CID; WHO [11]) verwandt, das jedoch durch ein zusätzliches klinisches Interview (unter Einbezug von Informationen durch Stationspersonal und Angehörige) ergänzt wurde. Im Rahmen der vorliegenden Arbeit werden ICD-10-Diagnosen (alle Schweregrade) dargestellt, die aufgrund der klinischen Interviewer-Einschätzung ermittelt wurden. Die Angaben beziehen sich auf Störungen, die innerhalb der letzten 7 Tage vor der Untersuchung vorgelegen hatten („Punktprävalenz"). Im Rahmen der LAK-Studie wurden detailliert psychotherapeutische, pharmakotherapeutische und soziotherapeutische Behandlungsindikationen eingeschätzt.

Ergebnisse

Von den insgesamt 400 in der LAK-Studie untersuchten Patienten waren N = 211 Patienten zwischen 65 und 97 Jahren alt (Durchschnittsalter 76,3 ± 6,9 Jahre). Von dieser Teilstichprobe wurden 64 % auf internistischen, 56 % auf chirurgischen Stationen behandelt. Der Frauenanteil betrug 64,5 %. Werden Erst-, Zweit- und Drittdiagnosen (ICD-10) zusammengenommen, so ergibt sich für die gesamte Gruppe depressiver Störungen eine Prävalenzrate von 32,7 %. Werden lediglich (wie in anderen Studien) Hauptdiagnosen gewertet, ergibt sich eine Rate von 14,1 % (Tabelle 1); bei den Hauptdiagnosen liegt (bis auf einen Fall) ein klinisch bedeutsamer Schweregrad (2–4) vor. Die für die Subtypen depressiver Störungen ermittelten Diagnosenhäufigkeiten sind in der Tabelle dargestellt.

Psychoorganische Störungen, insbesondere Demenzen, wurden bei 32,2 % aller älteren Patienten diagnostiziert (Haupt- und Nebendiagnosen). Bei den depressiven Patienten lag zu 24,2 % eine zusätzliche psychoorganische Störung vor. Aufgeschlüsselt nach Subtypen depressiver Störungen ergaben sich folgende Prävalenzraten komorbider psychoorganischer Störungen: Dysthymia 31,3 %, Anpassungsstörungen 23,7 %, depressive Episoden 13,3 %.

Bei 57,6 % der depressiven Patienten wurde eine konsiliarische psychiatrische/psychotherapeutische Intervention für indiziert gehalten. Hierbei erschien eine Mitbehandlung mit 3 oder mehr Kontakten bei insgesamt 27,3 % der Patienten als sinnvoll. Basierend auf dem Versuch einer Erfassung der Persönlichkeit des Pa-

Tabelle 1. Punkt(-7-Tage)prävalenz depressiver Störungen bei N = 211 über 65jährigen Allgemeinkrankenhauspatienten

Diagnosen	Prävalenz (%) Hauptdiagnosen	Prävalenz (%) Haupt- und Nebendiagnosen
Depressive Episoden (F32,33)	5,0	7,1
Dysthymie (F34)	2,8	7,6
Anpassungsstörungen (F43)	7,1	18,0
Alle depressiven Störungen	**14,1**	**32,7**

tienten, seiner somatischen und psychiatrischen Erkrankung und seiner gegenwärtigen Lebensumstände und seiner Motivation bzw. Motivierbarkeit zu einer fachspezifischen Behandlung wurden folgende Empfehlungen ausgesprochen: Für die Zeit der stationären Behandlung wurden psychotherapeutische Interventionen bei 43,9 %, Psychopharmakotherapie bei 48,5 % und psychosoziale Hilfen bei 36,4 % der depressiven Patienten (Haupt- und Nebendiagnosen) als sinnvoll angesehen. Im Hinblick auf die Zeit nach der Entlassung aus stationärer Behandlung wurde bei 24,2 % der depressiven Patienten eine Behandlung durch einen niedergelassenen Nervenarzt als indiziert beurteilt.

Diskussion

In guter Übereinstimmung mit anderen Untersuchungen weisen die vorgelegten Ergebnisse auf die hohe psychiatrische Komorbidität bei körperlich kranken, älteren Menschen hin. Die Problematik dieses Sachverhalts wird erkennbar, wenn bedacht wird, daß die psychiatrische Morbidität zum größten Teil unentdeckt bleibt. Die vorliegenden Studien an Allgemeinkrankenhaus-Patienten, aus der psychiatrischen Konsilar-/Liaisonforschung, aber auch aus Praxen von Allgemeinärzten liefern hierzu aussagekräftige Ergebnisse. Der hohe Anteil (etwa 70–80 %) unentdeckter depressiver Störungen bei älteren Krankenhauspatienten ist in zweierlei Hinsicht ernst zu nehmen: 1. liegen bei mindestens 1/8 aller älteren Patienten klinisch bedeutsame und damit durchaus behandlungsbedürftige Störungen vor. 2. führt die Nichtbehandlung der psychiatrischen Störungen (3) aller Wahrscheinlichkeit nach zu folgenden Konsequenzen: Verlängerung der Liegezeiten (6, 10), Vernachlässigung der Behandlungsmöglichkeiten und Chronifizierung somatischer Erkrankungen (7) sowie (unabhängig von Art und Schwere der somatischen Erkrankung) erhöhter Mortalität (5, 8). Strukturelle Verbesserungen der Versorgungsmöglichkeiten im Rahmen psychiatrischer Konsiliartätigkeit sowie eine stärkere Gewichtung gerontopsychiatrischer Aufgababenstellungen sind erforderlich, wenn der dargestellten Problematik in realitätsgerechter Weise Rechnung getragen werden soll. Aus wissenschaftlicher Sicht sind von kontrollierten Interventionsstudien Ergebnisse mit hoher praktischer Relevanz zu erwarten.

Literatur

1. Arolt V, Driessen M (1996) Alcoholism and psychiatric comorbidity in general hospital inpatients. Gen Hosp Psychiatry 18: 271–277
2. Arolt V, Driessen M, Bangert-Verleger A., Neubauer H, Schürmann A, Seibert R (1995) Psychische Störungen bei internistischen und chirurgischen Krankenhauspatienten: Prävalenz und Behandlungsbedarf. Nervenarzt 66: 670–677
3. Arolt V, Gehrmann A, John U, Dilling H (1995) Psychiatrischer Konsiliardienst an einer Universitätsklinik. Aufgaben und Leistungscharakteristik. Nervenarzt 66: 347–354
4. Bergman K, Eastham EJ (1974) Psychogeriatric ascertainment and assessment for treatment in an acute medical ward setting. Age Aging 3: 174–188
5. Bickel H, Cooper B, Wancata J (1993) Psychische Erkrankungen von älteren Allgemeinkrankenhauspatienten: Häufigkeit und Langzeitprognose. Nervenarzt 64: 53-61
6. Johnston M, Wakeling A, Graham N, Spokes S (1987) Cognitive impairment, emotional disorder and length of stay of elderly patients in a district general hospital. Br J Med Psychol 60: 133–139
7. Katon W (1996) The impact of major depression on chronic medical illness. Gen Hosp Psychiatry 18: 215–219
8. Kloehn I (1997) Der Einfluß von psychischen Störungen und psychosozialer Situation auf die Mortalität internistischer Krankenhauspatienten in Jahr nach Krankenhausentlassung. Inauguraldissertaion, Medizinische Universität zu Lübeck

9. Koenig HG, Meador KG, Cohen HJ, Blazer DG (1988) detection and treatment of major depression in older, medically ill hospitalized patients. Int J Psychiatr Med 18: 17–31
10. Saravay SM, Lavin M (1994) Psychiatric co-morbidity and length of stay in general hospitals. Psychosomatics 35: 233–252
11. WHO (1992) CIDI: Composite International Diagnostic Interview. Deutsche Bearbeitung: Wittchen HU, Semler G. Beltz Test, Mannheim

Depressivität bei stationär behandelten geriatrischen PatientInnen

K. Ostermann

Im Gesundheitsreformgesetz (1989) wurde erstmals der generelle Anspruch älterer Menschen auf Rehabilitation festgeschrieben. Danach ist der Gesundheitszustand der PatientInnen nach einem ärztlichen Behandlungsplan vorwiegend durch Anwendung von Heilmitteln, ferner durch andere geeignete Hilfen, auch durch geistige und seelische Einwirkungen zu verbessern und den PatientInnen bei der Entwicklung eigener Abwehr- und Heilungskräfte zu helfen.

Epidemiologen und die klinische/administrative Literatur belegen, daß die Depression beim älteren Menschen neben der Demenz die häufigste psychische Erkrankung ist: Danach leiden 2 bis 3 % der älteren Bevölkerung und in Heimen und geriatrischen Institutionen bis 12 % an depressiven Syndromen. Für weiteres differenziertes (internationales und nationales) Zahlenmaterial sei auf die Arbeiten von Hinterhuber (1982) und Dilling, Weyerer und Castell (1984) und die dortigen Übersichten hingewiesen.

PatientInnen mit Schlaganfall/Hirngefäßkrankheiten oder hüftgelenknahen Frakturen stellen anteilmäßig in der Geriatrie und in Rehabilitationseinrichtungen die größte PatientInnengruppe mit 40 bis 30 % im Mittel dar. Barolin (1983) weist lange für diese auf die Beachtung und Behandlung der „Begleitdepression“ hin, die den Klinikern wenig bekannt ist oder mißverstanden oder fehlinterpretiert wird (3, 4, 5). Bei SchlaganfallpatientInnen wird die Depressionshäufigkeit zwischen 30 und 60 % eingeschätzt (Sinyor 1986) mit einem 25-%-Anteil milder Depressionen mit pessimistischen und negativen Erwartungen an sich und die Zukunft. Verschiedene Autoren bezeichnen das Verhältnis zwischen Depression und Ausgang der Rehabilitation auch deswegen als unklar, da die Ausprägungen der Beeinträchtigungen der Alltagsaktivitäten (ADL) und intellektuellen Funktionen ebenso wie die Qualität sozialer Unterstützung mit der Schwere der „post-stroke-depression“ korrelieren. Depressive Veränderungen treten unter Bedingungen dann auf, wenn es zur Bewältigung neuer Situationen an Fertigkeiten, instrumentellen Verhaltensweisen, Problemlösungsstrategien und sozialer Unterstützung fehlt. Die Arbeitsgruppe um Robinson (1986) formuliert gerichtet auch Gegenteiliges: Es ist eher möglich, daß die depressiven Störungen zu intellektueller oder physischer Beeinträchtigung beitragen als umgekehrt.

In Wiesbaden werden im Rahmen eines Modellversuches – orientiert am Hessischen Geriatrieplan – in der Geriatrischen Abteilung eines Krankenhauses (nach § 109 SGB V) und in einer Rehabilitationseinrichtung (§§ 107 Abs. 2 und 111 SGB V) ältere Menschen abgestuft, vernetzt, gemeindenah behandelt, therapiert und rehabilitiert und versorgt.

Aus der Dokumentation beider Einrichtungen werden Merkmale zur Deskription genutzt. Von 1434 PatientInnen der Geriatrie und 831 Fällen/PatientInnen der Rehabilitationseinrichtung liegen unterschiedliche Daten von der Aufnahme bis zur Entlassung vor.

Daraus werden die standardisierten Einträge der Diagnosen nach ICD 9 und ein Depressivitätstest verwendet. Vorbehandlungs- und Behandlungsdauer, soziodemographische Merkmale wie Alter, Geschlecht, Entlassungsort (wohnen wo?) und die Hilfs- und Pflegebedürftigkeit bzw. Aktivitäten des täglichen Lebens über den Barthel-Index werden zur Beschreibung genutzt.

Tabelle 1 zu den Diagnosen (ICD 9) belegt für beide Einrichtungen eine geringe Prävalenz an depressiven Krankheitsbildern, die bei 6% der PatientInnen liegt – und sich gleichermaßen auf PatientInnen mit Hirngefäßkrankheiten wie für die mit einer hüftgelenknahen Fraktur verteilt.

Nimmt man das Vorliegen einer depressiven Diagnose als Trennkriterium und vergleicht darüber demographische und Outcome-Variablen, haben Frauen häufiger eine Depression (+10%), werden die mit Depression häufiger (+8%) aus der Rehaeinrichtung in ein Alten/Pflegeheim entlassen. In der Behandlungsdauer (Akut/Geriatrie/Rehabilitation) und im Zuwachs der Alltagsaktivitäten bzw. der Verminderung der Pflegebedürftigkeit (Barthel-Index) besteht kein Unterschied.

Die Gruppen nach ICD-Diagnose Depression können sich auch deswegen so weitgehend ähneln, weil sich in der ohne Depression (ICD-Diagnose) PatientInnen mit Depressivität „verstecken" (Depressivitätstest), die noch nicht identifiziert sind.

Trennt man dasselbe Datenmaterial über den cut-off des Depressivitätstestes (>10 Pkt. bedeutet Hinweis auf psychisch/psychiatrische Morbidität), hat in der Rehabilitation die Hälfte der PatientInnen einen Wert über 11, in der Geriatrie sind es 58%.

Über den cut-off von 10 Punkten zeigt sich für PatientInnen der Geriatrie, daß die mit Punktwert über 10 – abgesehen vom statistisch signifikant höheren Frauenanteil – zwar den gleichen Zuwachs in den Aktivitäten des täglichen Lebens (Barthel) aufweisen, dies aber auf einem niedrigeren Niveau beenden. Dem mittleren niedrigeren Endzustand im Barthel-Index entspricht die dreimal so häufige Entlassung in eine Pflegeeinrichtung und damit die geringere in die eigene Häuslichkeit.

Bei den PatientInnen der Rehabilitationseinrichtung bringt die Trennung über den cut-off des Depressivitätstests nur einen Unterschied in den Anteilen von Männern und Frauen. Hier zeigt der Eingangs-Barthel einen gering niedrigeren Wert (bei >10 Pkt.) bei gleichem Entlassungswert, geht damit auch mit einer gleich häufigen Entlassung nach Hause bzw. in eine Pflegeeinrichtung einher.

Tabelle 1. Diagnose nach ICD 9

	ICD	**Anzahl Rehaeinrichtung**	**Anzahl Geriatrie**
▸ nicht näher bez. vorüberg. organische Psychose	2939	1	
▸ nicht näher bez. affektive Psychose	2960		1
▸ endogene Depression	2961		13
▸ reaktive depressive Psychose	2980	7	58
▸ Angstneurose	3000	3	1
▸ neurotische Depression	3004		3
▸ nicht näher bez. Neurosen	3009		1
▸ länger dauernde depressive Reaktion	3091	4	3
▸ anderweitig nicht klassifizierb. depressive Zustandsbilder	3110	20	12

Im Gegensatz zur Literatur, die bei PatientInnen mit Hirngefäßkrankheiten und solchen mit hüftgelenknahen Frakturen die Depressionshäufigkeit hoch und einen Anteil milder Depressionen beschreibt, findet sich im Datenmaterial der Geriatrie und der Rehabilitationseinrichtung gleichermaßen eine geringe Prävalenz von Depression. Das mag einerseits daran liegen, daß beide Einrichtungen Anmelde-/Aufnahmebögen einsetzen, die die Frage nach der Rehabilitationwilligkeit als Ein-/Ausschlußkriterium beinhalten, andererseits daran, daß zumindest bei SchlaganfallpatientInnen ein zunächst somatisch orientierter Rehabilitationsauftrag durch das Schadensbild und die funktionellen Störungen im Behandlungsvordergrund und professioneller Wahrnehmung steht.

Der Depressivitätstest zur Identifizierung psychisycher Beeinträchtigung findet Anteile um 50%; die Testwiederholung klassifiziert 12% der Rehabilitationseinrichtung und 26% der Geriatrie als weiterhin (bei Entlassung) psychisch beeinträchtigt.

Die Korrelation zwischen Barthel-Index-Differenzen (Verminderung der Pflegebedürftigkeit) als Rehabilitationsgewinn geht mit der Verminderung der Depressivität statistisch hoch signifikant einher. Mit der Zunahme in den Aktivitäten des täglichen Lebens verringert sich die Depressivität bei den PatientInnen, die mit der Aufnahme hohe Testwerte haben.

PatientInnen mit der Diagnose Depression oder dem Depressivitätstestwert über 10 Punkten gehen häufiger in eine Pflegeeinrichtung, erreichen entweder einen hohen Barthel-Index-Wert erst nach längerer Behandlungsdauer (Reha) oder einen gleichen Zuwachs bei niedrigerem Ausgangsniveau (Geriatrie).

Literatur beim Verfasser

Symptomatik der Altersdepression und die Diagnose der Depression nach ICD 10 – erste Ergebnisse einer Vergleichsuntersuchung

H. Göbel, J. Kipp, B. Struwe

Einleitung und Hypothesen

In der ICD-10 werden 20 Symptome zur Depressionsdiagnostik vorgegeben, und zwar

- 5 typische Symptome
- 7 häufige Symptome und
- 8 weitere Symptome, die einem somatischen Syndrom zugeordnet werden.

Somatische Beschwerden oder Schmerzzustände, die klagend und anklagend vorgebracht werden, bestimmen häufig das Krankheitsbild der Altersdepression (3). Sie werden, obwohl sie bei mehr als 2/3 der Alterspatienten vorkommen (2), in der Symptomliste des ICD-10 nicht benannt. In der Literatur werden diese Symptome übrigens als hypochondrische Befürchtungen kategorisiert. Die Abgrenzung dieser Beschwerden von körperlichen Symptomen, die mit der Multimorbidität im Alter zusammenhängen, ist schwierig. Wir haben deshalb die Anzahl somatischer Diagnosen, den Grad des hypochondrischen Somatisierens und den subjektiven Beschwerdedruck miteinander verglichen.

In der Symptomliste der ICD-10 werden zwar Aufmerksamkeits- und Konzentrationsstörungen benannt, schwere kognitive Einschränkungen, wie sie bei einer Pseudodemenz vorkommen, fehlen jedoch bei der Aufzählung. Die Pseudodemenz ist u. E. jedoch für die zweite Lebenshälfte typisch. Nach unseren klinischen Beobachtungen schien auch agitiertes und regressives Verhalten bei Alterspatienten häufiger vorzukommen. Bei Patienten mit wahnhafter Depression steht im Alter der Verarmungswahn im Vordergrund, den wir bei jüngeren Patienten nur selten beobachten konnten. Wir stellten deshalb folgende Hypothesen auf:

Bei Altersdepressiven findet man häufiger hypochondrisches Somatisieren, Symptome der Pseudodemenz, regressiv- theatralisches Verhalten und Verarmungswahn. Dagegen finden sich Schuldgefühle seltener (1). Hypochondrisches Somatiseren ist von objektivierbaren körperlichen und subjektiv erlebtem somatischem Beschwerdedruck abgrenzbar.

Methode

Depressive Patienten aller Altersstufen zweier Kliniken wurden anhand einer Symptomliste mit 30 Items vom Behandler auf einer 4stufigen Skala eingeschätzt. Neben den ICD-10 Kriterien wurden in die Symptomliste auch die oben genannten Symptome aufgenommen. Die Patienten beurteilten den Beschwerdedruck (Erschöpfungsneigung, Herzbeschwerden, Magenbeschwerden und Gliederschmerzen) mit dem Gießener Beschwerdebogen (GBB-24). Klinisch wurde außerdem die Zahl somatischer Diagnosen erhoben.

Ergebnisse und Diskussion

In die erste Auswertung konnten bisher nur $n = 51$ Patienten in die Untersuchung einbezogen werden (34 Frauen, 17 Männer). Die Altersverteilung, mit einem durchschnittlichen Alter von 66 Jahren, ließ einen sicheren Vergleich einer älteren mit einer jüngeren Depressivengruppe bisher noch nicht zu. Trotzdem ergaben sich einige interessante Aspekte. Klinisch wurden $n = 27$ Patienten einer depressiven Episode, $n = 14$ einer rezidivierenden depressiven Störung, $n = 2$ einer bipolaren affektiven Störung und $n = 5$ einer andernorts klassifizierten depressiven Symptomatik zugeordnet. Bei der Hauptkomponentenanalyse der Symptomliste mit 26 Items (Morgentief, phobisch ängstliche und regressiv-theatralische Symptome fehlen mangels Kovariationen und Verarmungswahn wegen Seltenheit) und anschließender Varimaxrotation (Tabelle 1) ergaben sich 7 Dimensionen: allgemeine Herabgestimmtheit, kognitive Beeinträchtigung, negativistische Selbstgefährdung, Schlafstörung/Gewichtsverlust, Schuldwahn, hypochondrisches Somatisieren und Interessensverlust/Agitiertheit. Der Faktor hypochondrisches Somatisieren zeigt einen deutlichen Altersgang, wie Abb. 1 zeigt und korreliert mit $r = 0{,}29$ statistisch bedeutsam mit dem Alter ($p < 0{,}05$). Die mittlere Anzahl somatischer Diagnosen stieg mit dem Lebensalter von durchschnittlich 1 bei den unter 50jährigen bis auf durchschnittlich 3 bei der Gruppe der 80–90jährigen. Die Selbsteinschätzungen des Beschwerdedrucks in den 4 Kategorien des GBB-24 zeigen keine systematischen Beziehungen zum Lebensalter. Die Mittelwerte der Beschwerdekategorien waren bezüglich der gesunden Eichstichprobe deutlich erhöht und vom Niveau

Tabelle 1. Hauptkomponentenanalyse der Items aus dem „Symptombogen Depression" (Faktorladungen nach Varimaxrotation)

	allg. Herabgestimmtheit	kognitive Beeinträchtigung	negativistische Selbstgefährdung	Schlaf, Gewichtsverlust	Schuld, Wahn	hypochondr. Somatisieren	Interessensverlust, Agitiertheit
Verminderung des Antriebs	**0,87**	0,22	0,08	0,10	0,02	−0,04	−0,07
gedrückte Stimmung	**0,83**	0,16	0,14	0,27	−0,09	−0,06	0,06
Unfähigkeit emotional zu reagieren	**0,82**	0,09	0,25	−0,01	0,03	−0,03	0,07
Verlust der Freude an Aktivitäten	**0,80**	0,06	0,34	0,06	−0,08	0,03	0,18
psychomotorische Hemmung	**0,71**	0,05	−0,09	0,04	0,34	−0,03	−0,44
Verminderung des Appetits	**0,66**	0,15	0,14	0,37	0,15	0,22	0,14
Müdigkeit nach Anstrengung	**0,51**	0,46	0,10	−0,19	−0,05	0,13	0,04
Vergeßlichkeit/Pseudodemenz	0,05	**0,91**	0,00	0,01	0,03	0,16	−0,01
verminderte Konzentrationsfähigkeit	0,14	**0,87**	0,21	0,11	−0,01	0,04	0,03
verminderte Aufmerksamkeit	0,34	**0,79**	0,23	−0,04	0,00	0,10	0,16
Gefühl von Wertlosigkeit	0,35	0,15	**0,78**	0,04	0,02	−0,23	0,05
pessimistische Zukunftsperspektive	0,57	−0,01	**0,66**	−0,02	0,08	0,30	0,04
Suizidgedanken/-handlungen	0,32	0,12	**0,61**	0,02	0,30	0,33	−0,02
Entschlußlosigkeit	0,14	0,32	**0,57**	0,04	0,26	−0,02	−0,19
frühmorgendliches Erwachen	−0,03	0,00	−0,11	**0,82**	−0,07	−0,12	−0,08
Schlafstörungen	0,27	0,22	0,05	**0,75**	−0,15	0,04	0,14
Gewichtsverlust	0,21	−0,25	0,19	**0,61**	0,23	0,28	−0,04
Wahnsymptome (allgemein)	0,14	0,00	−0,02	0,06	**0,76**	−0,08	0,02
Schuldgefühle	−0,14	−0,02	0,42	−0,23	**0,66**	−0,27	−0,10
Stimm.-schwank. i. d. letzten Woche	−0,06	0,02	0,22	−0,07	**0,61**	0,23	0,18
hypochondrisches Grübeln	−0,04	0,19	0,02	0,15	0,20	**0,82**	−0,03
somatisierte Beschwerden	0,04	0,13	−0,02	−0,13	−0,35	**0,76**	−0,03
Agitiertheit	0,03	0,03	0,01	−0,03	0,12	−0,08	**0,88**
Verlust von Interessen	0,20	0,48	−0,21	0,14	0,01	0,07	**0,57**

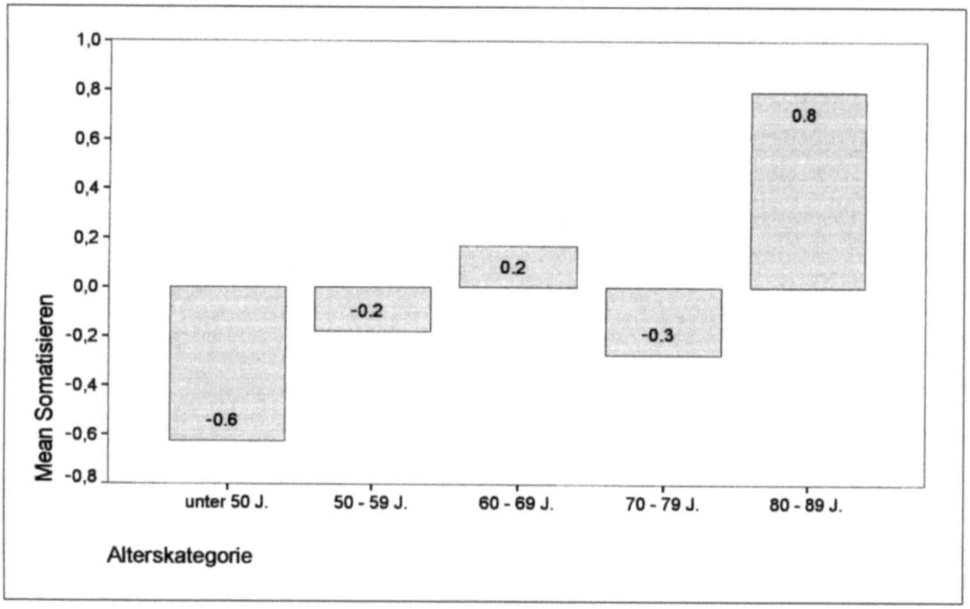

Abb. 1. Mittlerer Factorscore „Somatisieren" in Abhängigkeit vom Alter (Korrelation: Alter und Somatisieren $r=0{,}29$; $p<0{,}05$)

mit dem der Gruppe der psychosomatisch/psychotherapeutischen ambulanten Patienten der Eichstichprobe vergleichbar. Nur die Erschöpfungsneigung korrelierte signifikant mit den 3 Faktoren der Depression Herabgestimmtheit ($r=0{,}29$), kognitive Beeinträchtigung ($r=0{,}32$) und Schlafstörung/Gewichtsreduktion ($r=0{,}29$). Magenbeschwerden korrelierten hochsignifikant mit hypochondrischem Somatisieren ($r=0{,}38$). Da die Korrelation zwischen Lebensalter und hypochondrischem Somatisieren statistisch bedeutsam bleibt, auch wenn der Einfluß der selbsteingeschätzten Beschwerden oder die Anzahl somatischer Diagnosen herauspartialisiert ist, ergibt sich, daß das hypochondrische Somatisieren unabhängig vom subjektiv erlebten Beschwerdedruck und der Anzahl der somatischen Diagnosen ein wichtiges Symptom der Altersdepression ist. Die klagende und anklagende Art, wie körperliche Beschwerden präsentiert werden, könnte u. E. als Depressionskriterium älterer Patienten in Klassifikationsschemata aufgenommen werden. Der Faktor Schuldwahn korreliert mit $r=-0{,}32$ ($p<0{,}05$) negativ mit dem Alter, d.h. Schuldgefühle und Wahnphänomene lassen mit zunehmendem Alter nach (Abb. 2). Darüber hinaus korreliert keine weitere Dimension und kein weiteres Item mit dem Lebensalter. Ob sich auch die angenommene Altersabhängigkeit von Pseudodemenz, Verarmungswahn und regressiven Verhaltensweisen zeigt, soll bei vergrößerter Stichprobe weiter geprüft werden, in der vermehrt auch jüngere Depressive aufgenommen werden sollen.

Zusammenfassung

Die unterschiedliche Symptomatik von jüngeren und älteren Depressiven trägt zur Schwierigkeit bei, Altersdepressionen zu erkennen. Die vorliegende Untersuchung an 51 Depressiven in vornehmlich höherem Lebensalter zeigt einen deut-

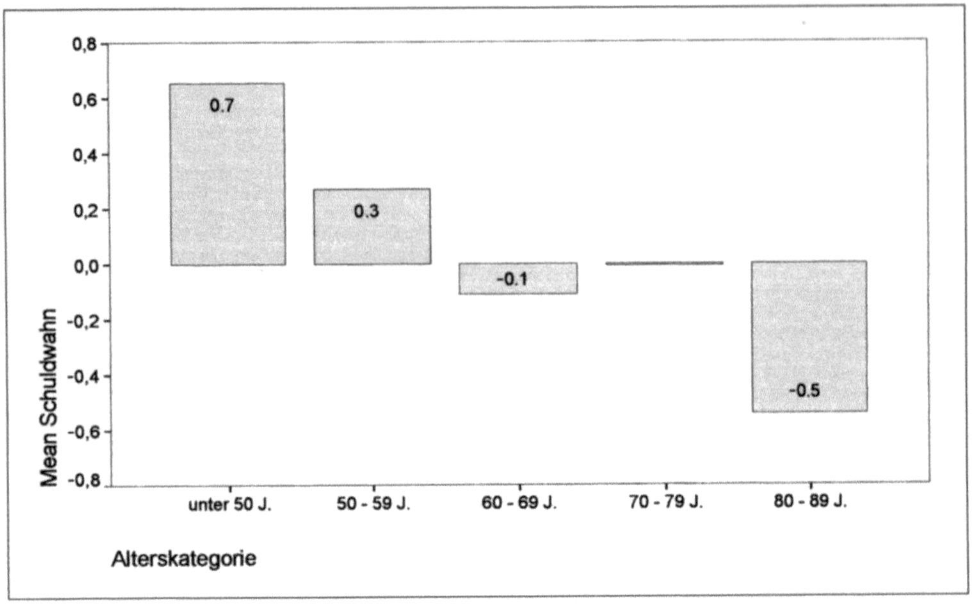

Abb. 2. Mittlerer Factorscore „Schuldwahn" in Abhängigkeit vom Alter (Korrelation: Alter und Schuldwahn $r = 0{,}32$; $p < 0{,}05$)

lichen Altersgang von hypochondrischem Somatisieren, und daß Schuldgefühle mit dem Alter nachlassen. Es wird diskutiert, hypochondrisches Somatisieren bei älteren Patienten in Klassifikationsschemata aufzunehmen.

Literatur

1. Blazer D (1982) Depression in late life. Mosby, St Louis
2. Blöink M, Husset J (1984) Depressive Erkrankungen. In: Oswald WD, Hermann WM, Kanowski S, Lehr UM, Thomae M (Hrsg) Gerontologie. Kohlhammer, Stuttgart, S 343–349
3. Kipp J, Jüngling G (1991) Verstehender Umgang mit alten Menschen. Springer, Berlin Heidelberg New York, S 64–67

Depressive Pseudodemenz – empirische Ergebnisse zu einem umstrittenen Konzept

T. Wetterling

Nach der klassischen Auffassung handelt es sich bei der depressiven Pseudodemenz um eine schwerwiegende Beeinträchtigung der intellektuellen Fähigkeiten, die durch Tests objektivierbar sein sollte und die nach Besserung der Depression sich zurückbildet, also reversibel ist. Die depressive Pseudodemenz ist ein umstrittenes Konzept (14). Die Gründe hierfür sind vielfältig:

- Das Fehlen allgemein akzeptierter Kriterien für die Diagnostik.
- Der Anteil der älteren Depressiven, die über kognitive Beeinträchtigungen klagen, ist hoch.
- Der Anteil der an einer Demenz vom Alzheimer Typ Erkrankten, die depressiv sind, ist ebenfalls hoch.
- Verlaufsuntersuchungen fehlen weitgehend.

Diagnostische Kriterien

In der Literatur sind Vorschläge für diagnostische Kriterien einer depressiven Pseudodemenz und ihrer Abgrenzung von einer degenerativen Demenz gemacht worden (5, 8). Diese haben jedoch keinen Eingang in die operationalisierten Diagnosesysteme DSM IV oder ICD-10 gefunden. Das Fehlen von allgemein akzeptierten Kriterien zur Diagnose erschwert den Vergleich von den bisherigen Studien zu diesem Themenbereich. Meist wird die Komorbidität von Patienten mit einer Alzheimer Demenz untersucht (Übersicht s. 13). Aus diesen methodisch häufig schlecht angelegten Studien lassen sich jedoch kaum brauchbare Aussagen gewinnen. Aufschlußreicher sind Studien, die den Verlauf berücksichtigen (s. u.).

Kognitive Beeinträchtigungen bei Depressiven

Obwohl allgemein akzeptiert wird, daß insbesondere ältere Depressive unter intellektuellen Beeinträchtigungen leiden, gibt es nur wenige Untersuchungen zu dieser Thematik. Eine eigene Untersuchung mit 92 depressiven Patienten zeigte, daß bei Krankenhausaufnahme 26,1% deutliche Gedächtnisstörungen und 37,0% Konzentrationschwierigkeiten angaben. Die statistische Analyse erbrachte aber nur eine geringe Altersabhängigkeit ($r = -0{,}19$; n. s. bzw. $-0{,}21$, $p < 0{,}05$). Bei etwa 10% bestanden diese Beschwerden bei Entlassung noch immer. Diese Ergebnisse zeigen, daß Depressive häufig subjektiv über schwere kognitive Beeinträchtigungen klagen. Während bei Jüngeren der subjektive Charakter (Insuffizienzgefühl) bei einer genauen Exploration meist deutlich wird, treten bei älteren Depressiven häufiger differentialdiagnostische Schwierigkeiten auf, v. a. wenn die Patienten in ihrem psychomotorischen Tempo stark eingeschränkt sind. In diesen Fällen kann der Gedanke an eine depressive Pseudodemenz auftauchen. Differentialdiagnostisch von Bedeutung ist, daß in der Regel bei depressiven Pseudodementen kortikale Defizite wie z. B. aphasische oder apraktische Störungen fehlen (s. 1). In einer eigenen Studie an 127 Dementen wurden nach eingehender Untersuchung 8 (6,5%) als pseudodement klassifiziert (12). In einer anderen Studie betrug der Anteil nur 3,4% (9). Depressive mit kognitiven Defiziten weisen oft organische Auffälligkeiten auf, z.B. Veränderungen in der Hirndurchblutung (3).

Depression bei Alzheimer-Demenz

In einer Reihe von Studien ist untersucht worden, wie häufig bei Alzheimer-Patienten eine depressive Verstimmung zu beobachten ist (Übersicht bei 13). Auf Grund methodischer Mängel sind die angegebenen Prozentwerte aber sehr unterschiedlich. In einer eigenen Untersuchung (12) waren 11,0% der Dementen depressiv. In wenigen Arbeiten ist die Art der depressiven Verstimmung (Dysthymie oder "major depression") bestimmt worden (z. B. 7). Schwere Depressionen gehen häufig einem dementiellen Abbau voraus, während leicht Demente eher dysthym zu sein scheinen (7). Die Alzheimer-Patienten, die sehr frühzeitig, oft schon vor dem Beginn der Demenz depressiv werden, zeigen neuropathologische Auffälligkeiten (Rarifizierung der noradrenergen Neurone in N. coeruleus (4)).

Verlaufsuntersuchungen

Einen zufriedenstellenden Aufschluß über die komplexen Zusammenhänge zwischen einer Depression im Alter und einer Demenz können nur Verlaufsstudien geben. Einige Studien (2, 10), u. a. eine große Kohortenstudie (2), zeigen, daß Patienten mit einer Altersdepression häufiger dement werden als Nicht-Demente. Insbesondere eine mit schweren kognitiven Beeinträchtigungen (Pseudodemenz) einhergehende Depression führt in einigen Fällen im weiteren Verlauf doch zu einer Demenz (6, 8, 11).

In zwei dieser drei Studien wird jedoch der überwiegende Teil der Pseudodementen später nicht dement (8, 11).

Diskussion

Auf Grund der dargestellten bisherigen Ergebnisse ist davon auszugehen, daß das umstrittene Konzept „depressive Pseudodemenz“ insoweit eine Berechtigung hat, als die meisten dieser Patienten später nicht dement werden. Andererseits ist eine Altersdepression als Risikofaktor für eine spätere dementielle Entwicklung anzusehen. Es bleiben aber noch eine Reihe von Fragen offen, z. B. ob eine „depressive Pseudodemenz“ häufiger als eine Altersdepression zu einer Demenz führt, also als echter Risikofaktor anzusehen ist. Hier sind noch weitere Untersuchungen erforderlich. Auch sollten die diagnostischen Kriterien vereinheitlicht werden und, um Begriffsverwirrungen zu vermeiden, von einer Depression mit kognitiven Störungen gesprochen werden.

Literatur

1. Baldwin B (1997) Depressive Erkrankungen. In: Förstl H (Hrsg) Lehrbuch der Gerontopsychiatrie. Enke, Stuttgart, S 408–418
2. Buntinx F, Kester A, Bergers J, Knottnerus JA (1996) Is depression in elderly people followed by dementia? Age Ageing 25: 231–233
3. Dolan RJ, Bench CJ, Brown RG, Scott LC, Friston KJ, Frackowiak RS (1992) Regional cerebral blood flow abnormalities in depressed patients with cognitive impairment. J Neurol Neurosurg Psychiatry 55: 768–773
4. Förstl H, Burns A, Luthert P, Cairns N, Lantos P, Levy R (1992) Organische Grundlagen depressiver Symptome bei der Alzheimer Demenz. Nervenarzt 63: 566–574
5. Haggerty JJ, Golden RN, Evans DL, Janowsky DS (1988) Differential diagnosis of pseudodementia in the elderly. Geriatrics 43: 61–74
6. Kral VA (1982) Depressive Pseudodemenz und senile Demenz vom Alzheimer Typ. Nervenarzt 53: 284–286
7. Migliorelli R, Teson A, Sabe L, Petracchi M, Leiguarda R; Starkstein SE (1995) Prevalence and correlates of dysthymia and major depression among patients with Alzheimer's disease. Am J Psychiatry 152: 37–44
8. Rabins PV, Merchant A, Nestadt G (1984) Criteria for diagnosing reversible dementia caused by depression: validation by 2-year follow-up. Br J Psychiatry 144: 488–492
9. Reifler BV, Larson E, Hanley R (1982) Coexistence of cognitive impairment and depression in geriatric outpatients. Am J Psychiatry 139: 623–626
10. Reifler B, Larson E, Teri L, Poulsen M (1986) Dementia of Alzheimer's disease and depression. J Am Geriat Soc 34: 855-859
11. Sachdev PS, Smith JS, Angus Lepan H, Rodriguez P (1990) Pseudodementia twelve years on. J Neurol Neurosurg Psychiatry 53: 254–259

12. Wetterling T (1994) Differentialdiagnose dementieller Abbauprozesse. Thieme, Stuttgart
13. Wragg RE, Jeste DV (1989) Overview of depression and psychosis in Alzheimer's disease. Am J Psychiatry 146: 577–587
14. Zimmer R, Lauter H (1984) Zum Problem der depressiven Pseudodemenz. Z Gerontol 17: 109–112

Depression im Alter – eine Querschnittsstudie mit psychoanalytischen Skalen

A. SPENGLER, E. SCHMIDT-GRUNWALD

Ziel der Studie

ist die Beschreibung des Selbsterlebens alter, depressiv kranker Patienten mit Hilfe zweier psychoanalytischer Skalen.

Der klinische Hintergrund ist die – gemessen am Bedarf – grobe Vernachlässigung psychotherapeutischer Behandlungsmöglichkeiten und Konzepte für alte, depressiv erkrankte Menschen, vor allem solche mit den früher sogenannten endogenen Depressionen, also schweren und wiederkehrenden depressiven Episoden. Theoretischer Ausgangspunkt sind die Psychoanalyse und ihre praktische klinische Anwendung auf die Patienten. Methodischer Ausgangspunkt sind die Versuche der letzten Jahre, durch standardisierte Skalen tiefenpsychologische Konstrukte einer empirischen Überprüfung zugänglich zu machen.

Methodik

Dazu wurden – geplant vor Veröffentlichung der OPD – zwei psychoanalytische Skalen verwandt: Das Narzißmus-Inventar (NI) von Deneke und Hilgenstock (1) als Selbstbeurteilungsbogen und der Psychische und Sozialkommunikative Befund (PSKB) von Rudolf (2), als Fremdrating wurden sie in einer klinischen, vor allem an den Persönlichkeitsstrukturen und Bewältigungsformen der Patienten orientierten Querschnittsstudie bei 34 remittierten depressiven, stationär behandelten alten Patienten eingesetzt. Die beiden Skalen beschreiben intrapsychische bewußte Bewältigungsstile und subjektive Aspekte der Wahrnehmung, des Erlebens und Verhaltens. Die Studie wurde mit strukturierten klinischen Interviews durchgeführt (zweiter Autor), ergänzend wurden die HAMD und gerontopsychiatrische Skalen (BGP, BCRS, SCAG) verwandt, außerdem wurden die Zuordnungen nach ICD 9, DSM-III-R und ICD-10 kontrolliert.

Die Stichprobe ist für stationär behandelte, remittierte, depressiv erkrankte alte Menschen repräsentativ. Sie erfaßt 34 im Nds. Landeskrankenhaus Wunstorf aufgenommene depressive Patienten der Altersgruppe 55 Jahre und höher. Kognitiv eingeschränkte Patienten (BCRS >10) waren ausgeschlossen. Das Altersmittel betrug 65,3 Jahre (SD 6,5, range 55–80), 21 Frauen standen 13 Männer gegenüber. Es waren 53% verheiratet, ein Viertel noch berufstätig, die wenigsten (4 Patienten) kinderlos, praktisch alle lebten in eigener Wohnung. 15 Patienten wurden erstmals behandelt (Mittel 2,2, SD 1,8 und range bis 10 stationäre Aufnahmen). Entsprechend lagen kumuliert bei etwa einem Drittel der Patienten bis 5 Wochen, aber bei etwa einem Viertel bereits 26–100 stationäre Behandlungs-Wochen zurück. Die Patienten wurden nach der Akutbehandlung und klinischen Remission auf offenen Therapiestationen untersucht und waren mit Antidepressiva eingestellt. 16 Patienten wurden nach ICD-9, DSM-III-R und ICD-10 aktuell neurotischen und Anpassungsstörungen zugeordnet, 18 schwereren Depressionen. Bei über einem Drittel lagen Persönlichkeitsstörungen vor, bei knapp zwei Dritteln organische Begleiterkrankungen. In der HAMD zeigten 45 % der Patienten aktuell Scores von >20.

Ergebnisse: Narzißmus-Inventar (Abb. 1)

Die Skala ist selbst-psychologisch begründet. Aus 163 erlebnisnahen Selbstbeurteilungs-Items (bipolare fünfstufige Ausprägung), – z. B. *53 „ich finde mich manchmal widerlich und unerträglich"* oder *85 „ich glaube, andere beneiden mich um mein gutes Aussehen"* werden 18 Skalen gewonnen und zu 4 Dimensionen zusammengefaßt:

- I. bedrohtes Selbst (OHS, AIV, DPR, BAH, KLS, SEK, SOI, ARR)
- II. „klassisch" narzißtisches Selbst (GRS, SIS, GLB, NAW)
- III. idealistisches Selbst (AUI, OBA, WEI, SYS)
- IV. hypochondrisches Selbst (HYA, NAK)

Im Vergleich zu einer jüngeren Gruppe neurotisch Depressiver bei Deneke und Hilgenstock (1; n = 173) zeigen sie etwas geringere Werte in den Dimensionen „Bedrohtes Selbst" und „Klassisch narzißtisches Selbst", aber etwas höhere Werte in den Dimensionen „Idealistisches" und „Hypochondrisches Selbst" – bei allerdings (altersbedingt) häufiger zugrundeliegenden organischen Erkrankungen. Die Verteilungen unterscheiden sich im t-Test nicht signifikant. Kennwerte für Normalpopulationen teilten die Autoren für das NI nicht mit.

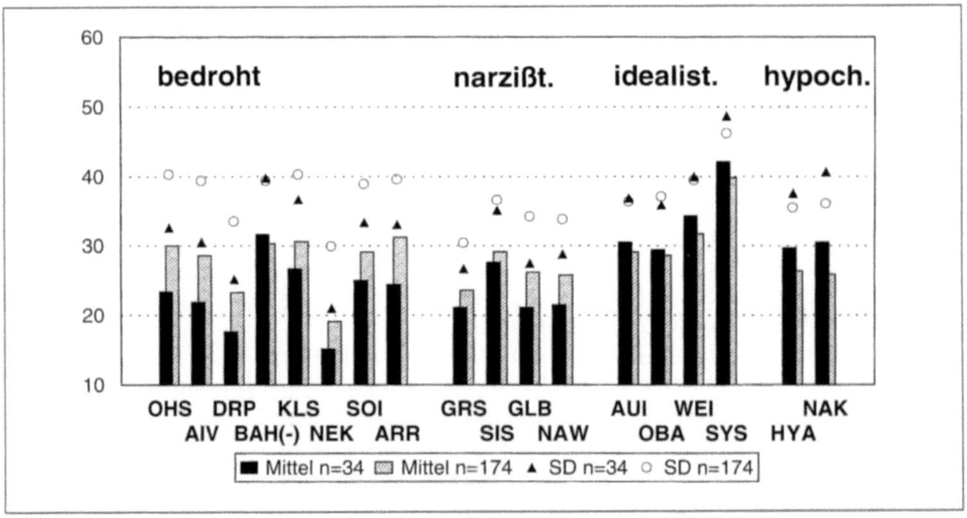

Abb. 1. Narzißmus-Inventar: Vergleich von 34 depressiven alten Patienten (Schmidt-Grunwald/Spengler) mit 174 neurotisch Depressiven aller Altersgruppen (Deneke/Hilgenstock). (Standardisierte Summenscores. Hohe Werte klinisch auffällig, BAH invertiert)

Ergebnisse: PSKB (Abb. 2)

Das Instrument ist ich-psychologisch und objektbeziehungs-theoretisch begründet. In der auf die letzten 12 Monate abhebenden Fremdbeurteilung mit 84 Items werden berichtete/beobachtete Beschwerden, Innen-Befindlichkeiten und Verhaltensweisen zugeordnet, die – zu 10 Interaktionsmustern zusammengefaßt – in T-Werte transformiert sind und eine Darstellung mit einem Mittel von 50 und Streuungen von 10 erlauben:

In der Tendenz reagieren die alten Patienten etwas stärker depressiv-ohnmächtig (Dep) und erfahren deutlicher das Scheitern von Beziehungen (Bez). In den anderen Subskalen stellen sie sich praktisch unauffällig dar. Im Vergleich zu Rudolf und Porsch (2) finden sich große Ähnlichkeiten mit einer jüngeren stationär behandelten Gruppe (n = 20), nicht aber mit den deutlich weniger depressiven ambulant behandelten und später katamnestizierten Fällen dieser Autoren. Die Autoren teilten keine Kennwerte mit.

Zusammengefaßt

lassen die Befunde keine grundsätzlichen Besonderheiten im Selbsterleben und in der narzißtischen Regulation depressiv erkrankter älterer und alter Patienten erkennen. Allerdings ist dies im Kontext der bereits erreichten Remission, der antidepressiven Behandlung, des stationären Behandlungsmilieus und der verwandten Instrumente zu sehen. Gerade die Selbstbeschreibung im NI zeigt, wie „normal" die Patienten sich erleben. Besonderheiten gegenüber depressiv erkrankten jüngeren Patienten zeigen sich nicht. Auch die Werte im PSKB zeigen die selben klinischen Auffälligkeiten wie bei jüngeren stationär behandelten Patienten. Sie sind wahrscheinlich auch im Zusammenhang mit der Schwere und Akuität sowie der Zahl bereits zurückliegender Episoden bei den depressiven Störungen zu sehen, die zur stationären Behandlung geführt haben. Im übrigen zeigten sich bei detail-

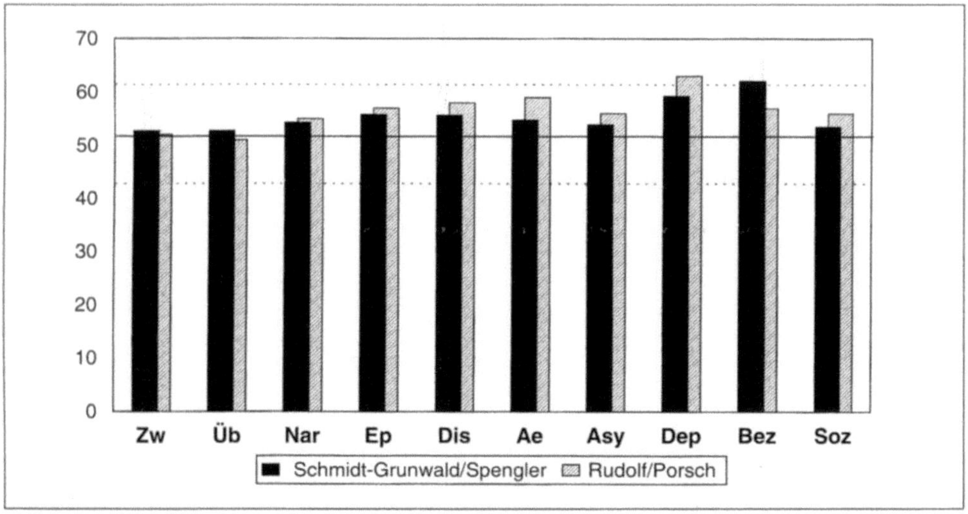

Abb. 2. Psychischer und sozialkommunikativer Befund: Vergleich von 34 depressiven alten Patienten (Schmidt-Grunwald/Spengler) mit 20 jüngeren depressiven stationären Patienten (Rudolf/Porsch). (Transformierte T-Werte aus logarithmierten Rohwertsummen)

lierten Auswertungen von Untergruppen keine wesentlichen Unterschiede zwischen den eher als psychoreaktiv und den eher als „endogen" zugeordneten Patienten.

Insgesamt sprechen die Ergebnisse für eine differenziertere Aufarbeitung der Psychodynamik bei alten depressiv Kranken, auch bei Patienten, die unter schweren depressiven Störungen leiden (früher als „endogene" Depressionen zugeordnet) und die konventionell als nicht primär psychotherapeutisch behandelbar eingeschätzt wurden. Daraus folgt die klinische Forderung nach psychotherapeutischen Angeboten nicht nur für junge, sondern auch und gerade für alte und schwer depressiv erkrankte Patienten.

Literatur

1. Deneke F H, Hilgenstock B (1989) Das Narzißmusinventar. Handbuch. Huber, Bern
2. Rudolf G (1981) Untersuchung und Befund bei Neurosen und psychosomatischen Erkrankungen. Materialien zum „Psychischen und Sozial-Kommunikativen Befund" (PSKB). Beltz, Weinheim

3.2 Depression im Alter und Komorbidität

Vorbemerkungen

S. KANOWSKI, R. IHL

Multimorbidität/Komorbidiät sind bedeutsame Charakteristika von Erkrankungen im Alter. Sie gewinnen besondere Bedeutung im Zusammenhang mit Altersdepressionen. Chronische körperliche Erkrankungen stellen einen Risikofaktor für die Entwicklung von Depressionen im Alter dar und begründen möglicherweise die erhöhte Mortalität affektiver Störungen jenseits des 65. Lebensjahres, wie sie bereits von der Arbeitsgruppe um M. Roth in den 60er Jahren beschrieben worden ist. Somatische Komorbidität ist wahrscheinlich auch der Grund für die bekannte Somatisierungsstendenz im Syndromerscheinungsbild von Altersdepressionen. Hierin liegt vielleicht auch der Grund für Zweifel an der Konzeptvalidität von Depressionserfassungsskalen. Sie wurden an jüngeren Patienten entwickelt und sind für die Erfassung von Altersdepressionen nicht validiert. Ein besonders diskutiertes Problem stellt die Komorbidität von Depression und Demenz dar, die bekanntlich mit dem Begriff der depressiven Pseudodemenz belegt ist. Es ist bemerkenswert, daß trotzdem wenig konkrete Untersuchungen über die konditionalen oder gar kausalen Zusammenhänge zwischen somatischer Komorbidität und Altersdepressionen in der Literatur zu finden sind.

Im Rahmen dieses Workshops wird versucht, anhand konkreter Untersuchungsergebnisse etwas mehr Licht in dieses Feld zu bringen. Die ersten beiden Beiträge stützen sich auf Ergebnisse der Berliner Altersstudie. Schaub et al. legt das Augenmerk auf somatische Krankheiten als Kofaktoren bei Depressionen im Alter und bestätigt mit seinen Ergebnissen zum Teil klinische Erfahrungen.

Reischies widmet sich der Komorbidität von Depressionen und Demenzsymptomatik und relaviert in seinen Ergebnissen die bislang in der Literatur herrschende Meinung, kognitive Symptomatik im Rahmen von Altersdepressionen bilde sich in aller Regel mit Abklingen derselben völlig zurück.

Mit dem gleichen Thema setzt sich Morawetz auseinander und kommt zu dem Schluß, daß die Kombination beider Syndrome eher als zufällige Manifestation zweier unabhängiger Erkrankungen anzusehen sei.

Pantel untersucht die Frage eines Zusammenhanges zwischen Spätdepression und Demenz mit Hilfe der quantitativen Magnetresonanztomographie. Die Ergebnisse seiner morphologischen Untersuchungen führen zu einem gegenteiligen Schluß, daß nämlich der Manifestation von Spätdepressionen hirnatrophische Prozesse unklarer Genese zugrundeliegen. Zu ähnlichen Ergebnissen gelangt Wurthmann. Hüwel geht der Frage des Zusammenhangs zwischen depressiven Verstimmungen und einem akuten erstmaligen ischämischen Hirninfarkt nach. Seine Ergebnisse deuten darauf hin, daß depressive Symptomatik in diesem Zusammenhang eher eine reaktive Folge der vorwiegend motorischen Ausfälle nach Hirninfarkt ist.

Diese interessanten und im einzelnen in bezug auf das Problem der depressiven Pseudodemenz nicht ganz widerspruchsfreien Untersuchungsergebnisse bestätigen die Notwendigkeit, den vielfältigen Problemen somatischer Komorbidität bei

Spätdepressionen in der wissenschaftlichen Forschung intensiv Beachtung zu schenken. Gerade im Hinblick anf angemessene Therapie ist es unter diagnostischen Gesichtspunkten besonders wichtig, zwischen Somatisierung im Symptomprofil als primärem Ausdruck altersabhängiger Depressionsexpression und Somatisierung als Zeichen koexistierender somatischer Morbidität zu unterscheiden.

Somatische Krankheiten als Kofaktoren bei Depression im Alter: Ergebnisse der Berliner Altersstudie (BASE)

R. T. Schaub, M. Borchelt, H. Münzberg, B. Geiselmann

Neben genetischen und psychosozialen Faktoren werden vor allem körperliche Erkrankungen und Behinderungen als Risikofaktoren für die Entstehung und Persistenz depressiver Störungen im Alter angesehen. So konnte gezeigt werden, daß 1/3–2/3 der Menschen, die einen Schlaganfall erlitten, im darauffolgenden Jahr an Depressionen litten (8), und daß diese Depressionen eine hohen Grad an Chronizität aufwiesen (4, 11). Andere körperliche Erkrankungen, die einen Zusammenhang mit Depressionen zeigen, sind Malignome, Morbus Parkinson sowie diverse endokrine und metabolische Störungen, ohne daß die vermittelnden Mechanismen im einzelnen bekannt wären. Ein grundsätzliches Problem bei der Analyse derartiger Zusammenhänge stellt das weitgehende Fehlen systematischer Studien an repräsentativen Stichproben dar, die ein breites geriatrisches Diagnosen-Spektrum erfassen. Diese müssen aber vorausgesetzt werden, um den Einfluß unterschiedlicher Erkrankungen in einer oft multimorbiden Population zu kontrollieren. Von Interesse war daher für uns, inwieweit sich unter Betrachtung des gesamten somatischen Diagnosen-Spektrums einzelne Erkrankungsgruppen als gehäuft mit Depression im Alter assoziiert nachweisen lassen. Eine weitere Frage bestand darin, ob sich verschiedene Formen von Depression durch das assoziierte Krankheitsspektrum unterscheiden lassen.

Methoden

Die BASE-Stichprobe (1), bestehend aus n = 516 – nach einem alters- und geschlechtsgeschichteten Sampling-Verfahren ausgewählten (Altersrange: 70–103 Jahre, Oversampling der höheren Altersgruppen) – Westberliner Alten, konnte mit dem GMS-A/HAS (2) im Rahmen einer multidisziplinären Gesamtuntersuchungssequenz psychiatrisch untersucht werden. Die Studienteilnehmer wurden außerdem einem umfassenden geriatrischen Assessment unterzogen (10). Zur multivariaten Analyse möglicher Zusammenhänge zwischen körperlichen Erkrankungen und Depressionen im Alter bei Hoch- und Höchstbetagten wurden logistische Regressionsmodelle eingesetzt, als abhängige Variablen dienten einmal die Diagnose einer aktuell vorhandenen "Major Depression" (MDE) nach DSM IIIR, im zweiten Modell die klinische Diagnose einer Depression mit Krankheitswert (nnb). Diese wurde so definiert, daß neben dem entsprechenden Leitsymptom ein GMS-Depressionsscore >2 sowie der vom Psychiater für notwendig erachtete

Tabelle 1. ICD-9 Diagnosen(gruppen), die als erklärende Variablen verwendet wurden

Diagnosegruppe	ICD-9-Code	Beispiele
Maligne Neubildungen	140.0–209.9	alle Arten maligner NPL
Benigne Neubildungen	210.0–239.9	z. B. Lipome, CIS, usw.
Krankheiten der Schilddrüse	240.0–249.9	Hypo-/Hyperthyreose, Struma, usw.
Diabetes mellitus	250.0–250.9	Typ I und II
Lipidmetabolismus	272.0–272.9	alle Arten
Gicht	274.0–274.9	
Anämie, Koagulopathie	280.0–289.9	Eisenmangel-Anämie
Periphere Neuropathien	350.0–359.9	Mono-/Polineuropathie
Krankheiten des Auges/Ohres	360.0–389.9	sensor. Einschränkungen
Hypertonus	401.0–409.9	essentielle Hypertonie
KHK	410.0–419.9	KHK, Angina pectoris, MCI
Herz-Rhythmus-Störungen	426.0–427.9	Erregungsleitung/Arrhythmie
Herzinsuffizienz	428.0–428.9	Links-, Rechts-, Pan-Insuffizienz
Zerebrovaskuläre Kh.	430.0–439.9	Stenose, TIA, Z.n. Insult
PAVK	440.0–449.9	Sklerose, Embolie, Aneurysma
Krankheiten der Atmungsorgane	460.0–519.9	COLD
Krankheiten des Gastrointestinaltraktes	520.0–579.9	Ulkus, Hernien
Nephrosen	580.0–584.9	G-Nephritis, nephrot. Syndrom
Chron. Nierenversagen	585.0–586.9	
Urologische Krankheiten	594.0–599.9	Steine, Entzündungen
Prostata-Affektionen	600.0–603.9	Hyperplasie, Entzündungen
Weibl. Geschlechtsorgane	610.0–629.9	Brust, Unterleib
Arthropathien	710.0–719.9	PCP, Arthrose
Rheumatische Krankheiten	725.0–729.9	PMR, Enthesopathien, Weichteil-affektionen
Dorsopathien	720.0–724.9	Spondylitis/-losis, Diskopathie, -algie
Osteopathie	730.0–739.9	O-Porose, -Myelits, -Chondropathien

Interventionsbedarf für die Diagnose gefordert wurden. Erklärende Variablen waren Diagnosengruppen nach ICD-9 (Tabelle 1), die in entsprechende Kategorien zusammengefaßt wurden. Berücksichtigt wurden nur geriatrische Diagnosen, die unter Einbeziehung aller verfügbaren Informationen als „sehr wahrscheinlich" oder „sicher" bewertet worden waren. Die Schwere der Erkrankung, sowie funktionale Maße wie ADL, Gebrechlichkeit oder Mobilität wurden nicht mit einbezogen. Alter, Geschlecht, sowie das Vorliegen einer Demenz oder Abhängigkeitsstörung nach DSM IIIR wurden als weitere Faktoren in das Modell aufgenommen.

Ergebnisse

Von den untersuchten Studienteilnehmern litten n = 26 (5,0 %) an einer MDE, wobei teilremittierte Fälle mit einbezogen sind. Darüber hinaus fand sich bei n = 85 Fällen (16,5 %) eine Depression ‚nnb' (6). Der univariate Häufigkeitsvergleich ergab signifikante Zusammenhänge des Auftretens von MDE mit Schilddrüsen-Erkrankungen, Arthropathien (Abb. 1) und ein selteneres gemeinsames Auftreten mit respiratorischen Erkrankungen. Nach Kontrolle aller Faktoren waren lediglich Schilddrüsen-Erkrankungen mit MDE assoziiert, nach Elimination nichtsignifikanter Prädiktoren verblieben Arthropathien (p = 0,045, Odds-Ratio [OR] = 2,28, Konfidenz-Intervall [CI]: 1,02–5,13) und Schilddrüsen-Erkrankungen (p = 0,037,

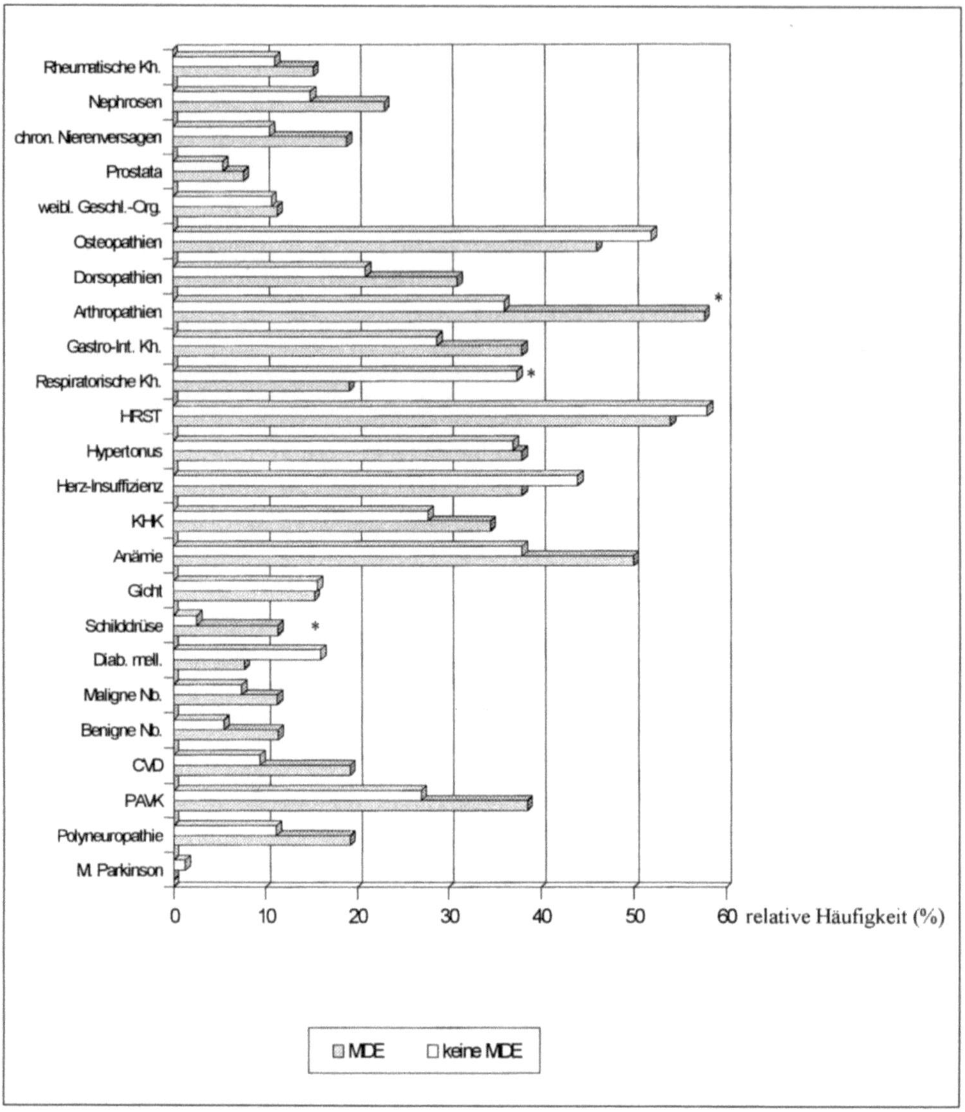

Abb. 1. MDE und somatische Erkrankungen. Dargestellt ist der jeweilige relative Anteil erkrankter Studienteilnehmer in der depressiven und nichtdepressiven Gruppe. (*$p<0{,}05$ Fisher's exact Test 2-tailed)

OR = 4,16, CI: 1,09–15,93) im Modell (Tabelle 2). Nicht nach DSM IIIR spezifizierbare depressive Störungen von Krankheitswert waren mit weiblichem Geschlecht ($p=0{,}042$, OR = 1,6, CI: 1,02–2,54), Anämie ($p=0{,}016$, OR = 1,73, CI: 1,11–2,72), zerebrovaskulären Erkrankungen ($p=0{,}028$, OR = 2,11, CI: 1,08–4,11), urologischen Erkrankungen ($p=0{,}025$, OR = 2,69, CI: 1,35–6,38) sowie Herzinsuffizienz ($p=0{,}006$, OR = 1,86, CI = 1,19–2,92) assoziiert. Bei diesem Modell bestanden für die signifikanten Prädiktoren vor und nach Elimination keine Unterschiede.

Tabelle 2. Logistische Regressionsmodelle: Major Depression und Depression ‚nnb', nach ‚backward-elimination'. (*OR* Odds Ratio, *Cl-Cu* Konfidenzintervall, *CVD* cerebrovaskuläre Krankheit.

	b	se(b)	p	OR	Cl	Cu	-2log -likelihood	χ2 (df)
MDE								
Schilddrüse	1,426	0,685	0,037	4,163	1,088	15,933		
Arthropathie	0,825	0,412	0,045	2,282	1,019	5,113	197,94	8,10 (2)
Depression ‚nnb'								
Geschlecht	0,473	0,233	0,042	1,605	1,016	2,535		
CVD	0,745	0,340	0,028	2,108	1,082	4,106		
Anämie	0,551	0,229	0,016	1,735	1,106	2,722		
Herzinsuffizienz	0,622	0,228	0,006	1,864	1,191	2,917		
Urologische Kh.	0,989	0,440	0,024	2,690	1,135	6,376	488,76	33,12 (5)

Diskussion

Grundsätzlich lassen die hier vorgestellten Daten keine definitiven Aussagen über kausale Zusammenhänge und deren Richtung zu, ebenso wurden mögliche vermittelnde Mechanismen nicht betrachtet.

Der Zusammenhang von MDE mit Arthropathien und Schilddrüsenerkrankungen ist in der Literatur schon mehrfach beschrieben worden (3, 5). Insgesamt gehören Schilddrüsenerkrankungen wie auch MDE zu den selteneren Ereignissen, so daß aufgrund geringer Fallzahlen nur ein breites Konfidenzintervall angegeben werden kann. Für Arthropathien liegt die OR in einem Bereich, der auch aus anderen Studien erschlossen werden kann. Bei den ‚nnb'-Depressionen fanden sich ebenfalls Zusammenhänge, die für den univariaten Fall schon beschrieben wurden, z. B. die Assoziation von Anämie und Depression bei chronischem Nierenversagen (9) oder der Zusammenhang von Depression und zerebrovaskulären Erkrankungen (4, 11). Unerwartet war die Assoziation mit urologischen Erkrankungen, die bisher weder beschrieben wurde noch in einen bekannten theoretischen Kontext eingeordnet werden kann. Da die hier vorgestellten Resultate auf explorativem Vorgehen beruhen, müssen die Ergebnisse weiterer Studien zur Bewertung dieses Effektes abgewartet werden. Vergleicht man die mit den untersuchten Depressionsformen assoziierten somatischen Erkrankungen, so fällt auf, daß diese keine Überlappung aufweisen. Berücksichtigt man auf der deskriptiven Ebene lediglich die prozentualen Verteilungen, so fällt für zerebrovaskuläre und anämische Erkrankungen ein ähnliches Verteilungsmuster ins Auge, d. h. in der Tendenz finden sich keine Unterschiede zwischen den Depressionsformen. Für die übrigen somatischen Erkrankungen trifft dies nicht zu, d. h. das assoziierte Diagnosen-Spektrum unterscheidet sich hier tatsächlich deutlich zwischen beiden Depressionsformen. Dies kann als Hinweis darauf verstanden werden, daß sich beide Formen in ihrer Genese unterscheiden.

Literatur

1. Baltes PB, Mayer KU, Helmchen H et al. (1993) The Berlin Aging Study (BASE): Overview and Design. Ageing and Society 13: 483–517
2. Copeland JRM, Kelleher MJ, Kellett JM et al. (1976) A semistructured clinical interview for the assessment of diagnosis and mental state in the elderly. Psychol Med, 6: 439–449

3. DeVelis BM (1995) The physiological impact of arthritis: prevalence of depression. Arthritis Care Res 8: 284–289
4. Eastwood MR, Rifat SL, Nobbs H et al. (1987) Mood disorder following cerebrovascular accident. Brit J Psychiatry 154: 195–200
5. Haggerty JJ, Stern RA, Mason GA et al. (1993) Subclinical hypothyroidism: a modifiable risk factor for depression? Am J Psychiatry 150: 508–510
6. Helmchen H, Baltes MM, Geiselmann B et al. (1996) Psychische Erkrankungen im Alter. In: Mayer KU, Baltes PB (Hrsg) Die Berliner Altersstudie. Berlin
7. Katona CLE (1994) Depression in old age. Chichester
8. Koenig HG, Studenski S (1988) Post Stroke Depression in the elderly. J Gen Int Med 3: 508–517
9. Revicki DA, Brown RE, Feeny DH et al. (1995) Health related quality of life associated with recombinant human Erythropoietin therapy for predialysis chronic renal disease patients. Am J Kindney Dis 25: 548–554
10. Steinhagen-Thießen E, Borchelt M (1996) Morbidität, Medikation und Funktionalität im Alter. In: Mayer KU, Baltes PB (eds) Die Berliner Altersstudie. Berlin
11. Wade DT, Legh-Smith J, Hewer RA (1987) Depressed mood after stroke: a community study of ist frequency. Brit J Psychiatry 151: 200–205

Demenz und Depression: Häufigkeiten und Risikofaktoren

C. Morawetz

Einleitung

Dementielle und depressive Erkrankungen sind die beiden häufigsten psychischen Störungen im Alter (1). Im klinischen Alltag ergibt sich durch die Ähnlichkeit einiger depressiver und dementieller Symptome häufig das Problem der diagnostischen Zuordung bzw. die Frage der Differentialdiagnose (2). Die mit der Depression im Alter einhergehenden kognitiven Beeinträchtigungen werden auch als „Pseudodemenz" bezeichnet. Nach Kiloh (2) sollen sie nicht mit morphologischen Veränderungen verbunden sein und nach Abklingen der depressiven Symptomatik wieder zurückgehen. In verschiedenen Studien (2) wurde versucht herauszufinden, wie sich kognitive Beeinträchtigungen, die eine Depression begleiten, von einer Depression unterscheiden, die bei einer dementiellen Symptomatik auftritt. Bislang konnten noch keine eindeutigen und insbesondere prognostischen Kriterien gefunden werden. Auch ein CT-Befund ist nicht immer entscheidend, da morphologische Veränderungen erst relativ spät auftreten. Kral (2) vermutete, daß kognitive Beeinträchtigungen bei depressiven Erkrankungen im Alter eine Demenz ankündigen. Diese Annahme wird z. B. durch eine Studie von Alexoupoulos et al. (2) gestützt. Nach drei Jahren entwickelten 43 % der von ihm untersuchten Patienten mit einer Depression und kognitiven Beeinträchtigungen eine Demenz. Bei den Patienten, die „nur" depressiv waren, waren es nur 12 %.

Vor diesem Hintergrund gingen wir in unserer Studie (2), die auf einem Gruppenvergleich beruht, u. a. folgenden Problemstellungen nach: Wir nahmen an, daß 1. Demenz und Depression unabhängig voneinander auftreten und 2. beide Erkrankungen mit unterschiedlichen biologischen und sozialen Faktoren einher gehen.

Patienten und Methoden

Wir untersuchten insgesamt 212 depressive bzw. kognitiv beeinträchtigte ältere Patienten, die sich in ambulanter oder stationärer Behandlung befanden und durch die Gedächtnissprechstunde der Klinik untersucht wurden. Ausgeschlossen wurden Patienten mit anderen psychiatrischen oder neurologischen Erkrankungen. Das Durchschnittsalter der Patienten betrug 68,8 Jahre. Frauen waren signifikant häufiger vertreten als Männer (69 % vs. 31 %). 48 % lebten allein, 52 % bei Angehörigen. 84 % von ihnen wurden von einem Psychiater oder Neurologen überwiesen. Je 8 % kamen über den Hausarzt bzw. aus eigenem Antrieb. Mit allen Patienten wurde ein semistrukturiertes Interview geführt, daß sowohl medizinische, biographische als auch fremdanamnestische Angaben enthielt. Anschließend erfolgte die körperlich-neurologische Untersuchung. Wenn auf den klinischen Ebene der Verdacht einer Demenz bestand bzw. sich bei der Untersuchung neurologische Auffälligkeiten fanden, wurden ein CT bzw. ein EEG angeschlossen. Die psycholgische Untersuchung beinhaltete die Durchführung des SIDAM (2), des MMS (2), der DRS (2) und der GDS (2). Das prämorbide intellektuelle Leistungsvermögen wurde mit demographischen Parametern geschätzt (2). Die statistische Auswertung erfolgte mit SPSS (2).

Ergebnisse

- **Kognitive Leistungsfähigkeit:** Über die testpsychologische Untersuchung (SIDAM) ergaben sich folgende Diagnosen: 13 % der Patienten wurden als dement diagnostiziert (Sisco <33), 41 % zeigten leichte kognitive Defizite und 46 % keinerlei Beeinträchtigungen im kognitiven Bereich. Das prämorbide intellektuelle Leistungsvermögen der Stichprobe kann als durchschnittlich bezeichnet werden.
- **Übereinstimmung der Testergebnisse:** Alle drei Verfahren zur Überprüfung der kognitiven Leistungsfähigkeit korrelierten sehr eng miteinander, was jedoch nicht unbedingt verwundert, da der MMS im SIDAM enthalten ist. Wenn jedoch die diagnostischen Kategorien der einzelnen Tests hinsichtlich ihrer Übereinstimmung miteinander verglichen werden, nahm diese ab. D. h. die Rohdaten korrelierten gut miteinander, die klinischen Maße jedoch weniger.
- **EEG- und CT- Befunde:** Bei 42 % der untersuchten Patienten (N = 125) zeigte sich ein auffälliger EEG-Befund, 36 % davon wiesen eine auffällige Verlangsamung auf. Ein Drittel der Patienten mit einem unauffälligen EEG-Befund zeigte hingegen Läsionen im CT. 25 % derjenigen, deren CT unauffällig war, hatten andererseits Auffälligkeiten im EEG. Zwischen den SIDAM-Werten und den EEG-Befunden fanden sich keine signifikanten Zusammenhänge; d. h. entgegen der Erwartung zeigten sich nicht mehr pathologische EEG-Veränderungen bei dementen als bei nichtdementen Patienten. Bei 102 der 212 Patienten wurde ein CT durchgeführt, bei 34 % der als dement diagnostizierten Patienten mußte dieses als pathologisch bezeichnet werden. Eine depressive Erkrankung korrelierte nicht mit Auffälligkeiten im CT oder EEG.
- **Depression:** 20 % der Stichprobe mußten als schwer depressiv bezeichnet werden. 35 % waren mittelschwer erkrankt und 43 % zeigten keine klinisch relevanten Symptome. Wir fanden keinen signifikanten Zusammenhang zwischen Testwerten des GDS und Testwerten der kognitiven Leistungsfähigkeit, d. h. eine Zunahme der dementiellen Symptomatik ging nicht mit stärker ausgeprägten depressiven Symptomen einher bzw. umgekehrt.

■ **Mögliche Risikofaktoren:** Im Hinblick auf die Kovariablen Alter, prämorbides Leistungsvermögen bzw. die Faktoren Depression, Geschlecht, Familienanamnese, Lebensform, Familienstand und aktuelle körperliche Erkrankung zeigten sich strenge Effekte für Alter, prämorbide Leistungsfähigkeit und Geschlecht. Wenn die Depression als abhängige Variable in die Berechnungen einging, fand sich hingegen kein Einfluß mit den o.g. Variablen. Allein eine Depression in der Vorgeschichte korrelierte signifikant mit höheren aktuellen Depressionswerten.

Schlußfolgerungen

Wenn man die Ausgangshypothesen betrachtet, so sprechen unsere Ergebnisse deutlich für die Koinzidenzhypothese. Dies schließt nicht aus, daß bei einigen Patienten Demenz und Depression die klinische Manifestation der gleichen Hirnerkrankung sein können (2). Depressive Erkrankungen bei älteren dementen Patienten gehen möglicherweise mit den gleichen Risikofaktoren bzw. Kovariablen einher wie bei einer nichtdementen Stichprobe. Sie sind weder spezifisch mit einer Demenz assoziiert, noch korreliert ihre Präsenz mit kognitiver Beeinträchtigung. Die hohe Prävalenz von depressiven und dementiellen Erkrankungen im Alter geht möglicherweise auf eine Symptomüberlappung und eine gemeinsame organische Ursache der zugrundeliegenden kognitiven und affektiven Symptome zurück.

Literatur

1. Helmchen H, Baltes MM, Geiselmann B, Kanowski S, Linden M, Reischies FM, Wagner M, Wilms HU (1996) Psychische Erkrankungen im Alter. In: Mayer KU, Baltes PB (Hrsg) Die Berliner Altersstudie. Akademie Verlag, Berlin
2. Morawetz C, Stevens A, Wormstall H (1996) Dementia and depression: co-distribution and risk factors in a geriatric in- and outpatient sample. Eur Psychiatry 11: 369–375

Quantitative Magnetresonanztomographie bei der Spätdepression und der Demenz vom Alzheimertyp – eine vergleichende volumetrische Untersuchung

J. Pantel, J. Schröder, M. Essig, L. R. Schad, D. Popp, M. V. Knopp

Einleitung

Viele Befunde weisen darauf hin, daß Patienten mit einer erstmals im höheren Lebensalter auftretenden Depression als nosologische Subgruppe innerhalb der affektiven Erkrankungen zu betrachten sind (6). So besitzen Familienmitglieder von Spätdepressiven (Ersterkrankungsalter >50 Jahre) kein erhöhtes Morbiditätsrisiko für affektive Erkrankungen, was auf eine geringere Bedeutung der genetischen Prädisposition bei dieser Patientengruppe hinweist (3). Neuropathologische Studien legen nahe, daß strukturelle zerebrale Veränderungen bei älteren depressiven Patienten häufig sind (2), was als Hinweis auf das Vorliegen eines „organischen" Faktors bei der Entstehung der Sätdepression gewertet werden kann. Mittels der Computertomographie (CT) konnten Jacoby und Levy erstmals 1980 in vivo zeigen, daß Patienten mit einer Spätdepression durch eine Vergrößerung der inneren Liquorräume gekennzeichnet waren (5). Das Vorliegen hirnatrophischer Veränderungen bei dieser Patientengruppe korrelierte mit der Beobachtung, daß Spätdepression und Demenz klinisch überlappen, und wurde in der Folgezeit von einer Reihe weiterer Untersuchungen mit bildgebenden Verfahren bestätigt (6, 10). Dies führte einige Autoren zu der Annahme, daß beide Syndrome eine ähnliche pathomorphologische Grundlage besitzen (1, 4). Im Gegensatz zur CT erlaubt die Magnetresonanztomographie (MRT) eine direkte volumetrische Untersuchung des Gehirns und seiner Teilstrukturen. Unser Ziel war es daher, hirnvolumetrische Veränderungen bei Patienten mit Spätdepressionen im Vergleich zu Patienten mit einer Demenz vom Alzheimertyp und altersangeglichenen gesunden Kontrollpersonen zu erfassen.

Patienten und Methodik

19 Patienten mit der klinischen Diagnose einer Major Depression (DSM III R) und 27 Patienten mit einer Demenz vom Alzheimer-Typ (NINCDS-ADRDA-Kriterien) wurden eingeschlossen. 13 gesunde Probanden dienten als Kontrollgruppe. Die kognitive Leistungsfähigkeit wurde mit Hilfe der Mini Mental State Examination (MMSE) und der Brief Cognitive Rating Scale (BCRS) erfaßt. Die Depressivität wurde anhand der Montgomery und Asberg Depressions Skala (MADRS) erhoben.

Die verwendeten MRT-Bilddatensätze wurden auf einem 1,5-Tesla-Siemens-MAGNETOM mit einer 3D-MPRAGE-Sequenz für die T1-gewichteten Aufnahmen und einer 3D-PSIF-Sequenz für die T2-gewichteten Aufnahmen erzeugt. Die zwei 3D-Bilddatenwürfel eines Patienten bestanden aus je 128 sagittalen Schichten mit einer Schichtdicke von 1,2 mm und wurden auf einem konventionellen 80486er Personal Computer ausgewertet. Unter Zuhilfenahme der Software „NMR-Win", die die volumetrische Auswertung auf einem konventionellen 486 PC gestattet, wurde das Ganzhirnvolumen und das Liquorraumvolumen halbautomatisch und das Volumen der Amygdala-Hippocampus-Komplexe (AHK), der Frontal- und Temporallappen mittels manueller Messung bestimmt. Die Messungen erfolgten durch zwei unabhängige Auswerter (Interraterreliabilität: $r = 0{,}91$ bis $0{,}96$; $p < 0{,}005$). Als Maß für die innere Atrophie wurde bei allen Patienten zusätzlich die „ventricle brain ratio" (VBR) ermittelt. Eine detaillierte Beschreibung des volumetrischen Verfahrens erfolgte bereits anderweitig (8). Um die Variabilität der Volumenmessungen in Bezug auf mögliche interindividuelle Unterschiede des Ausgangshirnvolumens zu verringern, erfolgte eine Korrektur aller volumetrischen Daten mittels Division durch das intrakranielle Volumen. Mit Hilfe des Statistical Analysis Systems (SAS) wurden die klinischen und morphologischen Variablen varianzanalytisch verglichen.

Ergebnisse

Depressive Patienten zeigten ein signifikant größeres Ganzhirnvolumen als Alzheimer-Patienten, jedoch ein signifikant kleineres Ganzhirnvolumen im Vergleich zu gesunden Kontrollpersonen. Umgekehrt verhielt sich dies für das Liquorraumvolumen und die VBR. Im Gegensatz dazu unterschieden sich gesunde Kontrollpersonen und Depressive nicht in bezug auf die Volumina der Temporal- und Frontallappen sowie der AHK. Diesbezüglich waren diese beiden Gruppen jedoch hochsignifikant von den Alzheimer-Patienten unterschieden. Diese signifikanten Unterschiede konnten bestätigt werden, wenn Subgruppen von kognitiv beein-

Tabelle 1. Klinische und volumetrische Befunde bei Patienten mit Spätdepressionen, Demenz vom Alzheimer-Typ und gesunden Kontrollpersonen nach Durchführung eines Duncan's multiple range test auf dem 5-%-Niveau. Die volumetrischen Angaben erfolgen in % des intrakraniellen Volumens (korrigierte Werte). (*VBR* ventricle brain ratio, *n. sig.* nicht signifikant, *n. d.* nicht durchgeführt, *MMSE* mini mental state examination, *MADRS* Montgomery and Asberg Depression Rating Scale)

	1 Kontrollen	**2 Depression**	**3 Alzheimer**	**Duncan's test**
n	13	19	27	
Alter (Jahre)	68,2 (±5,3)	72,4 (±8,8)	71,9 (±8)	n. sig.
Geschlecht (W/M)	10/3	15/4	19/8	
MMSE	29,3 (±0,8)	26,8 (±2,6)	17,2 (±6,2)	1, 2>3
MADRS	n. d.	34,6 (±8)	12,6 (±5,4)	2>3
Ganzhirn	74,1 (±3,6)	70,0 (±4,5)	65,4 (±4,3)	1>2>3
Liquorräume	25,9 (±3,6)	30,2 (±4,1)	34,6 (±4,3)	1<2<3
VBR	7,27 (±2,3)	10,15 (±3,8)	10,9 (±3,3)	1>2, 3
Amygdalahippocampus rechts	0,399 (±0,052)	0,385 (±0,057)	0,268 (±0,064)	1, 2>3
Amygdalahippocampus links	0,389 (±0,056)	0,375 (±0,055)	0,263 (±0,048)	1, 2>3
Temporallappen rechts	4,0 (±0,51)	3,91 (±0,47)	3,25 (±0,43)	1, 2>3
Temporallappen links	3,98 (±0,57)	3,89 (±0,44)	3,31 (±0,42)	1, 2>3
Frontallappen rechts	4,41 (±0,52)	4,28 (±0,67)	3,57 (±0,5)	1, 2>3
Frontallappen links	4,51 (±0,62)	4,31 (±0,7)	3,57 (±0,47)	1, 2>3

trächtigten depressiven Patienten (depressive ‚Pseudodemenz') mit leicht kognitiv beeinträchtigten Alzheimer-Patienten verglichen wurden. Die wichtigsten Ergebnisse sind in der Tabelle 1 dargestellt.

Diskussion

Unsere Ergebnisse stützen die Hypothese, daß bei Patienten mit einer Spätdepression strukturelle Veränderungen des Gehirns an der Entstehung der Erkrankung beteiligt sind. Im Gegensatz zu Alzheimer-Patienten zeigt diese Patientengruppe jedoch keine kortikale, sondern vorwiegend eine innere Atrophie. Diese strukturellen zerebralen Veränderungen sind möglicher Ausdruck eines nicht näher charakterisierten subkortikalen pathologischen Prozesses. Hierbei könnte es sich z. B. um eine Atrophie periventrikulärer Strukturen handeln, zu denen neben Anteilen der Basalganglien auch Teile der periventrikulären weißen Substanz zu rechnen sind. In jüngster Zeit vorgelegte MRT-Studien berichten einhellig über das Vorliegen von Signalhyperintensitäten im Marklager und in den Basalganglien bei Patienten mit Spätdepressionen im Vergleich zu altersangeglichenen "early onset"-Patienten (9). Vor dem Hintergrund dieser Befunde ließe sich die von uns gefundene Erweiterung der Seitenventrikel bei den Spätdepressiven als Ausdruck einer mikroangiopathisch bedingten Atrophie des Marklagers interpretieren, so wie sie häufig bei der subkortikalen arteriosklerotischen Enzephalopathie bzw. dem Morbus Binswanger angetroffen wird. Während die Patienten in unserer Studie eine ausgeprägte innere Atrophie aufwiesen, zeigten sich die Volumina der

Frontal- und Temporallappen sowie der medialen temporalen Substrukturen gegenüber den Kontrollpersonen nicht verringert. Dies deckt sich mit ähnlichen Ergebnissen in der Literatur (7) und grenzt die Spätdepressionen gegenüber Patienten mit Demenz vom Alzheimer-Typ ab, die bereits in frühen Stadien durch eine ausgeprägte Atrophie der medialen temporalen Substrukturen gekennzeichnet sind (8). Zusammenfassend weisen unsere Befunde darauf hin, daß die MRT-gestützte Volumetrie die Differenzierung zwischen Depression und Demenz im höheren Alter erleichtern kann.

Literatur

1. Alexopoulos GS (1990) Clinical and biological findings in late-onset depression. In: Tasman A, Goldfinger SM (eds) Recent advances in geriatric psychiatry. American Psychiatric Press, Washington, pp 249–262
2. Bowen DM, Najlerahim A, Procter AW, Francis PT, Murphy E (1989) Circumscribed changes of the cerebral cortex in neuropsychiatric disorders of later life. Proc Natl Acad Sci USA 86: 9504-9508
3. Brown RP, Sweeney J, Loutsch E, Kocsis J, Frances E (1984) Involutional melancholia revisited. Am J Psychiatry 141: 24–28
4. Emery VO, Oxman TE (1992) Update on the dementia spectrum of depression. Am J Psychiatry 149: 305–317
5. Jacoby RJ, Levy R (1980) Computed tomography in the elderly: 3. Affective Disorders. Brit J Psychiatry 136: 270–275
6. Krishnan KRR (1993) Neuroanatomic substrates of depression in the elderly. J Geriatr Psychiatry Neurol 1: 39–58
7. O'Brien JT, Desmond P, Ames D, Schweitzer I, Tuckwell V, Tress B (1994) The differentiation of depression from dementia by temporal lobe magnetic resonance imaging. Psychol Med 24: 633–640
8. Pantel J, Schröder J, Schad LR, Friedlinger M, Knopp MV, Schmitt R, Geissler M, Blüml S, Essig M, Sauer H (1997) Quantitative magnetic resonance imaging and neuropsychological functions in dementia of the Alzheimer type. Psychol Med 27: 221–229
9. Salloway S, Malloy P, Kohn R, Gillard E, Duffy J, Rogg J, Tung G, Richardson E, Thomas C, Westlake R (1996) MRI and neuropsychological differences in early and late life onset geriatric depression. Neurology 46: 1567–1574
10. Wurthmann C, Bogerts B, Falkai P (1995) Brain morphology assessed by computed tomography in patients with geriatric depression, patients with degenerative dementia, and normal control subjects. J Psychiatry Res 61: 103–111

Veränderungen der Hirnstruktur bei Altersdepressionen im Vergleich zu primär degenerativer Demenz und Normalpersonen – eine planimetrische CT-Studie

C. Wurthmann

Einleitung

Im Gegensatz zu den Depressionen des jüngeren und mittleren Lebensalters ist bisher wenig bekannt über hirn-morphologische Veränderungen bei Altersdepressionen. Einige wenige CT- und MRT-Studien berichten über eine im Vergleich zu Normalpersonen deutliche Zunahme (Frequenz, Größe) subkortikaler Entmarkungsherde, ein geringeres Volumen von Caudatum und Putamen sowie über eine

Erweiterung des Ventrikelsystems. Ferner wird eine kortikale Atrophie diskutiert. Die Bewertung dieser Studienergebnisse ist unter methodischen Gesichtspunkten allerdings schwierig. So kamen in diesen Untersuchungen z. B. kaum international anerkannte Klassifikationssysteme zur Anwendung, es fehlten Kontrollgruppen, oder wenig aussagefähige lineare Parameter zur Beurteilung der Hirnmorphologie wurden eingesetzt.

In der vorliegenden CT-Studie wurde untersucht, ob sich mit planimetrischen Verfahren in den kranialen Computertomogrammen von altersdepressiven Patienten im Vergleich zu psychiatrisch unauffälligen, altersgleichen Kontrollen sowie ebenfalls altersgleichen Patienten mit primär degenerativer Demenz eine pathologische Erweiterung der inneren und/oder der äußeren Liquorräume feststellen läßt (1).

Methodik

In die Studie wurden 34 Patienten (6 Männer, 28 Frauen; Durchschnittsalter 70,7 Jahre) mit Major depression (DSM III R), 29 Patienten (8 Männer, 21 Frauen; Durchschnittsalter 71,2 Jahre) mit primär degenerativer Demenz (DSM III R) und 43 Kontrollpersonen (10 Männer, 33 Frauen; Durchschnittsalter 70,8 Jahre) eingeschlossen.

Blind ausgewertet wurden mittels Planimetrie Ventricle-brain ratio (VBR), die Maximalfläche des 3. Ventrikels, die relativen Flächen aller frontalen und parieto-okzipitalen Sulci sowie die relativen Flächen des temporalen Subarachnoidalraumes auf drei standardisierten Ebenen (1. Anschnitt des Thalamus, Corpus pineale, obere Mittelhirnregion).

Ergebnisse

Verglichen mit den Normalpersonen war die linke seitliche Hirnfurche bei den Altersdepressionen in Ebene 1 um 125% ($p<0{,}05$) und in Ebene 2 um 84,9% ($p<0{,}001$) erweitert. In Ebene 3 fand sich eine rechtsseitige signifikante Erweiterung um 43% ($p<0{,}05$). Ebenfalls erweitert waren bei den Altersdepressiven die linke seitliche Hirnfurche in Ebene 3 (42.2%, $p<0{,}05$), die VBR (19,3%, $p<0{,}05$) und die relative Gesamtfläche der parieto-okzipitalen Sulci (linke Hemisphäre 38.9%, $p<.05$; rechte Hemisphäre 35.3%, $p=0{,}05$). Keine Unterschiede fanden sich bezüglich der frontalen Sulci, der rechten seitlichen Hirnfurche auf den Ebenen 1 und 2 und bezüglich der Maximalfläche des 3. Ventrikels.

In der Demenzgruppe fand sich im Vergleich zu den Normalpersonen eine Erweiterung des gesamten inneren und äußeren Liquorraumes (60–165%). Links temporal in Ebene 2 waren diese Veränderungen bei den Dementen (+77,4%) jedoch geringer als bei den Altersdepressiven (+84,9%). Signifikante Differenzen zwischen Depressiven und Dementen fanden sich allein bezüglich der VBR und der Weite des 3. Ventrikels.

Die Ventricle-brain ratio (VBR) war bei den Altersdepressiven der einzige Parameter, der signifikant mit dem Alter korrelierte ($r=0{,}40$; $p<0{,}5$). Die Krankheitsdauer korrelierte signifikant nur mit der linken ($r=0{,}48$, $p<0{,}05$) und rechten ($r=0{,}47$, $p<0{,}05$) seitlichen Hirnfurche auf Ebenen 3 und der maximalen Fläche des 3. Ventrikels. Bei den anderen Parametern fand sich keine signifikante Korrelation mit der Krankheitsdauer.

Diskusssion

Die Ergebnisse der Studie weisen darauf hin, daß Patienten mit Altersdepressionen hirnmorphologische Auffälligkeiten aufweisen, die sich von altersgleichen Normalpersonen, aber auch von primär degenerativen Veränderungen abgrenzen lassen. Der Schwerpunkt der hirnstrukturellen Veränderungen liegt eindeutig temporal und links. Es ist anzunehmen, daß die genannten, von der Krankheitsdauer unabhängigen hirnmorphologischen Veränderungen bei einem Teil der Patienten – neben den psychosozialen Faktoren – einen biologischen Vulnerabilitätsmarker der Altersdepression darstellen.

Literatur

1. Wurthmann C, Bogerts B, Falkai P (1995) Brain morphology assessed by computed tomography in patients with geriatric depression, patients with degenerative dementia, and normal control subjects. Psychiatry Research: Neuroimaging 61: 103–111

3.3 Wirk- und Einflußfaktoren auf Depressionen im Alter

Vorbemerkungen

M. Hautzinger, H. Radebold

Die Beiträge dieses Workshops befaßten sich mit ätiologisch relevanten Einfluß- und Risikofaktoren bezüglich depressiver Entwicklungen im Alter, wie sie sich aus systematischen wissenschaftlichen Studien und klinischen Beobachtungen darstellen. Einleitend faßte Hautzinger das „Lehrbuchwissen" dazu zusammen. Aus verschiedenen Quellen (1, 2) läßt sich schlußfolgern, daß das Risiko der Entwicklung einer depressiven Störung im Alter erhöht ist, wenn bereits früher depressive Episoden aufgetreten waren; chronische körperliche Gebrechen die Funktionsfähigkeit einschränken; erst kürzlich körperliche Eingriffe (Operationen) stattfanden; die Person auch in jüngeren Jahren schon häufig krank war; bestimmte Präparate (z. B. Antihypertensiva, Hormone, Kortikosteroide, Antiparkinson-Mittel usw.) einzunehmen sind; Verluste (Partner, Beruf, Aufgaben usw.) erst kurz zurückliegen; vorher schon ein sehr eingeschränkter Handlungsraum bestand; früher bereits Ressourcen- und Fertigkeitsdefizite vorlagen; ein hohes Ausmaß an Rigidität, Inflexibilität, Perfektionismus, Mißerfolgsorientierung und fatalistischem Attributionsstil vorlagen; kaum alternative Ziele, Interessen bzw. Beschäftigungen vorhanden waren und man in einer alterfeindlichen, vorurteilsvollen und ausgrenzenden Gesellschaft lebt. Diese Zusammenschau leitete über zu den vier Beiträgen des Workshops.

Depressive Symptomatik bei älteren Frauen als Resultat lebenslanger (Sozialisation zu) Abhängigkeit und Passivität

Thomas untersuchte mit einem sehr ausführlichen, persönlichen Interview 40 ältere Frauen, wovon 20 an einer ernsthaften, meist chronischen Depression litten. Diese retrospektive Erhebung machte deutlich, daß die depressiven älteren Frauen sich lebenslang als „gehorsame Untertaninnen" charakterisieren lassen, deren Interessens-Spektrum (persönlich, schulisch, beruflich) über alle Lebensabschnitte hinweg deutlich unter denen der nichtdepressiven Frauen lag. Eine Gegenüberstellung der Erfahrungs- und Sozialisationsinhalte zeigt, daß die später depressiven Frauen für Bravsein, keine Ansprüche haben, Unterordnung, anderen helfen, Rückzug und keine Wünsche bezüglich Ausbildung, Beruf, eigene Lebensbereiche „belohnt" wurden.

Die depressiven Männer.

Radau-Pfeil versuchte sich an der Frage, welche spezifischen Bedingungen der Lebensweg älterer depressiver Männer ausmacht. Es war sein Plan, alle stationär wegen einer Depression aufgenommenen Männer zu untersuchen. Letztendlich standen dann jedoch nur 7 (59–81jährige) Männer mit einer Erstmanifestation einer Depression nach dem 55. Lebensjahr zu einer ausführlichen Befragung zur Verfügung. Entsprechend gewagt wäre es, aus dieser Untersuchung allgemeinere

Aussagen zu treffen. Konsistent über alle Fälle und mit der Literatur zeigte sich, daß als Auslöser vor allem Partnerschaftsprobleme, Verluste und Isolation (soziale Vereinsamung) relevant sind.

Psychische Widerstandsfähigkeit, Wohlbefinden und Depression im Alter – Ergebnisse aus der Berliner Altersstudie

Ein Ergebnis der vielschichtigen Befunde aus der epidemiologischen Berliner Altersstudie wurde von Linden beigesteuert. Zunächst betonte er, daß die Depressivität und Depressionsneigung in der untersuchten repräsentativen Stichprobe alter Menschen nicht erhöht war (Werte lagen im Normbereich). Trotz deutlicher körperlicher und sozialer Einschränkungen waren die Lebenszufriedenheit und das Wohlbefinden davon kaum berrührt (Korrelationen −0,12 bis −0,25). Es war möglich zu zeigen, daß erhöhte Depressivität, Unzufriedenheit und geringes Wohlbefinden mit dem Mißlingen eines gewissen „Disengagement" einherging. Offensichtlich stellt „Beschränkung" und die Bereitschaft zur „Aufgabe" gewisser Bereiche bzw. Ziele eine im Alter erfolgreiche Form des „Coping" und somit eine Widerstandskraft gegenüber Depression dar.

Psychosoziale Einflußfaktoren depressiver Erkrankungen im hohen Alter – Ergebnisse der Münchner Hochbetagtenstudie

Meller, München, gab einen dichtgepackten Eindruck der Befunde der Münchner Hochbetagtenstudie. Dabei wurden über 85jährige Münchner einbezogen und längsschnittmäßig medizinisch und psychologisch untersucht. Knapp 20% (DSM-IIIR-Diagnosen) litten an einer Depression, wobei demenzielle Prozesse komorbid häufig waren. Besondere Risikobedingungen für Depression waren: Leben in einer Institution; Zugehörigkeit zur unteren sozialen Schicht; geringes Einkommen; vermehrte Lebensereignisse (z.B. Partnerverluste, Umzug); schlechter Gesundheitszustand bzw. Pflegebedürftigkeit; Krankenhausbehandlungen und eine große Anzahl von Arztkontakten; Einschränkungen bzw. Mangel am sozialer Unterstützung (Hilfe)

Die Diskussionen in diesem Workshop machten deutlich, wie wertvoll bzw. anregend gut geplante, kontrollierte wissenschaftliche Studien sind und wie angemessen derartige Studien gerade auch bei älteren Menschen durchführbar sind. Bevor jedoch ein ähnlich breiter Wissensfundus für Depressionen im Alter besteht wie dies heute bereits für jüngere Kohorten der Fall ist, sind weitere Forschungsanstrengungen unabdingbar.

Literatur

1. Baldwin B (1996) Depressive Erkrankungen. In: Förstl H (Hrsg) Lehrbuch der Gerontopsychiatrie. Enke, Stuttgart, S 408–418
2. Murphy E, MacDonald A (1992) Affective disorders in old age. In: Paykel ES (ed) Handbook of affective disorders. Guilford Press, New York, pp 601–618

Depressive Symptomatik bei älteren Frauen als Resultat lebenslanger (Sozialisation zu) Abhängigkeit und Passivität – Ergebnisse einer empirischen Untersuchung

U. THOMAS

Eine Stichprobe von 40 über 65jährigen Frauen (∅ = 74 Jahre), 20 depressive und 20 nichtdepressive, wurde anhand eines Interviewleitfadens befragt. Die damit insgesamt 404 erfaßten Aspekte gliederten sich in die drei Lebensabschnitte Kindheit/Jugend, Erwachsenenalter und aktuelle Situation.

Zu jeder Lebensphase wurden spezielle, nur diese betreffende Fragen gestellt sowie jeweils folgende Themen angesprochen: verfügbare Ressourcen, Ängste, Gewalterfahrungen, erlebte Einschränkungen, Verbote und Gebote, erlebte Verpflichtungen, Interessen und Freizeitbeschäftigungen, Aneignung von Räumen, soziale Einbindung, selbstbestimmte versus fremdbestimmte Entscheidungen, Belastungen, Vorbilder und Grad der (Selbst-)Zufriedenheit.

Ergebnisse und Interpretation

Alle depressiven Frauen sind in extremer Weise von anderen Menschen abhängig und dominiert. Sie verhalten sich – pointiert ausgedrückt – wie „gehorsame Untertaninnen". Die „Autoritätspersonen" können dabei die Eltern, der Partner, die Kinder und mitunter auch Geschwister sein.

Anhand der Lebensläufe lassen sich die depressiven Befragten zwei Hauptklassen und einer Mischform von „Befehlsempfängerinnen" zuordnen.

- Die größte Gruppe ist die der „willenlosen Sklavin", die von klein auf zur „Magd" erzogen wurde, keine oder eine schlecht qualifizierende Ausbildung hatte und ihre Funktion lebenslänglich in der Erfüllung von Dienstleistungen, zunächst für die Eltern, später für Mann und Kinder sieht. Dafür erhält sie Kleidung, Kost und Logis. Leben die Frauen im Alter mit ihrem Ehemann zusammen, so sind die Ehen von Gleichgültigkeit seitens des Mannes gekennzeichnet. Ist der Partner bereits verstorben, so leben die Frauen gelangweilt und motivationslos vor sich hin. Sie haben ihre Funktion als „Magd" verloren und können die Leere nicht füllen.
- Eine zweite Gruppe ist die der „ewigen Töchter", die bis ins (hohe) Alter von der Mutter bevormundet werden. Bei diesen ledigen Frauen spielen Männer keine oder höchstens eine Nebenrolle. Die Betroffenen erhalten sowohl ihre Direktiven als auch die emotionale Zuwendung hauptsächlich von der Mutter, die so lebenslänglich weder die Verantwortung noch die Schutzfunktion für „das Kind" aufgibt. Dabei wird diese Beziehung durch das Konglomerat von Liebe, Geborgenheit und Strenge aufrechterhalten. Ist die Mutter dann in hohem Alter verstorben,haben die Töchter nicht nur die Person, die sie durchs Leben gezogen hat, sondern auch ihre „emotionale Quelle" verloren.
- Die dritte Gruppe ist eine Mischung aus diesen beiden vorgenannten und kann als „ewige Tochter mit Mann" charakterisiert werden, d. h. es handelt sich um „ewige Töchter", die von einem Mann erfolgreich „abgeworben" wurden. Die elterliche Autorität geht mit der des Partners eine Verbindung ein, und die betroffene Frau wird von zwei Seiten bevormundet und „beschützt". Wie bei der „ewigen Tochter" ist die Beziehung zu beiden Eltern oder einem Elternteil sehr emotional, was die Ablösung erschwert.

Bei allen drei Gruppen sind die betroffenen Frauen so sehr auf ihre „Autoritätspersonen“ fixiert, daß andere soziale Kontakte eher oberflächlich sind oder vernachlässigt werden, so daß wenig Möglichkeit besteht, dann auf solche zurückzugreifen, wenn die Bezugspersonen gestorben sind oder sich anderweitig der Verantwortung entziehen. Ähnliches gilt für andere Interessen als die von den Partnern oder Eltern erwarteten und geförderten. Die derart abhängigen Frauen haben im Laufe ihres Lebens keine Chance gehabt, eine eigenständige Persönlichkeit zu entwickeln, mit der Konsequenz, daß sie bei Verlust oder Versagen der Bezugsperson ohne Lebensperspektive sind.

Depressive Episoden werden ausgelöst, wenn sich die Situation so verändert, daß die Person mit ihrem eingeschränkten Verhaltensrepertoire nicht mehr adäquat reagieren kann, bzw. im lerntheoretischen Sinn keine Verstärker mehr erhält. Dies kann dann eintreten, wenn die vorher verstärkende Autoritätsperson ausfällt (Mutter oder Ehemann stirbt) oder die Anerkennung verweigert (Ehemann wird gleichgültig, Kinder stellen ihre Besuche ein). Da die depressiven Frauen zeitlebens gelernt haben, daß andere über ihr Leben bestimmen, sind sie auch im Alter oder dann, wenn sich die Verhältnisse wie beschrieben verändert haben, nicht in der Lage, sich entweder anderen Interessen und Tätigkeiten, die mehr Verstärkung bringen, zuzuwenden oder sich andere Personen, die die verstärkende Funktion einnehmen, zu suchen. Angesichts des gleichzeitigen Fehlens eines adäquaten Verhaltensrepertoires zur Änderung und Verbesserung der unbefriedigenden Situation und sozialer Unterstützung von außen ist die Depression möglicherweise die einzige verbleibende Reaktion.

Mit der Depression rückt die ansonsten im Hintergrund stehende Frau in den Mittelpunkt, wird bemitleidet, versorgt und erhält so Verstärker in Form von Zuneigung und Aufmerksamkeit, die sie ohne „Krankheit“ vermißt. Der sekundäre Krankheitsgewinn ist enorm. Besonders verstärkerreich ist der Aufenthalt in einer gut ausgestatteten psychiatrischen Station. Das extrem passive und hilflose Verhalten, wie es sich in der „depressiven Phase“ zeigt, wird also durch das Verhalten aller Personen, die sich dann – und möglicherweise nur dann – um die Frau kümmern, verstärkt.

Im Gegensatz zu den depressiven wurden die nichtdepressiven Frauen leistungsorientierter sozialisiert. Ihnen wurde die Entwicklung einer eigenständigen Persönlichkeit zugestanden, oder sie haben sich – angeregt durch Vorbilder oder fördernde Personen außerhalb des Elternhauses – Freiräume erkämpft. Einige wurden auch zur Übernahme von Verantwortung für sich und andere, z.B. nach dem frühen Tod des Vaters, herangezogen und haben so den eigenen Wert und eigene Fähigkeiten erfahren und erkannt, so daß sie trotz einer Erziehung, die sich zwar nicht so klischeehaft restriktiv wie bei den „Sklavinnen“ aber doch auch an geschlechtsspezifischen Normen orientierte (z.B. unterschiedliche Behandlung von weiblichen und männlichen Kindern in der Familie), nie in derart extreme Abhängigkeitsverhältnisse gerieten wie ihre depressiven Geschlechtsgenossinnen. Sie waren schon in der Jugend gefordert und konnten ein entsprechendes Selbstbewußtsein entwickeln, das ihnen half, sich sowohl gegenüber dem Partner als auch im Beruf zu behaupten. Diese Fähigkeiten, gepaart mit vielfältigen Interessen, erlauben es ihnen heute als älterer Frau – auch ohne Partner – ihr Leben aktiv so zu gestalten, daß sie trotz zeitweiliger Einsamkeit und anderen Problemen nicht in depressive „Lähmungen“ verfallen.

Die depressiven Männer: Bewältigung psychosozialer Aufgaben bei stationär bzw. teilstationär behandelten männlichen Patienten der Gerontopsychiatrie mit der Diagnose einer Depression

K. Radau-Pfeil

Es ist bekannt, daß die Suizidrate mit zunehmendem Alter insbesondere ab dem 70. Lebensjahr erheblich ansteigt. Dahingegen ist die Zahl älterer männlicher Patienten, die sich in stationäre Behandlung des Niedersächsischen Landeskrankenhauses Göttingen begeben, verschwindend gering. Wir denken, daß die Gefahr, bei älteren Männern eine erstmalig im Alter manifestierte Depression zu verkennen, besonders ausgeprägt ist. Deshalb interessieren wir uns für die Lebenssituation dieser Patienten mit dem Ziel, kritische psychosoziale Belastungsfaktoren herauszuarbeiten.

In der Zeit von September 1995 bis Januar 1997 befragten wir männliche Patienten unserer gerontopsychiatrischen Stationen, die mit der Diagnose einer Depression zur Aufnahme kamen, mittels eines Interviews nach ihrer Bewältigung psychosozialer Aufgaben. Dabei handelte es sich überwiegend um solche Patienten, die einer tagesklinischen Behandlung zugeführt wurden. Einschlußkriterium war, daß sich die Depression nach dem 55. Lj. erstmanifestiert hatte. Organisch bedingte Depressionen und Suchterkrankungen wurden ausgeschlossen. Die Stichprobe umfaßt 7 Männer mit einem Durchschnittsalter von 70 Jahren (59–81 Jahre).

Auslösende unerwünschte Lebensereignisse wurden von allen Patienten genannt: Umzug, Verlust des Kleingartens, Hüft-OP, erstmalige Konfrontation mit chronischer Krankheit, Verwitwung, frühzeitige Berentung.

In der Mehrzahl existierte keine oder höchstens eine enge vertraute Beziehung. Bei vier Patienten waren erhebliche partnerschaftliche Probleme darstellbar: Fehlen gemeinsamer Interessen und gemeinsamer Vorbereitungen auf das Rentenalter, Konkurrenz um Hilfsbedürftigkeit unter den Ehepartnern wie auch zunehmende Dominanz der Ehefrau bei alltäglichen Entscheidungen. Die Ehepartner verzichteten auf sexuelle Aktivitäten, was gleichbedeutend war mit dem Ende zärtlicher Handlungen.

Sechs der befragten Patienten mieden Vereine, gesellige Veranstaltungen und hatten schon seit Jahren keine freundschaftlichen Beziehungen mit Gleichaltrigen gepflegt. Nur ein Patient berichtete über guten Kontakt zu Kindern und Enkeln. Die anderen waren entweder kinderlos oder berichteten über schwere Störungen im Verhältnis zu den Söhnen und Töchtern. Für vier unserer Patienten kam entweder die Berentung überraschend oder berufliche Verantworung und berufliches Aufgabenfeld wurden plötzlich erheblich eingeschränkt, was von dem einzelnen als Kränkung oder Verlust einer identitätsstiftenden Aufgabe erlebt wurde. Bemerkenswert ist, daß vergleichbare Erfahrungen in der Vorgeschichte fehlten. Das Ausscheiden aus dem Arbeitsprozeß stellte für diese Patienten insofern einen Einschnitt dar, als sie weder Interessen oder Fähigkeiten entwickelt hatten, noch Aufgaben vor sich sahen, die einen Ersatz hätten darstellen können. Vergleichbar wie die Berentungen wirkten sich sogenannte Entwurzelungen aus. Der unfreiwillige oder drohende Verkauf von Haus, Garten und Familiengrundstücken bei drei unserer Patienten bedeutete, daß eine identitätsstiftende Umgebung (Bruch mit der eigenen Geschichte) und eine sinngebende Aufgabe (Erhalt von Haus und Garten) verloren ging.

Die Sicherung des Lebensstandards warf keine Probleme auf. Alle Patienten hatten nach objektiven Kriterien finanziell ausreichend für das Alter vorgesorgt und besaßen somit gnügenden Spielraum, ihren gewohnten ökonomischen Stil fortzusetzen. Das traf auch auf die Patienten zu, die in der akuten Krankheitsphase Verarmungsängste äußerten.

In der Wahrnehmung unserer Patienten nahmen Schmerzen, körperliche Funktionseinbußen, Konzentrationsstörungen und Vergeßlichkeit einen sehr breiten Raum ein. Zwei Patienten konzentrierten sich stark auf körperliche Funktionseinbußen und chronische Schmerzen. Die übrigen Patienten akzeptierten die altersbedingten Veränderungen, sofern sie nicht daran hinderten, eine geschätzte Tätigkeit auszuüben.

Wir hatten unsere Patienten danach befragt, ob sich ihre Lebensziele und Erwartungen erfüllt hatten. Fünf Patienten blickten auf eine beruflich befriedigende und erfüllte Zeit zurück. Ein Patient hätte sich einen höheren Bildungsweg und damit eine gehobenere berufliche Position gewünscht. Ein weiterer Patient bedauerte die überragende Stellung des Berufs in seinem Leben und würde ein zweites Mal sich mehr Zeit für Genuß und Freizeit gönnen. Im Gegensatz zu der doch überwiegend beruflichen Zufriedenheit hatten sich bei all unseren Patienten partnerschaftliche und familiäre Erwartungen nur teilweise erfüllt. Dabei befanden sie, daß fehlgefahrene Entwicklungen nicht mehr korrigierbar waren. Es herrschte das Gefühl vor, dem Schicksal ausgeliefert zu sein. Als Resumee läßt sich sagen, daß die von uns befragten depressiven Patienten die für das höhere mittlere und höhere Lebensalter spezifischen psychosozialen Entwicklungsaufgaben nur unzureichend bewältigt hatten. Zusammenhänge zwischen psychosozialen Faktoren und Depression wurden nicht statistisch unterlegt. Allerdings betonten die Patienten die hohe Bedeutung beschriebener Krisen und Problembereiche für das Entstehen und die Aufrechterhaltung ihrer Erkrankung. Die Befragung hat gezeigt, daß durch Fokussierung auf die alterstypischen Entwicklungsaufgaben Bereiche angesprochen werden, die relevant sind für die Diagnostik und das Verständnis des älteren Patienten und seiner depressiven Erkrankung.

Psychische Widerstandsfähigkeit, Wohlbefinden und Depression im Alter – Ergebnisse aus der Berliner Altersstudie

M. Linden, H. Mayer, S. Smith, U. Staudinger

Die in den letzten Jahrzehnten zu beobachtende Zunahme der durchschnittlichen Lebenserwartung wirft die Frage auf, inwieweit dies eine Zunahme an lebenswerten Jahren ist, oder ob es eine durch Verschlechterung der körperlichen Gesundheit, Verlust von nahestehenden Personen oder Verlust der Selbständigkeit gekennzeichnete Phase der Belastung und Mühsal bedeutet (1). Die Frage ist, wie alte Menschen auf die altersassoziierten negativen Lebensveränderungen reagieren und welche Konsequenzen sich für die Lebenszufriedenheit und das subjektive Wohlbefinden daraus ergeben. In der Literatur wird unter dem Stichwort des Wohlbefindensparadox darauf hingewiesen, daß es keine 1:1-Beziehung zwischen negativen Lebensveränderungen einerseits und Einbußen im subjektiven Wohlbefinden andererseits gibt, sondern daß auch alte Menschen trotz aller Einschränkungen ihr Leben weiterhin genießen können und mit ihrem Leben insgesamt nicht unzufriedener zu sein scheinen als jüngere Menschen.

Im Rahmen der Berliner Altersstudie (2) war es möglich, subjektives Wohlbefinden und Alterszufriedenheit wie auch Depressivität und Lebensüberdruß zu untersuchen und in einen Zusammenhang zu bringen mit der objektiven gesundheitlichen und sozialen Lebenssituation. Dabei konnte auch untersucht werden, wie alte Menschen mit Belastungen umgehen und welche Konsequenzen dies hat. Die Berliner Altersstudie ist eine Untersuchung an einer zufällig ausgewählten, heterogenen Stichprobe von 516 Menschen ab dem 70. Lebensjahr.

Bei der psychiatrischen Untersuchung erfüllten 4,8% der alten Menschen die Kriterien einer akuten Major Depression nach DSM IIIR (3). Dies ist mit Befunden aus jüngeren Altersgruppen vergleichbar und spricht nicht für eine wesentlich erhöhte Rate depressiver Störungen bei alten Menschen. Es findet sich auch über das in der Berliner Altersstudie erfaßte Altersspektrum von 30 Jahren hin kein eindeutiger Altersgang, so wie er beispielsweise bei demenziellen Erkrankungen beobachtet wird.

Untersucht man die Zufriedenheit und das Wohlbefinden, dann findet man auf einer 5stufigen Skala einen Mittelwert für die aktuelle Lebenszufriedenheit von 3,7 (sd 0,97) und eine Korrelation mit dem Alter von $r = -0{,}06$ sowie eine erwartete zukünftige Lebenszufriedenheit von 3,5 (sd 1,05) mit einer Alterskorrelation von $r = -0{,}12$. Gleichermaßen ergibt sich mit auf PGCMS-Wohlbefindenskala ein mittlerer Gesamtwert von 3,56 und eine nur mäßige Alterskorrelation von $r = -0{,}12$. Zusammenfassend läßt sich aus diesen Befunden ableiten, daß bei alten Menschen trotz wesentlicher negativer Lebensveränderungen die allgemeine Lebenszufriedenheit weitgehend im positiven Bereich stabil bleibt.

Dies ist wahrscheinlich durch sehr unterschiedliche psychische Mechanismen zu erklären. Am Beispiel der Berliner Altersstudie soll nur auf zwei Prozesse hingewiesen werden.

Eine Erklärung hierfür ist, daß das Ausmaß der objektiven Lebensveränderungen nicht mit den subjektiven Bewertungen durch die Betroffenen parallel gehen muß. Obwohl es beispielsweise einen objektiv feststellbaren Rückgang im Grad der sozialen Partizipation mit ansteigendem Lebensalter gibt ($r = -0{,}51$), ist die entsprechende Alterskorrelation bezüglich der subjektiven Zufriedenheit in diesem Bereich nur $r = -0{,}02$, was dafür spricht, daß von den Betroffenen darin kein Problem gesehen wird (4).

In einem weiteren Untersuchungsteil von BASE wurden die Teilnehmer gebeten anzugeben, welche sog. „Bewältigungsstile" sie einsetzen (Tabelle 1). Es zeigte sich, daß wichtige Mechanismen der Belastungsbewältigung der Vergleich mit früher oder auch mit anderen ist sowie auch die Fähigkeit, Belastungen einerseits als Herausforderung zu begreifen, denen man sich stellt, wie andererseits auch die Fähigkeit, sich in das Unvermeidliche fügen zu können (5). Personen mit höher ausgeprägten Werten auf den genannten Bewältigungsstilen zeigen bei zunehmenden Belastungen eine geringere Einbuße in der subjektiven Zufriedenheit.

Die Untersuchung der psychologischen Widerstandsfähigkeit gerade alter Menschen hat eine große grundsätzliche Bedeutung. Ein besseres Verständnis der Saluto-Genese kann wichtige Aufschlüsse über den Erhalt der psychischen Gesundheit trotz widriger Lebensumstände geben wie auch Anregungen für die Entwicklung psychotherapeutischer Strategien bei jüngeren wie älteren Patienten.

Tabelle 1. Rangfolge der Bewältigungsstile (mit Mittelwerten und Standardabweichungen)

Rang	Bewältigungsstil (Kurzbezeichnung)	x	(s)
1.	Vergleich mit früher	4,19	(0,69)
2.	Wunsch nach Information	3,98	(0,79)
3.	Vergleich mit anderen	3,91	(0,88)
4.	Nicht aufgeben	3,90	(0,78)
5.	Sich abfinden	3,63	(0,89)
6.	Stärke und Schwäche im Wechsel	3,58	(0,86)
7.	Glaube	3,54	(1,19)
8.	Humor	3,27	(1,04)
9.	Ablenkung	3,23	(1,08)
10.	Soziale Unterstützung	2,82	(1,12)
11.	Verantwortung abgeben	2,70	(1,18)
12.	Sinnverlust	2,46	(1,08)
13.	Laufen lassen	2,46	(1,06)

Anmerkung: führt man alle möglichen Mittelwertsvergleiche und die Bonferoni-Korrektur durch, so ist im Durchschnitt ein Mittelwertsunterschied von mehr als 0,2 auf dem 1-%-Niveau signifikant. (Nach 5)

Literatur

1. Baltes PB, Mittelstraß J, Staudinger UM (Hrsg) (1994) Alter und Altern. Ein interdisziplinärer Studientext zur Gerontologie. Walter de Gruyter, Berlin
2. Linden M, Kurtz G, Baltes MM, Geiselmann B, Lang FR, Reischies FM, Helmchen H (1997) Depression bei Hochbetagten. Ergebnisse der Berliner Altersstudie. Der Nervenarzt, im Druck
3. Mayer KU, Baltes PB (Hrsg) (1997) Die Berliner Altersstudie. Akademie Verlag, Berlin
4. Smith J, Fleeson W, Geiselmann B, Settersten R, Kunzmann U (1996) Wohlbefinden im hohen Alter: Vorhersage aufgrund objektiver Lebensbedingungen und subjektiver Bewertung. In: Mayer KU, Baltes PB (Hrsg) Die Berliner Altersstudie. Akademie Verlag, Berlin
5. Staudinger UM, Freund A, Linden M, Maas I (1996) Selbst, Persönlichkeit und Lebensgestaltung im Alter. Psychologische Widerstandsfähigkeit und Vulnerabilität. In: Mayer KU, Baltes PB (Hrsg) Die Berliner Altersstudie. Akademie Verlag, Berlin 322–350

Psychosoziale Risikofaktoren für Depressionen bei Hochbetagten – Ergebnisse der Münchener Hochbetagten-Studie

I. Meller, M. M. Fichter, H. Schröppel

Einführung

Bei der Münchener Hochbetagten-Studie handelt es sich um eine epidemiologische Verlaufsstudie über 85jährige und ältere Münchener Bürger. Ziele des Projektes waren Bestimmung der Prävalenzraten für psychische Erkrankungen, die Bestimmung der Prävalenz somatischer Erkrankungen, der Komorbidität psychischer und somatischer Erkrankungen, der Pflegebedürftigkeit, die Analyse des Verlaufs der psychischen Erkrankung und die Identifizierung von Risikofaktoren.

Aus dem Gemeinderegister wurde eine repräsentative Stichprobe von 402 über 85jähriger gezogen. Zum Zeitpunkt der Stichproben-Ziehung lebten 20415 über

85jährige in München-Stadt. Die Daten von 2250 Bürgern waren aus Sicherheitsgründen gesperrt. Die gezogene Stichprobe korrelierte gut mit der Restgesamtheit der 18363 verbliebenen Personen hinsichtlich Geschlecht, Alter und Lebenssituation. Die Personen wurde zu Hause von psychiatrisch ausgebildeten Ärzten befragt und untersucht. Bei der Erst-Stichprobe konnten 358 Probanden (89%) befragt werden, im Abstand von einem Jahr konnten 73,5% (n=263) Probanden erneut untersucht werden. 87 Personen (18,7%) waren zwischenzeitlich verstorben. Die Mehrzahl in beiden Stichproben waren Frauen, die meisten Probanden waren verwitwet, die Mehrzahl wohnte in privaten Haushalten. Als Instrumente zur Erfassung des psychopathologischen Befundes wurde das Geriatric-Mental-State-Interview nach Copeland, der SIDAM nach Zaudig zur Erfassung der Demenz und die Hamilton-Depressionsskala eingesetzt. Psychiatrische Diagnosen wurden nach dem AGECAT-Computerprogramm für das Getriatric-Mental-State-Interview, nach SIDAM, nach ICD-10 und DSM IIIR vorgenommen. Eine Projekt-Diagnose bezog verschiedene Instrumente ein.

Ergebnisse

Prävalenzraten für depressive Erkrankungen

Nach dem Hamilton-Score litten 9,9% der Gesamt-Stichprobe an einer Depression, und zwar 9,8% der Frauen und 10,4% der Männer. Nach der Projekt-Diagnose litten 24,6% der Gesamt-Stichprobe an einer Depression, 25% der Frauen und 23,5% der Männer. Nach der GMSA-AGECAT-Computerdiagnose wurde bei 23,6% der Gesamt-Stichprobe eine Depression diagnostiziert, bei 22,3% der Frauen, bei 28,2% der Männer. Nach dem AGECAT-Computerprogramm kann zwischen neurotischer Depression, undifferenzierter Depression und depressiver Psychose unterschieden werden. Von 23,6% der Probanden mit der Diagnose einer Depression hatten 54,9% eine depressive Neurose, 45,1% eine depressive Psychose. Nach DSM IIIR wurde bei 18,7% der Gesamt-Stichprobe, und zwar bei 17,6% der Frauen und 22,2% der Männer eine Depression diagnostiziert: Bei 1,4% eine Major Depression, bei 5,1% eine dysthyme Störung, bei 5,7% eine depressive Anpassungsstörung, bei 5,9% eine nicht näher bezeichnete depressive Störung sowie zusätzlich bei 8,8% eine organisch bedingte Depression.

Komorbidität, Demenz und Depression

Nach der GMSA-AGECAT-Computerdiagnose kann nur eine Hauptdiagnose gestellt werden, auf der Syndromebene allerdings verschiedene Syndrome – eingeteilt nach Schweregrad 0 bis 5. Schweregrad 2 entspricht einem Sub-Case, Schweregrad 3 bis 5 auf Syndrom-Ebene einem Case. Die häufigste komorbide Diagnose der Syndrome bei Demenzen (n=88 nach GMSA-Hauptdiagnose) waren Angststörungen. Leichte, mittlere und schwere depressive Syndrome wurden bei 56,7% der Dementen eruiert. Über $^1/_4$ der Dementen litten an einer mittleren und schweren depressiven Symptomatik.

Soziodemographische Risikofaktoren für Depressionen

Zur Abschätzung der relativen Erkrankungsrisiken wurden Odds-Ratios über logistische Regressionen berechnet. Alterseffekte wurden in allen Analysen angepaßt, da verschiedene Risikofaktoren mit dem Alter korrelieren. Bei den soziodemographischen Merkmalen fanden folgende Berücksichtigung: Geschlecht, Altersgruppe (85 bis 89/90 †), Familienstand (alleinstehend versus verheiratet), lebende Kinder (ja/nein), Geschwister-Position (erstes versus weiteres Kind), Schulbildung (Hauptschule versus weitere Schulabschlüsse), Konfessionszugehörigkeit (ja/nein), soziale Schicht (Ober- und Mittelschicht versus Unterschicht), Einkommenshöhe (DM 1500,— versus höher). Aufgrund der Odds-Ratios zeigte sich ein signifikant erhöhtes Risiko für Depressionen bei Instutionsbewohnern im Vergleich zu Personen, die im Privathaushalt lebten. Weiterhin fanden sich Tendenzen zu einem verringerten Erkrankungsrisiko für Depressionen bei Erstgeborenen, in den unteren Schichten, bei geringem monatlichen Einkommen.

Depressionen und Lebensereignisse

Als weiterer Risikofaktor für Depressionen wurden Lebensereignisse mittels Lebensereignislisten über Probandenbefragung erhoben. Um die Validität der Auswertungen zu sichern, wurden die Auswertungen über den Zusammenhang von Lebensereignissen und Depressionen auf Personen beschränkt, die nach dem SIDAM keine Demenz aufwiesen und bei denen somit keine gravierenden retrospektiven Verzerrungen zu erwarten waren. Dadurch wurde die ursprünglich untersuchte Gesamtstichprobe von 358 auf 241 Probanden reduziert. Die Fragestellungen fokussierten erstens inwieweit spezielle Einzelereignisse im Zusammenhang mit Depressionen stehen, zweitens, ob eine steigende Anzahl von Lebensereignissen mit einem erhöhten Anteil von Depressionen einhergeht, drittens, ob die Anzahl von Lebensereignissen bestimmter Bedrohlichkeitsgrade mit einem erhöhten Anteil an Depressionen korreliert. Zur Abschätzung der relativen Erkrankungsrisiken wurden wiederum Odds-Ratios über logistische Regressionen berechnet und Alterseffekte angepaßt. Für Verwitwung innerhalb der letzten zwölf Monate und Auszug des Lebenspartners aus dem gemeinsamen Haushalt ergab sich ein signifikant erhöhtes Depressionsrisiko. Zog die untersuchte Person innerhalb der letzten zwölf Monate um, ergab sich ebenfalls ein erhöhtes Risiko für Depressionen. Depressive Probanden hatten mehr Lebensereignisse in den letzten zwölf Monaten als nichtdepressive (nicht signifikant). Der Unterschied in der mittleren Anzahl von Lebensereignissen zwischen depressiven und nichtdepressiven Probanden war ausschließlich bei stark bedrohlichen Lebensereignissen statistisch signifikant. Hier wiesen Depressive mit durchschnittlich 0,26 Lebensereignissen nahezu die vierfache Zahl auf im Vergleich zu Probanden ohne Depressionen mit durchschnittlich 0,07.

Depression und Pflegebedürftigkeit

Pflegebedürftigkeit war ein ärztliches Urteil, definiert als notwendige zeitliche Unterstützung, sei es wegen somatischer, psychischer oder einer Kombination beider Störungen, kategorisiert nach dem Zeitbedarf, sei es hinsichtlich medizinischer, psychologischer oder sozialer Unterstützung. Es war eine Soll-, keine Ist-Einschätzung. Das Ausmaß der Pflegebedürftigkeit sowie die Beeinträchtigung der subjektiven Gesundheit standen in deutlichem Zusammenhang zur Häufigkeit von Depressionen. Der Anteil von Depressionen unter Pflegebedürftigen war unabhängig vom Ausmaß der Pflegebedürftigkeit etwa doppelt so hoch wie bei Personen, die auf keine pflegerische Unterstützung angewiesen waren. Mit zunehmend schlechter eingeschätzter und erlebter Gesundheit stieg der Anteil an Depressionen stark an.

Medizinische und soziale Unterstützung

Depressive zeigten im Vergleich zu dementen und psychisch gesunden Probanden häufigere Krankenhaus-Aufenthalte im letzten Jahr vor dem Interview. Berücksichtigt man auch die Dauer der Krankenhaus-Aufenthalte, so hatten 24 % der Depressiven über vier Wochen stationäre Behandlungsdauer, bei psychisch Gesunden war dies nur ein Anteil von 9,6 %. Die Frequenz der Hausarzt-Konsultationen in den letzten zwölf Monaten vor Befragung lag bei Depressiven deutlich höher als bei psychisch Gesunden. Fast 50 % der Depressiven hatten mehr als zwölf Konsultationen pro Jahr. Nur 3,7 % der depressiven Probanden konsultierten allerdings in den letzten zwölf Monaten vor Befragung ambulant einen Nervenarzt. Weniger als 10 % der depressiven Probanden waren mit Antidepressiva behandelt, 50 % erhielten Tranquilizer. Depressive, im Privathaushalt lebende Personen nahmen für alle von uns befragten sozialen Bereiche (Einkauf, Haushaltshilfe, Bettlägerigkeit, Finanzverwaltung, Vertrauensperson) vornehmlich Privatpersonen zur Unterstützung. Depressive erlebten doppelt so häufig als psychisch Gesunde einen Hilfemangel im sozialen Unterstützungssystem.

Inzidenz der Depression

Zur Bestimmung der Inzidenzrate zählten wir die neuerkrankten Depressionen der Zweit-Stichprobe. Die Risikopopulation bestand aus Personen, die in der Erst-Stichprobe nicht als depressiv eingestuft wurden. In die Inzidenzanalyse wurden nur Personen mit zwei Untersuchungen eingeschlossen. Die Risikozeit wird als Zeit ohne Depression innerhalb der Risikopopulation definiert. Für die Schätzung nahmen wir an, daß der Beginn der Depression jederzeit innerhalb des Einjahres-Intervalls möglich ist, die beste Schätzung in der Hälfte der Zeit liegt. Wir haben somit zu berücksichtigen, daß wir zwei Querschnittsuntersuchungen haben, möglicherweise jedoch auch innerhalb des Zeitraums eine depressive Episode vorlag, somit die Inzidenzraten unterschätzt werden. Nach dem GMSA-Computer-AGECAT-Programm bestand die Risiko-Population der Erst-Untersuchung aus 193 Probanden. 25 Personen litten ein Jahr später an einer Depression, die Inzidenzrate belief sich auf 140,9 pro 1 000 p. J. Männer hatten eine höhere Inzidenz an Depressionen (188 versus 128), die jüngere Alterskohorte litt mehr an Depressionen im Vergleich zur älteren Kohorte, und Probanden, die zwischenzeitlich aus einem Privathaushalt in eine Institution gezogen waren, hatten die höchste Inzidenzrate.

3.4 Trauer – Verlust – Depression

Verlust und Trauer im Leben alter Menschen

A. Trilling-John

Sechs zentrale Verlusterlebnisse des Älterwerdens und Alters sollen hier angesprochen und durch Zitate aus A. A. Milnes „Pu, der Bär“ und Jean Amérys „Über das Altern“ verdeutlicht werden:

1. Der Verlust seiner selbst: „Das bin nicht mehr ich,“ sagt die A. bei Jean Améry, wenn sie in den Spiegel schaut. Sie ist sich fremd, sie wird ihrer selbst überdrüssig

2. Der Verlust körperlicher Integrität: Körperliche und geistige Leistungsfähigkeit lassen nach. „Schmerz und Krankheit sind Verfallsfeste des Körpers“, sagt Améry

3. Der Verlust an Weltverständnis: Bei Améry „versteht der Alte die Welt nicht mehr.“ Und: „Das Bewußtsein der Unzeitgemäßheit kann außerordentlich quälend sein, durchaus einem anhaltenden Körperschmerz vergleichbar.“

4. Der Verlust an Beziehungen/Einsamkeit: Der Esel I-Ah klagt lakonisch: „Erst gestern hat jemand mit mir gesprochen. Und war es nicht letzte – oder vorletzte? – Woche, daß Kaninchen in mich hineingerannt ist und „So ein Mist!“ gesagt hat?“ Bei Améry lesen wir „von dem Gefühl unsichtbar zu sein. Niemand beachtet den Alten.“

5. Der Verlust an Zukunft/Zeit: Améry schreibt: „Niemand fragt mehr: Was wirst du tun? Alle stellen fest, das hast du schon getan. Es ist die Verbannung aus der geschichtlichen, sich gestaltenden Wirklichkeit.“

6. Der Tod: Unsere durchschnittliche Lebenserwartung ist angestiegen. Gleichzeitig ist die Lebenszeit dramatisch geschrumpft, ist doch fast allen von uns die Gewißheit auf das ewige Leben im Anschluß an das kurze irdische abhanden gekommen.

Trauern ist der Prozeß, mit dem man sich über Verluste hinweghilft. Im Trauern eröffnet sich uns die Möglichkeit zu lernen, wie wir in der veränderten Situation weiterleben können.

Der Trauerprozeß kann auch mißlingen. Hier drängt sich ein Topos auf, der im gerontologischen und gerontopsychiatrischen Diskurs seltsam ausgeblendet scheint. Es ist die Frage, ob und wie sich die von den Mitscherlichs einst konstatierte Unfähigkeit der Deutschen, über die Greuel des Nationalsozialismus zu trauern, in den psychischen Zuständen und Befindlichkeiten im Alter niederschlägt. Es ist an der Zeit, diese Dimension in die Betrachtung nicht nur der depressiven alten Menschen einzubeziehen – so lange sie noch am Leben sind.

Literatur

1. Améry J (1969) Über das Altern. Revolte und Resignation. Klett-Cotta, Stuttgart
2. Milne AA (1996) Pu der Bär. dtv, München

Verhaltenstherapeutische Behandlung einer 72jährigen depressiven Patientin nach dem Tod ihres Ehemanns

K. Tzschätzsch

Einführung

Eine 72jährige Frau war auf Drängen der Tochter vom Hausarzt gegen ihren Willen eingewiesen worden. Sie fühlte sich 1 1/2 Jahre nach dem Tod des Ehemanns, den sie 8 Jahre lang gepflegt hatte, körperlich und seelisch völlig erschöpft, war von 60 auf 40 kg abgemagert. Sie hatte sich von allen Aktivitäten und sozialen Kontakten zurückgezogen, klagte über diffuse Ängste und körperliche Beschwerden, war antriebslos, litt unter massiven Schlafstörungen und grübelte viel. Die jahrelang verschriebenen Benzodiazepine brachten keine Erleichterung mehr. Im BDI lag mit 26 Punkten eine klinisch relevante Depression vor.

Die Patientin schilderte sich selbst als seit jeher völlig unselbständig und von ihrem Mann abhängig. Veränderungsmöglichkeiten sah sie einzig in Ruhe und Medikamenten.

Als *Ziele der Verhaltenstherapie* wurden formuliert: Klärung der Beziehung zum Ehemann, Aufbau von selbständigem Alltagshandeln und Initiative, Fähigkeit zur Entspannung, Verbesserung der Stimmung und sozialen Kompetenz, Veränderung dysfunktionaler Kognitionen und Abbau der Benzodiazepinabhängigkeit. Die Intervention erfolgte in Zusammenarbeit mit der Tochter und dem Stationsteam. Die Patientin nahm an der Beschäftigungstherapie und einer Gesprächsgruppe für depressive Patienten teil.

Therapieverlauf

Die „Trauerarbeit“ offenbarte eine sehr ambivalente eheliche Beziehung, in der die Patientin neben Freude und Glück viel Leid und Kränkung erfahren hatte. Es gelang ihr allmählich, sich aus der erstarrten „Sehnsucht“ nach ihrem Mann zu lösen und ihr Eheleben realistischer zu bewerten. Ein wichtiger Schritt zu sich selbst und in die Welt war getan (2). Damit erwachten in ihr Wünsche, wieder mehr Alltagsaufgaben zu übernehmen. Es wurde eine *Liste mit angenehmen und notwendigen Aktivitäten* (1) erstellt wie fernsehen, spazierengehen, handarbeiten, lesen, ruhen, kochen, mit öffentlichen Verkehrsmitteln fahren, Überweisungen ausfüllen u.a. und diese schrittweise durchgeführt. Dabei übernahm die Patientin zunehmend selbst die Verantwortung. Sie bereitete Belastungsurlaube nach Hause vor und lernte, auf einen ausgewogenen Wechsel von Pflichten und angenehmen Tätigkeiten zu achten. Die konkreten Alltagserfahrungen boten Gelegenheit, an den *dysfunktionalen Kognitionen* zu arbeiten. Die Patientin zeigte typisch depressive Denkmuster, indem sie alles 200%ig machen wollte und ihre Leistungen entsprechend selbstkritisch abwertete. Sie wurde angehalten, zuerst immer ihre positiven Erfahrungen zu berichten und sich für ihre Bemühungen und Erfolge selbst anzuerkennen. Inzwischen bemerkt sie meist ihre negativen Gedanken und kann sie selbst korrigieren.

Die Patientin lernte *Progressive Muskelentspannung* nach Jacobson. Dadurch wurde es ihr zunehmend möglich, Unruhe und Angst aktiv zu beeinflussen. Sie braucht keine Beruhigungsmittel mehr.

Ambulante Weiterbetreuung

Da die Patientin neben den beschriebenen Fortschritten wenig eigene Initiative entwickelte und zu befürchten war, daß sie ohne Impulse von außen in eine passive Lebensweise zurückfallen würde, wurde sie frühzeitig in die Institutsambulanz eingeführt. Nach knapp dreimonatiger stationärer Behandlung besucht sie jetzt eine ambulante Koch- und eine Spielgruppe. Sie erfährt viel Anerkennung für ihre hauswirtschaftlichen Fähigkeiten und nimmt ihrerseits Anteil am Befinden anderer. Inzwischen schätzt sie die Möglichkeit, zweimal in der Woche etwas vorzuhaben – an bekannten Orten und mit vertrauten Menschen.

Heute wirkt die Ambulanzpatientin zuversichtlich und ausgeglichen. Manchmal vermißt sie ihren Mann, zeigt sich jedoch versöhnt mit ihrem Leben und hofft noch auf einige gute Jahre. Das Verhältnis zur Tochter hat sich deutlich entspannt. Der BDI-Wert fällt auf 3 Punkte. In Absprache mit der Ärztin möchte sie das Antidepressivum zum Frühjahr absetzen.

Abschließende Bemerkungen

Kognitive Verhaltenstherapie, welche die in diesem Fall notwendige Trauerarbeit integrierte, führte in relativ kurzer Zeit zu einer Verbesserung der depressiven Symptomatik. Die psychosoziale ambulante Weiterbetreuung der Patientin trägt wesentlich dazu bei, den Therapieerfolg zu stabilisieren. Der Fallbericht spiegelt darüber hinaus einige grundsätzliche Erfahrungen der gerontopsychiatrischen Arbeit wider:

- Ältere Menschen erleben die Einweisung in die Psychiatrie bisweilen als so kränkend, daß sie sich zunächst einer Behandlung widersetzen. Ein rasches Beziehungsangebot, das verständnisvoll entlastet, Informationen und Hoffnung vermittelt, kann den Weg zu einem therapeutischen Arbeitsbündnis ebnen.
- Rehabilitation psychiatrischer Alterspatienten erfordert die multiprofessionelle Zusammenarbeit eines gerontologisch geschulten Teams. Dieses bietet Beziehungskontinuität, arbeitet ressourcenorientiert und fördert die Fähigkeit zum Alltagshandeln.
- Die enge Zusammenarbeit mit Angehörigen und wichtigen Bezugspersonen ist wünschenswert und hilfreich.
- Der historische und lebensgeschichtliche Hintergrund älterer Menschen, insbesondere von Frauen, prägte Einstellungen und Lebensentwürfe, die sich z.T. fundamental von denen ihrer jüngeren Helfer unterscheiden. Therapieziele fallen entsprechend oft sehr bescheiden aus. Den Erfolg „kleiner Schritte" gilt es zu würdigen.
- Ambulante Weiterbetreuung insbesondere depressiver Patienten sichert vertrauensvolle Beziehungen, ermöglicht neue Kontakte und hilft neuerlichen Rückzug zu verhindern. Gerontopsychiatrie braucht die Institutsambulanz.

Literatur

1. Hautzinger M, Stark W, Treiber R (1992) Kognitive Verhaltenstherapie bei Depressionen. PVU, Weinheim
2. Kast V (1989) Trauern. Phasen und Chancen des psychischen Prozesses. Kreuz, Stuttgart

Kurzzeittherapie einer depressiven Patientin mit körperlichen Begleitbeschwerden – Vorstellung eines Behandlungsverlaufs

M. Picard

Einleitung

Der vorliegende Bericht soll zeigen, daß eine psychotherapeutische Behandlung auch bei über 80jährigen noch möglich, sinnvoll und erfolgreich ist.

Krankengeschichte und Verlauf

Die 83jährige Frau Z. klagte über ängstlich depressive Verstimmung, begleitet von Übelkeit, innerlichem Zittern, einem aufsteigenden Gefühl aus der Magengegend sowie Wallungen und einem Gefühl, ihr würde der Kopf aufgeblasen.

In der Vorgeschichte erlitt Frau Z. erstmals 1962 einen Nervenzusammenbruch mit völliger Erschöpfung. 1984 kam es nach einer Virusgrippe zu Unruhezuständen und Ängsten, die zu einer stationären Behandlung in einer psychosomatischen Klinik führten. Danach wurde Frau Z. 9 Jahre lang mit Tranquilizern behandelt. Das Aussetzen der Medikamente führte bei ihr zu Entzugserscheinungen, die 1993 eine Entzugsbehandlung in einer psychiatrischen Klinik erforderlich machten. 1994 erfolgte eine erneute stationäre Behandlung in einer psychiatrischen Klinik mit einer anschließenden ambulanten Gruppenpsychotherapie für depressiv erkrankte Ältere, die vor einem halben Jahr endete.

Es folgte eine 6monatige tiefenpsychologisch fundierte Kurzzeitpsychotherapie mit insgesamt 25 Stunden bei einer Stunde pro Woche. Die körperlichen Beschwerden bildeten sich zurück, und die depressive Verstimmung verminderte sich ebenfalls. In den Vordergrund trat eine Einsamkeitsproblematik mit Angst vor zunehmender körperlicher Gebrechlichkeit – ausgelöst durch die Extraktion von 7 Zehen – sowie die Trauer um den „verlorenen" Sohn.

In der Behandlung ging es zunächst darum, Frau Z. anzunehmen. Dies gelang jedoch nur, indem ihr ein elektrisch verstellbarer Sessel zur Verfügung gestellt wurde, den sie sich selbst in die Position einstellen konnte, wo sie keine Hüftschmerzen hatte. Die Herstellung eines schmerzfreien Zustandes und eine ausreichende Beheizung des Therapieraumes sorgten dafür, daß Frau Z. sich geborgen fühlte. Das Interesse an ihrer Person, ihren Gedanken, Gefühlen und Erlebnissen riefen bei ihr ein Bedürfnis nach Aufmerksamkeit wach, daß von Anfang an die Frage aufwarf, inwieweit die schnell einsetzende positive Übertragungsbeziehung eine Beendigung der Behandlung erschwerte, insbesondere angesichts der wenigen anderen sozialen Kontakte.

Nach 4 Stunden ließen die körperlichen Beschwerden nach, und Frau Z. wirkte zunehmend aktiver und verließ ihre Wohnung. Sie traute sich wieder, ihre Angelegenheiten selbständig zu regeln, war stolz darauf und fand Spaß daran. Sie kam auf ihr Testament zu sprechen, wo sie alles für die Hinterbliebenen geregelt hatte. Die Aufteilung ihres Nachlasses machte deutlich, wie sie versuchte, den Sohn dafür zu bestrafen, daß dieser vor 9 Jahren ohne weitere Erklärungen die Beziehung zu ihr abgebrochen hatte. Seit dieser Zeit bestand kein Kontakt mehr zwischen den beiden. Als einer der Söhne ihres Sohnes, ihr Lieblingsenkel, heiraten wollte, reagierte sie wütend und mit heftiger Eifersucht auf die zukünftige Frau. Sie entwertete diese und blieb der Hochzeit fern, auch aus Angst, ihrem Sohn dort zu begegnen.

Als der Enkel sich nicht in der üblichen Zeit für ihr großzügiges Geldgeschenk bedankte, reagierte sie wütend, enttäuscht und vorwurfsvoll. Alle jungen Menschen wurden von ihr pauschal als egoistisch, rücksichtslos und undankbar abgewertet. All ihre bisherigen Bemühungen, für die anderen dazusein, sah sie unbeantwortet. Als die Dankeskarte des Enkels verspätet eintraf, konnte sie ihre vorwurfsvolle Haltung in Frage stellen, sich aus ihrer Erstarrung der enttäuschten und verbitterten alten Frau etwas lösen und wurde lebendiger. Zum Ende der Behandlung verstärkten sich ihre körperlichen Beschwerden. Sie wünschte sich eine dauerhafte Fortsetzung der Behandlung und war enttäuscht, daß diese Möglichkeit nicht bestand. Die Aussicht, daß sich die Jüngeren von den „Eltern" trennen und diese verlassen, stimmte sie traurig.

Diskussion

Was erlebte Frau Z. und hat sie ihr Ziel erreicht?

Sie wollte beachtet und ernstgenommen werden und eine Verringerung ihrer Beschwerden erreichen. Sie suchte unbewußt eine Mutter, die ihr zuhörte und ihre Beschwerden ernst nahm. Sie wollte einen Sohn, der für die da war, der zuverlässig war und sie nicht verließ. Im Therapeuten fand sie passager den Sohn, der immer für sie da ist. Das Wissen um die Unmöglichkeit ihres Wunsches und die Erlebnisse mit ihrem Sohn reaktivierten in ihr Wut, die sich in Ärger und Enttäuschung über die jüngere Generation auswirkte.

Von diesen aggressiven Schuldzuweisungen bekam auch der Therapeut einen großen Anteil ab. Dies wurde besonders gegen Ende der Behandlung deutlich, als sie ihm sagte: „Ich bin immer pünktlich gekommen, auch wenn es mir schwerfiel. Sie haben mich dazu gedrängt, und jetzt haben sie keine Zeit!" Frau Z. hatte die Hoffnung, daß der Sohn sich, wenn sie alt ist, um sie kümmerte. Von dieser emotionalen Hoffnung konnte sie Abschied nehmen.

Literatur

1. Radebold H (1992) Psychodynamik und Psychotherapie Älterer. Springer, Berlin Heidelberg New York, S 265

Zur Psychodynamik von Verlust, Trauer, Kränkung und Depression

J. Kipp

Zur Psychodynamik von Verlusten im Alter

Offensichtlich gelingt es im Alter schwerer Verluste zu kompensieren als in früheren Lebensjahren. Die Einbuße der Gesundheit und der Verlust sozialer Positionen sind für das Alter zwar typisch und in der Regel nicht umkehrbar. Die fehlende Fähigkeit, Verluste ausgleichen zu können, hängt aber auch mit psychischen Veränderungen im Laufe des Alterns zusammen. Im Laufe des Lebens konzentriert man sich zunehmend auf wichtige und zentrale Beziehungsformen und Verhaltensweisen, die durch die Verluste betroffen werden. Alternativen stehen nach Verlusten nicht zur Verfügung. Damit werden sie zu traumatischen

Kränkungen, die psychisch nicht verarbeitet werden können. Wir haben herausgearbeitet (4), daß neu entstehende psychische Erkrankungen im Alter als mißglückte Selbstheilungs- oder Kompensationsversuche nach Verlusten zu verstehen sind.

Trauer und Depression

Während in der Trauer der Verlust bzw. das verlorene Liebesobjekt als Verlorenes im Bewußtsein des Trauernden vorhanden ist, wird der Verlust beim Depressiven verleugnet, so daß die Depression scheinbar unerwartet kommt. Freud (2) hat dargestellt, daß der Melancholiker den Verlust dadurch verleugnet, daß er das aufgegebene Objekt introjiziert und es gleichsam im eigenen Ich weiterleben läßt. Er beschuldigt es dann im eigenen Ich nicht mit: „Du bist schuld, daß du mich verlassen hast!", er sagt vielmehr: „Ich bin schuld!" (Abb. 1).

Bei Altersdepressiven sind Schuldgefühle seltener, somatische Beschwerden jedoch häufiger (3). Bei den traumatischen Verlusten im Alter handelt es sich um einen anderen Introjektionsmechanismus, nämlich um die Inkorporation oder Einverleibung (4). Das verlorene Objekt wird gleichsam in den eigenen Körper aufgenommen und dort angeklagt: „Es schlägt!" „Es summt und brummt", und wird immer schlimmer. Alte Menschen, die mit körperlichen Beschwerden depressiv in die Klinik aufgenommen werden, ertragen traumatische Verluste zuerst oft ausgesprochen gut. Erst nach 4–6 Monaten treten die depressiven Symptome auf, die anfangs häufig als körperliche Erkrankungen verkannt werden. Wir verstehen dieses Intervall zwischen Verlust und Einsetzen der Depression als die Zeit, in der der Objektverlust durch Introjektion verleugnet wird. In dieser Zeit sind Trauerprozesse nicht notwendig, es kommt durch die Introjektion vielmehr zu einer engeren Bindung zu dem verlorenen Objekt, was manchmal sogar zu hypomanen Empfindensweisen führen kann.

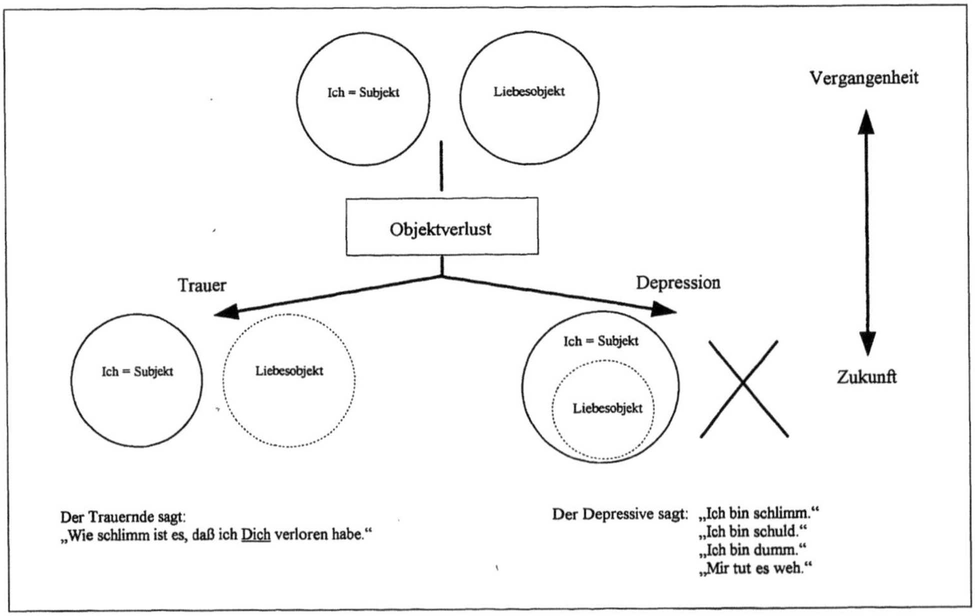

Abb. 1. Psychodynamik von Trauer und Depression nach Verlusten

Kränkung und Depression

Offensichtlich ermöglicht die Selbsterfahrung der Trauer nicht, sich in schwer depressive Menschen einzufühlen – die psychodynamischen Vorgänge sind zu unterschiedlich. Die Depression ist jedoch einem anderen Seelenvorgang verwandt, nämlich der Kränkung. Wir haben herausgearbeitet (5), daß Abläufe der Kränkung und Erlebnisweisen der Depression sich ähneln und stellen fest, daß Depressionen chronifizierte Kränkungsreaktionen sind, bei denen der Objektbezug durch die Verleugnung scheinbar fehlt.

Kränkungsvorgänge sind, obwohl sie bewußt auftreten, schwer zu beobachten. Bei einer qualitativen Befragung von 30 Psychotherapeuten, also von Mitgliedern einer in der Introspektion trainierten Berufsgruppe, hatten wir ein dreiphasiges Kränkungsmodell zugrunde gelegt. Wir gingen davon aus, daß eine akute Kränkungsreaktion (1. Phase) von einem Kränkungszustand (2. Phase) abgelöst wird und eine Normalisierung nach einer Bewältigungsphase (3. Phase) eintritt. In der Beantwortung unserer Fragen wurde deutlich, daß die akute Kränkung beinahe automatisch abläuft, ohne daß sie willentlich beeinflußt werden kann. Der Kränkungszustand ist bei verschiedenen Menschen ganz unterschiedlich lang. Häufig treten Bewältigungsmechanismen schon sehr frühzeitig auf. Aus unserer Sicht hat die kognitive Verhaltenstherapie der Depression (1) Bewältigungsformen zur Beeinflussung gekränkter bzw. depressiver Gedankenabläufe herausgefunden und systematisiert.

Folgerungen und Zusammenfassung

Psychodynamische Verstehensansätze gehen von Einzelfallstudien aus. Die Reflexion der Psychodynamik und der Denkabläufe der Kränkung führen dazu, Gefühle und Gedanken depressiver Menschen zu verstehen und den Zusammenhang zwischen affektiven und kognitiven Veränderungen zu erkennen. Aus unserer Sicht ergänzen sich psychoanalytische und kognitiv-verhaltenstherapeutische Therapieansätze. Im Mittelpunkt der therapeutischen Arbeit beider Therapiemethoden steht nicht das Kränkungs- bzw. Verlusttrauma. Die Arbeit knüpft vielmehr an den noch ungestörten affektiven und kognitiven Erfahrungen an.

Bei der psychoanalytisch orientierten Therapie geht es darum, durch die affektive Wiederbelebung des früheren Lebens die Verleugnung des Verlustes rückgängig zu machen. Das aufgegebene Liebesobjekt kann dann als getrenntes Objekt erlebt und im Rahmen einer hilfreichen therapeutischen Beziehung und Übertragung betrauert werden.

Literatur

1. Beck AT, Rush AJ, Shaw BF, Emery G (1979) Cognitive therapy for depression: A Treatment Manual. Guilford Press, New York
2. Freud S (1916) Trauer und Melancholie. Gesammelte Werke, Bd. 5. Fischer, Frankfurt
3. Göbel H, Kipp J, Struwe B (1997) Die Symptomatik der Altersdepression und die Diagnose Depression nach ICD-10 im selben Band, S. 88–92
4. Kipp J, Jüngling G (1994) Verstehender Umgang mit alten Menschen. Fischer, Frankfurt
5. Kipp J, Unger H-P, Wehmeier M (1996) Beziehung und Psychose. Thieme Stuttgart, New York

Die ambulante Betreuung von Tumorpatienten im Finalstadium

A. Kruse

In einer Längsschnittstudie zur ambulanten Betreuung von Tumorpatienten im Finalstadium sollten zum einen die verschiedenen Formen der Auseinandersetzung mit der eigenen Endlichkeit aufgezeigt werden, zum anderen Möglichkeiten hausärztlicher, psychologischer und pflegerischer Betreuung der Patienten und ihrer Angehörigen geprüft werden (zur ausführlichen Darstellung siehe 1, 2, 4). Die Ergebnisse, die wir in dieser Untersuchung gewonnen haben, machen deutlich, daß Patienten auch im Finalstadium der Erkrankung zu Hause behandelt und betreut werden können, die Überweisung in eine Klinik also vermieden werden kann.

An dieser Untersuchung haben 50 ältere Patienten teilgenommen. Es wurde darauf geachtet, daß diese Patienten

- regelmäßig vom Hausarzt besucht wurden (wobei der Hausarzt mit dem Patienten und den Angehörigen die Termine für Hausbesuche genau abstimmte, für die Familie immer erreichbar war oder eine Vertretung benennen konnte);
- schmerztherapeutisch ausreichend behandelt wurden und gemeinsam mit dem Hausarzt die einzelnen Schritte der Schmerztherapie erörtern konnten;
- von Mitarbeitern ambulanter Dienste pflegerisch betreut wurden (wobei die Mitarbeiter der ambulanten Dienste eng mit dem Hausarzt kooperierten);
- psychologisch ausreichend betreut wurden (wobei auch psychologische Beratung für die Angehörigen angeboten wurde);
- über den aktuellen Stand der Erkrankung sowie über mögliche weitere Entwicklungen der Erkrankung und der Schmerzen vom Hausarzt vorsichtig aufgeklärt wurden (in die ärztliche Aufklärung wurden auch die Angehörigen einbezogen);
- Sicherheit erhielten, daß auch bei einer Verschlechterung der Erkrankung – vor allem bei einer Zunahme der Schmerzen – alle medizinischen (vor allem schmerztherapeutischen) und pflegerischen Maßnahmen ergriffen würden, um die Situation möglichst erträglich zu machen. Dabei wurde auch versichert, daß die medizinischen und pflegerischen Maßnahmen mit dem Patienten und seinen Angehörigen genau besprochen würden.

Grundsätze schmerztherapeutischer Behandlung von Tumorpatienten

Entscheidende Voraussetzung für die ambulanten Betreuung von Patienten im Finalstadium ist die fundierte schmerztherapeutische Behandlung. Wir orientierten uns dabei an folgenden Grundsätzen (vgl. 3):

1. *Die Einnahme der Medikamente soll einem festen Zeitschema folgen:* Mit dieser Forderung wird dem Prinzip der Schmerzfreiheit (Prophylaxe) Rechnung getragen. Das Zeitschema muß vom Arzt überwacht und ständig überprüft werden.
2. *Die Dosierung des Medikaments soll immer einem individuellen Therapieplan folgen:* Mit dieser Forderung werden die unterschiedlichen Reaktionen verschiedener Patienten auf ein Schmerzpräparat berücksichtigt. Desweiteren wird beachtet, daß der Patient in verschiedenen Stadien der Erkrankung unterschiedlich auf ein Medikament reagieren kann. Schließlich werden Möglichkeiten einer nichtmedikamentösen Therapie berücksichtigt.

3. *Die notwendige Dosis soll kontinuierlich kontrolliert werden; bei Bedarf soll die Dosis erhöht werden:* Auch diese Forderung folgt dem Prinzip der Schmerzfreiheit. Der Arzt muß den weiteren Verlauf der Schmerzen einschätzen können, um die Dosis so zu wählen, daß auch im weiteren Verlauf keine Schmerzzustände auftreten.
4. *Es soll von vornherein hoch genug dosiert werden:* Die Aussagen des Patienten lassen Folgerungen hinsichtlich der Dosis zu. Entscheidend für die Höhe der Dosis sind die vom Patienten berichteten Schmerzempfindungen.
5. *Es ist zu berücksichtigen, daß im Falle ausgeprägter psychischer Symptome die Gabe von Antidepressiva oder Neuroleptika notwendig sein kann:* Diese Forderung trifft zu, wenn stark ausgeprägte und lang anhaltende Depressionen, Ängste, Anspannungen und innere Erregungen bestehen. Psychopharmaka dürfen allerdings nicht eingesetzt werden, um verständliche und nachvollziehbare Ängste des Patienten zu dämpfen.
6. *Es soll nach Möglichkeit eine orale Medikation gewählt werden:* Solange der Patient schlucken kann, ist die orale Gabe des Medikaments zu wählen.

Wie erleben Tumorpatienten im Finalstadium die Endlichkeit, wie setzen sie sich mit dieser auseinander?

Wir fanden in dieser Längsschnittuntersuchung fünf verschiedene Formen des Erlebens der eigenen Endlichkeit und der Auseinandersetzung mit dieser (zur ausführlichen Darstellung der Methodik siehe 2, 4). Dabei wurde der Einfluß deutlich, den die Intensität empfundener Schmerzen, die Beziehung zum sozialen Umfeld (vor allem zu den Familienangehörigen) sowie das Verhältnis zwischen dem Patienten und dem Arzt auf das Erleben und die Auseinandersetzung ausüben (siehe 1, 3). Im folgenden werden die fünf Formen des Erlebens der eigenen Endlichkeit und der Auseinandersetzung mit dieser kurz charakterisiert. Zudem wird angegeben, wie die Patienten (a) die Schmerzen, (b) ihre Beziehung zu den Angehörigen und (c) das Verhältnis zu ihrem Arzt beschrieben haben.

I. Akzeptanz des Sterbens und des Todes bei gleichzeitiger Suche nach jenen Möglichkeiten, die das Leben noch bietet

Diese Erlebens- und Auseinandersetzungsform fanden wir bei 12 der 50 Patienten.

Beschreibung: Im Laufe der Zeit nahm die Bereitschaft der Patienten zu, die Krankheit und den herannahenden Tod zu akzeptieren. Auf der Grundlage dieser Akzeptanz wuchs auch die Fähigkeit, jene Möglichkeiten, die das Leben noch bietet, aufzugreifen und zu verwirklichen.

Erleben der Schmerzen: Den Patienten konnte durch die Schmerztherapie sehr gut geholfen werden. Sie gaben an, an keinen oder nur an relativ geringen Schmerzen zu leiden. Sie erörterten gemeinsam mit dem Arzt die Möglichkeiten der Schmerztherapie und folgten den ärztlichen Empfehlungen.

Beziehung zum sozialen Umfeld: Die Patienten betonten, daß sie mit ihren Angehörigen offen über ihre Situation sprechen könnten und sich von ihnen verstanden fühlten.

Bedeutung des Arztes: Die vorsichtige Aufklärung durch den Arzt, der ihnen nie die ganze Hoffnung geraubt habe, wurde positiv erlebt. Die Unterstützung bei der Bewältigung von Ängsten wurde ebenfalls positiv bewertet. Die Kombination aus medizinischer, psychologischer und pflegerischer Betreuung wurde von den Patienten als sehr hilfreich wahrgenommen.

II. Zunehmende Resignation und Verbitterung, die mit dazu beiträgt, daß das Leben nur noch als Last empfunden wird und die Endlichkeit des eigenen Daseins immer stärker in den Vordergrund des Erlebens tritt

Diese Erlebens- und Verarbeitungsform fanden wir bei 10 der 50 Patienten.

Beschreibung: Die Patienten wurden im Laufe der Zeit zunehmend verbittert, sie erlebten das Leben nur noch als Last und fühlten sich von anderen Menschen abgelehnt.

Erleben der Schmerzen: Die Schmerzen dominierten im Erleben dieser Patienten. Sie gaben dem Arzt schon früh zu verstehen, daß die Schmerzen nicht wirklich gelindert werden könnten, und sie nahmen auch trotz vorsichtiger Steigerung der Dosis keine wirkliche Entlastung wahr. Es wurde angenommen, daß die Schmerzen auch eine „Mitteilungs-" oder „Ausdrucksfunktion" hatten, das heißt, daß sie den Patienten auch dazu dienten, ihre Verzweiflung und Verbitterung auszudrücken. Eine weitere Erhöhung der Dosis wurde ab einem gewissen Zeitpunkt nicht mehr als sinnvoll erachtet. Vielmehr wurde versucht, in Gesprächen mit den Patienten eine psychische Beruhigung zu erreichen und aufzuzeigen, daß die Schmerzen auch durch die angespannte psychische Situation verursacht seien.

Beziehung zum sozialen Umfeld: Die Patienten wiesen dem sozialen Umfeld die Schuld für ihre Situation zu. Sie fühlten sich „abgeschoben", nahmen die Angehörigen als „gleichgültig" wahr und fanden zu anderen Menschen keinen Kontakt mehr.

Bedeutung des Arztes: Der Arzt und der Psychologe wurden für die Patienten immer mehr zur einzigen Vertrauensperson. Allerdings wurde bisweilen auch dem Arzt vorgeworfen, er bemühe sich nicht richtig. Vor allem die mangelnden Erfolge der Schmerztherapie bildeten den Kern dieser Vorwürfe.

III. Linderung der Todesängste durch die Erfahrung eines neuen Lebenssinns und durch die Überzeugung, im Leben noch Aufgaben wahrnehmen zu können

Diese Erlebens- und Verarbeitungsform fanden wir bei 9 der 50 Patienten.

Beschreibung: Das Erleben der Patienten war zunächst von Schmerzen und Ängsten bestimmt. Jedoch gelang es ihnen allmählich wieder, sich stärker zu öffnen, an gemeinsamen Unternehmungen teilzunehmen und das Leben als eine „Aufgabe" wahrzunehmen. Sie fühlten sich für den weiteren Lebensweg des Ehepartners und der Kinder mitverantwortlich. Außerdem wurden sie sich ihrer gemeinsamen Geschichte mit dem Ehepartner bewußt und erblickten darin eine Aufforderung, auch die gegenwärtige und zukünftige Situation gemeinsam zu tragen. Auch die Religiosität gewann im Laufe der Zeit eine bedeutende Stellung.

Erleben der Schmerzen: Ein Teil dieser Patienten berichtete, nur geringe Schmerzen zu haben. Bei diesen Patienten genügte bereits die Gabe eines milden Analgetikums, um weitgehende Schmerzfreiheit zu erzielen. Bei einem anderen Teil der Patienten wurden schwach wirksame Opiate vor allem: Tramadol, Codein, Dihydrocodein eingesetzt. Diese genügten, um weitgehende Schmerzfreiheit zu erzielen.

Beziehung zum sozialen Umfeld: Die Patienten erlebten den Kontakt zu den Angehörigen, Nachbarn und Freunden als eine Bereicherung und als große Hilfe bei der Verarbeitung ihrer Situation.

Bedeutung des Arztes: Sie interpretierten das Verhalten des Arztes und des Psychologen als wichtige Hilfe, um zu einer tragfähigen Lebensperspektive zu finden.

IV. Bemühen, die Bedrohung der eigenen Existenz nicht in das Zentrum des Erlebens treten zu lassen

Diese Erlebens- und Verarbeitungsform fanden wir bei 8 der 50 Patienten.

Beschreibung: Die Patienten mieden die bewußte Auseinandersetzung mit Sterben und Tod. Diese Tendenz zum Nichtwahrhabenwollen war auch schon in früheren Abschnitten der Krankheit erkennbar, nahm aber mit Schwere der Erkrankung zu. In den letzten Lebensmonaten fanden sich jedoch immer wieder vorsichtige Andeutungen, die auf ein – allerdings nicht voll bewußtes – Wissen um die Bedrohung der eigenen Existenz schließen ließen. Jedoch stand die Hoffnung auf baldige Restitution weiterhin im Vordergrund.

Erleben der Schmerzen: Die Patienten klagten häufiger über Schmerzen und erwarteten von dem Arzt vor allem eine Linderung ihrer Schmerzen. Es drängte sich manchmal der Eindruck auf, daß die vermiedene Auseinandersetzung mit der lebensbedrohlichen Erkrankung dazu beitrug, daß die Patienten fast ausschließlich über Schmerzen sprachen. Aus diesem Grunde war die Schmerztherapie mit Schwierigkeiten verbunden. Es ließ sich nicht genau bestimmen, inwieweit die Schmerzen auch durch die Angst vor Zunahme ihrer Intensität verursacht waren. Es kam immer wieder vor, daß die Patienten an dem einen Tag mit der verordneten Dosis zufrieden waren, diese aber am anderen Tag als unzureichend wahrnahmen.

Beziehung zum sozialen Umfeld: Die Kontakte zu den Angehörigen, Freunden und Nachbarn wurden positiv erlebt. Man erwartete von ihnen Anregungen zur Erhaltung einer positiven Lebenseinstellung. Allerdings fiel auf, daß sich die Patienten häufig mit Klagen über Schmerzen an die Angehörigen wandten und in solchen Situationen besondere Zuwendung erhielten.

Bedeutung des Arztes: Der Arzt wurde häufig um Besuche gebeten. Dabei wurden vor allem Möglichkeiten der Linderung bestehender Schmerzen thematisiert. Die Schmerzen bildeten das wichtigste Thema dieser Gespräche.

V. Durchschreiten von Phasen tiefer Depression zur Hinnahme des Todes

Diese Erlebens- und Verarbeitungsform fanden wir bei 11 der 50 Patienten.

Beschreibung: Zunächst reagierten die Patienten depressiv, sie zogen sich immer mehr von ihren Angehörigen und Freunden zurück. Gesundheitliche Belastungen, Schmerzen und der herannahende Tod bestimmten zu Beginn ganz ihr Erleben, positive Erlebnisse wurden nicht erwähnt. Allmählich wandelte sich die Einstellung zur Situation. Die Patienten öffneten sich wieder stärker gegenüber ihren Angehörigen und Freunden, sie äußerten wieder häufiger den Wunsch, Besuche zu empfangen.

Erleben der Schmerzen: Die Schmerzen nahmen im Erleben dieser Patienten eine bedeutende Stellung ein. Zunächst äußerten sie die Überzeugung, daß der Arzt ihre Schmerzen nicht lindern könne, und sie unterstützen diesen nicht bei der Entwicklung eines Therapieplans. Zu einem späteren Zeitpunkt der Erkrankung, als die Patienten ihre Situation eher hinnehmen konnten, änderte sich dieses Verhalten. Sie öffneten sich gegenüber den Empfehlungen des Arztes und gaben differenzierte Auskünfte über die Wirkung der Schmerztherapie. Bei diesen Patienten konnte zum späteren Zeitpunkt der Erkrankung weitgehend Schmerzfreiheit erzielt werden.

Beziehung zum sozialen Umfeld: Zunächst zogen sich die Patienten ganz von den Angehörigen und Freunden zurück. Zu einem späteren Zeitpunkt wurde die Nähe der Angehörigen und Freunde als Hilfe wahrgenommen.

Bedeutung des Arztes: Die Bereitschaft des Arztes und des Psychologen, sich um die Patienten zu kümmern, obwohl diese häufig Gesprächsangebote abgelehnt hatten, wurde als Hilfe erlebt. Es wurde Verständnis für die psychischen Belastungen und für das häufig abweisende Verhalten erwartet.

Literatur

1. Kruse A (1994) Die psychische und soziale Situation pflegender Frauen – Beiträge aus empirischen Untersuchungen zur Rehabilitation und Pflege. Z Gerontologie und Geriatrie 27: 42–51
2. Kruse A (1995) Menschen im Terminal-Stadium und ihre betreuenden Angehörigen als „Dyade“: Wie erleben sie die Endlichkeit des Lebens, wie setzen sie sich mit dieser auseinander? – Ergebnisse einer Längsschnittstudie. Z Gerontologie und Geriatrie 28: 154–163
3. Kruse A (1995) Die psychosoziale Situation Schwerstkranker und Sterbender sowie ihrer Angehörigen. In: Keseberg A, Schrömbgens HH (Hrsg) Hausärztliche Betreuung des Schwerstkranken und Sterbenden. Hippokrates, Stuttgart, S 20–43
4. Kruse A, Schmitz-Scherzer R (1995) Sterben und Sterbebegleitung. In: Kruse A, Schmitz-Scherzer R (Hrsg) Psychologie der Lebensalter. Steinkopff, Darmstadt, S 289–300

3.5 Depression und Alterssuizidalität

Vorbemerkungen

A. Schmidtke, M. Teising

Das Symposium fand bei den Teilnehmern der Jahrestagung sehr reges Interesse. Die Referenten boten ein breites Spektrum neuer Erkenntnisse zur Alterssuizidalität und stellten neue und bewährte Behandlungskonzepte dar.

Die Häufigkeit der Suizide steigt nach wie vor mit dem Lebensalter an. Die höchsten Suizidraten finden sich bei alten Männern. Schmidtke erläuterte die neuesten Zahlen über die Suizidhäufigkeit in der Bundesrepublik. Er konnte weiterhin interessante Untersuchungen zur Häufigkeit von Suizidversuchen älterer Menschen in der WHO-Modellregion Würzburg vorstellen.

Anhand der Daten der Berliner Altersstudie konnte Barnow erneut zeigen, daß die Depressionshäufigkeit mit zunehmendem Lebensalter nicht steigt. Die Suizidalität hingegen nimmt zu. Fast alle suizidalen alten Menschen zeigten psychopathologische Auffälligkeiten. 54 untersuchte Personen waren als suizidal eingestuft worden, lediglich zwei von ihnen waren psychopathologisch unauffällig. Psychisch kranke alte Menschen stellen also ein besonderes Risikopotential dar. Besondere Aufmerksamkeit ist erforderlich, wenn Todeswünsche geäußert werden.

Dimroth berichtete ihre Beobachtungen von Sterbe- und Todeswünschen bei Patienten in einer geriatrischen Klinik. Sie beschrieb charakteristische Reaktionen der Mitarbeiter auf solche Wünsche und stellte anhand von Kasuistiken eindrucksvoll dar, wie sich Todeswünsche alter Menschen nicht nur in Form von Suizidalität, sondern auch in Stoizismus äußern können. Todesängste können sich hingegen z.B. in Somatisierung, hypochondrischer Fixierung, Geiz oder projektiven Wendungen manifestieren. Die Todeswünsche werden wie die Todesängste im klinischen Alltag leicht übersehen und unterschätzt. Sie sind nicht automatisch zu pathologisieren.

Bekanntlich geht das Anomieverständnis des Suizids auf Durkheim zurück. Schaller berichtete von einer Lägsschnittuntersuchung alter Menschen mit Hilfe der Anomieskala. Ein erhöhter Anomiegrad konnte nur in der Gruppe sehr alter Menschen, insbesondere bei Frauen mit niedrigem sozioökonomischen Status, festgestellt werden. Die Befunde widersprechen der Defizit- und der Disengagementtheorie des Alters. Sie belegen die Bedeutung gesellschaftlicher Rollen und Werte für das hohe Lebensalter. Die Jugendorientierung der Gesellschaft fördert allerdings die Anomie alter Menschen.

Der zweite Teil des Symposiums widmete sich therapeutischen Aspekten. Wächtler plädierte für einen interdisziplinären, multimethodischen Behandlungsansatz bei Alterssuizidenten. Er wies auf die Übertragungsschwierigkeiten junger Kollegen hin, sich mit alten suizidalen Patienten psychotherapeutisch einzulassen. Die Schaltstelle insbesondere für präventive Ansätze der Suizidprophylaxe liegt beim Hausarzt.

Wolferdorf vermittelte einen Überblick über den aktuellen Stand der Psychopharmakologie bei Depressionen und ihre Wirkung auf Suizidalität. Die Steuerung der Impulskontrolle wird heute im Kontext mit dem Serotoninstoffwechsel verstanden. Die Auffassung, nach der nichtsedierende Antidepressiva die Suizidalität fördern können, ist nicht länger haltbar. Als Basistherapie wurden tri- und tetrazyklische Antidepressiva empfohlen. Wenn sie nicht wie gewünscht wirken, sollten Serotoninwiederaufnahmehemmer und eventuell kurzfristig Benzodiazepine eingesetzt werden.

Abschließend gab Teising einen Überblick über psychodynamische Mechanismen der Suizidaltät und stellte die Bedeutung der narzißtischen Kränkung heraus. Das Verständnis der Altersuizidalität als narzißtische Krise hat sich für die psychotherapeutische Behandlung, auch in Kombination mit soziotherapeutischen Maßnahmen, als hilfreich erwiesen.

Lebensüberdruß und Todeswünsche im hohen Alter: Ergebnisse aus der Berliner Altersstudie (BASE)

S. Barnow, M. Linden

Einführung

Statistische Zahlen über Suizide und Suizidversuche zeigen einen Anstieg von Suizidraten mit dem Alter, besonders bei den alten Männern. Während die Suizidrate im Alter ansteigt, sinken gleichzeitig die Raten der versuchten Suizide. Männer und Frauen unterscheiden sich dabei in den jeweiligen Raten signifikant.

Eine Erklärung für die Änderung des Verhältnisses von Suizidrate und Suizid zugunsten der vollendeten Suizide könnte sein, daß Suizidalität im Alter ernsthafter geplant und ausgeführt wird. Eine andere Erklärungen für den Anstieg der vollendeten Suizide im Alter liegt darin, daß alte Menschen aufgrund der geringeren körperlichen Widerstandsfähigkeit Suizidversuche seltener überleben.

Aufgrund des genannten Anstieges von Suizidraten mit dem Alter gab es in den letzten Jahren wieder vermehrt Diskussionen darüber, ob der Wunsch von alten Menschen zu sterben, nicht natürlich – und deshalb von der Gesellschaft zu akzeptieren sei. Im Rahmen der Berliner Altersstudie (BASE; 4) waren wir in der Lage, Lebensüberdruß, Todeswünsche und Suizidalität bei alten Menschen von 70–105 Jahren in einer repräsentativen Stichprobe (N = 516) in Berlin West zu untersuchen. Folgende Fragestellungen interessierten uns dabei besonders:

„Wie häufig sind Lebensüberdruß, Todeswünsche und suizidale Ideen oder Handlungen in dieser repräsentativen Stichprobe? Gibt es Geschlechtsdifferenzen? Gibt es Alterseffekte von 70 Jahren an aufwärts? Sind alte Menschen mit Todeswünschen und suizidalen Ideen vorwiegend im psychiatrischen Sinne krank, oder ist der Wunsch zu sterben eher unabhängig von momentanen psychiatrischen Erkrankungen?“

Methode

Zur Erfassung der Suizidalität wurden die Hamilton Depression Rating Scale (HAMD) und das Geriatric Mental State Examination (GMS-A) verwendet (für nähere Informationen siehe: 1). Bezüglich der Fragestellung, inwieweit Lebensüberdruß, Todeswünsche und suizidale Ideen oder Handlungen mit psychiatrischen Diagnosen einhergehen, wurden die operationalisierten Diagnosen nach DSM IIIR kodiert. Außerdem wurde eine Vielzahl psychopathologischer Fremd- und Selbstbeurteilungsskalen in die Untersuchung aufgenommen (nähere Information siehe 3).

Ergebnisse

Unsere Ergebnisse zeigen, daß etwa 15% der Alten aktuell Lebensüberdruß äußern. Etwa 5% wünschen sich zum Zeitpunkt der Erhebung tot zu sein, und 0,5–1 % zeigten suizidales Verhalten bzw. äußerten Suizidideen. Keine Person gab an, in den letzten 4 Wochen einen Suizidversuch unternommen zu haben.

Bezüglich des Geschlechts zeigte sich im HAMD Item „Suizid" ein signifikanter Unterschied zwischen Männern und Frauen. Frauen äußerten etwa 1,5–3mal häufiger den Wunsch zu sterben oder zeigten suizidale Handlungen und Ideen als Männer (Tabelle 1).

Betrachtet man die Zahlen zu Suizidalität bezüglich der verschiedenen Altersklassen (70–80; 81–90; 91–105) so findet sich ein leichter Anstieg der Suizidalität mit dem Alter, aber kein Anstieg von Lebensüberdruß (Tabelle 2). Obwohl die Suizidalitätsrate signifikant mit dem Alter steigt, rechtfertigt dieser Anstieg nicht die häufig geäußerte Ansicht eines dramatischen Ausmaßes von Suizidalität und Lebensüberdruß im Alter und spricht sogar gegen die Annahme eines vermehrten Lebensüberdrusses.

Tabelle 1. HAMD-Item „Suizid": Suizidalität bei Männern und Frauen

	N Stichprobe	**% Stichprobe**	**% gewichtet**	**% Männer ungewichtet**	**% Frauen ungewichtet**
keine	401	77,7	78,9	84,1	72,3
Lebensüberdruß	68	13,2	14,7	9,7	16,7
Todeswunsch	41	7,9	5,4	5,8	10,1
Suizidgedanken	6	1,2	1,0	0,4	1,9
	N=516	100%	100%	p (M/F, ungewichtet) =0,004	

Tabelle 2. HAMD-Item „Suizid": Suizidalität pro Altersgruppe (gewichtete Daten in Klammern)

	70–79 J. %	**80–89 J.** %	**90+ J.** %
keine	83,1 (80,8)	79,7 (78,2)	70,3 (65,3)
Lebensüberdruß	12,2 (14,5)	12,8 (14,8)	14,5 (15,0)
Todeswunsch	4,1 (3,9)	6,4 (5,9)	13,4 (16,2)
Suizidgedanken	0,6 (0,8)	1,2 (1,0)	1,7 (3,5)

p (ungewichtet) =0,036
p (gewichtet) =0,096

Tabelle 3. HAMD-Item „Suizid“: Suizidalität und psychiatrische Erkrankungen (gewichtete Daten in Klammern)

HAMD Suizid	N	schwere Depression (Major depression) (%)	Dysthymia (%)	depressive Anpassungsstörung (%)	Demenz mit Depression (%)	Depression nnb (%)	Depression (gesamt) (%)	Angststörung (%)	Abhängigkeitserkrankungen (%)	DSM IIIR Diagnosen (spezifiziert) (%)	DSM IIIR Diagnosen (unspezifiziert) (%)
keine	401	2,0 (2,4)	0,5 (0,2)	0,5 (0,7)	0 (0)	8,4 (8,9)	11,4 (12,2)	1,2 (4,0)	2,0 (1,9)	25,4 (16,4)	34,4 (27,3)
Lebensüberdruß	68	1,5 (1,0)	8,8 (10,9)	0 (0,6)	2,9 (3,0)	53,0 (62,8)	66,2 (77,5)	2,9 (7,0)	1,5 (0)	42,7 (35,4)	80,9 (85,3)
Todeswünsche	41	39,0 (51,6)	7,3 (5,2)	4,8 (0,4)	7,3 (10,6)	31,7 (27,9)	90,1 (95,7)	2,4 (3,5)	7,3 (11,9)	75,6 (82,2)	95,1 (97,9)
Suizidgedanken	6	50,0 (74,5)	0 (0)	0 (0)	16,7 (9,0)	33,3 (16,5)	100 (100)	0 (0)	0 (0)	66,7 (83,5)	100 (100)

Bezüglich der Fragestellung, inwieweit Suizidalität mit psychischen Erkrankungen einhergeht, fanden sich folgende Resultate. Je ernsthafter die Suizidalität bewertet wurde, desto größer war die Wahrscheinlichkeit, daß diese mit einer psychiatrischen Diagnose einherging. So erhielten ca. 75% der Personen mit Todeswünschen oder suizidalen Ideen eine spezifische Diagnose nach DSM IIIR, meist Depressionen. Betrachtet man spezifische und unspezifische Diagnosen zusammen, so erhielten Studienteilnehmer mit Suizidalität gar zu 95–100% eine Diagnose. Die Ergebnisse sind in der Tabelle 3 dargestellt.

Die gleiche Tendenz ist im Zusammenhang mit den verwendeten Skalen zu erkennen. Mit dem Anstieg der jeweiligen Schwere der Suizidalität stiegen die durchschnittlichen Werte in den Skalen signifikant an.

Diskussion

Unsere Ergebnisse zeigen, daß es keinen Anstieg von Lebensüberdruß, aber einen Anstieg von Todeswünschen und suizidalen Ideen mit dem Alter gibt. Dieser Anstieg rechtfertigt nicht die häufig zitierte dramatische Zunahme von Todeswünschen im Alter und läßt sich unter anderem auch auf das Problem der Unterbehandlung alter Menschen zurückführen. Die Epidemiologic Catchment Area Study (ECA; 2) fand bspw. keine bedeutsamen Unterschiede zwischen der Suizidalitätsrate von Personen, die älter als 65 Jahre waren, verglichen mit den unter 65jährigen. Es scheint, daß bei alten Menschen Bewältigungsstrategien greifen, die den erhöhten psychosozialen Belastungen entgegenwirken. Dies wurde in anderen Studien von BASE bestätigt. So konnte nur ein geringer Zusammenhang von Depressivität (hier als Lebensunzufriedenheit aufgefaßt) und dem Alter gefunden werden ($r = 0{,}18$). Auch der Zusammenhang von Alter und Alterszufriedenheit ist mit einer Korrelation von $r = -0{,}25$ eher gering (5).

Die Ergebnisse weisen darauf hin, daß Suizidalität im hohen Alter, ähnlich wie in jüngeren Lebensjahren, meist mit psychischen Störungen (zum größten Teil Depressionen) zusammenhängt. Epidemiologisch gesehen sind Menschen auch im höchsten Alter mit sich und der Welt nicht unzufriedener als jüngere Menschen. Todeswünsche und Suizidabsichten bei alten Menschen sollten daher ebenso wie bei jungen, Anlaß zu einer konsequenten psychiatrischen Behandlung sein.

Literatur

1. Barnow S, Linden M (1997) Suicidality and tiredness of life among very old persons: Results from the Berlin Aging Study (BASE). Arch Suic Res, in press
2. Gallo JJ, Anthony JC, Muthen BO (1994) Age differences in the symptoms of depression: a latent trait analysis. J Gerontol 49, 251–264
3. Linden M, Barnow S (1997) The wish to die in very old persons near the end of their life: A psychiatric problem? Results from the Berlin Aging study (Base). International Seriatrics, in press
4. Mayer KU, Baltes PB (1996) Die Berliner Altersstudie. Akademie Verlag, Berlin
5. Staudinger UM, Freund AM, Linden M, Maas I (1996) Selbst, Persönlichkeit und Lebensgestaltung im Alter: Psychologische Widerstandsfähigkeit und Vulnerabilität. In: Mayer KU, Baltes PB (eds) Die Berliner Altersstudie. Akademie Verlag, Berlin

Anomie und suizidal-depressive Tendenzen im Alter

S. Schaller

Problemstellung

Alte Menschen sind in unserer westlichen Gesellschaft mit vielfachen, meist negativ bewerteten Veränderungen und Verlusten konfrontiert. Veränderungen sind meist auf soziale und/oder physische Faktoren zurückzuführen, die vom Individuum nicht kontrolliert werden können, ein aktives Leben behindern und so Isolation und Einsamkeit fördern. Alte Menschen erfahren den Verlust von Kontrolle über ihre Umwelt, von sozialen Rollen und Statusverlust. Durch eine jugendorientierte Gesellschaft werden andererseits keine Standards für erfolgreiches Altern angeboten. Dieser Zustand mit geringer sozialer Integration und geringer normativer Struktur entspricht dem von Durkheim erstmals zur Erklärung suizidalen Verhaltens beschriebenen Zustand der Anomie (3).

Untersuchung

Stichprobe

Die Stichprobe umfaßte 164 alte Menschen über 65 Jahren, die sich nicht in psychiatrischer oder psychotherapeutischer Behandlung befanden. 37 % waren älter als 75 Jahre, 42 % waren männlich. 74 % hatten einen hohen sozioökonomischen Status, geschätzt aufgrund von Ausbildung und letzter beruflicher Position. Nur 31 % in der jüngeren Altersgruppe (65 bis 74 Jahre) und 52 % in der älteren Altersgruppe (ab 75 Jahre) lebten allein in einem eigenen Haushalt. Die Mehrheit lebte zusammen mit Familienmitgliedern – Partner, Kindern oder anderen Angehörigen.

Methoden

Als Meßinstrumente wurden die Anomie-Skala (4), die Hoffnungslosigkeitsskala (2), das Beck-Depressions-Inventar (1) sowie die Beschwerdenliste und die PD-Skala (5, 6) angewandt.

Ergebnisse

Signifikant höhere subjektive Gefühle von Anomie fanden sich in der Gruppe der alten Alten ($F=4{,}54$, $p<.05$), der Frauen ($F=5{,}19$, $p<.05$) und der Gruppe mit niedrigem sozioökonomischem Status ($F=13{,}70$, $p<.001$). Alte Alte, Frauen und Personen mit niedrigem Sozialstatus gaben auch mehr suizidal-depressive Tendenzen an. Physisches Wohlbefinden war beeinflußt durch den Sozialstatus (mehr Symptome bei niedrigem Sozialstatus), nicht jedoch durch Alterseffekte. Eine negative Zukunftsorientierung war besonders in der älteren Altersgruppe zu finden ($F=7{,}50$, $p<.01$), war jedoch nicht beeinflußt durch Geschlecht oder Sozialstatus. Die Gruppe der alten Menschen, die subjektiv hohe Anomie erfährt, berichtet mehr suizidal-depressive Tendenzen ($F=8{,}45$, $p<.01$) und Lebensüberdruß ($p<.05$), mehr paranoide Tendenzen ($F=7{,}81$, $p>.01$), höhere Hoffnungslosigkeit ($F=17{,}26$, $p<.001$) und mehr somatische Beschwerden ($F=9{,}59$, $p<.01$) als die Gruppe mit einem niedrigen Grad von Anomie.

Diskussion

Die Befunde dieser Studie widersprechen Hypothesen der Disengagementtheorie, daß Freiheit von normativen Zwängen physische und psychische Gesundheit fördert. Für alte Menschen scheinen altersadäquate Rollen und Normen besonders wichtig zu sein. Alte Menschen, die ihre Lebensbedingungen als unstrukturiert und disorganisiert erlebten, berichteten die meisten physischen und depressiven Symptome, sie mißtrauten anderen Personen, fühlten sich sozial unsicher und von ihrer Umwelt schlecht behandelt.

Für den Kliniker ergeben sich daraus folgende Konsequenzen:

- Er sollte zunächst seine Einstellung zum Alter und einer adäquaten Altersrolle überprüfen. Alter und Defizit sind nicht gleichzusetzen. Die Rolle des älteren Menschen muß qualitativ anders definiert werden.
- Ermutigen von Gefühlen geistiger Jugend. Alter ist eine Sache des Gefühls, nicht der gelebten Jahre.
- Der ältere Mensch muß einen neuen Status innerhalb seiner Umgebung erwerben. Dieser Prozeß muß frühzeitig mit der Planung adäquater Aktivitäten und dem Erwerb von Bewältigungsstrategien für kritische Situationen, z. B. aufgrund reduzierter Gesundheit, beginnen.
- Depression wie Alter kovariieren mit einem Verlust angenehmer Aktivitäten. Berentung oder Institutionalisierung bewirken Kontrollverlust und Verlust von Lebenszielen. Depressive alte Menschen schreiben ihrem Dasein weniger Sinn zu. Präventivprogramme gegen Depression bei alten Menschen sind daher vordringlich.

Literatur

1. Beck AT, Ward CH, Mendelson M, Mock J, Erbaugh J (1961) An inventory for measuring depression. Arch Gen Psych 4: 561–571
2. Beck AT, Weissmann A, Lester D, Trexler, L (1974) The measurement of pessimism: The Hopelessness Scale. J Consult Clin Psychol 42: 861–865
3. Durkheim E (1897) Le suicide. Alcan, Paris
4. Fischer A, Lippert E, Zoll R (1983) Anomie. ZUMA-Handbuch sozialwissenschaftlicher Skalen. Informationszentrum Sozialwissenschaften, Bonn
5. Zerssen D v (1976) Klinische Selbstbeurteilungsskalen: Die Beschwerdenliste. Beltz, Weinheim
6. Zerssen D v (1976) Klinische Selbstbeurteilungsskalen: Die Paranoid-Depressivitäts-Skala. Beltz, Weinheim

Therapeutische Strategien bei Depression und Suizidalität im Alter – ein Überblick

C. Wächtler

An dieser Stelle soll ein Überblick über therapeutische Strategien bei Depression und Suizidalität im Alter gegeben werden. Die 7 Stichworte orientieren sich an klinischem Erfahrungswissen:

1. Erkennen

Ältere Menschen, auch mit psychischen Störungen, werden ganz überwiegend vom Hausarzt betreut. Depressionen werden in der hausärztlichen Praxis aber nur unzureichend erkannt. Ähnliches dürfte für das Erkennen suizidaler Symptome zutreffen. Dafür sind vor allem Ausbildungsmängel verantwortlich.

Die depressive Symptomatik im Alter ist allerdings auch schwer zu erkennen. Das eigentliche „depressive Kernsyndrom“ („ich habe keine Freude mehr ...“) findet sich seltener als bei Jüngeren. An dessen Stelle treten somatische Beschwerden, die Klage über ein Nachlassen der Konzentration und eine Verlangsamung des Denkens, eine ängstlich-mißmutige und reizbare Verstimmung und eine Agitiertheit. So ist es zuweilen nicht leicht, die Depression im Alter von einer beginnenden Demenz oder einer primär körperlichen Erkrankung zu unterscheiden.

Auch die Suizidalität verbirgt sich häufig hinter indirekten Ankündigungen wie: „Es hat alles keinen Sinn mehr ...“; „das beste wäre, wenn ich nicht mehr leben würde ...“

Wichtig erscheint, insbesondere Ärzte, Pflegekräfte und Sozialarbeiter in der Erkennung depressiver und suizidaler Symptome im Alter zu schulen. Unbedingt erforderlich ist ein gründliches Interview, das psychologische, somatische und soziale Aspekte berücksichtigt.

2. „Bereit sein“

Immer noch halten sich „falsche Mythen“ darüber, wie mit Suizidalität umzugehen ist. So wird fälschlicherweise angenommen, daß der, der über Suizid spricht, diesen nicht begehe, und daß ein Ansprechen von Suizidalität die Gefahr einer Suizidhandung erst provoziere. Richtig ist dagegen, daß die überwiegende Zahl der Suizidenten die Suizidhandlung direkt oder indirekt ankündigt und daß gerade das offene Ansprechen suizidaler Gedanken zum Abklingen der Suizidalität beiträgt.

Schließlich verhindert häufig eine auch bei Mitgliedern helfender Berufe verbreitete „Toleranz“, daß der Suizidale rechtzeitig Hilfe erhält. Gerade Älteren, die Suizidgedanken äußern, wird mit einer Haltung begegnet wie: „Da hätte ich auch keine Lust mehr zu leben ...“. Eine solche Einstellung muß als Unterlassung notwendiger Hilfestellung und als suizidfördernd angesehen werden.

3. Multimorbidität erfordert Multiprofessionalität und pathogenetisch orientiertes therapeutisches Vorgehen

„In keinem Lebensalter ist die Wechselwirkung zwischen psychischen und somatischen Krankheitsbedingungen so eng wie im höheren Lebensalter“ (1).

Gerade Depressionen und Suizidalität im Alter sind häufig durch ein Wechselspiel aus Primärpersönlichkeit, persönlichen Verlusten, körperlichen Erkrankungen, sozialer Isolierung und deren subjektiver Verarbeitung bedingt. Auf dieses Wechselspiel von Krankheitsursachen und Krankheitsanlässen läßt sich am besten im „gerontopsychiatrischen Team“ (3) reagieren. Dort, wo Teambildung nicht möglich ist, sollte der einzelne, wenn erforderlich, andere Berufsgruppen in den Therapieplan integrieren.

Zusätzlich sollten folgende Prinzipien gelten:

- Ältere mit psychischen Störungen werden noch zu häufig allein pharmakotherapeutisch behandelt. Vorrangiges Ziel sollte sein: Gespräch statt Medikamente!

- Bei schweren depressiven Störungen und Suizidalität ist die Kombination von Psychopharmakotherapie mit Psychotherapie effektiver als eine der Methoden alleine.
- Durch kompetente internistische Behandlung lassen sich körperliche Begleiterkrankungen, durch Einbeziehung psychiatrischer Pflege und Mitbetreuung durch den Sozialarbeiter depressive und suizidale Störungen schneller zum Abklingen bringen und der Verbleib des psychisch Kranken in seiner vertrauten Wohnumgebung sichern.
- Angehörige sollten in den Therapieplan einbezogen werden.

4. „Therapeutische Grundhaltung"

Eine „therapeutische Grundhaltung" ist bereits beim Erstkontakt bedeutsam. Sie sollte jeder Begegnung mit einem depressiven oder suizidalen Älteren zugrundeliegen.

Wesentliche Voraussetzung ist die Bereitschaft, sich dem Älteren als interessierter, geduldiger und emphatischer Zuhörer anzubieten. Nach speziell belastenden Problemen sowie nach Einsamkeit, Todesängsten und Suizidgedanken ist zu fragen. Das Bemühen sollte sich darauf richten, hinter dem aktuellen Auslöser die eigentliche Ursache der Verstimmung und Suizidalität zu ergründen und zu verstehen.

Darüber hinaus ist es gerade für suizidale ältere Menschen von Bedeutung, auch längerfristig in dem professionellen Helfer eine verläßliche mitmenschliche Beziehung zu besitzen.

5. „Therapeutisches Milieu"

Unter einem „therapeutischen Milieu" verstehen wir das Ergebnis aller Maßnahmen, die darauf zielen, Offenheit, Selbstvertrauen und Selbständigkeit der Patienten zu fördern und Reifungsschritte zu unterstützen. Ein „therapeutisches Milieu" ist unabdingbar für Einrichtungen, die mit depressiven und suizidalen Menschen arbeiten. Anderenfalls würde der depressive und suizidale Patient in dem „schützenden" Milieu einer Institution Kompetenzen an die Betreuer abtreten und regredieren, in einem kalten und latent aggressiven Milieu sich verschließen, ohne daß eine „Brücke" zu ihm gelänge.

Wesentlicher Teil des „therapeutischen Milieus" ist die oben erwähnte „therapeutische Grundhaltung". Anstatt den komplizierten interaktionellen Prozeß ausführlicher zu schildern, will ich aus dem Brief einer Angehörigen einer depressiven Patientin zitieren. Sie schrieb mir Ende Dezember 1996, 2 Wochen nach Entlassung ihrer Mutter: „Bewundert habe ich immer, wie ernst und ‚erwachsen' Sie mit Ihren Patienten – also meiner Mutter – umgehen."

Damit ein „therapeutisches Milieu" entstehen kann, müssen die Mitarbeiter selbst sich ernst genommen und wertgeschätzt fühlen und müssen sie gut ausgebildet sein. Unabdingbar erscheint uns zudem eine regelmäßige auf Beziehungsaspekte zentrierte Supervision.

6. Wohnortnähe

Therapeutische Maßnahmen für depressive und suizidale ältere Menschen sollten vorrangig in Wohnortnähe angeboten werden.

Private Hilfesysteme und soziale Netzwerke von seiten der Familie, der Freunde und Nachbarn sollten berücksichtigt und unterstützt und Selbsthilfegruppen genutzt werden.

Der Hausarzt wird auch in Zukunft „Schaltstelle" der Versorgung psychisch kranker alter Menschen bleiben. Von Vorteil ist, daß er Hausbesuche macht und körperliche Gesundheitsstörungen ebenso wie soziale Lebensumstände berücksichtigt. Mehr noch als bisher sollte er aber:

- über eine gerontopsychiatrische Basisqualifikation verfügen, um ein psychosoziales „Assessment" durchführen und mit einer adäquaten Pharmako- und Gesprächstherapie beginnen zu können;
- sich als „case manager" verstehen und eng mit pflegerischen und sozialen Diensten und Beratungsstellen sowie niedergelassenem Nervenarzt und gerontopsychiatrischer Klinik/Tagesklinik kooperieren.

7. Zukünftige Versorgungsstrukturen

Das bestehende gerontopsychiatrische Versorgungssystem ist unzureichend (2). In Zeiten knappen Geldes werden aber nur kostenneutrale strukturelle Veränderungen eine Chance haben.

Vor diesem Hintergrund scheinen zwei Vorgehensweisen vorrangig:

- Die Aus- und Fortbildung sollte optimiert werden. Hausärzten, auch Ärzten für Psychiatrie und Psychotherapie und Pflegekräften muß eine gerontopsychiatrische Basisqualifikation vermittelt werden. Zusätzlich sollte es im Versorgungssystem gerontopsychiatrische Spezialisten geben.
- Die bestehenden Leistungsanbieter sollten nicht nur besser qualifiziert, sondern auch enger miteinander „vernetzt" werden.

Schließlich wird sich, bei steigenden Zahlen älterer Menschen, die Gesellschaft weit mehr als bisher um eine Verbesserung der Lebensbedingungen für Ältere bemühen müssen. Professionelle wiederum sollten den „Ruf des Suizidalen nach Hilfe" verstehen lernen. Der Suizid sollte Älteren, die in psychische/existentielle Not geraten sind, nicht als einziger Ausweg erscheinen müssen.

Literatur

1. Bergener M (1990) 20 Thesen zur Entwicklung der Gerontopsychiatrie. Geriatrie Praxis 10: 41–43
2. Bundesminister für Jugend, Familie, Frauen und Gesundheit (1988) Empfehlungen der Expertenkommission der Bundesregierung zur Reform der Versorgung im psychiatrischen und psychotherapeutisch/psychosomatischen Bereich. Bonn
3. Wächtler C, Bäthge A, Dehm B, Hartmann J, Hedrich H, Herber U, Kück R, Lange J, Mittelstein U, Schütt I (1995) Das gerontopsychiatrische Team in der Fachabteilung. Z Gerontol Geriat 28: 122–128

Medikamentöse Behandlung von depressiven Syndromen mit Suizidalität im Alter – Antidepressiva und Suizidalität

M. WOLFERSDORF

Zur Behandlung depressiver Erkrankungen gehören psychotherapeutische, psychosoziale und biologisch-psychopharmakologische Therapieansätze. Grundsätzlich erwartet man von der Therapie mit Antidepressiva (AD) eine Besserung der depressiven Herabgestimmtheit, eine Dämpfung von psychomotorischer Agitiertheit und innerer Unruhe bzw. Lösung psychomotorischer Hemmung, eine Verbesserung des Antriebes, eine Lockerung der kognitiven Einengung, die Besserung von Schlaf, Appetit, Libido- und Leibgefühlsstörungen. Bezüglich „Suizidalität" wird im Zuge der Besserung suizidfördernder Psychopathologie auch eine Abnahme von Suizidideen und -absichten, Ruhe- und Todeswünschen erwartet.

Tabelle 1 (Übersicht nach 1, 2, 3) zeigt die Ergebnisse einiger Studien zu dieser Thematik. Untersucht wurde jeweils unter Bezug auf das Item 3 „Suizidalität" der Hamilton-Depressionsskala oder einer anderen Fremdbeurteilungsskala, ob es un-

Tabelle 1. Suizidalität im Rahmen von AD-Studien (SSRI und andere neuere Antidepressiva; Auswahl)

Autoren/Jahr	Substanz	Wirkung, Verhalten von Suizidalität
Montgomery et al. (1981)	Zimelidin, Amitriptylin	unter Zimelidin raschere Abnahme von Suizidideen
Wakelin (1985)	Fluvoxamin	rasche Abnahme von Suizidideen
Muijen et al. (1988)	Fluoxetin, Mianserin, Placebo	Fluoxetin bei Abnahme von Suizidideen überlegen
Teicher et al. (1990)	Fluoxetin (mit Komedikation)	Zunahme von Suizidalität, Neuauftreten von Suizidalität
Fava u. Rosenbaum (1991)	Fluoxetin, TZA; MaoH, andere	kein Unterschied zwischen Substanzen hinsichtlich Zunahme, Neuauftreten von Suizidideen
Beasley et al. (1991)	Fluoxetin, TZA, Placebo	Zunahme von Suizidalität sign. häufiger unter Placebo
Montgomery et al. (1992)	Fluvoxamin, Imipramin, Placebo	Zunahme von Suizidalität sign. häufiger unter Placebo
Montgomery et al. (1995)	Paroxetin, TZA, TeZA, Placebo	Zunahme von Suizidalität sign. häufiger unter Placebo
DeWilde et al. (1985)	Citalopram, Mianserin	kein Unterschied hinsichtlich Abnahme von Suizidalität
Bouchard et al. (1987)	Citalopram, Maprotilin	kein Unterschied hinsichtlich Abnahme von Suizidalität
Ahlfors et al. (1988)	Citalopram, Mianserin	kein Unterschied hinsichtlich Abnahme von Suizidalität
Organon, Scientific Information (1996)	Mirtazapin, Amitriptylin, Placebo	unter Placebosign. geringere Abnahme von Suizidalität
Rudolph et al. (1995)	Venlafaxin, Placebo	Zunahme von Suizidalität sign. häufiger unter Placebo

ter Behandlungsbedingungen zu einer Zu- oder Abnahme von Suizidalität, insbesondere zum Neuauftreten von Suizidideen und zu suizidalen Handlungen kam. Aus den Untersuchungen ist zu schließen, daß sich SSRI und andere neuere Antidepressiva gegenüber tri- und tetrazyklischen Antidepressiva nicht in ihrer Wirkung auf Suizidalität unterscheiden. SSRI und aktive Kontrollen wirken in gleicher Weise im Sinne einer Abnahme von Suizidalität bzw. einer geringeren Zunahme und eines geringeren Auftretens von neuen Suizidideen unter Therapie. Dabei sind TZA, TZA, SSRI und neuere Antidepressiva Placebo signifikant überlegen, zwischen SSRI, TZA und TZA findet sich kein Unterschied. Damit ist die klinische Überlegung, dass SSRI bzw. nicht primär sedierende Antidepressiva zu einer erhöhten Suizidalität führen und nicht geeignet seien, bei suizidalen Patienten zur Anwendung zu kommen, zu verwerfen.

Antidepressiva werden bei Suizidversuchen verwendet; deswegen ist das Ausmaß der Toxizität der entsprechenden Substanzen bei Verordnung und insbesondere in der Erhaltungs- und Rezidivprophylaxe zu bedenken (1).

Eine spezifische Psychopharmakotherapie der Suizidalität gibt es nicht, es gibt jedoch eine unterstützende Pharmakotherapie bei Suizidalität. Ziele sind Sedierung, Anxiolyse, Entspannung, Schlafförderung, Dämpfung von Handlungsdruck und emotionale Distanzierung. Hier ist grundsätzlich an Benzodiazepin-Tranquilizer sowie sedierende Neuroleptika zu denken. Bei alten Menschen müssen dabei Nebenwirkungen von Neuroleptika bzw. das Ausmaß von Muskelrelaxation durch Benzodiazepin-Tranquilizer mitbedacht werden; jedoch hat die Suizidprävention im akuten Notfall über einer möglichen kurzfristigen Beeinträchtigung durch Ne-

Tabelle 2. Empfehlungen zur Anwendung von Antidepressiva bei suizidalen Depressiven

1. *Vor Behandlungsbeginn* differenzierte *Diagnostik von Suizidalität:* Todes- und Ruhewünsche, Suizidideen, konkrete Suizidalität, impulshafte Suizidideen, drängende Suizidideen mit drohendem Kontrollverlust, sowie von bekannterweise *suizidfördernder Psychopathologie:* tiefe Hoffnungslosigkeit, Wahnsymptomatik, quälende Unruhe, ausgeprägte Schlafstörungen
2. *Zusätzliche Medikation bei drängender Suizidalität* zur Sedierung von Handlungsdruck: Benzodiazepine, nieder- bis mittelpotente sedierende Neuroleptika
3. *Antidepressiva* zur Behandlung der Grundkrankheit: antriebssteigernde, insbesondere stärker antriebssteigernde AD jeglichen Typs (TZA, MAOH, SSRI, usw.) sollten – außer bei spezifischer Indikation – bei der Behandlung Depressiver mit drängender, impulshafter Suizidalität, mit konkreten Suizidabsichten vermieden werden.
4. *Antriebsneutrale,* nicht sedierende *AD* (SSRI, manche TZA) können bei Depression mit nicht dranghaften Todeswünschen und Suizidideen eingesetzt werden, bei Bedarf mit Hypnotika, Benzodiazepin-Tranquilizer und/oder sedierenden Neuroleptika. Die Auswahl des AD hängt dann von anderen Kriterien ab, z. B. Alter, Komorbidität, Symptombild.
5. Die *Aktivierung von Suizidideen,* das Neuauftreten von Suizidalität unter Therapie *hängt nicht nur von der AD-Therapie ab,* sondern vom Krankheitsbild (z. B. Depression mit Wahn), vom Verlauf der Depression, von aktuellen Lebensereignissen z. B. im Beziehungs- und Arbeitsbereich, vom gesamten Therapieverlauf, von der therapeutisch-pflegerischen Beziehung.
6. *Suizidalität unter Behandlung kann von AD jeglichen Typus aktiviert werden,* insbesondere bei Behandlung depressiver Syndrome bei nicht-depressiven Erkrankungen (z. B. Borderline-Persönlichkeitsstörung)
7. Grundsätzlich ist bei einer fachgerechten Anwendung von AD bei einer Depression auch mit einem Rückgang von Suizidalität zu rechnen.

Tabelle 3. Depressionsverlauf nach der Hamilton-Depressionsskala (HAMD – 24 Item; Mittelwerte) – Therapie mit einem SSRI (hier Paroxetin)

	BT 1	BT7	BT 14	BT 21
HAMD-Gesamtscore				
▶ ≤60 J. (n=97)	31,1	20,8	18,5	15,8
▶ >60 J. (n=22)	31,6	23,5	17,8	16,7
HAMD-Gesamtscore ohne Wahnitems				
▶ ≤60 J.	25,5	16,6	15,3	13,1
▶ >60 J.	26,6	19,8	15,2	14,1
Summe kognitiver Items				
▶ ≤60 J.	10,9	7,3	5,9	5,2
▶ >60 J.	10,3	8,0	5,9	5,7
Summe vegetativer Item				
▶ ≤60 J.	8,8	5,5	5,3	4,8
▶ >60 J.	9,7	6,5	5,5	5,1
Summe affektiver Items				
▶ ≤60 J.	6,8	4,7	4,3	3,6
▶ >60 J.	6,0	5,6	4,0	3,5
Item 3 „Suizidalität“				
▶ ≤60 J.	2,0	0,7	0,4	0,5
▶ >60 J.	1,4	0,5	0,3	1,3

benwirkungen zu stehen. Eine derartige „Krisenmedikation“ ist zeitlich zu befristen (Zusammenfassung Tabelle 2, Ergebnisse einer Anwendungsbeobachtung mit Paroxetin bei älteren Depressiven in Tabelle 3).

Literatur

1. Henry JA, Alexander CA, Sener EK (1995) Relative overdose mortality of antidepressants. Brit Med J 310: 221–224
2. Montgomery SA (1992) Suicide and antidepressants. Drugs 43 (Suppl 2) 24–31
3. Wolfersdorf M (1997) Antidepressiva und Suizidprävention. Suizidalität unter Therapie mit neueren Antidepressiva. Suizidprophylaxe 24 (1997), Heft 3

Psychotherapeutische Aspekte der Alterssuizidalität

M. Teising

Psychotherapeutische Behandlungskonzepte für suizidale ältere Menschen werden angesichts der Suizidgefährdung im hohen Alter und der demographischen Entwicklung immer wichtiger.

Psychodynamische Erklärungsansätze erhellen suizidale Tendenzen am weitestgehenden. In den letzten 20 Jahren führten die Überlegungen von Henseler (2) und Kind (5) zum Verständnis der Suizidalität als narzißtischer Krise und lenkten den Blick auf die Gestaltung der Objektbeziehungen. Die meisten Suizidenten äußern den Wunsch nach Ruhe, oft nach Schmerzfreiheit, nach spannungsfreier

Harmonie. Sie sind als Reaktion auf schmerzhafte Verluste und kränkende Enttäuschungen zu verstehen. Sie stellen eine regressive Flucht dar. Den im Suizid gesuchten Gefühlszustand von totaler Zufriedenheit verstehen wir als Abwehr unerträglicher Gefühle. „Der Haß auf das enttäuschende Objekt bleibt unbewußt und die tatsächliche Selbtzerstörung wird als narzißtische Verwandlung uminterpretiert." (4, S. 212) Das Gefühl einer Fusion mit einem guten Objekt soll im Tode erreicht werden.

Typische Krisensituationen im Verlauf des Alterns

Der Prozeß des Älterwerdens wird in unserer Kultur zwischen 45 und 50 Jahren erstmals deutlich erlebbar. Die bei traditioneller Rollenaufteilung für den Mann so wichtige berufliche Karriere hat den Höhepunkt erreicht und bietet keine weiteren Entwicklungsmöglichkeiten. Für viele Männer ist dieser Zeitpunkt sehr kränkend und kritisch, insbesondere wenn das Selbstwertgefühl an eine überhöhte Leistungsmotivation gebunden ist.

Frauen erreichen in diesem Alter ihre Menopause. Die Kinder werden erwachsen und verlassen das Elternhaus, viele Frauen müssen ihre psychosoziale Identität und psychosexuelle Rolle neu definieren.

Einen weiteren wichtigen Einschnitt im Verlauf des Älterwerdens stellt das Ausscheiden aus dem Berufsleben dar. Ein wesentlicher Lebensbereich, der Anerkennung und Selbstbestätigung einbrachte, geht verloren. Es verändern sich wichtige Beziehungen, die für das intrapsychische Gleichgewicht von großer Bedeutung waren. Manche Ehepartner leben jetzt erstmals in einer engen Zweierbeziehung mit der Aussicht auf 10 bis 20 gemeinsame Lebensjahre. Die Macht und daran gebundene Selbstwertfragen werden neu geregelt, auch dies eine potentielle Krise.

Somatische Entwicklungen, krankhafte wie normale, müssen ins Körperselbst, also in das innere Bild, das wir von unserem Körper haben, integriert werden. Das Körperselbst bedarf sozusagen einer ständigen Übermalung (8).

Wenn schmerzhafte und unwiederbringliche Verluste körperlicher Attribute bewußt werden, wird die Welt innerer Objekte besonders wichtig. Stehen keine stabilen inneren Objekte zur Verfügung, können körperliche Veränderungen zu einem suizidalen Risikofaktor werden. Mit steigendem Alter werden depressive Inhalte immer häufiger über körperliche Symptome und hypochondrische Befürchtungen ausgedrückt (1). Der Körper wird zum Ort der Wahrnehmung und des Ausdrucks, zum Interaktionsmedium mit dem Arzt und nicht zuletzt Ort und Objekt des suizidalen Handelns. Der Verlust körperlicher oder geistiger Fähigkeiten wirkt sich auf die Interaktion mit der Umgebung aus und führt häufig zum Rückzug aus Beziehungen, z. B. bei Schwerhörigkeit oder Bewegungseinschränkungen.

Mit zunehmenden Erkrankungen können neue Abhängigkeiten entstehen. Existentielle menschliche Bedürfnisse und Verrichtungen, wie Nahrungsaufnahme, Ausscheidung und Fortbewegung können vielleicht nicht mehr selbständig ausgeführt werden, wie es in früher Kindheit war. Reale Abhängigkeit von anderen kann das narzißtische Gleichgewicht sehr belasten, insbesondere wenn die in unserer Kultur so hoch bewertete Autonomie bedroht ist.

Im Prozeß des Alterns wird die narzißtische Stabilität in unterschiedlichen Bereichen gewissermaßen abgeprüft. Welche Art der narzißtischen Kränkung von einem bestimmten Individuum nicht verarbeitet werden kann, steht mit seiner in der Kindheit und im weiteren Verlauf des Lebens entwickelten narzißtischen Verletzbarkeit in Zusammenhang (7).

Therapeutische Konzeption

Als therapeutisches Konzept für die Krisenintervention hat sich die Orientierung an Reimer und Henseler (6) für alte Patienten sehr bewährt. Es geht zunächst darum, den kränkenden Anlaß zu suchen. Er ist bewußt und wird von suizidalen Patienten genannt, wenn wir danach fragen. Nach Suizidversuchen ist es auch bei älteren Patienten wichtig, möglichst ohne großen Zeitverlust ein Gesprächsangebot zu machen, um konfliktverdeckenden Abwehrmechanismen, die schnell wieder angewandt werden, zuvorzukommen. Der kränkende Anlaß geht der Suizidhandlung in den meisten Fällen nur kurze Zeit voraus.

Der unbewußte Hauptgrund besteht in dem zentralen Beziehungskonflikt, der die narzißtische Kränkung erst zu einer solchen werden läßt. Er läßt sich häufig aus der Biographie ableiten, und durch seine Kenntnis wird die Bedeutung des kränkenden Anlasses, der manchmal banal erscheint, verstehbar. Unbewußter Hauptgrund und kränkender Anlaß lassen sich mit dem Verstehen dieses unbewußten Konfliktes auf einen gemeinsamen Nenner bringen.

Die Interaktion mit dem Therapeuten, insbesondere auch die Initialszene, zeigen wesentliche Momente der Konfliktdynamik. Mit einer Analyse von Übertragungs- und Gegenübertragungsphänomenen läßt sich die Hypothese über den zentralen Konflikt belegen.

In der Arbeit mit älteren Suizidpatienten ist es wichtig, Idealisierungen, die z. B. in der Formulierung: „So wie mit Ihnen konnte ich noch mit niemandem sprechen", zum Ausdruck gebracht werden, zu beachten. Ihnen folgen unvermeidbar Enttäuschungen, oft kränkenden Charakters. Gerade dann, sage ich den Patienten, wäre es wichtig, mit mir darüber zu sprechen.

Es hat sich bewährt, ältere suizidale Patienten im multiprofessionellen Team, bestehend aus Ärzten, Psychologen und Sozialpädagogen/-arbeitern, zu behandeln. Soziale Hilfen, die im Umfeld des Patienten eingreifen, können zur Stabilisierung akuter Krisen älterer Menschen von besonderer Wichtigkeit sein und die Psychotherapie sinnvoll ergänzen.

Literatur

1. Bron B (1991) Trauer und Suizidalität nach Verlust einer nahestehenden Person bei endogenen und neurotisch reaktiven Depression im höheren Lebensalter. Schweiz Arch Neurol Psych 3: 219–233
2. Henseler H (1974) Narzißtische Krisen. Zur Psychodynamik des Selbstmordes. Rowohlt, Reinbek
3. Henseler H (1985) Kritische Bemerkungen zur Theorie des Narzißmus. In: Luft H, Maass G (Hrsg) Narzißmus und Aggression. Tagungsband DPV, Hofheim, S 54–63
4. Henseler, H (1991) Narcissism as a Form of Relationship. In: Sandler J, Person E, Fonagy P (eds) Freud's "On Narcissism: An Introduction". Yale University Press, New Haven/London, pp 195–215
5. Kind J (1992) Suizidal: Die Psychoökonomie einer Suche. Vandenhoeck und Ruprecht, Göttingen
6. Reimer C, Henseler H (1985) Umgang mit Suizidgefährdeten. In: Luft H, Maass G (Hrsg) Narzißmus und Aggression. Tagungsband DPV, Hofheim, S 75– 80
7. Teising M (1992) Alt und Lebensmüde. Reinhardt, München
8. Thomae H (1992) Der Körper in der Psychoanalyse. In: Buchheim P, Seiffert T (Hrsg) Lindauer Texte. Springer, Berlin, S 123–145

3.6 Biologische Therapien der Depressionen im Alter

Vorbemerkungen

G. STOPPE, M. HAUPT, J. H. KRETSCHMAR

Ausgangssituation

Die gegenwärtige Versorgungssituation zeigt einen Anstieg des Medikamentenverbrauchs (auch der Gruppe der Psychopharmaka) mit zunehmendem Lebensalter (6). In vergleichbarem Maße nimmt die beantragte und durchgeführte Psychotherapie ab (1). Die körperlichen Veränderungen sowie die neu auftretenden bzw. chronischen Erkrankungen im höheren Lebensalter führen dazu, daß Pharmaka jedoch zunehmend schlechter vertragen werden (2, 5). Aufgrund von Nebenwirkungen und Interaktionen können manche Medikamente auch nicht ausreichend hoch dosiert werden. In Deutschland findet sich außerdem ein zunehmender Einsatz von Phytopharmaka, die von der Bevölkerung positiv attribuiert sind und gemeinhin als ungefährlich gelten. In der Diskussion über Behandlungsmaßnahmen werden die nichtpharmakologischen biologischen Therapien tendenziell vernachlässigt. Hierzu sind in der Depressionsbehandlung insbesondere die Elektrokrampf-, die Schlafentzugs- und die Lichttherapie sowie allgemeinkörperliche Maßnahmen zu nennen, z. B. Sport, Hydrotherapie etc..

Ziele des Workshops

In dieser Situation sollte versucht werden, aus der oft verbreiteten Dichotomie zwischen Psychotherapie einerseits und Pharmakotherapie andererseits „auszubrechen“. Ausgangspunkt hierfür sollte der gegenwärtige Stand der Pharmakotherapie sein. Die derzeitige Praxis der Psychopharmakotherapie in der ambulanten Versorgung und ihr Vergleich mit dem derzeitigen wissenschaftlichen Erkenntnisstand stand dabei zunächst im Mittelpunkt der Betrachtung. Die Erfahrungen aus der stationären psychiatrischen Versorgungspraxis sollten ebenfalls diskutiert werden.

Das in der Bundesrepublik zunehmend häufiger verordnete Johanniskraut sollte in den pharmakotherapeutischen Diskurs mit aufgenommen werden. Die Rolle und die Bedeutung dieser Substanz im Rahmen der Depressionsbehandlung sind deswegen zu diskutieren, weil inzwischen einige Studien zumindest eine Wirksamkeit bei leichten und mittelschweren depressiven Syndromen belegen (3).

Die Elektrokrampf-Therapie hat ihren Stellenwert im Rahmen der Behandlung depressiver Syndrome nicht nur als Mittel der letzten Wahl. Bei älteren polymorbiden Patienten und auch bei dementen Patienten, bei denen eine Pharmakotherapie nicht vertragen wurde oder zu risikoreich ist, ist diese Methode eine mitunter besser verträgliche Alternative. Dies konnte inzwischen in einigen Untersuchungen dargelegt werden (4).

Die Schlafentzugs-Behandlung ist eine inzwischen gut etablierte, wenn auch im höheren Lebensalter bis jetzt nicht besonders gut untersuchte Behandlungsform.

Es gilt zu ermitteln, inwieweit man eine möglichst wenig belastende (bezüglich der körperlichen Situation) und gleichzeitig möglichst effektive Durchführungsmodalität finden kann. In letzter Zeit sind dabei Untersuchungen, in denen nicht nur ein Schlafentzug, sondern darauf folgend eine Schlafphasenverlagerung praktiziert wird, besonders interessant.

Keine Beiträge konnten zur Lichttherapie bzw. zur körperlichen Begleitbehandlung vorgetragen werden. Die Veranstalter hatten dies zwar angestrebt. Zu diesem Bereich konnten aber keine Untersuchungen gefunden werden, über die man hätte berichten können.

Ergebnisse des Workshops

Für die einzelnen Präsentationen wird jeweils separat eine Bilanz in den folgenden Beiträgen gezogen. Insgesamt war die Diskussion an verschiedenen Stellen ausgesprochen belebend, insbesondere als es darum ging, phantasievoll erfolgversprechende Kombinationen unterschiedlicher Behandlungsansätze zu entwerfen. Als Beispiel sei erwähnt, daß möglicherweise eine Augmentationstherapie mit Schilddrüsenhormonen (T3) den Erfolg einer Elektrokrampfbehandlung stabilisieren könnte. Auch gibt es Anhaltspunkte dafür, daß die Wirksamkeit einer Psychopharmakabehandlung durch Schlafentzug potenziert werden kann.

Kontrovers diskutiert wurde die wichtige Frage, welche Rolle Benzodiazepine in der Behandlung der Altersdepression spielen sollten. Während einerseits angeführt wurde, daß sie sichere Medikamente seien, die zudem keine extrapyramidalen Störwirkungen hätten, wurde von „Gegnern“ zum einen ihre delirogene Potenz, zum anderen die Möglichkeit eines antidepressiven „Pseudoeffektes“ angeführt. Unter Benzodiazepinen bleibe die depressive Verstimmung unverändert, während andere Symptome, wie die Schlaflosigkeit und die Ängstlichkeit, gemindert seien und dadurch oberflächlich das Bild einer Besserung entstehe.

Literatur

1. Arolt V (1994) Psychotherapie der Depression in den Praxen niedergelassener Nervenärzte: Ergebnisse einer empirischen Untersuchung. Psychother Psychosom Med Psychol 44: 177–183
2. König HG, Breitner JCS (1990) Use of antidepressants in medically ill older patients. Psychosomatics 31: 22–32
3. Linde K, Ramirez G, Mulrow CD, Pauls A, Weidenhammer W, Melchart D (1996) St Johnís wort for depression – an overview and meta-analysis of randomised clinical trials. Brit Med J 313: 253–258
4. Mulsant BH, Rosen J, Thornton JE, Zubenko GS (1991) A prospective naturalistic study of electroconvulsive therapy in late life depression. J Geriatr Psychiatry Neurol 4: 3–13
5. Norman TR (1993) Pharmakokinetic aspects of antidepressant treatment in the elderly. Prog Neuro-Psychopharmacol Biol Psychiatry 17: 329–344
6. Schwabe U, Paffrath D (1995) Arzneiverordnungs-Report ’95. Fischer, Stuttgart Jena

Psychopharmakotherapie bei Depressionen im Alter – Die Berliner Alterstudie (BASE)

T. F. Wernicke, M. Linden

Pharmakoepidemiologische Studien haben wiederholt belegt, daß der Arzneimittelverbrauch mit höherem Alter ansteigt. Wie der Arzneiverordnungsreport '95 darlegt, steigt auch der Verbrauch an Psychopharmaka und Hypnotika bis zum Alter von 90 Jahren an (1). Der allgemeine Anstieg von Arzneimittelverordnungen läßt sich weitgehend mit der zunehmenden somatischen Morbidität im Alter erklären. Der im Alter ansteigende Verbrauch von Psychopharmaka und Hypnotika kann aber nicht mit der Zunahme psychiatrischer Morbidität erklärt werden. Handelt es sich somit möglicherweise um eine Übermedikation mit Psychopharmaka im Alter?

Epidemiologische Studien zeigen, daß die Prävalenz der Depression im Alter nicht höher ist als bei Jüngeren. Die Angaben zu den Prävalenzraten zeigen große Unterschiede, die zum größten Teil in unterschiedlichen methodischen Ansätzen der Studien begründet liegen. Regier et al. (2) fanden sogar deutlich weniger Depressionen bei den über 65jährigen, beispielsweise lag die Prävalenzrate von einer Major Depression bei 0,7 %. Dagegen fanden Copeland et al. (3) eine Depression bei 11,5 % der über 65jährigen und Kay et al. (4) bei 26,2 % der Älteren eine Depression. Neben dem aktiven Gang des Patienten zu einem Arzt ist das Diagnostizieren und das Wissen um Therapiemöglichkeiten ein zentraler Aspekt bei der Behandlung von Depressionen. Zur Beurteilung der Therapie von Depressionen ist eine Studie notwendig, die zum einen an einer repräsentativen Stichprobe die Prävalenzraten der Depressionen und ihre Schweregrade bestimmt. Ferner ist die Kenntnis des somatischen Zustandes des Betreffenden notwendig, um mögliche somatische oder pharmakogene Ursachen der Depression berücksichtigen zu können. Unerläßlich ist eine Information des behandelnden Arztes über Diagnosen, Verordnungen und etwaige Überweisungen zu einem Nervenarzt. Diese Voraussetzungen waren in der Berliner Altersstudie gegeben.

Aus der Westberliner Bevölkerung wurde randomisiert eine nach Alter und Geschlecht stratifizierte Stichprobe von N = 516 Personen, die 70 Jahre und älter waren, gezogen mit 43 Männern und 43 Frauen in jeder der sechs 5-Jahres-Altersgruppen. Sämtliche Personen wurden von Psychiatern anhand des semistrukturierten GMS-A-(Geriatric Mental Stage) und des HAS-Interviews (History and Aetiology Schedule) untersucht. Zusätzlich erfolgte ein Arzneimittel-Beschwerden- und Therapieinterview, ein Schlafinterview und eine Hausarztbefragung. Sämtliche Daten wurden in einer Konsensuskonferenz mit den Internisten, die jeden Teilnehmer persönlich untersucht sowie zahlreiche Laborparameter ermittelt hatten, zusammengetragen und bildeten die Basis für die psychiatrischen Diagnosen nach den Kriterien des DSM-III-R und der ICD-10. Des weiteren wurde die HAMD als Fremdbeurteilung und CESD als Selbstbeurteilungsskala von Depressivität erhoben.

Depressive Erkrankungen wurden bei 26,8 % der über 70jährigen Bevölkerung gefunden. Davon waren 14,4 % mittelschwere und schwere Depressionen, bei denen eine antidepressive bzw. bei letzteren eine stationäre Therapie aus psychiatrischer Sicht eindeutig indiziert war. Die Schweregrade zeigten eine hochsignifikante Korrelation sowohl zu den Punktwerten der HAMD als auch zu denen der Selbstbeurteilungsskala CESD. Die Hausärzte, die die Studienteilnehmer meist langfristig betreuten und sie in der Regel in den letzten 3 Monaten mindestens einmal sahen, gaben bei 30 von 516 Personen eine Depression oder affektive Störung an. Von den im Rahmen der Studie diagnostizierten Depressionen wurde bei 15% der Personen vom Hausarzt eine Depression oder affektive Störung angegeben. Eine Überweisung zu einem Nervenarzt wurde in keinem der Depressionsfalle vorgenommen.

Eine Therapie mit Antidepressiva erhielten 6 der Depressiven und 6 der Nichtdepressiven. Benzodiazepine wurden 34 der Depressiven verordnet, Nichtdepressive bekamen in 50 Fällen Benzodiazepine. Im Falle der Benzodiazepine bestand eine signifikante Beziehung zum Schweregrad der Depression. Keiner der Depressiven erhielt eine Psychotherapie.

Zusammenfassend zeigen die Ergebnisse, daß behandlungsbedürftige Depressionen im Alter meist nicht spezifisch behandelt werden, sondern eher unspezifisch mit Benzodiazepinen. Ein wesentlicher Grund für die seltene spezifische Therapie der Depression liegt in der relativ niedrigen Rate erkannter Depressionen. Dies mag auch ein Grund dafür sein, daß eine Überweisung zum Nervenarzt nicht erfolgte. Depressive Symptome, wie beispielsweise Antriebsstörungen, Schlaf- oder Appetitstörungen, können durch somatische Erkrankungen maskiert werden, es fehlt oft die Zeit und möglicherweise auch ein spezifisches Wissen für die Exploration eines depressiven Syndroms. Des weiteren ist zu berücksichtigen, daß die älteren Menschen den Arzt meist wegen körperlicher Beschwerden aufsuchen und die depressive Stimmung von sich aus nicht nennen, so daß die Depression letztlich oft unerkannt und unbehandelt bleibt. Ist sie erkannt, stellt sich das Problem der Multimedikation und etwaiger unerwünschter Arzneimittelwirkungen bei reduzierten Reservekapazitäten des älteren Menschen. Diese Komplexität kann zusätzlich zu einer Zurückhaltung bei der Therapie der Depression im Alter führen. Auf der anderen Seite zeigen die neueren Antidepressiva und die Verhaltenstherapie gute Therapieergebnisse bei der Depressionsbehandlung älterer Menschen.

Literatur

1. Schwabe U, Pfaffrath (1995) Arzneiverordungen nach Alter und Geschlecht. In: Arzneiverordnungsreport '95. Gustav Fischer, Stuttgart Jena, S 488–497
2. Regier DA, Boyd JH, Burke Jr JD, Rae DS, Myers JK, Kramer M, Robins LN, George LK, Karno M, Locke BZ (1988) One-month prevalence of mental disorders in the United States. Arch Gen Psychiatry 45: 977–986
3. Copeland JRM, Dewey ME, Wood N, Searle R, Davidson JA, McWilliam C (1987) Range of Mental Illness Among the Elderly in the Community. Brit J Psychiat 150: 815–823.
4. Kay WK, Beamish P, Roth M (1964) Old age mental disorders in Newcastle upon Tyne. Br J Psychiat 110: 146–158

Pharmakotherapie von Depressionen im Alter – Ergebnisse einer Umfrage bei Hausärzten in Kassel

P. Aksari, H. Sandholzer, C. Muder, H. Duwe, G. Stoppe

Um zu erfahren, wie alte Patienten mit depressivem Syndrom in der Praxis der Hausärzte diagnostisch eingeordnet und behandelt werden, führten wir im Sommer 1995 eine repräsentative Umfrage bei Hausärzten in Kassel und in den angrenzenden Kreisen durch. 170 Kollegen (Teilnahmequote 77 %) wurden von Mitarbeitern (C.M. und H.D.), die vorher ein entsprechendes „Training" durchgeführt hatten, zu einem Interview aufgesucht. Es wurde eine schriftlich formulierte Fallgeschichte vorgelegt, die eine(n) 70jährige(n) Witwe(r) beschreibt, der/die dem Arzt bekannt und körperlich bisher gesund war (eine „männliche" und eine „weibliche" Parallelversion wurden randomisiert verteilt). Diese(r) klagt über zunehmende Müdigkeit, Schwunglosigkeit und Konzentrationsstörungen. Es werden mehrere depressive Symptome geschildert, u. a. „Gereiztheit" als ein angeblich spezifisches Symptom der Altersdepression sowie hypochondrische Beschwerden. Bei der vorgelegten Fallgeschichte hatten wir wegen der größeren Prävalenz und der hohen sozioökonomischen Bedeutung (1) eine sog. „minor depression" beschrieben. Nach der Lektüre der Fallgeschichte wurden die Ärzte standardisiert offen befragt. Die Antworten wurden kategorisiert anhand der Ergebnisse einer Pilotstudie.

Bei der Frage nach der primären diagnostischen Einschätzung zeigt sich, daß Depressionen im Alter bedacht werden: Entgegen anderen Studien dachte die Mehrheit der Kollegen (71,8 %) an eine Depression.

Auf die Frage nach der potentiellen Behandlung dieser(s) Patientin(en) wollten 26 % Johanniskraut einsetzen und 25 % Amitriptylin und Doxepin. Alle anderen Antidepressiva – insbesondere auch neuere, nebenwirkungsärmere – würden zusammen von 12 % der Kollegen bedacht. 23,5 % würden zunächst keine Medikamente verordnen.

Kritisch zu bewerten ist die häufige Verordnung trizyklischer, sedierender Antidepressiva mit anticholinergen Nebenwirkungen, die im Alter oft besonders schlecht toleriert werden. Verschiedene Untersuchungen zeigen, daß trotz Entwicklung neuerer Antidepressiva Amitryptilin – bei sogar gegenüber Doxepin noch 4fach höherer anticholinerger Potenz – unabhängig von der Symptomatik das seit Jahrzehnten bevorzugte Antidepressivum in der Allgemeinarztpraxis ist (2, 6, 7). Linde und Mitarbeiter stellten eine Übersicht und Meta-Analyse klinischer Untersuchungen bezüglich der Wirksamkeit von Johanniskraut zusammen (5). Die verglichenen Untersuchungen waren sehr heterogen bezüglich Patienten, Klassifikation der Depressionen und Studiendesign. Es wurde deutlich, daß Johanniskraut insbesondere in Deutschland bei milden und mittelschweren Depressionen in sehr unterschiedlicher Dosierung häufig eingesetzt wird. Ob die Wirksamkeit vergleichbar ist mit anderen Antidepressiva ist jedoch noch nicht belegt.

Die Ergebnisse zeigen, daß über Dosierung und Behandlungsdauer offensichtlich noch wenig Konsens besteht. Die Angaben zur Initialdosierung wurden mit den Angaben in der „Roten Liste" verglichen. Insgesamt ist die Gefahr einer Unterdosierung, hier insbesondere bei Amitryptilin, größer als die gefürchtete Gefahr einer Überdosierung. Bei der bevorzugten Behandlung mit Johanniskraut werden bezüglich der Initial- und auch der Höchstdosis keine Angaben gemacht, was ein Zeichen für erhebliche Unsicherheit diesbezüglich ist bzw. dafür, daß die Dosis bei Phythotherapien als irrelevant betrachtet wird.

Ebenso werden bei diesem Präparat am häufigsten keine Angaben zur Behandlungsdauer gemacht, was die Frage aufwirft, ob die Dauer der Behandlung mit Johanniskraut möglicherweise keine Rolle spielt. Insgesamt streuen bezüglich der Dauer der Behandlung die Angaben bei allen angegebenen Pharmaka, so daß hier offensichtlich ebenfalls eine große Unsicherheit besteht.

Die Ergebnisse zeigen, daß die Therapie der Depression im Alter das Hauptproblem für die Hausärzte zu sein scheint. Nicht nur Präparatewahl und Dosis, sondern auch die Behandlungdauer unterliegen erheblichen Unsicherheiten. Auf dem Hintergrund, daß Patienten mit rezidivierenden oder chronifizerenden Depressionen einer Langzeitbehandlung bedürfen, ist die Kompetenz der Hausärzte in der Patientenführung essentiell (4). Die Qualität der Therapie bleibt heute häufig unbefriedigend (8). Aufgrund dieser Erkenntnis sind zwei Vorschläge zu überdenken:

- Erhöhung der Kompetenz der Allgemeinärzte.
- Überweisung zum Nervenarzt.

Der Schwerpunkt muß dabei auf der Verbesserung der Kompetenz der Allgemeinärzte liegen, weil die regionale Versorgung mit Nervenarztpraxen, insbesondere außerhalb von Stadtregionen, häufig nicht gegeben ist und auch die Anzahl behandlungsbedürftiger Depressionen von Nervenärzten allein nicht bewältigt werden kann. Ziel sollte sein, das Wissen der Allgemeinärzte zu fördern, Vorurteile gegenüber psychiatrischen Erkrankungen abzubauen und praktische diagnostische und therapeutische Richtlinien für den Allgemeinarzt zu entwickeln. Eine Umfrage bei 407 niedergelassenen Allgemeinärzten in England ergab, daß 78,6 % der Kollegen mehr Informationen zur Behandlung von Depressionen im Alter wünschen (3).

Literatur

1. Broadhead WE, Blazer DG, George LK, Tse CK (1990) Depression, disability days, and days lost from work in a prospective epidemiologic survey. JAMA 264: 2524–2528
2. Callahan CM, Nienaber NA, Hendrie HC, Tierney WM (1992) Depression of elderly outpatients: Primary care physicians' attitudes and practice patterns. J Gen Intern Med 7: 26–31
3. Collins E, Katona C, Orrel M (1995) Management of depression in the elderly by general practitioners: II. Attitudes to ageing and factors affecting practice. Family Practice 12: 12–17
4. Frank E, Kupfer DJ, Wagner EF, McEachran AB, Cornes C (1991) Efficacy of interpersonal psychotherapy as a maintenance treatment of recurrent depression: Contributing factors. Arch Gen Psychiatry 48: 1053–1059
5. Linde K, Ramireez G, Mulrow CD, Pauls A, Weidenhammer W, Melchart D (1996) St John's wort for depression – an overview and meta-analysis of randomised clinical trials. BMJ 313: 253–258
6. Matthews K, Eagles JM, Matthews CA (1993) The use of antidepressant drugs in general practice. A questionnaire survey. Eur J Clin Pharmacol 45: 205–210
7. Morris PA (1971) A survey of prescribing patterns in common psychiatric conditions. Practitioner 206: 669–672
8. Ormel J, Koeter MWJ, van den Brink W, van de Willige G (1991) Recognition, management, and course of anxiety and depression in general practice. Arch Gen Psychiatry 48: 700–769

Die Hypericumtherapie der Altersdepression

H.-W. Lüdke

Im geriatrischen Institut Freiburg wird seit elf Jahren Johanniskrautextrakt (Hypericum perforatum L.) in der Therapie der leichten und mittelschweren Depression und der sehr häufigen subdepressiven Befindlichkeitsstörungen eingesetzt. Im Rahmen der drei- bis vierwöchigen ambulanten geriatrischen Rehabilitation wird in der Regel zunächst parenteral – also intravenös oder per Infusion – behandelt und bei Bedarf die orale Behandlung angeschlossen. Das Verfahren hat diese Vorteile:

- Bei Infusionen oder intravenösen Injektionen kann Hypericum beigegeben oder vorweg gespritzt werden.
- Bei älteren und verwirrten Menschen treten Complianceprobleme auf, besonders dann, wenn mehrere Medikamente eingenommen werden müssen.
- Man benötigt bei parenteraler Applikation sehr viel weniger Droge – nämlich 40–80 mg Extrakt – als bei der oralen Medikation, bei der üblicherweise 100–1000 mg Extrakt gegeben werden.
- Wir haben den Eindruck , daß die parenterale Applikation sehr viel schneller-nämlich nach fünf Tagen – wirkt als die orale Medikation. Hier wird der Wirkungseintritt im Durchschnitt – so wird es auch in der Literatur referiert – nach zehn Tagen beobachtet.

Obwohl wir in den letzten elf Jahren sicher über sechstausend Hypericuminjektionen gegeben haben (das einzige injizierbare Präparat ist Hyperforat der Firma Dr. Gustav Klein Arzneipflanzenforschung), handelt es sich lediglich um einen Eindruck. Wir führen deshalb seit Juli 1996 eine multizentrische, doppelblinde und randomisierte Äquivalenzstudie durch, in der die parenterale mit der oralen Applikationsform verglichen wird.

Die Therapie mit Hypericum hat eine lange Tradition.

Auch die Nebenwirkungen sind seit langem bekannt. Am häufigsten werden Sedierung – manchmal durchaus erwünscht – und unspezifische Magen-Darm-Symptome beobachtet. Die eindrucksvollste, aber seltene Nebenwirkung ist die Photosensibilisierung durch das Hypericum, die zu einer lokalen oder diffusen Hautrötung führt. Wir haben das zweimal beobachtet. Ernste oder nichtreversible Nebenwirkungen oder letale Verläufe sind überhaupt nicht beobachtet worden.

Hypericum enthält sechs Gruppen von Inhaltsstoffen:

Hypericine, Flavonoide, Xanthone, Hyperforin, Procyanide, Gerbstoffe und ätherische Öle.

Früher galt das Hypericin als Wirksubstanz. Inzwischen ist gesichert, daß Hypericin zwar für die Photosensibilisierung verantwortlich ist, der antidepressive Effekt aber überwiegend durch die Xanthone und Flavonoide bewirkt wird.

In zahlreichen pharmakologischen Untersuchungen wurden die Mechanismen der antidepressiven Wirkung des Johanniskrautes analysiert, nämlich

- Hemmung der Monoaminooxydase (MAO), (6)
- Hemmung der Catecholamin-O-Methyltransferase (COMT), (6)
- Hemmung der Dopamin-β-Hydroxylase (4)
- Suppression der Interleukin-6-Sekretion (7)
- Reduktion der Serotonin-Transmission (5)
- Erhöhung der GABA-Transmission (8)
- Erhöhung der nächtlichen Melatoninsekretion (2).

In neuerer Zeit sind Untersuchungen über die psychotrope, insbesondere antidepressive Wirkung des Hypericums zuerst von dem Neurologen und Psychiater Karl W. O. Daniel durchgeführt worden. Er hat zwischen 1938 und 1952 umfangreiche Kasuistiken vorgelegt. In seinen Studien finden sich die bis heute einzigen wissenschaftlich verwertbaren Daten über die parenterale Applikation (1).

Systematische Untersuchungen und randomisierte, placebokontrollierte Doppelblindstudien sind erst seit 1979 erschienen. Seit Ende der achtziger Jahre gibt es einen regelrechten Boom, der das große Interesse an Hypericum dokumentiert.

Alle diese Arbeiten kommen übereinstimmend zu dem Ergebnis, daß Hypericum bei leichten und mittelschweren Depressionen – auch bei älteren Menschen –

einen zuverlässigen antidepressiven Effekt hat. Nach vier Wochen zeigen die Depressionsskalen Normwerte. Für ältere Patienten läßt sich diese Aussage deswegen nicht treffen, weil die Depressionsskalen für Altersgruppen über 65 Jahren im allgemeinen nicht geeicht sind. Zur Verlaufsbeobachtung sind sie jedoch geeignet.

Das Interesse an Hypericum wurde durch Arbeiten gesteigert, die zeigen, daß Hypericum genau so wirksam ist wie Maprotilin (Ludiomil) und Imipramin (Tofranil), und sogar besser wirkt als Amitriptylin (Saroten). Die meistzitierte Arbeit ist die von dem inzwischen emeritierten Salzburger Psychiatrieordinarius Harrer und Mitarbeiter (3). Gerade für Ärzte nichtpsychiatrischer Fachrichtungen ist es natürlich ein Verordnungsargument, ein pflanzliches und nebenwirkungsarmes Antidepressivum zu haben, besonders wegen der Risiko-Nutzen-Abwägung bei einem künstlichen Antidepressivum.

Über die methodischen Probleme der zitierten Arbeiten und unserer eigenen Arbeit kann hier aus Zeitgründen nicht berichtet werden. Jedoch ist eine Äquivalenzstudie, bei der zwei wirksame Mittel miteinander verglichen werden, methodisch anders zu behandeln als eine placebokontrollierte Studie. Das ist in den Maprotilin- und Imipraminstudien nicht geschehen. So ergibt sich das häufig anzutreffende Paradoxon, daß eine unzulässige Schlußfolgerung eine große Wirkung hat.

Aus unserer Äquivalenzstudie können bisher folgende Ergebnisse mitgeteilt werden:

- Die Depressionsscores fallen ab.
- Die Beschwerdelisten zeigen eine Besserungstendenz.
- Die Nebenwirkungen liegen unter 20 Prozent und sind harmlos.
- Ein altersabhängiger Wirkungsunterschied besteht nicht.

Literatur

1. Daniel K (1951) Kurze Mitteilung über 12jährige therapeutische Erfahrungen mit Hypericin. Klin Wschr 29: 260–262
2. Demisch L, Nispel J, Silaff T et al. (1991) Einfluß eines Hypericum-Monopräparates auf den zirkadianen Rhythmus der Melatoninsekretion. ADNP-Symposium, Abstract, Nürnberg
3. Harrer G, Schulz V (1993) Zur Prüfung der antidepressiven Wirksamkeit von Hypericum. Nervenheilkunde 12: 271–273
4. Hölzl J (1993) Inhaltsstoffe und Wirkmechanismen des Johanniskrautes. Z Phytother 14: 255–264
5. Müller W, Schäfer C (1996) Johanniskraut-in-vitro-Studie über Hypericum-Extrakt, Hypericin und Kämpferol als Antidepressiva. Dt. Apothekerzeitung 13: 17–22
6. Thiede H-M, Walper A (1993) MAO- und COMT-Hemmung durch Hypericum-Extrakte und Hypericin. Nervenheilkunde 12: 346–348
7. Thiele B, Brink I, Ploch M (1993) Modulation der Zytokin-Expression durch Hypericum-Extrakt. Nervenheilkunde 12: 353–356
8. Sattler S, Schütt H (1994) Ein Rezept der Natur gegen Depression. Therapiewoche 44: 808–815

Schlafentzugsbehandlung bei Depressionen im Alter

M. H. Wiegand

Die Schlafentzugsbehandlung (auch als „Wachtherapie" bezeichnet) ist ein etabliertes Verfahren in der Behandlung von Depressionen. Im Gegensatz zu allen anderen antidepressiv wirkenden Therapiemethoden tritt der Effekt innerhalb weniger Stunden ein. Allerdings ist die therapeutische Wirkung nur flüchtig; in der Regel kommt es während des folgenden Nachtschlafes zu einen Rezidiv der Depression. Einer vor einigen Jahren publizierten Metaanalyse zufolge (8) beträgt die Response-Rate eines einmaligen totalen Schlafentzuges etwa 59%. Bei 83% der unmedizierten und 59% der medizierten Patienten kommt es nach dem folgenden Nachtschlaf zu einem Rückfall in die Depression.

Antidepressiv wirksam ist auch partieller Schlafentzug; insbesondere die Vermeidung von Schlaf in der zweiten Nachthälfte (etwa ab 1.30 Uhr) hat eine ähnliche therapeutische Wirkung wie totaler Schlafentzug. Derzeit gibt es erfolgversprechende Versuche, die antidepressive Wirkung eines Schlafentzuges durch anschließende Schlaf-Wach-Phasenverlagerungen länger zu „konservieren" (4).

Besonders wirksam ist Schlafentzug bei den früher als „endogen" klassifizierten depressiven Patienten. Ein Prädiktor für das Ansprechen auf Schlafentzug ist auch das häufige Vorkommen typischer Tagesschwankungen der Befindlichkeit (Morgentief). Weitere Prädiktoren sind ein erhöhter Schilddrüsenhormonspiegel sowie ein (mittels Positronen-Emissions-Therapie nachweisbarer) gesteigerter Glucose-Metabolismus in Teilen des limbischen Systems.

Der therapeutische Wirkmechanismus des Schlafentzugs ist trotz vielfältiger Forschungsbemühungen bislang unklar geblieben. Vermutlich handelt es sich um ein komplexes Geschehen, an dem verschiedene Neurotransmittersysteme beteiligt sind. Rein „psychologische" Erklärungen für dieses Phänomen sind nicht ausreichend.

Eingehendere Darstellungen der klinischen Phänomenologie und des Forschungsstandes zum therapeutischen Schlafentzug finden sich in (2,3,6).

Wirksamkeit und Verträglichkeit des Schlafentzugs bei älteren Patienten

Die Mehrzahl der Studien zum therapeutischen Schlafentzug wurde an Patienten mittleren Lebensalters durchgeführt; hier zeigte sich in aller Regel keine Altersabhängigkeit des therapeutischen Effektes. Die wenigen Studien, bei denen in nennenswertem Umfang ältere Patienten einbezogen wurden, konnten auch bei diesen meist klare therapeutische Wirkungen demonstrieren.

Systematische Untersuchungen zur Verträglichkeit des Schlafentzugs bei älteren im Vergleich zu jüngeren Patienten existieren nicht. Allerdings zeigt die klinische Erfahrung, daß ältere Patienten mehr Mühe haben, die Schlafentzugsprozedur durchzustehen; das gilt insbesondere für den totalen Schlafentzug. Auch führt die Müdigkeit am folgenden Tage meist zu einer stärkeren Beeinträchtigung, die sich etwa in Form von Störungen der Kreislaufregulation manifestieren kann.

Diagnostischer Nutzen des Schlafentzugs bei älteren Patienten

Das eindrucksvolle und prompte Ansprechen der meisten depressiven Patienten auf einen einmaligen Schlafentzug legt die Frage nahe, inwieweit dieses Verfahren nicht auch als diagnostische Methode „ex iuvantibus“ bei unklaren Fällen eingesetzt werden kann. Diese ist besonders im Bereich der Gerontopsychiatrie relevant, wo sich häufig die differentialdiagostische Frage der Abgrenzung zwischen einem demenziellen Syndrom mit depressiver Begleitsymptomatik und einer depressiven Pseudodemenz stellt. Buysse et al. (1) untersuchten 26 Patienten zwischen 56 und 84 Jahren, davon 18 mit primär degenerativer Demenz und ausgeprägtem depressivem Syndrom sowie 8 mit "major depression" und starker kognitiver Beeinträchtigung. Die Patienten der zweiten Gruppe sprachen zuverlässiger auf Schlafentzug an als die der ersten Gruppe. Williams et al. (7) berichten einen eindrucksvollen Einzelfall mit über lange Zeit therapierefraktärer Depression und schwerster kognitiver Beeinträchtigung. Positives Ansprechen auf Schlafentzug bewirkte hier eine größere diagnostische Sicherheit, auf deren Boden eine konsequente EKT-Behandlung bis zur Remission durchgeführt wurde.

Praktische Durchführung des Schlafentzugs bei älteren Patienten

Für die praktische Durchführung der Schlafentzugsbehandlung gelten, mit einigen Modifikationen, prinzipiell ähnliche Regeln wie bei jüngeren Patienten.

- *Partieller Schlafentzug* in der zweiten Nachthälfte ist *ebenso wirksam wie totaler Schlafentzug*. Da ältere Patienten wesentlich mehr Mühe haben, einen Schlafentzug durchzuhalten und auch am folgenden Tag stärker durch die Müdigkeit beeinträchtigt sind, sollte dem partiellen Schlafentzug unbedingt der Vorzug gegeben werden.
- Schlafentzug kann *auch ambulant* durchgeführt werden, wenn Angehörige unterstützend dabei mitwirken.
- Der Schlafentzug sollte als *zusätzliche therapeutische Maßnahme* dargestellt werden; keinesfalls sollten zu hohe Erwartungen an die Wirksamkeit geweckt werden.
- Die Art der *Tätigkeit während des Schlafentzugs* scheint nach momentanem Wissensstand nicht von Bedeutung für die Wirksamkeit zu sein.
- *Kurzschlafepisoden (Nickerchen)* sollten prinzipiell während der Schlafentzugsnacht sowie am folgenden Tage vermieden werden, damit kein vorzeitiges Rezidiv auftritt. Es gibt allerdings Hinweise darauf, daß kurze Tagschlafepisoden am *Nachmittag* nach erfolgreichem Schlafentzug diesbezüglich wenig problematisch sind (5).
- Schlafentzug kann beliebig oft *wiederholt* werden, wenn der Patient kooperiert (2 bis 3mal pro Woche); es gibt Hinweise darauf, daß die Kombination eines Antidepressivums mit seriellen Schlafentzügen das definitive Eintreten der erwünschten Medikationswirkung etwas beschleunigt. Innerhalb einer Serie von Schlafentzügen kann das Ansprechen von Mal zu Mal stark variieren. Allerdings wird eine künftige Response unwahrscheinlich, wenn nach einer Serie von drei bis vier Schlafentzügen kein Erfolg zu beobachten ist.
- Schlafentzug sollte stets mit *antidepressiver Pharmakotherapie* kombiniert werden; Monotherapie mit wiederholten Schlafentzügen ersetzt keinesfalls eine medikamentöse Therapie.
- Die *Risiken* einer Schlafentzugsbehandlung halten sich auch bei älteren Patienten in Grenzen. Bei bipolaren Patienten ist die Auslösung transienter maniformer Zustände möglich, bei Patienten mit schizoaffektiver Psychose können (selten) psychotische Symptome auftreten. Bei erhöhter Krampfbereitschaft kann durch Schlafentzug ein Anfall provoziert werden.

Literatur

1. Buysse DJ, Reynolds CF, Kupfer DJ, Houck PR, Hoch CC, Stack JA, Berman SR (1988) Electroencephalographic sleep in depressive pseudodementia. Arch Gen Psychiatry 45: 568–575
2. Kasper S, Möller HJ (eds) (1996) Therapeutischer Schlafentzug. Klinik und Wirkmechanismen. Springer, Berlin Heidelberg New York
3. Kuhs H, Tölle R (1991) Sleep deprivation therapy. Biol Psychiatry 29: 1129–1148
4. Riemann D, Hohagen F, Vollmann J, Lohner H, König A, Faller C, Edali N, Berger M (1995) Behandlung von Depressionen mit Schlafentzug und Schlafphasenvorverlagerung. Fortschr Neurol Psychiatrie 63: 270–276
5. Wiegand M, Riemann D, Schreiber W, Lauer C, Berger M (1993) Effect of morning and afternoon naps after total sleep deprivation in patients with major depression. Biol Psychiatry 33: 467–476
6. Wiegand M (1995) Schlaf, Schlafentzug und Depression. Experimentelle Studien zum therapeutischen Schlafentzug. Springer, Berlin Heidelberg New York
7. Williams CJ, Yeomans DI, Coughlan AK (1994) Sleep deprivation as a diagnostic instrument. Brit J Psychiatry 164: 554–556
8. Wu JC, Bunney WE (1990) The biological basis of an antidepressant response to sleep deprivation and relapse: review and hypothesis. Am J Psychiatry 147: 14–21

Einsatz der Elektrokrampftherapie bei älteren Patienten

H. W. Folkerts

Indikation zur EKT

Spezifische Indikationen zur Elektrokrampftherapie (EKT) bei älteren Patienten bestehen nicht. Insofern gelten auch für die älteren Patienten die allgemein anerkannten Indikationen zur EKT. Eine primäre Indikation zur EKT kann bei lebensbedrohlichen Zuständen (ausgeprägte Suizidalität, depressiver Stupor, katatone Erregung) bestehen. Dies gilt insbesondere dann, wenn diese Situationen akute und konkrete Gefahren für den Patienten oder andere beinhalten und wenn kontinuierliche Überwachung, Fixierung, Isolation oder parenterale Ernährung notwendig werden oder geworden sind.

Neben den genannten klinischen Situationen, in denen ein primärer Einsatz der EKT indiziert ist, wird auch bei wahnhaften Depressionen, bei Erstmanifestation schizophrener Psychosen (insbesondere jüngere Erwachsene) oder bei manischen Rapid-cyclern (da Psychopharmaka in diesen klinischen Situationen oft weniger effektiv sind oder längere Zeit für eine Besserung benötigen) der primäre Einsatz der EKT differentialtherapeutisch zu erwägen sein. Bei Therapieresistenz, insbesondere wenn die Patienten anhaltend schwer krank sind, besteht eine Indikation

Tabelle 1. Kriterien für den primären Einsatz der EKT

Situationen, in denen die EKT der Pharmakotherapie vorgezogen werden sollte:
▶ Notwendigkeit einer schnellen definitiven Besserung aus psychiatrischer oder somatischer Sicht
▶ Wenn die Risiken anderer Behandlungen die der EKT überwiegen
▶ bei bekannter schlechter Response auf eine Pharmakotherapie bzw. bei bekannter guter Response auf EKT in vorherigen Krankheitsepisoden
▶ bei Wunsch des Patienten

Tabelle 2. Kriterien für den Einsatz der EKT als Therapie der zweiten Wahl

- Therapieresistenz (Auswahl, Dosierung und Länge der vorangehenden Pharmakotherapie sind zu berücksichtigen)
- Auftreten unvermeidbarer Nebenwirkungen der Pharmakotherapie
- Verschlechterung des Zustandes des Patienten, so daß die EKT primär indiziert ist

der zweiten Wahl für die EKT, sofern die EKT generell bei diesen Krankheiten sinnvoll ist.

Das Hauptindikationsgebiet zur EKT auch bei älteren Patienten sind heute therapieresistente Depressionen (3, 4). Die Responsequoten auf die EKT bei therapieresistenten depressiven Patienten werden mit 50–75 % angegeben. Höheres Alter bedeutet keine Kontraindikation gegen die EKT; vielmehr gibt es eher eine Zunahme der Wirksamkeit der EKT mit steigendem Alter (1). Im Einzelfall wurden auch längere EKT-Serien von z.T. sehr alten Patienten ohne Probleme toleriert.

Stimulusdosierung

Mehrere Vorgehensweisen zur Ermittlung der für jeden einzelnen Patienten am besten geeigneten „therapeutisch adäquaten" Stimulusdosierung konkurrieren miteinander (3). Hierzu gehören die altersabhängige Stimulusdosierung, die fixe Hochdosisstimulation, die Ermittlung der Krampfschwelle gefolgt von einer weitere Stimulation ca. 2,5fach oberhalb der Krampfschwelle und die Wahl der Stimulusdosierung nach EEG-Kriterien.

Dabei sind einige Besonderheiten bei älteren Patienten zu beachten. Bei der altersabhängigen Stimulusdosierung besteht wegen der Vernachlässigung der individuellen Krampfschwelle gerade bei älteren Patienten die Gefahr unnötig hoher Stimuli mit dem erhöhten Risiko kognitiver Nebenwirkungen. Gleiches gilt für die fixe Hochdosisstimulation. Zu bevorzugen sind bei älteren Patienten hingegen Strategien, die bei der ersten EKT mittels eines Titrationsschemas (3) die individuelle Krampfschwelle ermitteln und hiervon ausgehend die weitere Festlegung der Stimulusdosierung abhängig machen (weitere Stimulation ca. 2,5fach oberhalb der Krampfschwelle oder Stimulusdosierung nach EEG-Kriterien). Auch berücksichtigen verschiedene Schemata zur Bestimmung der Krampfschwelle das Alter der Patienten; d.h. in der Regel wird bei älteren Patienten mit einer höheren Stimulusdosierung begonnen als bei jüngeren Patienten, um unnötig viele Restimulationen zu vermeiden. Unter Umständen sind gerade zum Ende der EKT-Serie trotz fortlaufender Steigerung der Stimulusdosierung nur kürzere Krampfzeiten (< 30 Sekunden im EEG) zu registrieren.

Risiken der EKT bei älteren Patienten

Die EKT ist, sofern moderne Methoden (Narkose, kardiovaskuläres Monitoring) angewandt werden, eine der sichersten medizinischen Behandlungen unter Narkose überhaupt; das Mortalitätsrisiko der EKT liegt bei 1:50000 Behandlungen und ist somit geringer als z.B. bei einer hochdosierten antidepressiven Pharmakotherapie. Dennoch haben Patienten mit bekannten kardiovaskulären Krankheiten ein erhöhtes Risiko von kardiovaskulären Komplikationen während der EKT (5); insbesondere gilt dies für ältere Patienten (2). Im Zweifel ist in Absprache mit dem internistischen Konsiliarius und dem Anästhesisten die Frage der Narkosefähigkeit zu klären.

Bei älteren Patienten besteht eine höhere Wahrscheinlichkeit für vorübergehende Gedächtnisstörungen in Folge der EKT. Aus diesem Grund ist die wiederholte Untersuchung kognitiver Funktionen notwendig. Die Behandlungsparameter (Stimuluselektrodenposition, Stimulusparameter, Frequenz der Behandlung, Begleitmedikation) müssen so gewählt werden, daß mögliche kognitive Nebenwirkungen minimiert werden. So kann oft statt der in Deutschland üblichen Behandlungsfrequenz von 3 EKT/Woche mit 2 Behandlungen in der Woche ein ebenso guter Behandlungserfolg erreicht werden.

Praktische Empfehlungen zur EKT bei älteren Patienten

- Gerade bei älteren depressiven Patienten zeigt die EKT gute Erfolge.
- Wegen der u. a. mit dem Alter ansteigenden Krampfschwelle müssen zum Teil recht hohe Stimulusdosierungen gewählt werden, um effektive Krampfanfälle auslösen zu können.
- Bei der Bestimmung der Krampfschwelle soll daher das Alter entsprechend berücksichtigt werden und nicht mit der niedrigsten Stufe der Stimulusdosierung begonnen werden.
- Wegen des Anstieges der Krampfschwelle kann es gerade bei älteren Patienten im Verlauf einer Serie trotz fortlaufender Steigerung der Stimulusdosierung zu kurzen Krampfzeiten (<30 Sekunden im EEG) kommen.
- Da mit steigendem Alter die Krampfschwelle ansteigt, müssen in besonderer Weise zusätzliche Faktoren, die die Krampfschwelle erhöhen, nach Möglichkeit minimiert werden. Zu den zu beachtenden Parametern gehören u.a. die Begleitmedikation (z. B. Tranquilizer), die Dosierung der Narkotika sowie die Ventilation.
- Kognitive Funktionen sollten bei älteren Patienten regelmäßig während der EKT-Serie geprüft werden; sofern kognitive Nebenwirkungen auftreten, muß hierauf entsprechend reagiert werden (insbesondere Vergrößerung der Abstände zwischen den Behandlungen, Wahl der Stimulusdosierung).
- Gerade bei älteren Patienten ist wegen der wahrscheinlich erhöhten Sensibilität für kognitive Nebenwirkungen die Bestimmung der Krampfschwelle von besonderer Bedeutung.
- Bei Patienten mit bekannten kardiovaskulären Krankheiten sollte vor, während und mindestens 15 Minuten nach jeder einzelnen EKT eine EKG-Ableitung durchgeführt werden (EKG-Monitor).
- Bei kardialen Hochrisikopatienten sollte die EKT nicht in der psychiatrischen Klinik, sondern auf einer kardiologischen bzw. internistischen Intensivstation durchgeführt werden (evtl. Einsatz von Antiarrhythmika vor und nach der EKT, PEEP-Beatmung, Reanimationsbereitschaft).

Literatur

1. Benbow SM (1989) The role of electroconvulsive therapy in the treatment of depressive illness in old age. Br J Psychiatry 155: 147–1526
2. Cattan RA, Barry PP, Mead G, Reefe WE, Gay A, Silverman M (1990) Electroconvulsive therapy in octogenarians. J Am Geriatr Soc 38: 753–758
3. Folkerts HW (1997) Elektrokrampftherapie – Ein praktischer Leitfaden für die Klinik. Enke, Stuttgart
4. Freeman CP (ed) (1995) The ECT Handbook. The second report of the Royal College of Psychiatrists Special Commitee on ECT. Gaskell, London
5. Rice EH, Sombrotto LB, Markowitz JC, Leon AC (1994) Cardiovascular morbidity in high-risk patients during ECT. Am J Psychiatry. 151/11: 1637–1641

3.7 Psychotherapeutische Behandlungskonzepte und -erfahrungen

Vorbemerkungen

W. STUHLMANN, E. HINZE

Die Anwendung psychotherapeutischer Verfahren im höheren Lebensalter hat sich inzwischen als breit anwendbar, bei verschiedenen psychischen Störungen als effektiv und sowohl in der Einzel- als auch in der Gruppentherapie als durchführbar erwiesen.

Hatten sich zunächst überwiegend die psychoanalytisch orientierten Psychotherapien mit der Behandlung älterer Menschen beschäftigt (2), wurden in den letzten Jahren auch zunehmend Erfahrungsberichte und kontrollierte Therapiestudien anderer psychotherapeutischer Schulen, insbesondere der Verhaltenstherapie einschließlich der kognitiven Methoden, veröffentlicht.

Die bisher vorliegenden Erfahrungen umfassen die alleinige oder begleitende Psychotherapie aller psychischer Störungsbilder im höheren Lebensalter, einschließlich der Behandlung der Demenz. Allerdings erfordern die komplexen biopsychosozialen Zusammenhänge bei der Entstehung und Aufrechterhaltung psychischer Störungen im höheren Lebensalter spezielle Kenntnisse.

Im Verhältnis zum Bevölkerungsanteil und der Häufigkeit psychischer Störungen im Alter sind bislang ältere Menschen in den Institutionen der psychotherapeutischen Versorgung und in den Veröffentlichungen über psychotherapeutische Behandlungen deutlich unterrepräsentiert. In einer Übersichtsarbeit von Heuft und Marschner (1) wurden alle relevanten psychotherapeutischen Konzepte in bezug auf die Anwendung im höheren Lebensalter diskutiert. Seit 1970 konnten ca. 650 Literaturstellen in die Auswertung von psychoanalytischer Psychotherapie, Gestalttherapie, Psychodrama, Verhaltenstherapie, kognitiver Therapie und persönlicher Konstrukttherapie einbezogen werden.

Für therapeutischen Nihilismus bleibt angesichts der breiten und positiven Erfahrungen wenig Raum.

Neben der Variable der psychotherapeutischen Methode oder der daraus abgeleiteten therapeutischen Technik sind aber auch, über die psychoanalytischen Verfahren hinaus, zunehmend Aspekte der Übertragung in dem spezifischen Setting mit älteren Patienten und die gemeinsamen Wirkfaktoren oder anderen gemeinsamen Elementen verschiedenen Verfahren von Interesse.

Im Workshop wurde deutlich, daß in der besonderen Konstellation der meist jüngeren Therapeuten mit älteren Klienten spezifische Übertragungsmuster wirksam werden, die zunehmend in allen Therapieansätzen besondere Beachtung erfordern. Auch andere Aspekte, wie z. B. Verbalisation vs. Imagination und Phantasie oder Denken vs. Fühlen weisen in der praktischen Arbeit mit dem Patienten Gemeinsamkeiten auf, die durch die Terminologien der verschiedenen Schulen oft nicht deutlich werden.

Der therapeutische Prozeß, der Veränderungen im Spannungsfeld aus Handeln, Denken und Fühlen initiieren soll, kann von verschiedenen Seiten in verschiedene Richtungen mit vergleichbaren positiven Ergebnissen angestoßen werden.

Entscheidend ist die aktuelle Konstellation von Therapeutenpersönlichkeit mit den Übertragungs- und Gegenübertragungsaspekten in der therapeutischen Beziehung, der therapeutischen Methode und der zu behandelnden Störung.

Das spezifische Störungswissen und die Kriterien zur Indikation des jeweiligen psychotherapeutischen Verfahrens sind derzeit noch unzureichend evaluiert. Oft ergibt sich ein eher zufälliges Zusammentreffen von Therapeut/in und Klienten in Abhängigkeit von dem knappen Angebot an qualifizierter Psychotherapie für ältere Menschen.

Literatur

1. Heuft G, Marschner C (1994) Psychotherapeutische Behandlung im Alter – State of the Art. Psychotherapeut 39: 205–219
2. Radebold H (1992) Psychodynamik und Psychotherapie Älterer. Springer, Berlin Heidelberg New York

Die Arbeit mit dem Phantasiepotential von alten depressiven Patienten

U. Gerke

Das am stärksten verbreitete und übliche Medium der Psychotherapie ist die Sprache. Dadurch, daß Kommunikation im therapeutischen Prozeß auf die Sprache reduziert wird, erzeugen wir einen Zustand der Ausdrucksbeschränktheit.

Dies gilt im Besonderen für gerontopsychiatrische Patienten, die alters-, generations- und oft auch schichtbedingt nicht sehr verbalisationsfähig sind.

Phantasie und deren kreativer Ausdruck geht erwachsenen Menschen meist verloren. Es muß unsere therapeutische Aufgabe sein, diese zutiefst menschlichen Fähigkeiten wieder zu beleben, besonders dann, wenn wir Vielfalt statt Einfalt wünschen.

Theoretisch stütze ich mich bei meiner psychotherapeutischen Arbeit auf Verena Kast, Hanscarl Leuner, Frederick Perls und Eric Bernes Transaktionsanalyse, wobei ich die Aufgabenstellung für unsere Klienten modifizieren muß.

Ich wähle:

1. *Gelenkte Phantasien*
   Bei diesen gelenkten Phantasien bevorzuge ich offene Anweisungen, um die aufsteigenden Imaginationen nicht zu begrenzen.
2. *Bildnerische Darstellung von*
   - vorgegebenen Reizwörtern, z. B. Freude etc.
   - einem selbstgewählten Tier etc. (siehe Abb. 1)
   - jetzt empfundene Gefühle, z. B. Angst, Trauer, Wut etc. (siehe Abb. 2).

Im Anschluß an ein erstes Gespräch lasse ich die Patienten das vorgegebene Reizwort, ihre Gefühle, das selbstgewählte Tier oder die imaginierten Bilder mit Pinsel und Farbe zu Papier bringen. Von der Wirksamkeit dieser Vorgehensweise konnte ich mich sowohl im stationären Bereich einer gerontopsychiatrischen Abteilung als auch in freier therapeutischer Praxis immer wieder überzeugen.

Bei diesen Arbeiten bedarf es eines erfahrenen Therapeuten, um Überforderungsreaktionen zu vermeiden, denn ein vorzeitig durchbrochener Widerstand und heftige emotionale Prozesse sollen den Patienten nicht unvorbereitet treffen.

Es handelt sich nicht um eine nonverbale Therapieform, sondern die Arbeit mit dem Phantasiepotential meiner Patienten mündet immer auch in eine sprachliche Bearbeitung.

Als Beispiel ist in Abb. 1 die Bildsequenz einer 79jährigen, schwer depressiven Patientin wiedergegeben, die fast völlig verstummt war.

Während einer Übung erinnerte sie sich an den Frosch ihrer Kindheit. Die direkte therapeutische Beziehung war der alten Dame zu ängstigend. Über das Medium „Phantasiereise" konnte sie sich aber ohne Angst an mich wenden und lebendig und frei erzählen.

Es war erstaunlich, die Entwicklung des Therapieverlaufes zu beobachten.

Sie hatte die lebensnotwendige Klarheit, Strukturiertheit und Orientiertheit wiedererlangt.

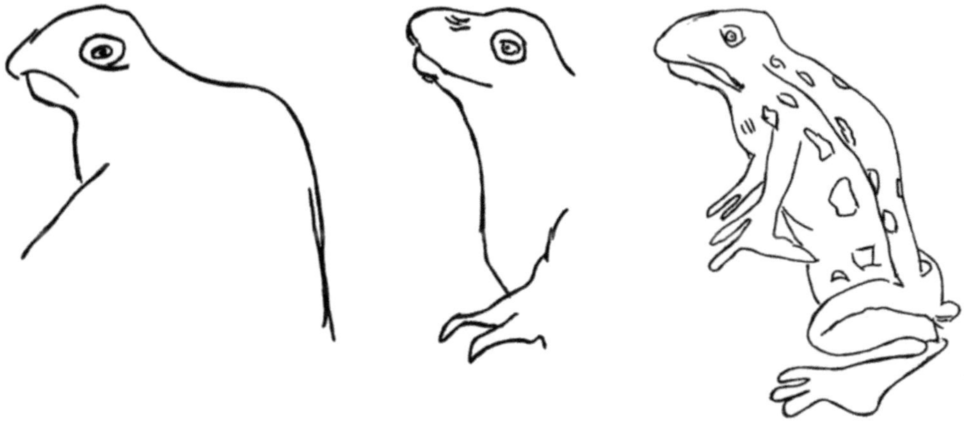

Ein anderes Beispiel einer depressiven Patientin, die Angst wie folgt darstellte (Abb. 2): Sie erlebte eine Visite als beängstigend. In dieser Situation fühlt sie sich als hilfloses und vor Angst starres Kind.

Das Bild zeigt die Beziehungslosigkeit, in der sich die Patientin zur Zeit offenbar befindet.

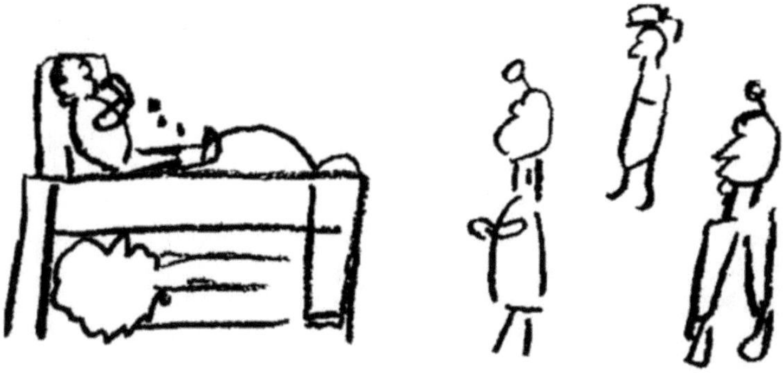

Sie fühlt schmerzhaft die Distanz zu ihren „Behandlern“, die sie als gesichtslos und teilweise amputiert darstellt.

Diese Zeichnung stand am Anfang einer langen therapeutischen Behandlung, die es ihr letztendlich ermöglichte, ihr Leben angstfreier und selbstbestimmter zu gestalten.

Literatur

1. Kast, V (1994) Die Dynamik der Symbole. Walter-Verlag AG, Heitersheim
2. Stevens JO (1991) Die Kunst der Wahrnehmung. Chr. Kaiser, München

Erfahrungen mit einer intensiven Gruppentherapie für Altersdepressive

M. Gross, J. Kipp, N. Dixon

Neben zahlreichen anderen grundsätzlichen Schwierigkeiten der psychotherapeutischen Arbeit mit alten Menschen, die u. a. von Radebold (4) dargestellt wurde, beschrieben Kipp u. Jüngling (2) mit dem „tertiären Narzißmus“ einen häufigen Beziehungsmodus älterer Menschen, der die Begegnung zwischen ihnen und Jüngeren erschwert. Definiert wird der „tertiäre Narzißmus“ als „einen durch Verluste im Alter erzwungenen Rückzug aus stabilen Objektbeziehungen auf das eigene Ich“ (S. 36), was einerseits zu Selbstbezogenheit, andererseits zur massiven Abwertung von jüngeren Therapeuten, Schwestern, Pflegern oder allgemein Bezugspersonen führen kann und soziale Beziehungen z. T. extrem erschwert.

In einer seit 2 $^{1}/_{2}$ Jahren täglich stattfindenden Gruppenpsychotherapie, deren Anfänge im Ludwig-Noll-Krankenhaus mittlerweile mehr als 18 Jahre zurückliegen (3), gelingt es, über unterschiedliche therapeutische Zugangswege die therapeutische Beziehung zu gestalten.

1996 wurden in dieser Gruppe 34 Patienten behandelt (22 Frauen und 12 Männer) davon 4 Patienten zweimal, d. h. es kam zu 38 Behandlungsepisoden. Das durchschnittliche Alter der Frauen betrug 70,4 und das der Männer 72 Jahre. Die durchschnittliche Aufenthaltsdauer im Ludwig-Noll-Krankenhaus betrug 62 Tage, d. h. Patienten konnten im Durchschnitt an 40 Gruppensitzungen teilnehmen. Indikation zur Aufnahme waren depressive Syndrome bei über 65jährigen. Leichte hirnorganische Einschränkungen und sekundäre Suchtprobleme waren kein Ausschlußkriterium. Andere Patienten wurden dann in die Gruppe aufgenommen, wenn bei ihnen in besonderer Weise altersspezifische Themen relevant waren. Die Gruppe wird als Slow-open-Gruppe geführt.

- In der Gruppe kommen neben der Methode der analytischen Gruppentherapie körperzentrierte, gestalterische u. erlebnisaktivierende Methoden zur Anwendung. Therapeuten bzw. Therapeutinnen setzen im Wochenturnus abwechselnd ihre Methoden ein. Sie bilden ein Team mit dazugehöriger Teambesprechung u. Gruppensupervision.
- In der Bewegungstherapie am Montag wird durch gemeinsame Bewegungen, unterstützt von Objekten wie Bällen, Tüchern o. ä. und Musik eine Atmosphäre hergestellt, in der nonverbaler Kontakt möglich wird.

- Durch die in der Altersgruppe unserer Patienten noch sehr bekannten Grimmschen Märchen wird in der Märchengruppe (Dienstag) eine Bezug zu Erlebnissen aus der Kindheit und jüngeren Vergangenheit angestrebt.
- Die analytisch orientierte Gesprächsgruppe (Mittwoch) wird mit einer eher aktiven Therapietechnik geführt: klarifizieren, vermitteln nicht verstandener Äußerungen, verbalisieren nicht ausgesprochener emotionaler Ausdruckselemente, aber auch verbalisieren eigener ausgelöster Gefühle.
- Die Bewegungsübungen der Atemtherapie (Donnerstag) bringen den Köper wieder in eine Beziehung zu Raum, Umwelt und anderen Patienten.
- In der Gestaltungstherapie (Freitag) werden mit unterschiedlichen Techniken Themen bearbeitet, die sich häufig im Verlauf der Woche ergeben haben. Über die gestalteten Bilder werden die PatientInnen oft auch mit eigenen Defiziten und Verlusten konfrontiert, die schmerzhaft erlebt werden und betrauert werden können.

Durch das tägliche Gruppenprogramm parallel zu anderen indikationsbezogenen Gruppentherapien in der Klinik fühlen sich die Alterspatienten ernst und wichtig genommen. Der Beginn einer Gruppenstunde ist häufig geprägt von einer ausgesprochenen „Klagemauerfunktion“: Es wird im eigentlichen Sinne nicht mit der Außenwelt kommuniziert, sondern ein „Dialog mit dem Introjekt“ (im Sinne Freuds; 1) geführt. Es werden Beschwerden, Enttäuschungen, Kränkungen sowie Wünsche geäußert, es wird eine große Erwartungshaltung deutlich, verbunden mit einer Idealisierung der Therapeuten, einer sofortigen Enttäuschung und darauf folgend massiver Entwertung. Die Aufnahme von Beziehungen gelang früher dadurch, daß allmählich die Erinnerung an frühere Beziehungspartner wieder lebendig wurde. Durch den Vergleich der erinnerten Objektbeziehungen mit den jetzigen therapeutischen Beziehungsangeboten wurde auch die therapeutische Beziehung u. Übertragung möglich. Dieser Schritt dauerte meist lange, da die Patienten sich oft von ihrer Biographie abgeschnitten erlebten. Heute erfolgt die trianguläre Beziehungsgestaltung durch den Vergleich der Therapeuten in den anderen Gruppenstunden. Diese werden zunehmend als bessere, idealere Partner eingeführt. Idealisierung und Entwertung gestaltet nicht mehr die Beziehung zu einem Objekt im raschen Wechsel, vielmehr erfolgt die Spaltung über längere Zeit zwischen den Therapeuten, und zwar oft zwischen den Therapeuten der verbalen und der nonverbalen Gruppen. Dieses zweite Stadium der beginnenden Triangulierung geht einer echten Triangulierung voraus. Erst dann werden trianguläre Beziehungen innerhalb der Gruppe erlebt und angesprochen. In dieser Zeit ist Trauerarbeit in der therapeutischen Beziehung möglich. Die nächste Phase ist dann geprägt vom Abschied als Wiederholung des Verlustes mit einem Rückgriff auf alte narzißtische Enttäuschungsmechanismen, die allerdings gut ansprechbar sind.

Für die häufig sehr anstrengende, aber klinisch erfolgreiche Arbeit mit altersdepressiven Patienten sind eine intensive Teambesprechung sowie eine Supervision unbedingt erforderlich.

Literatur

1. Freud S (1916) Trauer und Melancholie. GW Bd 10, S 427–446
2. Kipp J, Jüngling G (1994) Verstehender Umgang mit alten Menschen. Fischer TB
3. Kipp J (1995) Stationäre Gruppentherapie mit depressiven Menschen im Alter. In: Jovic NI, Uchtenhagen A (Hrsg) Psychotherapie und Altern. Zürich Fachverlag
4. Radebold H (1992) Psychoanalyse und Altern Kasseler Gerontologische Schriften 14

Die ambulante psychoanalytische Behandlung von depressiven älteren Patienten

E. Hinze

Ältere Patienten suchen meist wegen einer depressiven Symptomatik den Psychotherapeuten auf. Bevor ich einen solchen Behandlungsverlauf darstelle, möchte ich einige Fragen aufgreifen, die sich bei psychoanalytischen Therapien von älteren depressiven Patienten ergeben, und meinen Umgang damit skizzieren. Obwohl ich mir in den Vorgesprächen Hypothesen über die Genese der Erkrankung bilde, beginne ich die Behandlung nicht mit einer thematischen Fokussierung, sondern lasse das Material sich im Fluß des freien Erzählens entwickeln. Die wichtigen Themen rücken dabei von ganz alleine in den Mittelpunkt. Oft stellt sich während der Behandlung die Frage, ob die Verordnung eines Psychopharmakons, insbesondere eines Antidepressivums, indiziert sei. Weder eine ideologisch begründete Ablehnung von Psychopharmaka noch ein naiver Optimismus hinsichtlich der Wirkung von Medikamenten bietet sich hier als geeignete Haltung für den Psychotherapeuten an. Eher ist eine diffizile Ich-Spaltung angezeigt. Auf der einen Seite sollte er das Krankheitsbild mit den geschulten Augen eines Psychiaters beurteilen, sich aber auf der anderen Seite auch als ein in den therapeutischen Prozeß verwickelter Beteiligter erleben und nach der psychodynamischen Bedeutung des Medikaments im Wechselspiel von Übertragung und Gegenübertragung fragen. Versucht der Therapeut, eigene Ängste vor der anbrandenden Übertragung zu bannen? Will der Patient ein abgespaltenes gutes Objekt etablieren, das nicht von seiner Übertragungsambivalenz kontaminiert ist? Fühlt sich der Patient als hoffnungsloser Fall vom Therapeuten an eine dritte Instanz (Medikament) abgeschoben? Um dabei den verstehenden Kontakt zum Patienten nicht zu verlieren, pflege ich in solchen Fällen, die Medikamentenverordnung an einen erfahrenen Psychiater zu delegieren.

Mit diesen Problemen ist man bereits mitten im Feld der Übertragung und Gegenübertragung. Unabhängig vom Lebensalter spielen beide in einer Psychotherapie eine wesentliche Rolle, und zwar unabhängig von der angewandten Methode. Das Spezifische einer psychoanalytischen Behandlung liegt u. a. darin, daß Übertragung und Gegenübertragung systematisch für den therapeutischen Prozeß genutzt werden. Die folgende Skizze einer Psychotherapie soll gerade dies veranschaulichen.

Die analytische Psychotherapie der 74jährigen Frau A. dauerte ein Jahr und umfaßte 60 Sitzungen bei ein bis zwei Wochenstunden. Die Patientin wuchs als jüngste unter zahlreichen Geschwistern auf. Die Mutter versorgte die große Familie materiell trotz mangelnder Unterstützung durch einen unzuverlässigen Ehemann gut, war aber aufgrund ihrer Persönlichkeit und der schwierigen äußeren Umstände kaum in der Lage, ihren Kindern, besonders auch dem jünsten, ausreichend Wärme und Verständnis zu geben. Der Lebensweg von Frau A. wurde bestimmt durch eine ausgeprägte Identifizierung mit der Mutter. Auch sie wurde eine sehr tüchtige Frau, die in Beziehungen zu unzuverlässigen Männern kein Glück fand. Ständig opferte sie sich für ihre Kinder und andere Menschen auf. Ihre Symptomatik (Depression und gastrointestinale Symptome, die zu intensiver Malignomsuche Anlaß gaben) begann, als der Sohn sich in relativ fortgeschrittenem Alter aus der sehr engen Verbundenheit mit der Mutter löste und heiratete. Fortan fühlte sich Frau A. ausgebootet und verlassen, wobei sie fortfuhr, ihren Sohn zu idealisieren, während sie alles Böse bei dessen Ehefrau und deren Mutter lokalisierte.

Der erste Teil der Behandlung war von einer zunächst weitgehend positiven Sohn-Übertragung geprägt. Es war wichtig, diese als Therapeut anzunehmen und die zunehmend häufiger auftretenden Anzeichen von Ambivalenz zu verstehen und zu deuten. Frau A. konnte hierunter ihre Ambivalenz auch dem eigenen Sohn gegenüber erleben und besser verstehen. Ihr starres Über-Ich lockerte sich auf. Parallel dazu besserten sich die Symptome, traten dafür aber vermehrt im Zusammenhang mit einer sich langsam herausschälenden Mutterübertragung auf, in der es vor allem um Abhängigkeitswünsche und -konflikte ging. In ihrer Angst vor einer Wiederbelebung der frühen Mutterbeziehung in der Übertragung drängte Frau A. immer heftiger auf eine rasche Beendigung der Behandlung. Es war wichtig, daß der Therapeut diese Ängste verstand. In seiner Gegenübertragung fühlte er sich selbst zu dem mißachteten und verlassenen Kind gemacht. Die Bearbeitung dieser Situation führte zu einer dramatischen Wende in der Therapie. Frau A. drängte zunächst noch intensiver auf Beendigung, erlebte dann aber den Therapeuten als eine gute Mutter, die trotz Schwierigkeiten emotional zu ihr hielt. In kurzer Zeit wurde sie emotional viel freier, änderte ihr Verhältnis zu der angeheirateten Familie und entwickelte Zukunftsperspektiven. Die Symptomatik bildete sich völlig zurück. Natürlich konnte die Mutterbeziehung in der kurzen Zeit nicht tiefgehend ausgelotet werden. Das war aber für den Behandlungserfolg auch nicht entscheidend. Entscheidend hierfür war die Handhabung der Übertragung und Gegenübertragung. Es hätte nahe liegen können, dem Wunsch der alten Dame nach Beendigung der Therapie zu entsprechen und sich mit dem relativen Erfolg zu begnügen. Man hätte sich auf das Vorurteil einer seelischen Erstarrung im Alter zurückziehen und damit eine Konfrontation mit der für den Therapeuten nicht einladenden Gegenübertragung vermeiden können. Gerade deren Durcharbeitung war aber entscheidend und konnte der Patientin bei der Bewältigung ihres aktuellen Lebensproblems entscheidend helfen.

Die Gesprächsgruppe für Patienten in der zweiten Lebenshälfte – Gruppentherapie für stationär behandelte ältere depressive Patienten

A. Mahnkopf

Auf der Fachstation für depressive Erkrankungen der Stiftung Tannenhof in Remscheid stellt die Gesprächsgruppe für Patienten in der zweiten Lebenshälfte ein spezialisiertes Behandlungsangebot für ältere Depressive dar. Sie besteht seit 1993, findet einmal wöchentlich statt und dauert eine Stunde. Teilnehmen können alle Patientinnen und Patienten über 60 Jahre, auch schwerst depressive (6). Sie wird von der Stationspsychologin und einer Stationsärztin (beide mit systemischer Ausbildung) im Wechsel geleitet. In der Gruppe wird über Erinnerungen und Geschichten zu einem vorgegebenen Thema gesprochen, nicht über Beschwerden und Probleme. Die Leiterin beginnt mit dem Erzählen einer eigenen Geschichte, die Gruppenteilnehmerinnen haben dadurch ein Modell für das Erzählen und Anregungen für eigene Erinnerungen.

Die Patientinnen werden dann gebeten, ein eigenes Erlebnis zum Thema zu erzählen. Sie werden durch in der systemischen Therapie entwickelte Fragetechniken angeregt, ihre Geschichten auszuweiten.

Fragetechniken und Haltung

Einige im Rahmen der systemischen Gesprächsführung entwickelte Fragetechniken haben sich in der Gruppe bewährt (3,7).

Stockende oder knappe Erzählungen werden durch konkretisierende und präzisierende Fragen der Leiterinnen erweitert. Durch zirkuläres Fragen wird das Verhalten und die Meinung nicht präsenter Familienmitglieder eingeholt. Durch hypothetisches Fragen werden alternative Handlungswege in der Vergangenheit erforscht.

Das Einhalten eines strukturierten und ritualisierten Ablaufes der Gruppensitzung und eine sehr aktive Rolle der Leiterinnen, getragen von Achtung, Neugierde und Respekt haben sich als hilfreich für das Erreichen der Gruppenziele gezeigt (4).

Themen

Es lassen sich 5 große Themenbereiche unterscheiden:

- Erzählungen über die Familie, Familientraditionen und Rituale, Familienbeziehungen,
- Erzählungen über Wohnen und Garten, Bezug zur Natur und räumlichen Umwelt,
- Erzählungen über Arbeit und Beruf,
- Erzählungen über Freizeitaktivitäten und -interessen,
- Erinnerungen an besondere Erlebnisse, Vorlieben, Leben mit den Jahreszeiten.

Theoretische Grundlagen

Theoretische Grundlagen sind Konzepte der Erinnnerungstherapie, die eine Korrektur der durch die Depression negativ verzerrten Selbstwahrnehmung und das Erfahren von Selbstwertschätzung und sozialer Kompetenz ermöglichen (2), sowie die narrativen Ansätze der systemtherapeutischen Modelle (7). Zwei Konzepte schienen uns für die Arbeit mit depressiven Patienten besonders nützlich: die Anknüpfung an narrativen Traditionen und die Wiedererlangung narrativer Vielfalt.

Narrative Traditionen

Familien entwickeln „narrative Traditionen" (1), Erzähltraditionen, die von einem gemeinsamen System von Begriffen und Überzeugungen Gebrauch machen, um Wirklichkeit zu interpretieren. Die Sichtweisen in diesen Erzähltraditionen können defizit- oder ressourcenorientiert sein, und in Zusammenhang mit diesen Sichtweisen erfolgt die Bildung und Bestätigung der eigenen Identität. Im Rahmen der depressiven Erkrankung sind gegenwartsbezogene Erzählungen meist defizitorientiert. Durch gezielte Erinnerungen lassen sich jedoch häufig Anknüpfungen an familiäre ressourcenorientierte Erzähltraditionen finden.

Eine 62jährige Arbeiterin, die 5 Kinder und 2 Enkel großgezogen und gleichzeitig immer stundenweise Geld verdient hatte, wurde depressiv, als sie aufgrund einer starken Sehbehinderung ihre Hausarbeit nicht mehr zu ihrer Zufriedenheit erledigen konnte. Sie erzählte, daß sie in ihrem Leben immer nur gearbeitet habe und daß ihr Leben jetzt für sie seinen Sinn verloren habe. Beim Thema: „ein besonderes Erlebnis bei der Ernte" erzählte sie zunächst, daß Ernte für sie immer Arbeitseinsatz bedeutet habe, daß sie schon als Jugendliche von morgens bis abends habe schwer arbeiten müssen. Durch die Anregung der Erzählungen der Gruppenteilnehmer erinnerte sie sich plötzlich, daß sie als Kind bei den Großeltern nach der Heuernte habe oben auf dem Heuwagen sitzen dürfen und daß sie diese Fahrt mit dem weiten Blick und dem frischen Duft in der Nase sehr genossen habe.

Narrative Vielfalt

Ideen über die eigene Identität entstehen durch Dialoge mit anderen oder durch innere Dialoge. Jeder konstruiert mehr als *ein* Selbst von sich, in Abhängigkeit von unterschiedlichen Kontexten. Durch vielfältige Selbstbeschreibungen entsteht die narrative Vielfalt (5), damit sind vielfältige innere Dialoge zwischen verschiedenen inneren Stimmen gemeint.

Depressive Patienten erleben eine Einengung dieser narrativen Vielfalt durch ihre Erkrankung. Sie führen oft einen negativen inneren Monolog, in einer anklagenden inneren Stimme, der Sätze wie diese beinhaltet: „du bist nicht liebenswert, du wirst immer gebrechlicher, das Wichtigste in deinem Leben ist vorbei". Diese negativen Monologe geben vor, Wahrheiten zu enthalten, sie sind absolut und unempfänglich für andere Sichtweisen.

Durch das Erzählen von Geschichten aus früheren Lebensphasen vor der Depression wird der negative innere Dialog um die Stimme der Erinnerung erweitert. Im günstigsten Fall entdecken die Patienten durch die Erinnerung positivere, selbstvertrauende eigene Stimmen wieder, die mit dem negativen inneren Monolog in einen Diskurs treten können.

Ein 65jähriger Disponent, der nach der Berentung depressiv geworden war, beklagte seine völlige Interessenlosigkeit, sein Tag werde nur durch die Essens- und Schlafenszeiten strukturiert, alle anderen Aktivitätsangebote könne er nicht wahrnehmen.

Beim Thema „welche Musik mag ich oder mache ich selbst" erzählte er von seiner Lieblingsplatte mit dem Bielefelder Kinderchor, und daß er vor 15 Jahren ein Opernabonnement in Wuppertal gehabt habe und sich von Aida bis Pina Bausch auch alles angesehen habe. Diese Geschichte öffnete einen neuen Raum von Handlungen und Erzählungen, er brachte seine Lieblingsplatte von zu Hause mit, spielte sie auf der Weihnachtsfeier vor und tauschte sich mit anderen darüber aus.

Einige Erfahrungen

Die Gruppe ist bei Patientinnen und Patienten sehr beliebt, es passiert sogar manchmal, daß neu aufgenommene Patienten von ihren Mitpatienten in die Gruppe mitgebracht werden, bevor sie von den ärztlichen Kollegen offiziell angemeldet worden sind. Bei der Verabschiedung vor der Entlassung sagen viele, daß sie sehr gern an der Gruppe teilgenommen hätten, die Themen seien sehr interessant gewesen, und man habe sich viel erzählen können.

Selbst schwerst depressive Patienten können zumindest zu kurzen Erzählungen ermuntert werden, was in problemorientierten Gruppen nicht in diesem Maße gelingt.

Während der Gruppensitzung beobachten wir oft eine deutliche Veränderung der Gruppenstimmung: Anfangs herrscht eine bedrückte Stimmung mit Seufzern und eingeengter Gestik und Mimik der Teilnehmer, am Ende ist die Stimmung aufgelockert, manchmal so heiter, daß sogar gelacht wird. Nach der Gruppensitzung wird oftmals auf dem Weg vom Gruppenraum zur Station über die angeschnittenen Themen weitererzählt.

Beim Leitungsverhalten hat sich eine optimistische, sehr interessierte, manchmal geduldig-hartnäckige Haltung am besten bewährt, eine gewisse Sicherheit und Routine in den beschriebenen Fragetechniken macht die komplexe Aufgabe der Gruppenleitung leichter.

Literatur

1. Boeckhorst F (1994) Narrative Systemtherapie. Systhema 8: 2–22
2. Fuchs T (1992) Erinnerungstherapie im Alter. Psychother Psychosom med Psychol 42: 308–314
3. Mahnkopf A (1995) Systemische Elemente in der Depressionsbehandlung. In: Bock T, Buck D, Gross J, Maß E, Sorel E, Wolpert E (Hrsg) Abschied von Babylon. Psychiatrie Verlag Bonn, S 256–266
4. Mahnkopf A, Rahn E (1993) Reflektierende Haltung im psychiatrischen Kontext. Z system Ther 12: 167–173
5. Penn P, Frankfurt M (1994) Creating a Participant Text: Writing, Multiple Voices, Narrative Multiplicity. Familiy Process 33: 217–231
6. Rahn E, Dia M, Düchting-Gatzweiler A (1995) Möglichkeiten in der Behandlung depressiver alter Menschen am Beispiel einer systemisch orientierten stationären Gruppentherapie. Psycho 21: 444–450
7. von Schlippe A, Schweitzer J (1996) Lehrbuch der systemischen Therapie und Beratung. Vandenhoeck & Ruprecht, Göttingen

Verhaltenstherapeutische stationäre und ambulante Behandlung eines 69jährigen depressiven Patienten – eine Fallvorstellung

G. Soller

Depressionen im Alter sind häufig, werden aber selten spezifisch medikamentös behandelt. Psychotherapeutische Behandlungen stellen die Ausnahme dar.

Fallbericht

Ein 69jähriger Mann litt seit ca. zwei Monaten an einer Major Depression und wurde deshalb in das Max-Bürger-Zentrum, Klinik für Alterspsychiatrie, Berlin aufgenommen.

Zunächst erfolgten im stationären Rahmen verhaltenstherapeutische Einzelgespräche, insgesamt 22 über einen Zeitraum von 3,5 Monaten. Eine medikamentöse Behandlung mit Trazodon (100 mg zur Nacht) wurde wegen der Schlafstörungen beibehalten. Parallel dazu wurde der Patient in eine Gymnastik-, eine Beschäftigungstherapiegruppe und eine themenzentrierte Gesprächsgruppe für depressive Patienten aufgenommen.

Folgende Therapieziele wurden angestrebt:

- Verbesserung der Stimmung
- Erhöhung der Aktivitätenrate und der Interessen
- Veränderung dyfunktionaler Kognitionen
- Aufbau von Sozialbeziehungen und interaktiven Kompetenzen
- Erhöhung der Fähigkeit zur Selbstsicherheit und Selbständigkeit
- Klärung und Entspannung der problematischen Bruderbeziehung
- Entlassung nach Hause
- Stabililsierung des Zustandes, Rückfallprophylaxe.

Exemplarisch sollen drei wesentliche Therapieziele (1) mit den daraus abgeleiteten therapeutischen Maßnahmen dargestellt werden.

Therapieziel: Veränderung dysfunktionaler Kognitionen
Therapiemaßnahmen: Identifizierung und Reattribuierung irrationaler Grundannahmen mittels Spaltentechnik und sokratischem Dialog.
Beispiel: Der Patient meinte, sich distanzlos gegenüber einer Fußpflegerin verhalten zu haben, der er auf ihre Behauptung, sie sei zu dick, entgegnet hatte, daß ihre Figur in Ordnung sei. Dies führte zu Gefühlen von Niedergeschlagenheit, Schuld und Scham. Die Annahme, er sei distanzlos gewesen, wurde solange hinterfragt, auf ihren Wirklichkeitsgehalt und Hinweise von seiten der Fußpflegerin geprüft, bis der Patient die Einseitigkeit seiner Überzeugung erkannte, diese dann umformulierte und sich aufgrund dessen erleichtert und in besserer Stimmung fühlte.

Therapieziel: Aufbau von Sozialbeziehungen und interaktiven Kompetenzen
Therapiemaßnahmen: Konfliktklärung, soziales Kompetenztraining, Rollenspiel, Feedback, eigene Modellfunktion, Besuch einer Seniorenfreizeitstätte.
Beispiel: Ein Mitpatient beschuldigte den Patienten, morgens zuviel Wasser bei der Morgenwäsche zu verbrauchen. Im Rollenspiel wurden Strategien erarbeitet, sich verbal zur Wehr zu setzen, die der Patient mit Erfolg anwendete. Der gemeinsame Besuch der Freizeitstätte diente der Vorbereitung einer Möglichkeit, soziale Kontakte zu knüpfen.

Therapieziel: Erhöhung der Aktivitätenrate und der Interessen
Therapiemaßnahmen: Planen positiv verstärkender Aktivitäten, Erstellen eines Wochenplans.
Beispiel: Mit Hilfe einer Liste angenehmer Ereignisse wurden Aktivitäten mit einem positiven Verstärkerwert (Bibel lesen, spazieren gehen, Karten spielen) herausgefunden und der Patient zur Durchführung angeregt und ermuntert. Für das Leben zu Hause wurde ein Wochenplan mit notwendigen und angenehmen Aktivitäten erstellt.

Ergebnisse

Bereits während der stationären VT kam es zu deutlichen subjektiven wie objektiven Verbesserungen im emotionalen Bereich (Stimmungsaufhellung), motivational (Interessenzunahme, Antriebssteigerung), motorisch (Aktivitätenzunahme), interaktiv (Zunahme an sozialen Kontakten und sozialer Kompetenz) und kognitiv (Abbau dysfunktionaler Gedanken, Sorgen und Schuldvorstellungen). Bei der ambulanten Fortführung der VT konnten die Therapieerfolge ausgebaut und stabilisiert werden und hielten auch acht Monate nach Beendigung trotz drei kritischer Lebensereignisse und des Absetzens des Antidepressivums an.

Therapeutische Grundprinzipien bei Älteren:

- Langzeitsymptomatik ist keine Kontraindikation für VT.
- Gutes gerontologisches Wissen
- Kenntnis von und Zusammenarbeit mit Anbietern milieu- und soziotherapeutischer Maßnahmen
- Kooperation mit Angehörigen/Bezugspersonen
- Rücksicht auf moralische Einstellungen und Erfahrungen des älteren Menschen
- Ressoucenaktivierung und positive Verstärkung sind wichtige Prinzipien.
- Thematisierung aktueller und zukunftsnaher Aspekte erhöht die Mitarbeit.
- Teamberatung und konsequentes gemeinschaftliches Handeln

Literatur

1. Hautzinger M, Stark W, Treiber R (1992) Kognitive Verhaltenstherapie bei Depressionen. Beltz PVU, Weinheim

3.8 Soziotherapeutische Behandlungskonzepte

Soziotherapeutsiche Aspekte der Depression bei Älteren

CHR. KRETSCHMAR

Soziotherapeutische Verfahren bei der Behandlung depressiver Erkrankungen sind Mittel, mit denen man durch eine günstige Beeinflussung des sozialen Umfeldes eine Verbesserung des Krankheitsbildes erreichen kann. Für die Altersdepression scheinen sich deutliche Zusammenhänge zwischen den biopsychosozialen Umständen eines Individuums und der Ausgestaltung einer Depression zu ergeben. Das höhere Lebensalter selbst gehört zu diesen Umständen. Aufgabe des erstversorgenden Arztes bereits ist es, eine Depression als solche zu erkennen, mit den psychosozialen Bedingungen des Kranken sich vertraut zu machen und die biologischen Faktoren zu erkennen, die bei der Entstehung und Ausformung einer Depression im höheren Lebensalter eine Rolle spielen könnten. In erster Linie sind dies familiäre, soziale, wirtschaftliche und andere Umweltbedingungen. Ein Mensch hat bis in sein hohes Alter hinein vielerlei Einbrüche in seine körperliche und seelische Integrität erfahren, dazu kommen Krankheiten, die Spuren hinterlassen haben oder noch bestehen. Wesentlich sind auch der Verlauf des individuellen Lebens, Lebensereignisse und das Erleben des eigenen Alterns. Bekannte biopsychosoziale Faktoren sind soziale Isolation, Kontaktmangel, Verlust von Selbständigkeit und Selbstwert durch Pensionierung oder Krankheit, Inaktivität, Entwurzelung, Konflikte oder Überforderung. Eine unabdingbare Bedingung ist es, Depressionen nicht als normale Begleitumstände des Alterns anzusehen und sie daher keiner Therapie zuzuführen.

Ein multimodales Behandlungskonzept muß der multifaktoriellen Entstehung und dem Verlauf einer Depression im höheren Lebensalter entsprechen. Das bedeutet, daß Maßnahmen zur Bewältigung psychosozialer, umweltbedingter, familiärer und finanzieller Probleme im Therapiekonzept nicht fehlen dürfen. Effizient kann der Therapeut nur sein, wenn er eingehende Kenntnisse über die familiäre und soziale Situation seines depressiv erkrankten Patienten hat. Daneben muß er über das psychosoziale Netz in seiner Kommune Bescheid wissen, Personen und Vermittler kennen, die organisierte Hilfen und andere Arrangements vermitteln können. Wesentliche Merkmale des psychosozialen Managements sind ein vertrauensvolles Arz/Patient-Verhältnis, das Lernen, in seine eigenen verbliebenen Fähigkeiten zu vertrauen, aus noch verfügbaren Quellen Nutzen zu schöpfen und seine dringendsten Probleme möglichst selbständig zu lösen. Dieser Prozeß ist ein Prozeß der kleinen Schritte, die dem Patienten jeweils neu aufgezeigt werden müssen. Gezieltes Selbstsicherheitstraining, Training alltäglicher Aktivitäten, Förderung und Wiederaufleben oder Aufbau von Kontakten und Aktivitäten sowie die Einbeziehung von Bezugspersonen sind Grundvoraussetzungen für einen Gesamtbehandlungsplan neben psychotherapeutischen und somatischen Behandlungsverfahren.

Häufig wird man nicht umhin können, ob der Überbelastung oder der sehr hohen Anspruchshaltung der Kranken mit der Neigung, sich selbst zu überfordern,

Gegenmaßnahmen einzusetzen, z. B. die Zuhilfenahme von Unterstützung. Die soziale Einbettung des Kranken zu kennen ist wichtig, weil nicht jeder Kranke sich mühelos in jede Gruppe integrieren läßt. Interpretiert man Depression als normale Begleiterscheinung des höheren Lebensalters, so trägt der daraus resultierende therapeu tische Nihilismus oft dazu bei, daß Hilflosigkeit und Hoffnungslosigkeit – typische Depressionssymptome – verstärkt oder ausgelöst werden. Je früher eine Depression bekannt und deren Begleitumstände, insbesondere die psychosoziale Komponente, bei der Therapie miterfaßt wird, desto effektiver und zielgerichteter kann man therapeutisch arbeiten. Pöldinger hat im Umgang mit depressiven Patienten bereits 1983 eine Reihe von Empfehlungen aufgestellt, die sich insbesondere mit der Gesprächsführung und mit vermeidbaren Fehlern befassen (2). Der Konflikt- und Problembewältigung kommt im Rahmen der Patientenführung hierin eine wesentliche Rolle zu, ebenso dem etappenweisen Heranführen und Aufzeigen von Therapiezielen.

Literatur

1. Helmchen H, Baltes MM, Geiselmann B, Kanowski S, Linden M, Reischies F, Wagner M, Wilms H-U (1996) In: Mayer KU, Baltes P (Hrsg) Die Berliner Altersstudie. Akademie-Verlag, Berlin
2. Pöldinger WJ (1983) Therapie der Depressionen. Dtsch med Wschr 108: 1288–1291

Theoretische Grundlagenüberlegungen zur Soziotherapie

N. Seifert-Doods

Soziotherapeutische Behandlung gehört heute in vielen klinischen Einrichtungen zum Therapieprogramm. Nach wie vor ist jedoch festzustellen, daß wenig aktuelle Literatur zu diesem Themenbereich zu finden ist. Insbesondere Arbeiten, die sich mit soziotherapeutischen Verfahren für psychisch kranke Ältere befassen, sind selten. Nach wie vor ist Gutzmann beizupflichten, der feststellt, das der Begriff Soziotherapie für unterschiedlichste Konzepte steht, denen allen die Annahme gemein ist, „daß Umgebungsvariablen einen unmittelbaren Einfluß auf den Verlauf der Erkrankung nehmen können, und daß deshalb ihre Beeinflussung therapeutisch nutzbar gemacht werden kann“ (1). In einer neueren Arbeit zur Soziotherapie mit Dementen wird diese als Verbindung zwischen den individuellen, krankheitsbedingten Erfordernissen und der „Gestaltung eines therapeutischen Milieus mit speziellen psychotherapeutischen Ansätzen“ verstanden (5). Ein Grundverständnis von Soziotherapie, welches auch auf die Arbeit mit anderen Patientengruppen übertragbar ist.

Soziotherapeutische Behandlungsansätze erkennen gemeinhin das Zusammenspiel von Umweltbedingungen und individuellem Verlauf der Erkrankung an. Hierauf basieren auch die konzeptionellen Überlegungen und Handlungsansätze, die sich nicht nur auf die individuelle Therapie beschränken (2, 4). Das Ziel kann nicht sein, einzelne Störungen isoliert zu behandeln, ohne die Gesamtheit des Individuums unter Berücksichtigung seiner körperlichen, psychischen und sozialen Situation mit einzubeziehen.

Radebold (3) hat in einer seiner Arbeiten soziotherapeutische Verfahren in personenbezogene, umweltbezogene und milieubezogene Arbeitsschwerpunkte gegliedert. Dabei liegt der Fokus der jeweiligen soziotherapeutischen Intervention auf der Stärkung und dem Training der Ich-Funktionen zur Erhaltung bzw. Erhöhung der Handlungskompetenz des Einzelnen. Die vorgenommene Differenzierung der Soziotherapie nach ihren Handlungsansätzen legt implizit nahe, daß sozialtherapeutische Interventionen nicht nur den erkrankten Patienten umfassen, sondern auch die Bezugspersonen des Einzelnen (wie bspw. Familie, Pfleger, etc.).

In der täglichen Praxis hat sich die Gruppenarbeit in Form von speziellen Trainings- und Übungsgruppen etabliert. Zunehmende Berücksichtigung findet aber auch der milieubezogene Ansatz in Form von Angehörigenarbeit. Gerade hier liegt bei der Arbeit mit depressiv erkrankten Älteren ein wichtiger Behandlungsansatz. So gibt es lebenspraktische Übungsgruppen, an denen der Erkrankte gemeinsam mit einem Angehörigen teilnimmt, sowie Gesprächskreisen für erkrankte Ältere und Angehörige, bei denen bewußt darauf verzichtet wird, das verwandtschaftliche Verhältnis einzuhalten. Sinnvoll erscheinen gerade neuere Formen der Angehörigeneinbeziehung, die über die etablierte Form der Angehörigengruppe hinaus die Bezugspersonen in die Behandlung integrieren. Mit beiden Formen der Angehörigenintegration in die Behandlung wurden bisher überwiegend positive Erfahrungen gesammelt.

Literatur

1. Gutzmann H (1996) Standards und aktuelle Trends der Psycho- und Soziotherapie. In: Wächtler C, Hirsch RD, Kortus R, Stoppe G (Hrsg) Demenz, die Herausforderung. Ramin, Singen, S 105–117
2. Hohm H (1977) Aufgaben von Sozialpädagogen und Sozialarbeitern für eine soziale Psychiatrie. In: Lukas H, Schmitz I, Skiba EG (Hrsg) Sozialpädagogik/Sozialarbeit – Eine Einführung. Spiess, Berlin, S 121–138
3. Radebold H (1989) Psycho- und soziotherapeutische Behandlungsverfahren. In: Platt D, Oesterreich K (Hrsg) Handbuch der Gerontologie, Bd 5, Neurologie, Psychiatrie. Fischer, Stuttgart, S 418–443
4. Richter HE (1980) Sozialtherapie. In: Kreft D, Mielenz I (Hrsg) Wörterbuch Soziale Arbeit. Beltz, Weinheim, S 424–428
5. Wächtler C, Mittelstein U, Struwe B, Wojnar J (1995) Sozio- und Psychotherapie bei Demenzkranken. In: Hirsch RD, Kortus R, Loos H, Wächtler C (Hrsg) Gerontopsychiatrie im Wandel: vom Defizit zur Kompetenz. Bibliomed, Melsungen, S 211–222

Gerontopsychiatrische Übergangspflege Berlin Tempelhof

E. M. Schmitt

Die gerontopsychiatrische Übergangspflege bildet eine Brücke zwischen stationärer und ambulanter Behandlung und der Versorgung für ältere, psychisch beeinträchtigte Menschen. Dazu ist ein und dieselbe Bezugsperson (aus einem multidiziplinären Team) sowohl im Krankenhaus als auch nach der Entlassung für die Versorgung eines Patienten zuständig. Diese Bezugsperson führt selbst Rehabilitationsmaßnahmen durch und organisiert alle ergänzenden Hilfen. Sie begleitet den Patienten bei der Entlassung und unterstützt ihn und sein Hilfesystem bis zu 3 Monaten nach der Entlassung. Wenn gesichert ist, daß der Patient eine optimale Unterstützung erhält, wird die Übergangspflege beendet.

Dieser Arbeitsansatz wurde in Wien von Erwin Böhm entwickelt. In Berlin Tempelhof ist der Ansatz auf die Deutschen/Berliner Verhältnisse abgestimmt. Hier arbeitet die Gerontopsychiatrische Übergangspflege in Trägerschaft der Diakonie-Station Tempelhof und in Kooperation mit dem Wenckebach-Krankenhaus, einem Allgemeinkrankenhaus mit gemeindepsychiatrischer Vollversorgung für den Bezirk Berlin-Tempelhof.

Zusammensetzung des Teams

Altenpflege 100% RAZ, Krankenpflege 100% RAZ, Krankengymnastik 50% RAZ, Sozialarbeit 50% RAZ.

Ziele

- Erhaltung der größtmöglichen Selbständigkeit des Patienten.
- Sicherstellung einer maßgeschneiderten Unterstützung.
- Sicherstellung der notwendigen medizinischen Weiterbehandlung.
- Sicherstellung eines effektiven Krankenhausaufenthaltes.
- Verbesserung der Koordination und Kooperation.
- Erhaltung der Unterstützungsbereitschaft der Angehörigen.
- Vermeidung von schnellen Wiedereinweisungen.
- Vermeidung von Versorgungslücken.
- Vermeidung bzw. Verzögerung von Heimverlegungen.

Ablauf

1. Aufnahme

Das stationäre Team schlägt einen Patienten vor (Indikation für die Übergangspflege sind Probleme, bei denen die gängige Überleitung und ambulante Versorgung ohne zusätzliche Unterstützung nicht greift), und die Sozialarbeiterin informiert den Patienten über die Arbeit der Übergangspflege. Stimmt der Patient einer Kontaktaufnahme zu, wird in der einmal wöchentlich stattfindenden „Oberarztsitzung" entschieden, wer aus dem Team den Patienten übernimmt. (An der Oberarztsitzung nehmen Oberarzt, Sozialdienst und Gerontopsychiatrische Übergangspflege teil.) Die Sozialarbeiterin stellt dann den Kontakt zwischen Patienten und Übergangspflegerin her.

2. Stationäre Phase(durchschnittliche Dauer 3 Wochen)

Bei den ersten Treffen wird mit dem Patienten eine tragfähige Beziehung aufgebaut. Die Biografie, Fähigkeiten und Gewohnheiten des Patienten werden ergründet und mit den Angehörigen und den bisherigen Diensten Kontakt aufgenommen. In Absprache mit dem stationären Team werden diagnostische Hausbesuche und Nachturlaube durchführt. Ziel der Hausbesuche ist, die Angst vor der Entlassung, (durch konkrete Unterstützungserfahrung in der eigenen Wohnung) zu reduzieren, das Leben in der Wohnung zu trainieren und herauszufinden, ob sich in der vertrauten Umgebung Fähigkeiten oder Defizite zeigen, die auf Station nicht erkennbar waren. In Absprache mit dem stationären Team wird dann die Entlassung festgelegt, und bei Bedarf werden zusätzliche Unterstützungsdienste koordiniert.

3. Entlassung und ambulante Phase(durchschnittliche Dauer 3 Monate)

Der Patient wird bei der Entlassung begleitet und die weitere medizinische Behandlung zu Hause sichergestellt. Orientiert an den bisherigen Gewohnheiten werden die ADL trainiert, eine Tages- und Wochenstruktur aufgebaut und Gespräche zur Unterstützung gesunder Anteile sowie problemorientierte Gespräche geführt. Zusätzlich werden Angehörige und sonstige unterstützende Dienste angeleitet, koordiniert und beraten und die langfristige Finanzierung (SGBV, SGBXI, BSHG, Eigenmittel) der erforderlichen Dienste (Krankenpflege, Haushaltshilfe, Einzelfallhilfe, Tagesstätte) gesichert. Nach einer schrittweisen Übergabe an die weiterbetreuenden Personen oder Dienste bzw. nach Wiederherstellung der Selbständigkeit des Patienten reduziert sich die Kontaktintensität der Übergangspflege. Das aufgebaute Unterstützungsnetz wird jedoch kontinuierlich geprüft und u. U. korrigiert. Ist die Situation des Patienten stabil, wird die Übergangspflege beendet.

Diagnosen

1996 hatten von den 50 betreuten Patienten fast die Hälfte (49%) der Patienten die Hauptdiagnose Depression. 35% hatten Demenz und 16% paranoide Psychose als Hauptdiagnose. Die Patienten mit der Diagnose Depression waren dabei im Schnitt 9 Jahre jünger (77 Jahre) als die Patienten mit Demenz (86 Jahre). Depressive Patienten werden durchschnittlich 18 Tage vor der Entlassung von der Übergangspflege betreut, demente Patienten 14 Tage.

Finanzierung

Die Krankenkassen (gesetzliche Krankenkassen und Ersatzkassen) beteiligen sich modellhaft für 2 Jahre (seit 1.1.96) mit einem Tagessatz nach der Entlassung. Davon sollen die Personalkosten für 1,5 Stellen (Altenpflege und Krankengymnastik) gedeckt werden.

Das Wenckebach-Krankenhaus stellt einen Pfleger (1,0 Stellen) für die Arbeit frei. Der Sozialhilfeträger übernimmt bei anspruchsberechtigten Patienten die Kosten der Gerontopsychiatrischen Übergangspflege (§§ 39/40 BSHG). Die Senatsverwaltung für Gesundheit und Soziales Berlin trägt die Personalkosten für die Sozialarbeiterin sowie die Sachkosten. Die Diakonie-Station Tempelhof stellt Räumlichkeiten zur Verfügung und übernimmt geschäftsführende Aufgaben.

Erfolge

Als erfolgreich beendet gilt eine Übergangspflege, wenn bei der Katamnese 3 Monate nach Beendigung der Übergangspflege, also 6 Monate nach der Entlassung, der Patient noch in der eigenen Wohnung wohnt.

1996 lag die Erfolgsquote bei den Patienten mit der Diagnose Depression bei 61%, bei den Patienten mit paranoider Psychose bei 62% und bei Patienten mit Demenz bei 27%.

Als erfolgreich kann eine Übergangspflege allerdings auch dann angesehen werden, wenn ein Patient vor einer Heimeinweisung für eine gewisse Zeit in der eigenen Wohnung leben konnte.

Literatur

1. Schmitt EM (1994) Gerontopsychiatrische Übergangspflege. Kuratorium Deutsche Altershilfe, Köln, thema 99
2. Schmitt E M, Nesshöver W (1996) Gerontopsychiatrische Übergangspflege Berlin Tempelhof. Geriatrie Praxis 1/2: 46–51
3. Schmitt EM, Hoeft G (1997) Der Übergang in die ambulante Versorgung. In: Breinlinger-O'Reilly, Maess, Trill (Hrsg) Das Krankenhaus Handbuch. Luchterhand, Neuwied Krieftel/Ts Berlin, S 449–470

3.9 Pflege von depressiv erkrankten älteren Menschen

K. Kämmer, B. Schröder

Der Workshop zur Pflege beschäftigte sich im wesentlichen mit drei zentralen Fragen:

1. Was sind die Aufgaben der Pflege in der Begleitung depressiv kranker älterer Menschen?
2. Was können Pflegemodelle in der gerontopsychiatrischen Pflege leisten?
3. Wie können Lebensräume miteinander verbunden werden?

1. Was sind die Aufgaben der Pflege in der Begleitung depressiv kranker älterer Menschen?

Aus der Diskussion des Workshops lassen sich folgende Kernsätze zur professionellen Pflege depressiv kranker älterer Menschen formulieren:

- Pflegende sind Alltagsbegleiter des depressiv kranken älteren Menschen. Als Alltagsbegleiter ist ihr Kontakt zum Kranken nüchtern und zuverlässig. Sie bieten eine nicht dominierende Teilnahme an und vermeiden Leistungszwang.
- Eine exakte gerontopsychiatrische Pflegebeobachtung hilft ihnen, die Situation des Erkrankten jeden Tag neu einzuschätzen und entsprechend zu reagieren. Ihr Verhalten zielt darauf ab, Ängste und Irritationen beim Kranken zu vermeiden.
- Tagesstrukturierende Angebote und Rituale helfen dem depressiv Kranken durch den Tag. Alle Aktivitäten sind als Angebote zu verstehen.
- Pflegende erwarten keine Heilung der Depression. Sie bieten ihre Aufmerksamkeit unabhängig von Verbesserung oder Verschlimmerung der Krankheitssymtome an.
- Pflegende leben stellvertretende Hoffnung. Sie unterstützen den Kranken beim Entwickeln eigener Perspektiven. Zweifel und Wertlosigkeitsgefühle des Kranken müssen Platz finden. Sie können nicht ausgeredet werden. Wichtig ist, dem Kranken keinen Trost zu spenden, denn das entstehende Gefälle zwischen dem Tröstenden und dem Getrösteten macht den Kranken noch wertloser.
- Angepaßte körperliche Pflege ist Therapie. Insbesondere kommen folgende körperorientierte Pflegemaßnahmen zur Anwendung:
  - die Knöchelmassage zur Einschlafförderung
  - die rhythmische Einreibung zur Entspannung
  - das stimulierende Waschen zum Beruhigen oder Erfrischen
  - die Haut-, Haar und Zahnpflege, um Sekundärerkrankungen vorzubeugen
  - die Förderung der Bewegung
  - Spaziergänge an Licht und Luft sowie
  - gezielte Maßnahmen aus der Kneipptherapie
- Pflege ist Rückkoppler der Patientenbefindlichkeit in das multidisziplinäre gerontopsychiatrische Team.

2. Was können Pflegemodelle in der gerontopsychiatrischen Pflege leisten?

Im Workshop wurden unterschiedliche Pflegemodelle mit ihren Vor- und Nachteilen für das gerontopsychiatrische Arbeitsfeld diskutiert. Die Diskussion ergab folgende Kernsätze:

- Die meisten Fachabteilungen strukturieren ihre Pflegeangebote auf der Basis bedürfnisorientierter Pflegemodelle. Am weitesten verbreitet scheint „das Modell des Lebens“ von Roper, Logan und Tierney zu sein. Viele Kranken- und Altenpflegeschulen unterrichten nach diesem Modell, und es gibt einige Pflegedokumentationen und standardisierte Pflegeplanungen, die sich daran orientieren. Als Erweiterung im Rahmen der bedürfnisorientierten Pflegemodelle wurde das Modell der ganzheitlich fördernden Prozeßpflege von Monika Krohwinkel diskutiert. Monika Krohwinkel hat den Lebensaktivitäten die Dimension der existentiellen Erfahrungen hinzugefügt. Sie betont damit die Bedeutung der Pflege im Rahmen der Krisenbegleitung. Im Workshop wurde darüber diskutiert, ob die Einteilung der existentiellen Erfahrungen für den Bereich der psychiatrischen Pflege ausreichend ist. Eine Erweiterung des Lebensaktivitätenmodells von Roper stellt der Ansatz von Chris Abderhalden dar, der mit seinen 18 ADLs auf die Belange psychisch veränderter Menschen eingeht. Diese Differenzierung erleichtert es, die spezifischen gerontopsychiatrischen Probleme in der Pflegeplanung und Pflegedokumentation festzuhalten. Die gerontopsychiatrischen Aspekte der Lebensaktivitäten nach Abderhalden ergänzend zu denen von Roper et al. lauten:

- kommunizieren
- arbeiten und spielen
- sich informieren und orientieren
- mit Realitäten umgehen
- Beziehungen aufnehmen, aufrechterhalten und beenden
- persönlichen Besitz verwalten
- wohnen
- seine Rechte und Pflichten wahrnehmen

Eine Alternative zu den bedürfnissorientierten Pflegemodellen bildet das Selbstpflegemodell von Dorothea Orem. Das Modell ist stark beziehungs- und ressourcenorientiert ausgerichtet und stützt sich auf das Menschenbild des frei entscheidenden, selbstbestimmten Akteurs. In der Diskussion wurden Zweifel daran geäußert, daß gerontopsychiatrische Patienten in ihrer Lebenssituation diesem Menschenbild voll entsprechen können.

3. Wie können vernetzte Angebote aussehen?

Seeger demonstrierte die besondere Bedeutung der gerontopsychiatrischen Tagesklinik als Bindeglied zwischen stationärer und ambulanter Therapie am praktischen Beispiel ihres Arbeitsfeldes. Eine intensive Diskussion über die Erfolgsfaktoren tagesklinischer Betreuung rundete den Workshop ab.

3.10 Diagnose und Therapie depressiver Älterer beim niedergelassenen Arzt

Vorbemerkungen

H. Sandholzer, J. H. Kretschmar

In dem gut besuchten Workshop fand ein interdisziplinärer Austausch über die Diagnose, Therapie und Kooperation verschiedener Berufsgruppen in der ambulanten Versorgung depressiver Älterer statt, da nicht nur niedergelassene Haus- und Nervenärzte anwesend waren, sondern auch Ärzte aus Kliniken, ferner Sozialarbeiter und Pflegekräfte aus dem ambulanten und stationären Bereich, die mit diesem Thema konfrontiert sind.

In einem ersten Teil des Workshops wurde zunächst auf die Diagnose der Depression aus der Sicht des Hausarztes und des Nervenarztes eingegangen. Steinbach wies darauf hin, daß Depressionen im hausärztlichen Patientengut sehr häufig sind. Hausärzte denken vor allem bei Somatisierungsstörungen und psychischen Problemen an das Krankheitsbild. Fragebögen werden zur Diagnostik kaum eingesetzt. In der Verbundstudie „Qualitätssicherung in der Psychosomatischen Grundversorgung" kam als überraschendes Ergebnis zutage, daß die Altersdepression eher besser erkannt wird als die Depression bei jüngeren Patienten (Sandholzer). Trotzdem gibt es immer wieder schwierige Patienten, bei denen erst ein „Sackgassengefühl" (Zimmer) den Arzt veranlaßt, die Diagnose Altersdepression zu erwägen. Bei komplizierter Symptomatik wird hausärztlicherseits in der Regel die Überweisung zum niedergelassenen Psychiater angestrebt, der jedoch leider die Patienten oder ihren Angehörigen nicht immer folgen wollen.

Kretschmar wies darauf hin, daß die somatische Komorbitität bei älteren Patienten immer eine gute Kooperation zwischen Haus- und Nervenarzt erfordert, da sie sowohl bei der Differentialdiagnose mit einbezogen werden muß (Abgrenzung der somatogenen Depression) als auch bei der Auswahl geeigneter Antidepressiva eine Rolle spielt. Von der eigentlichen Diagnosenstellung ist das Problem der Klassifizierung abzutrennen. Kretschmar referierte die zahlreichen Verschlüsselungsmöglichkeiten der Depression nach dem ICD-10-Schlüssel, der jedoch von den Teilnehmern aus dem Auditorium als wenig handlungsleitend für Diagnose und Therapie der Depression betrachtet wurde. Zusätzlich wurde der hohe Verwaltungsaufwand beklagt. Während im Modellprojekt „Qualitätssicherung in der Psychosomatischen Grundversorgung" für Hausärzte eine symptomorientierte Basisdokumentation als Alternative zur ICD-10-Codierung entwickelt wurde, wurde nervenärztlicherseits trotzdem die Notwendigkeit einer Diagnoseformulierung nach ICD-10 gesehen.

Zur Therapie der Altersdepression wurde bemerkt, daß die psychosoziale und pharmakologische Behandlung untrennbar verbunden sein müssen, dies sowohl im hausärztlichen als auch im nervenärztlichen Bereich (Kretschmar). Befragungen bei niedergelassenen Hausärzten (Sandholzer) haben ergeben, daß zur Therapie sowohl bei leichten als auch bei schweren Störungen vorwiegend ältere trizyklische Antidepressiva und pflanzliche Präparate eingesetzt werden. Hierbei ist das Nebenwirkungsprofil der älteren Antidepressiva ungünstig für die Behandlung des geriatrischen Patienten. Trotzdem werden neuere Präparate kaum erwogen, wobei Kostenfaktoren möglicherweise eine wichtige Rolle spielen. Von den anwesenden Ärzten wurde jedoch die Notwendigkeit unterstrichen, angesichts der Schwere der Erkrankung, dem Leidensdruck und den erheblichen Folgekosten ökonomische Überlegungen nicht zur Richtschnur der Therapie älterer depressiver Patienten zu machen. Kretschmar wies darauf hin, daß inzwischen eine ausreichende Präparatepalette zur Verfügung steht, so daß auch bei möglichen Kontraindikationen für die älteren Trizyklika eine wirksame Behandlung der Altersdepression möglich ist. Wichtig ist die ausreichend lange Behandlung der Altersdepression sowie die einschleichende Therapie („start low, go slow").

Zahlreiche Rednerbeiträge von Workshopteilnehmern widmen sich der psychosozialen Begleitbetreuung. Während sie in ländlichen Gebieten mangels alternativer Angebote überwiegend von Hausärzten und zum Teil von Pflegekräften durchgeführt wird, herrscht andererseits in den Ballungszentren zum Teil beträchtliches Überangebot an psychosozialen Diensten. Hierbei kommt es zur Fehlleitung von Ressourcen, so daß wirklich bedürftige Patienten nur schwierig Zugang zu den Behandlungsangeboten finden. Hier wurde die Notwendigkeit einer ärztlichen Koordination sowohl für Hausärzte als auch für Nervenärzte gesehen. Gleichzeitig wurde betont, daß Pflegekräfte eine wichtige Rolle im sozialen Netzwerk einnehmen und in die Behandlung der depressiven geriatrischen Patienten mit eingebunden werden sollen. Hierfür wäre ein regelmäßiger kollegialer Austausch zwischen den verschiedenen Berufsgruppen anzustreben, der allerdings nicht immer im gewünschten Umfang stattfindet.

Zum Abschluß des Workshops wurde die Wichtigkeit einer qualifizierten Fortbildung in hausärztlicher Geriatrie und Gerontopsychiatrie betont, da die Arztpraxis der Zukunft ohne einen geriatrischen Schwerpunkt nicht denkbar ist.

Depressive Frauen und Männer in der Allgemeinpraxis – Ergebnisse einer Ärztebefragung in Niedersachsen

I. Steinbach

Hintergrund und Ziel der Studie

In Deutschland werden depressive Erkrankungen häufig nicht in der Allgemeinpraxis, sondern im Fachgebiet der Psychiatrie angesiedelt. Vor diesem Hintergrund wird Forschung in diesem Krankheitsspektrum eher in der psychiatrischen Praxis oder Klinik betrieben. Methodisch kontrollierte Studien sind daher in der Allgemeinpraxis eher selten (2, 4). Die vorliegenden Untersuchungen kommen zu dem Ergebnis, daß ca. 30 Prozent der Patienten in Allgemeinpraxen an psychischen, vor allem depressiven Problemen leiden und weitere Untersuchungen dringend notwendig sind.

1996 ist eine internationale WHO-Studie (6) über die Betreuung von psychischen Störungen in primärärztlichen Einrichtungen erschienen. Demnach zählen akute depressive Episoden zu der häufigsten Form psychischer Probleme, an denen Patientinnen in Allgemeinpraxen leiden.

Der skizzierte Forschungsmangel im Bereich der Diagnostik und Therapie von depressiv Erkrankten bildet den Hintergrund für die repräsentative Untersuchung bei niedergelassenen Allgemein- und Praktischen Ärzten in Niedersachsen. Aus Sicht der antwortenden Ärzte wurde zusammengefaßt, welchen Anteil depressive Patienten in der täglichen Praxis haben und welche Personen besonders häufig an depressiven Befindlichkeitsstörungen leiden. Hier geht es vor allem um die Frage, ob die Ärzte ein häufigeres Auftreten von depressiven Problemen bei Frauen erleben und wie sie sich selber dieses Phänomen erklären. Einen weiteren Bereich bildet das von den Ärzten bevorzugte diagnostische und therapeutische Vorgehen, wobei die eigene Einstellung zu depressiv Erkrankten eine wichtige Rolle spielt. Am Ende werden die Wünsche der Ärzte im Hinblick auf ihre eigene Aus-, Weiter- und Fortbildung für den Themenbereich zusammengestellt. In dem Buch „Depressive Frauen und Männer in der Allgemeinpraxis" (5) sind die Ergebnisse der Ärztebefragung im Detail nachzulesen.

Methoden, benutzter Krankheitsbegriff und Rücklauf

Bei der Auswahl der Untersuchungsregion wurden bestehende Kontakte zu der Abteilung Allgemeinmedizin an der Medizinischen Hochschule Hannover und der Kassenärztlichen Vereinigung Niedersachsen (KVN) genutzt. Mit Hilfe der KVN wurde eine 10prozentige Zufallsstichprobe aller niedergelassenen Allgemein- und Praktischen Ärzte in Niedersachsen gezogen. In dem Erhebungsinstrument werden quantitative und qualitative Elemente kombiniert, um den teilnehmenden Ärzten die Möglichkeit zu geben, ihre eigenen Praxiserfahrungen frei zu äußern. Der Pretest wurde in den Allgemeinpraxen Hannovers durchgeführt.

Es gibt umfangreiche Literatur, die sich allgemein mit dem Krankheitsbegriff „Depression" auseinandersetzt. In der Ärztebefragung geht es um akute depressive Episoden mit einer Dauer zwischen 3–6 Monaten analog Corney (1). Dies läßt den Allgemeinärzten die Möglichkeit – wie es die tägliche Praxis ist – die jeweiligen Symptome des Patienten im Hinblick auf eine mögliche depressive Erkrankung einzuschätzen.

Die schriftliche Ärztebefragung wurde im Sommer 1989 durchgeführt. Der Rücklauf der insgesamt drei Versandaktionen betrug mehr als 40 Prozent. Da 24 Ärzte eine Rückmeldung gaben, aus welchen Gründen sie den Bogen nicht ausfüllen konnten, erhöht sich die Anzahl auf 150 Ärzte. Dies entspricht einer Reaktion von 48 Prozent aller integrierten Praxen und macht sehr deutlich, daß die Thematik der Studie in der täglichen Arbeit der Ärzte Relevanz hat.

An dieser Stelle kann eine ausführliche Beschreibung des Rücklaufs anhand ausgewählter Strukturmerkmale nicht erfolgen (5, S. 130–135). Die überwiegende Mehrzahl der Ärzte hat weder in der Hospitation noch der eigenen Weiterbildung einen Schwerpunkt auf Fächer gelegt, in denen depressive Probleme von Patienten potentiell behandelt werden (z. B. Psychosomatik, Psychotherapie, Psychiatrie). Eine eigene Ausbildung in Psychotherapie/-analyse haben von allen 126 Allgemeinärzten 18 begonnen und drei abgeschlossen.

Zusammenfaßung und Schlußfolgerungen

- Die niedergelassenen Allgemeinärzte der Studie sehen Patienten mit akuten depressiven Episoden relativ häufig. Etwa jede/r 4.–5. Patient/in, der/die in ihre Praxen kommt, ist betroffen. Die Hälfte der Ärzte denkt neben unterschiedlichen körperlichen und psychischen Problemen der Patienten vor allem bei einer geschilderten sozialen „Isolation" an eine mögliche depressive Erkrankung.

- Im Rahmen der Diagnostik wird bei depressiven Patienten kaum mit dem Einsatz von Fragebögen gearbeitet. Fast alle antwortenden Ärzte nennen hier eine gezielte Anamnese und eine körperliche Untersuchung.
- Bei der Therapie bevorzugen die Allgemeinärzte neben Gesprächen den Einsatz von Psychopharmaka. Da die Ärzte auch mit Tranquilizern überwiegend positive Erfahrungen anführen, wird eine mögliche iatrogene Medikamentenabhängigkeit zu einem wichtigen Thema, da diese Medikamentengruppe ein Suchtpotential beinhaltet (3).
- Nach Erfahrung fast aller Allgemeinärzte sind besonders Frauen über 40 Jahre gefährdet, an akuten Depressionen zu erkranken. Als Ursache nennen die Ärzte hier neben körperlichen und psychischen vor allem soziale Faktoren wie die Sozialisation/Doppelbelastung von Frauen sowie berufliche/private Konflikte und besonders ihre Isolation.
- Die Ärzte sind mit ihrer eigenen Ausbildung, die sie auf die Behandlung von Depressiven vorbereiten sollte, unzufrieden und fühlen sich depressiven Patientinnen gegenüber häufig hilflos.
- Sie wünschen sich Fortbildungsveranstaltungen, die sie vor allem auf psychische und soziale Zusammenhänge des depressiven Krankheitsspektrums vorbereiten. Hier könnte auf Beispiele aus England zurückgegriffen werden, die von erfolgreichen Kooperationsbeziehungen zwischen Primärpraxen und anderen Berufsgruppen berichten. Corney (1) hat gute Erfahrungen damit gemacht, Sozialarbeiter bei der Betreuung von depressiven Frauen einzusetzen. Da dieses Vorgehen in Gruppen erfolgt, kann – neben der Einzelbetreuung durch den behandelnden Arzt – dem wesentlichen Faktor der sozialen Isolation vor allem auch bei älteren Frauen begegnet werden. Die Patienten – und mehrheitlich eben Patientinnen – lernen, daß sie eine schwierige und belastende Lebenslage nicht passiv erdulden müssen, sondern selber handlungsfähig werden können.

Ausgewählte Literatur
(weitere Literatur bei der Verfasserin)

1. Corney RH (1984) The effectiveness of attached social workers in the management of depressed female patients in general practice. Psychol Med, England (Suppl) 6: 1–47
2. Dilling H, Weyerer S et al. (1978) Patienten mit psychischen Störungen in der Allgemeinpraxis und ihre psychiatrische Überweisungsbedürftigkeit. In: Häfner H (Hrsg) Psychiatrische Epidemiologie – Epidemiologie psychischer Erkrankungen in der Klientel praktischer Ärzte. Springer, Berlin, Heidelberg, New York, 134–160
3. Melchinger H et al. (1992) Verordnungspraxis von Medikamenten mit Abhängigkeitspotential, Band 13. Schriftenreihe des Bundesministeriums für Gesundheit, Baden-Baden
4 Schwartz FW et al. (1985) Bilder häufiger Erkrankungen im Spiegel der EVaS-Studie. Z Allgemeinmed 14: 101–110
5. Steinbach I (1996) Depressive Frauen und Männer in der Allgemeinpraxis, Ärztebefragung in Niedersachsen zur Einstellung niedergelassener Allgemein- und Praktischer Ärzte. Europäische Hochschulschriften, Reihe XXII, Bd 288. Frankfurt am Main
6. WHO-Studie (1996) Psychische Leiden in Primärärztlichen Einrichtungen Nervenarzt 69: 205–215

Die psychosomatische Grundversorgung älterer PatientInnen

H. SANDHOLZER, J. PELZ, U. BRUCKS, M. CIERPKA, H.-CH. DETER, M. GEYER, M. HÄRTER, CH. HÖGER, R. RICHTER, M. WIRSCHING

Einleitung

Ältere Menschen gehören zu den Personengruppen, die im Hinblick auf den Zugang zur psychotherapeutischen/psychiatrischen Versorgung möglicherweise benachteiligt sind, andererseits Hausärzte besonders häufig konsultieren. In diesem Beitrag wird daher der Frage der Versorgungsqualität in der Primärversorgung nachgegangen, wozu der Baseline-Datensatz der multizentrischen Verbundstudie „Qualitätssicherung in der Psychosomatischen Grundversorgung" auf Altersunterschiede in Struktur-, Prozeß- und Ergebnisdaten analysiert wurde.

Methodik

Verwendet wurden bei Nominaldaten der Chi^2-, bei Rangdaten der Mann-Withney-U-Tests und bei Intervalldaten der zweiseitige T-Test für unabhängige Stichproben. Die Erhebungsinstrumente („Basisdokumentation", „Psychometrie") und die Stichprobenziehung sind andernorts dargestellt (4–6).

Ergebnisse

Von den 1341 konsultierenden PatientInnen konnten 1230 (91,7%) in die Analyse einbezogen werden. Es wurden 215 über 60jährige (78,1% Frauen) mit 1015 jüngeren PatientInnen (68,9% Frauen) verglichen. Der Gesundheitszustand (Selbstbeurteilung) war bei insgesamt 13,3% der PatientInnen sehr schlecht, bei 35,7% schlecht, bei 26,6% mäßig, bei 22,4% gut und bei 2,1% sehr gut (keine signifikanten Unterschiede nach Altersgruppen). Hierbei bestanden bei den älteren PatientInnen nach Einschätzung der behandelnden Ärzte folgende schwere biopsychosoziale Belastungen:

- bei 20,9% eine körperliche Krankheit (Mehrfachnennungen möglich, Prozentsatz bei der jüngeren Altersgruppe: 12,1%, Stichprobengröße: n = 1175, Signifikanzniveau: p = 0,000),
- bei 2,6% Noxen (4,9%, n = 1158, p = 0,608),
- bei 30,9% Angststörungen (25,4%, n = 1184, p = 0,313),
- bei 23,7% Depressivität (15,6%, n = 1181, p = 0,003),
- bei 19,2% Schmerzen (11,7%, n = 1166, p = 0,002),
- bei 11,4% Schlafstörungen (10,1%, n = 1163, p = 0,001),
- bei 18,6% Partnerschafts-/Familienkonflikte (22,7%, n = 1164, p = 0,003),
- bei 3,1% berufliche Belastungen (20,5%, n = 1156, p = 0,000) sowie
- bei 15,9% belastende Lebensereignisse (21,8%, n = 1105, p = 0,102).

Bei der Behandlungsanamnese fällt sowohl der geringere Anteil älterer PatientInnen im Vergleich zu der jüngeren Altersgruppe mit (früherer) Psychotherapie durch Spezialisten (12,0% vs. 23,6% bei den jüngeren PatientInnen, n = 1187, p = 0,000), die längere Anamnese (psychosomatische Problematik bekannt seit 19,1 bzw. 10,9 Quartalen, n = 799, p = 0,000) sowie die geringere primäre Ausbildung eines psychosomatischen Krankheitsverständnisses (19,3% vs. 29,7%, n = 1205, p = 0,002) auf. Der Anteil der PatientInnen mit einer erst durch den Behandlungsprozeß entstandenen Krankheitseinsicht war jedoch in beiden Altersgruppen gleich groß (45,3 %, n = 1205), obwohl der Grad der somatischen Fixierung bei den älteren PatientInnen etwas ausgeprägter war (Mittelwert: 2,4 vs. 2,2 bei den jüngeren PatientInnen auf einer 5-Punkte-Likertskala von 0 bis 4, n = 1197, p = 0,011). Insgesamt wurde eine psychosomatische Problematik bei älteren PatientInnen knapp zwei Quartale schneller erkannt als bei den jüngeren PatientInnen (Zeitraum „Problematik besteht seit – bekannt seit" 2,0 vs. 3,9 Quartale, n = 754, p = 0,007). Dieses gilt besonders für ältere PatientInnen mit psychometrisch verifizierten Ängsten und/oder Depressionen, bei denen der Zeitraum zwischen Bestehen und Erkennen der Problematik nur bei 0,8 Quartalen liegt. Über 60jährige wiesen zudem auch eine höhere Kontaktfrequenz auf (über 10mal pro Jahr beim Arzt: 52,8 % vs. 37,2 %, n = 955, p = 0,000).

Die Behandlungsprozesse zeichnen sich bei den älteren PatientInnen durch einen größeren Einbezug der Familienangehörigen (22,2 % vs. 17,4 % bei den jüngeren PatientInnen, n = 1214, p = 0,010), mehr Psychopharmakaverordnungen (54,8 % vs. 34,6 %, n = 1229, p = 0,000), mehr somatische und physikalische Therapie (38,6 % vs. 29,6 %, p = 0,010 bzw. 43.7 % vs. 32,9 %, p = 0,003) und mehr symptomorientierte Gesprächsleistungen aus (81,4 % vs. 68,8 %, p = 0,000). In bezug auf die Häufigkeit spezifischer hausärztlicher Therapie bestanden keine Unterschiede: psychodiagnostische Gespräche wurden bei 52,6 % (n = 1229), psychotherapeutische Gespräche bei 50,5 % und übende Verfahren bei 20,3 % der PatientInnen durchgeführt. Mehr ältere PatientInnnen werden von somatischen Spezialisten (21,4 % vs. 15,2 % bei den jüngeren PatientInnen, n = 1229, p = 0,025), weniger von Psychotherapeuten mitbehandelt (5,6 % vs. 10,2 %, p = 0,036).

Die Ärzte wurden auch gebeten einzuschätzen, wer die Initiative für die Einleitung der Behandlungsmethoden ergriff. Hierbei zeigte sich, daß ältere Menschen signifikant weniger spezifische psychotherapeutische Gesprächsleistungen wünschten oder vorschlugen (4,2 % vs. 13,3 % der jüngeren PatientInnen, n = 1229, p = 0,000); dieser Unterschied bestand auch bei der formalen Psychotherapie (0,9 % vs. 5,2 %; p = 0,006). Bemerkenswert ist, daß 16,3 % der Senioren, jedoch nur 11,8 % der unter 60jährigen eine Therapie mit Psychopharmaka initiierten (n = 1229, p = 0,074) und die Initiative einer Überweisung zur somatischen Verlaufskontrolle häufiger (8,8 % vs. 5,2 %, p = 0,041), zur Psychotherapie (0,5 % vs. 2,8 %, p = 0,044) jedoch seltener von den älteren PatientInnen ausging.

Ärzte und PatientInnen wurden gebeten, die Behandlungszufriedenheit, den Erfolg und die Kommunikation auf 5-Punkte-Lickert-Skalen einzuschätzen. Hierbei zeigten sich keine signifikanten Unterschiede zwischen beiden Altersgruppen nach ärztlicher Beurteilung: sehr erfolgreich bzw. erfolgreich wurden 55,7 % aller Behandlungsfälle (n = 1208) eingeschätzt; (sehr) zufrieden mit der Behandlung waren die Ärzte bei 72,1 % ihrer PatientInnen (n = 1201). Das Patientenurteil sieht zusammengefaßt sehr ähnlich aus: sehr erfolgreich bzw. erfolgreich schätzten 66,2 % aller PatientInnen (n = 949) ihre Behandlung ein und 81,6 % waren insgesamt (sehr) zufrieden (n = 965); 92,3 % fühlten sich von ihrem Arzt gut verstanden (n = 969).

Diskussion

Die Ergebnisse zeigen, daß die psychotherapeutische Versorgung älterer Menschen durch Allgemeinärzte und hausärztlich tätige Internisten ohne Altersbezug sichergestellt wird, während die spezialistische Fachpsychotherapie bei jüngeren

PatientInnen signifikant häufiger als bei den über 60jährigen durchgeführt wird. Obwohl die Ursachen hierfür komplex sind, erscheinen die stärkere somatische Komorbidität, die festere Arzt-Patienten-Beziehung – zumindest nach der Dauer der therapeutischen Beziehung und Kontaktfrequenz gemessen – die höhere somatische Fixierung und – damit verbunden – der geringer ausgeprägte Wunsch nach spezifischer Therapie durch den Patienten selbst eine wichtige Rolle hierfür zu spielen. Zwei wichtige Fragen sind indes noch ungeklärt: die psychosoziale Basisversorgung für PatientInnen mit demenziellen Syndromen und die Evaluation der Pharmakotherapie gerontopsychiatrischer Krankheitsbilder. Wenngleich hierzu aus den Daten der ersten Baselineerhebung des Projekts noch keine eindeutigen Aussagen ablesbar sind, so bleibt zumindest festzuhalten, daß die Fortbildungscurricula gerontopsychiatrischen Fragestellungen (und der damit verbundenen Belastungen für jüngere Familienangehörige) wegen der Praxisrelevanz (1) mehr Raum widmen sollten. Einen Anfang hierfür stellt die curriculare Facharztweiterbildung Allgemeinmedizin (2) dar, in der langjährige Forderungen nach einer besseren psychosozialen, geriatrischen und gerontopsychiatrischen Kompetenz Eingang in systematisierte, problemorientierte (3) Weiterbildung fanden.

Literatur

1. Mold JW, Mehr DR, Kvale JN (1995) The importance of geriatrics to family medicine. A position paper by the group on geriatric education of the society of teachers in family medicine. Fam Med 27: 234–240
2. Ollenschläger G, Kochen MM, Kossow KD, Lau HG, Lorenz G, Mader F (Red) (1994) Kursbuch Allgemeinmedizin, Teil 1. Bundesärztekammer und Deutschen Gesellschaft für Allgemeinmedizin. Deutscher Ärzteverlag, Köln, S 191–199
3. Ollenschläger G, Kochen MM, Kossow KD, Lau HG, Lorenz G, Mader F (Red) (1995) Kursbuch Allgemeinmedizin, Teil 2. Bundesärztekammer und Deutsche Gesellschaft für Allgemeinmedizin. Deutscher Ärzteverlag, Köln, S 3–44
4. Qualitätssicherung in der Psychosomatischen Grundversorgung (1995) Unveröffentlichter Zwischenbericht an das Bundesministerium für Gesundheit, Göttingen
5. Qualitätssicherung in der Psychosomatischen Grundversorgung (1996) Unveröffentlichter Zwischenbericht an das Bundesministerium für Gesundheit, Göttingen
6. Verbundprojekt (1995) Qualitätssicherung in der psychosomatischen Grundversorgung. Münch med Wschr 137: 547–548

Depressionen im Alter: Wo sieht ein Hausarzt seine Möglichkeiten, wo seine Grenzen?

B. Zimmer

Die große Häufigkeit von Depressionen im Alter, ihre vielschichtige Symptomatik, die Koordination der interdisziplinären Diagnostik und Therapie erfordern vom Hausarzt einen hohen fachlichen und zeitlichen Aufwand. Die Multimorbidität vieler älterer Menschen erschwert die Pharmakotherapie und wirft häufig Compliance-Probleme auf, deren Beseitigung am ehesten in guter interdisziplinärer Kooperation gelingt.

Die Häufigkeit von Depressionen in Allgemeinarzt- und Internistenpraxen wird mit bis zu 16 % der Patienten angegeben. Die Bereitschaft, an das Vorliegen einer Depression zu denken, ist der wichtigste Schritt zur Erkennung dieser Patienten, besonders dann, wenn somatische Beschwerden der Anlaß für den Arzt/Patientenkontakt sind. Die Diagnostik wird grundsätzlich in der Hausarztpraxis beginnen. Anamnese einschließlich der Familien- und Fremdanamnese, körperliche Untersuchung, psychiatrischer Status (Approbationsqualifikation), Labordiagnostik sowie wenig verletzende Testverfahren (GDS n. Yesavage, TSD usw.) neben Erfahrung, Intuition und diagnostisch genutztem Erleben von Übertragungs-/Gegenübertragungsreaktionen schaffen eine hohe Sicherheit in der initialen Diagnostik.

Es gilt, die in ICD-10 festgelegten Kriterien für eine depressive Episode oder die Kern- und Zusatzsymptome der Depressionen zu erfassen (1, siehe auch Kretschmar, S. 191). Das typischerweise langjährige Vertrauensverhältnis erleichtert den Zugang, wenn es z.B. notwendig wird, Selbstwertverletzungen, Gefühle von Wertlosigkeit und – unverzichtbar – Suizidgedanken herauszuarbeiten. Wichtig ist dabei für den Hausarzt, zu erkennen, ob gerade das langjährige gegenseitige Rollenverhalten einschließlich des Schamgefühls der Diagnostik hinderlich ist oder diese gar unmöglich wird. Hier kann, unter Hinweis auf die eigene Überforderung, der Hausarzt den Patienten bitten, sich vertrauensvoll an einen namentlich genannten, dem Wesen des Patienten möglichst entgegenkommenden Nervenarzt oder Psychiater zu wenden. Eine fernmündliche Ankündigung des Patienten erleichtert diesem den Weg in mehrerlei Hinsicht.

Gleiches gilt noch mehr bei therapeutischen Hindernissen. Die nervenärztlich/psychiatrischen Facharztressourcen können so bei der notwendigen weiterführenden Diagnostik und Therapie gezielt eingesetzt werden.

Die Vielfältigkeit der Symptomatologie gerade im Alter ist Schwierigkeit und Reiz zugleich. Langjährige Kenntnis des Patienten und seines Umfeldes privilegieren den Hausarzt zur richtigen Weichenstellung. Eine exakte somatische Diagnostik ist besonders gefordert, wenn es gilt, die häufigen Malignome, Schilddrüsenfunktionsstörungen, Diabetes, Herzinsuffizienzen, UAWs u.a. als mögliche Ursachen für eine depressive Symptomatik auszuschließen (2).

Dabei sollte die nervenärztliche/psychiatrische Diagnostik nicht immer erst nach Abschluß der somatischen indiziert werden. Dies gilt besonders deshalb, da ein Konsiliartermin beim Nervenarzt/Psychiater oft sehr viel später möglich ist als für die übliche somatische Differentialdiagnostik. Der Suizidalitätsprüfung, auch wiederholt während eines Schubes, kommt eine besondere Bedeutung zu.

Die nach dem „Depression Guideline Panel, 1993“ gelisteten Risikofaktoren für Depressionen bzw. Suizidalität erleichtern dem Hausarzt, Risikopatienten zu identifizieren und belegen die Notwendigkeit, gerade im Alter vemehrt an die depressive Episode bzw. Depression zu denken, da viele der Risikofaktoren mit steigendem Lebensalter eine zunehmende Prävalenz zeigen.

Die ambulante Versorgung wird besser bei Depressionen im Alter, da fakultative Weiterbildungen wie die „Klinische Geriatrie“ Allgemeinärzten, Internisten und Neurologen gemeinsame Kenntniserweiterung ermöglicht. Gleichzeitig finden sich im Bereich der ambulanten Pflege z.T. auch in Heimen mehr gerontopsychiatrisch qualifizierte Kräfte. Die Pharmakotherapie ist mit der Entwicklung neuer Antidepressiva (siehe S. 41–50) um vieles leichter geworden, besonders wegen geringerer UAW und Interaktionen. Die Zusammenarbeit Hausarzt-Gebietsarzt bei Indikationsstellung, UAW-und Interaktionskontrolle, Wirkprüfung und Compliance-Förderung bleiben unverzichtbar. Die von M. Wolfersdorf (3) publizierten nichtpharmakologischen Maßnahmen weisen dem Hausarzt viele Möglichkeiten zu, neben gebietsärztlicher Psychotherapie verantwortungsvoll tätig zu werden.

Das Ergebnis für den einzelnen Erkrankten hängt jedoch weiterhin am meisten von der Kooperation und Koordination aller Partner im Versorgungsteam ab. Hier ist die Schlüsselrolle des Hausarztes zu sehen, die ihm im SGB V zwar rechtlich zugesprochen, politisch aber nicht umgesetzt wird.

Dem Hausarzt auch im Chipkartenalter weiterhin fortlaufend die neuesten Erkenntnisse, aber auch Befund- und Behandlungsberichte zeitgerecht zur Verfügung zu stellen, schwächt nicht die nervenärztliche/psychiatrische Kompetenz, noch ist ein wirtschaftlicher Nachteil zu befürchten. Ebenso sollten wir Hausärzte die Chance nutzen, mit unserer Autorität und dem von uns erworbenen Vertrauen unseren Patienten den Weg zum Nervenarzt/Psychiater zu erleichtern und zu bahnen – wissend, daß dieser Weg regelmäßig der schwerste ist, den wir unseren Patienten im Rahmen von Überweisungen zumuten.

Gemeinsam gewinnen wir alle, besonders aber unser gemeinsamer Patient.

Literatur

1. Dilling H, Mombour W, Schmidt MH (1991) Internationale Klassifikation psychischer Störungen: ICD-10 Kapitel V (F). Huber, Bern Göttingen Toronto
2. Lamberg L (1996) Treating depression in medical conditions may improve quality of life. JAMA 276: 857–858
3. Wolfersdorf M (1996) Ärztl Praxis, Suppl 16/96: 4

Diagnostik der Altersdepressionen aus gerontopsychiatrischer Sicht

J. H. Kretschmar

Besonderheiten der Depressionen im Alter

Depressive Störungen des höheren Lebensalters treten nicht selten in Kombination mit oder als Folge von Erkrankungen des Herz-Kreislauf-Systems, der Lungen, der Nieren, des Gehirns und des Bewegungsapparates auf. Darüber hinaus führen Einschränkungen des Seh-, Hör- und Kauvermögens zu Beeinträchtigungen, die nicht nur bei älteren Menschen eine Störung psychischer Funktionen zur Folge haben können. Im Gegensatz zu den Verhältnissen bei jüngeren Erwachsenen treten im Alter ängstlich-agitierte und minore, subsyndromale Depressionsformen vermehrt auf. Depressionen im Alter sind ferner oft durch eine ausgeprägte Resignation der Patienten sowie durch Schuldwahnvorstellungen, die nicht selten als verdiente Vergeltung für frühere vermeintliche Vergehen erlebt werden, gekennzeichnet.

Eine nosologische Entität der Depressionen im Alter gibt es nicht. Bei der Vielfalt depressiver Erscheinungsbilder ist eine exakte diagnostische Zuordnung zu den verschiedenen Depressionsursachen erforderlich, um eine adäquate Therapie einzuleiten und Aussagen zur Prognose zu treffen.

Diagnostik der Depressionen

1. Anamnese

Die Diagnostik der Depressionen in der Nervenarzt-Praxis beinhaltet eine sorgfältige Erhebung der Anamnese. Familiäre Belastungen, frühere Erkrankungsphasen, tages- und jahreszeitliche Schwankungen sowie auslösende Faktoren der bestehenden Erkrankung werden registriert. Im Alter besonders wichtig sind Fragen nach körperlichen Erkrankungen, Einflüssen von Medikamenten und/oder Alkohol und aktuellen oder chronischen Konflikten. Fremdanamnestische Angaben ergänzen die Erhebung durch Fragen nach versteckten Suizidäußerungen und Dissimulationstendenzen.

2. Somatische Erkrankungen

Die Erhebung körperlicher und neurologischer sowie laborchemischer und labortechnischer Befunde ist zur differentialdiagnostischen Abgrenzung der somatogenen Depressionen, die mit zunehmendem Alter in ihrer Häufigkeit ansteigen, erforderlich. Unter somatogenen Depressionen verstehen wir Depressionen, die durch organische Krankheiten verursacht werden. Therapie und Prognose dieser Depressionen richten sich nach dem Grundleiden. Depressionen können bei folgenden Krankheiten beobachtet werden: senile Demenzen, vaskuläre Hirnerkrankungen, chronisch subdurale Hämatome, Hirntumoren und Hirnmetastasen, Infektionserkrankungen des Gehirns und deren Folgen, Schädel Hirn-Verletzungen, Epilepsien, Hydrozephalus, Morbus Parkinson, Chorea Huntington, MS und andere degenerative Hirnerkrankungen. Darüber hinaus können Depressionen nach Einnahme bestimmter Pharmaka und toxischer Substanzen (z. B. Reserpin, Alkohol, Bleivergiftung), bei metabolischen und endokrinen Störungen (z. B. Schilddrüsenfunktionsstörungen, Anämie, M. Addison, Diabetes), bei Infektionskrankheiten (z. B. bei Tuberkulose, Lues), bei Neoplasien (z. B. Karzinommetastasen) sowie bei anderen chronischen Erkrankungen und Leiden (z. B. chronischer Nierenerkrankung mit Dialyse) registriert werden.

3. Psychopathologische Befunde

Der psychopathologische Befund wird nach dem AGP-System (2) dokumentiert. Bei der Dokumentation werden für Depressionen im Alter typische Symptome wie Denkhemmung, Zwangsgrübeleien, Versündigungs- und Verarmungsideen, ängstliche Agitiertheit oder depressiver Stupor, leibnah empfundene Traurigkeit, Lebensüberdruß, Resignation, Regression, Tagesschwankungen mit morgendlichem Tiefpunkt, leiblichen Mißempfindungen (Vitalstörung) und Schlafstörungen besonders beachtet. Depressionsskalen ergänzen den erhobenen psychopathologischen Befund.

Klassifikation der Depressionen

Die Klassifikation der Depressionen nach dem unkomplizierten, ätiopathogenetisch orientierten und in der Praxis sehr gut handhabbaren Kielholz-Schema (3), in welchem somatogene, endogene und psychogene Depressionen unterschieden werden, wurde zugunsten der Klassifikation nach ICD-10 (1) aufgegeben. Der ICD-10-Klassifikation (1) liegen als diagnostische Leitlinien neben den Intensitätsgraden von Haupt-, akzessorischen, psychotischen und somatischen Symptomen vorwiegend Verlaufscharakteristika und Zeitkriterien zugrunde. Eine Altersdifferenzierung affektiver Störungen erfolgt nicht. Die diagnostische Klassifikation depressiver Syndrome erstreckt sich auf mehrere Kategorien des Kapitels V. Die häufigste Zuordnung depressiver Symptome im Alter erfolgt in der Kategorie F3 (affektive Störungen), in welcher eine Depression, die als endogene Depression, monopolare Depression, Depression bei MDE, reaktive Depression, psychogene Depression, larvierte Depression, neurotische Depression und Erschöpfungsdepression bezeichnet wurde, zu klassifizieren ist.

Somatogene Depressionen werden unter F00–F03 (Demenzen) sowie unter F06 und von F10–F19 an 4. und 5. Stelle dokumentiert. Zuordnung zu anderen Kategorien (F2, F4, F5, F6, F7) sind, abgesehen von Störungen, die unter F4 (neurotische, Belastungs- und somatoforme Störungen) zu registrieren sind, selten.

Literatur

1. Dilling H, Mombour W, Schmidt MH (1991) Internationale Klassifikation psychischer Störungen: ICD-10 Kapitel V (F). Huber, Bern Göttingen Toronto
2. Gutzmann H, Kanowski, S, Krüger H, Urban R, Ciompi L (1988) Das AGP-System. Springer, Berlin Heidelberg New York London Paris Tokio
3. Kielholz P (1971) Diagnose und Therapie der Depressionen für den Praktiker. Lehmann, München

Therapie der Depressionen im Alter

J. H. KRETSCHMAR

Die Therapie der Depressionen im Alter umfaßt ein weites Spektrum somatischer, sozialer und psychiatrisch-psychotherapeutischer Behandlungsverfahren. Aufgabe des Nervenarztes in der Praxis ist es, die verschiedenen Therapiemöglichkeiten entsprechend der diagnostischen Klassifikation der Depression in einem individuellen, mit dem Patienten und eventuell dessen Angehörigen abzusprechenden Behandlungsplan umzusetzen (Tabelle 1).

Ärztliches Gespräch

Vorrang hat das ärztliche Gespräch, in welchem die Klagen des Patienten zugelassen und akzeptiert werden, Empathie zum Ausdruck gebracht und Hoffnung auf eine Besserung der Beschwerden gegeben wird. Im Sinne einer Suizidprophylaxe kann es erforderlich sein, Todeswünsche offen anzusprechen und zu bearbeiten.

Tabelle 1. Therapie der Depressionen im Alter

- Ärztliches Gespräch
- Angehörigengespräch
- Soziales Management
- Behandlung körperlicher Grunderkrankungen
- Übende Verfahren
- Psychodynamisch orientierte Psychotherapie
- Kognitive Verhaltenstherapie
- Psychopharmakotherapie:
  Erhaltungstherapie
  Rezidivprophylaxe
- andere somatische Verfahren:
  Elektrokrampftherapie
  Lichttherapie
  Schlafentzug

Angehörigengespräch

In Angehörigengesprächen soll über die Depression als Krankheit informiert und auf besondere Verhaltensweisen des Patienten hingewiesen werden. Wichtig ist darüber hinaus, Angehörige zu motivieren, sich auf den depressiven Kranken einzustellen, drängende Aufforderungen an den Kranken (z. B. „reiß Dich zusammen“) zu vermeiden und sie von Beschönigungen der Krankheit abzuhalten.

Soziales Management

Aus einer Vielzahl von Einflußmöglichkeiten des Arztes im sozialen Management soll an dieser Stelle besonders auf die tagesstrukturierenden Maßnahmen bei Patienten mit ausgeprägten Tagesschwankungen hingewiesen werden.

Behandlung körperlicher Grunderkrankungen

Bei den somatischen Erkrankungen, von denen bekannt ist, daß sie mit depressiven Syndromen einhergehen können, steht die Behandlung des Grundleidens im Vordergrund der Depressionstherapie. Medikamente, die im Alter häufig verordnet werden (z. B. Antihypertensiva) und denen depressiogene Wirkungen zugeordnet werden können, müssen identifiziert und in den meisten Fällen abgesetzt werden.

Übende Verfahren, Psychotherapie und Verhaltenstherapie

Übende Verfahren, wie z. B. das autogene Training und andere Entspannungsübungen, sind Teil der Depressionsbehandlung im Alter. Psychodynamisch orientierte Psychotherapieverfahren werden vorwiegend zur Bearbeitung von Konfliktsituationen und im Rahmen der Therapie von Partnerverlust-Syndromen eingesetzt, wohingegen Regressionstendenzen und Verhaltensauffälligkeiten im Sinne einer gelernten Hilflosigkeit eher verhaltenstherapeutisch angegangen werden.

Psychopharmakotherapie

Die Verordnung von Psychopharmaka im Alter hat sich an den allgemeinen pharmakologischen Grundsätzen, den Besonderheiten im Alter und der individuellen Situation des depressiven Menschen zu orientieren.

Folgende Regeln müssen beachtet werden:

1. *Grundsätze der Pharmakotherapie im Alter*
   - Berücksichtigung vielfältiger körperlicher Erkrankungen und Behandlungsverfahren (Multimorbidität, Polypharmazie).
   - Adäquat dosierte, nebenwirkungsgeleitete Verordnungsweise.
   - Versuch einer Monotherapie.
2. *Besonderheiten der Psychopharmakotherapie im Alter*
   - Einschleichende Dosierung (wegen reduzierter Anpassungsfähigkeit an bestimmte Pharmaka im Alter).
   - 2/3 der im Erwachsenenalter erforderlichen Dosis (aufgrund anderer Verteilungs- und Metabolisierungsraten sowie einer reduzierten renalen Elimination von Medikamenten).
   - Dauer der Behandlung mindestens 6 bis 12 Monaten bei erfolgreicher Therapie (wegen längerer Phasendauer der Depressionen im Alter).

3. Verhalten bei Therapieresistenz

- Anwendung des Stufenschemas nach Benkert und Hippius (1).
- Überprüfung der Compliance (Plasmaspiegel-Bestimmung).
- Dosiserhöhung.
- Präparatewechsel.
- Kombination mit Substanzen anderer Wirkprofile.

4. Beachtung von Interaktionen

- Prüfung aller Pharmaka auf Interaktionsmöglichkeiten.
- Berücksichtigung der Karenzzeiten nach Absetzen.
- Generelle Vorsicht bei Kombinationen von verschiedenen Antidepressiva.
- Kontraindikationen sind zu beachten.

5. Auswahl der Präparate

An Präparaten stehen uns Trizyklika, Monoaminoxydase-Hemmer, selektive Serotonin-Wiederaufnahmehemmer, Serotonin-Noradrenalin-Wiederaufnahmehemmer, noradrenerg und spezifisch serotonerge Antidepressiva, Serotonin-Präcursoren, Phytopharmaka und andere neuere Antidepressiva zur Verfügung. Alle Antidepressiva haben ihren speziellen Indikationsbereich und unterscheiden sich im wesentlichen durch die Art und Häufigkeit ihrer Begleitwirkungen.

6. Begleitwirkungen und Kontraindikationen

Engwinkelglaukom, Harnverhaltung, Pylorusstenose und ausgeprägte Prostata-Hypertrophie sowie Alkohol- und/oder Schlafmittelvergiftung sind Kontraindikationen für den Einsatz trizyklischer Antidepressiva. Weiterhin müssen Wechselwirkungen und Nebenwirkungen bei der Verabreichung trizyklischer Antidepressiva im kardiovaskulären und vegetativen Bereich beachtet werden, die Folge der anticholinergen Effekte der Trizyklika sind und deren Einsatz streng begrenzen.

Die neueren Antidepressiva, die weniger oder keine anticholinergen Begleitwirkungen aufweisen, zeigen Nebenwirkungen überwiegend im gastrotintestinalen Bereich.

Bei einigen Substanzen treten spezielle Nebenwirkungen auf, die bei der Therapie berücksichtigt werden müssen.

7. Rezidivprophylaxe

Die Rezidivprophylaxe kann durch Fortführung der antidepressiven Medikation sowie durch Lithium-Salze und Antikonvulsiva erfolgen.

Ständige Laborkontrollen sind bei langfristiger Behandlung mit Antidepressiva, Lithium-Salzen und/oder Antikonvulsiva erforderlich.

8. Andere somatische Therapieverfahren

Elektrokrampftherapie, Lichttherapie und Schlafentzugstherapie sollten der stationären Behandlung vorbehalten bleiben.

Literatur

1. Benkert O, Hippius H (1996) Psychiatrische Pharmakotherapie. Springer, Berlin Heidelberg New York

Die Pharmakotherapie der Depression in der hausärztlichen Praxis

H. Sandholzer, G. Stoppe, C. Muder, E. Rüther, M.M. Kochen

Die pharmakotherapeutische Behandlung von psychisch Kranken in der hausärztlichen Versorgung stößt zunehmend auf wissenschaftliches Interesse (1–6). Sowohl in den USA, als auch in Deutschland entfallen mehr Verordnungen von Psychopharmaka auf Allgemeinärzte als auf Psychiater (1–8). Seit 1986 ist ein stetiger Anstieg der Verordnungen von Antidepressiva zu verzeichnen, während ein gegenläufiger Trend bei den Tranquillanzien besteht (4). Um die Verschreibungsgewohnheiten von Hausärzten hinsichtlich der Pharmakotherapie der Altersdepression zu untersuchen, haben wir eine Repräsentativbefragung durchgeführt, über die wir nachfolgend berichten.

Methode

Zwei geübte Interviewer riefen alle im Verzeichnis der Kassenärztlichen Vereinigung Kassel aufgeführten Allgemeinärzte und Internisten an und baten Sie um einen Termin für eine Befragung.

Nach Ausschluß von n = 20 Ärzten, die nicht hausärztlich tätig waren, verblieben 219 Ärzte, von denen 170 (Responsequote 78 %) befragt werden konnten. Den Ärzten wurden 2 Fallgeschichten vorgelegt, wobei Fall 1 das Vorliegen einer leichten Depression (HAMD 9 Punkte, Montgomery-Skala 12 Punkte) bei einem ansonsten gesunden Älteren und Fallbeispiel 2 eine schwere Depression (HAMD 23 Punkte, Montgomery-Skala 24 Punkte) bei einem multimorbiden Patienten darstellte. Von Fall 2 wurden zwei verschiedene Versionen benutzt, wobei der Hälfte der Ärzte die Version „Depression mit Apoplex", der anderen Hälfte die Version „Depression mit Hypothyreose" in der Vorgeschichte vorgestellt wurden. Die Intention, die zur Verwendung zweier Versionen führte, war die gewünschte Analyse von Verordnungspräferenzen in Abhängigkeit von somatischen Risiken. Anschließend wurde das Interview durchgeführt. Der genaue Text der Vignetten lautete:

- *Fallgeschichte 1:* Frau/Mann, leicht depressiv, keine Komorbidität, HAMD 9, Montogomery 12

Ein 70jähriger Patient stellt sich in Ihrer Praxis vor. Sie kennen ihn schon eine ganze Weile. Schwerwiegende Erkrankungen sind Ihnen nicht bekannt. Der Patient erhält keine Dauermedikation. Seid dem Tod seiner Frau vor fünf Jahren lebt er allein in einer 3-Zimmer-Wohnung und versorgt sich selbst. Er hat eine Tochter, die berufstätig ist und mit ihrer Familie am Ort wohnt. Der Patient klagt darüber, daß er sich in letzter Zeit zunehmend müde und schwunglos fühle. Er könne sich kaum noch konzentrieren und sei schnell gereizt. Auf Befragen gibt er an, daß sein Appetit nachgelassen habe und daß er sich Sorgen um seine Gesundheit mache. Der Patient macht einen schlechtgestimmten Eindruck, lockert aber im Verlauf des Gesprächs etwas auf.

▶ *bei Fallgeschichte 2a:* Frau/Mann, schwer depressiv, HAMD 23, Montgomery 24

Ein 70jähriger Patient kommt mit seiner Tochter, die in der Nachbarschaft wohnt, in Ihre Praxis. Er hat seit Jahren einen Hypertonus. Vor einem Jahr erlitt er einen Schlaganfall. Die Hemiparese hat sich bis auf eine kleine Ungeschicklichkeit des Armes zurückgebildet. Er bekommt als Dauermedikation ASS, einen ACE-Hemmer und ein Diurektikum. Mit mäßiger Diät sind Blutzucker und Blutfette ausreichend gut eingestellt. Der Patient ist in letzter Zeit nicht mehr in Ihre Praxis gekommen. Er kommt jetzt auf Betreiben seiner Tochter.
Während der Patient niedergeschlagen daneben sitzt, berichtet die Tochter, daß ihr Vater in letzter Zeit sehr verändert sei. Er mache nichts mehr von selbst, sie müsse ihn sogar zum Essen überreden. Deshalb habe er in den letzten zwei Wochen deutlich an Gewicht verloren. Wenn sie ihn anspreche, reagiere er unwirsch. Er sei der festen Überzeugung, daß sie über ihre Verhältnisse leben würden und daß seine Beschwerden die Strafe für seinen früheren Lebensstil seien. Auf Befragen gibt der Patient an, daß er sicher unheilbar krank sei und bald sterben werde.

▶ *bei Fallgeschichte 2b:* Frau/Mann schwer depressiv

Ein 70jähriger Patient kommt mit seiner Tochter, die in der Nachbarschaft wohnt, in Ihre Praxis. Vor einiger Zeit wurde laborchemisch und klinisch eine Hypothyreose diagnostiziert, die mit 125 µg/Tag L-Thyroxin behandelt wurde. Seitdem ist die Stoffwechsellage der Schilddrüse gut eingestellt. Wegen eines Hypertonus erhält der Patient einen ACE-Hemmer und ein Diuretikum. Mit mäßiger Diät sind Blutzucker und Blutfette gut eingestellt.
Der Patient ist in letzter Zeit nicht mehr in Ihre Praxis gekommen. Er kommt nun auf Betreiben seiner Tochter. Während der Patient jetzt niedergeschlagen daneben sitzt, berichtet die Tochter, daß ihr Vater in letzter Zeit sehr verändert sei. Er mache nichts mehr von selbst, sie müsse ihn sogar zum Essen überreden. Deshalb habe er in den letzten zwei Wochen deutlich an Gewicht verloren. Wenn sie ihn anspreche, reagiere er unwirsch. Er sei der festen Überzeugung, daß sie über ihre Verhältnisse leben würden und daß seine Beschwerden die Strafe für seinen früheren Lebensstil seien. Auf Befragen gibt der Patient an, daß er sicher unheilbar krank sei und bald sterben werde.

Nachdem die Ärzte die Fallvignetten studiert hatten, wurden sie gefragt, ob sie ein Medikament zur Behandlung der psychischen Störungen verordnen würden, und – falls ja – welches. Die Antworten wurden aufgeschrieben und kategorisiert. Zur Analyse der Daten wurde für abhängige Fragestellungen (Fall 1 versus Fall 2) der McNemar-Test, für unabhängige der Chi-Quadrat-Test errechnet.

Ergebnisse

In Tabelle 1 ist die bevorzugte Pharmakotherapie in Abhängigkeit von der Schwere der Depression dargestellt. Die Therapie der Wahl bei einer leichten Depression (Fall 1) war die Verordnung von trizyklischen (seltener: tetrazyklischen) Antidepressiva bei 41,2% der Ärzte, gefolgt von pflanzlichen Antidepressiva (34,1% der Ärzte; siehe Tabelle 1). Bei einer schweren Depression wurden dagegen signifikant seltener Psychopharmaka verschrieben.

Tabelle 1. Verordnung von Psychopharmaka bei leichter und schwerer Depression in Abhängigkeit von der Schwere der Depression

	Fall 1: leichte Depression n (%)	**Fall 2: schwere Depression** n (%)	**Signifikanz (McNemar-Test)**
Keine Psychopharmaka	40 (23,5)	70 (41,2)	p=0,0005
Antidepressiva	70 (41,2)	58 (34,1)	p=0,2100
Neuroleptika	15 (8,8)	30 (17,6)	p=0,0250
Pflanzliche Antidepressiva	58 (34,1)	16 (9,4)	p=0,0000
Andere Psychopharmaka	27 (15,4)	13 (7,6)	p=0,0258

Tabelle 2. Verordnung von Psychopharmaka bei leichter und schwerer Depression in Abhängigkeit von zerebrovaskulären Begleitrisiken

	Fall 2a: Apoplex n (%)	**Fall 2b: Hypothyreose** n (%)	**Signifikanz (Chi^2-Test)**	
Keine Psychopharmaka	42 (49,4)	28 (32,9)	$Chi^2=4,76$	p=0,02913
Antidepressiva	21 (24,7)	37 (43,5)	$Chi^2=6,7$	p=0,0096
Neuroleptika	19 (22,4)	11 (12,9)	$Chi^2=2,59$	p=0,1075
Pflanzliche Antidepressiva	7 (8,2)	9 (10,6)	$Chi^2=0,27$	p=0,5993
Andere Psychopharmaka	6 (7,1)	7 (8,2)	$Chi^2=0,1$	p=0,7729

In Tabelle 2 sind die Verordnungspräferenzen der Ärzte in Abhängigkeit der zerebrovaskulären Begleitrisiken dargestellt. Bei einem Schlaganfall werden signifikant weniger Psychopharmaka und insbesondere Antidepressiva verschrieben, während sich bei den anderen Stoffgruppen keine signifikanten Unterschiede ergaben.

Diskussion

Depressionen im höheren Alter kommen häufig vor, gehen mit einer erheblichen Behinderung und Suizidalität einher, sind jedoch einer pharmakotherapeutischen Therapie gut zugänglich (7). Während die Wirksamkeit und die Verträglichkeit in zahlreichen randomisierten Versuchen bei jüngeren Menschen geklärt ist (9), fehlen solche Studien für geriatrische Patienten in der hausärztlichen Versorgung. Die Verschreibung von tri- und tetrazyklischen Antidepressiva ist wegen ihrer Nebenwirkungen (Kardiotoxizität, Orthostase, anticholinerge Nebenwirkungen) nicht unproblematisch. Unsere Befragungsergebnisse deuten zeigen, daß das Nebenwirkungsrisiko entscheidender für die Verschreibungspräferenzen ist als die Schwere der Depression. Allerdings eröffnet die Entwicklung neuer Antidepresiva mit geringerem Nebenwirkungspotential neue therapeutische Optionen bei altersdepressiven Patienten. Umfragen bei englischen Hausärzten haben ergeben (6), daß neuere Antidepressiva mit einem nebenwirkungsarmen Profil häufiger als ältere Trizyklika verschrieben werden. Nach den Ergebnissen unserer deutschen Repräsentativbefragung wählen Hausärzte anstatt der teueren Neuentwicklungen pflanzliche Präparate, die relativ preiswert sind. Da die Wirksamkeit solcher Präparate bei leichter Depression, nicht jedoch bei schwerer, gesichert ist, stellt sich die Frage, ob aus Kostengründen eine wirksamere Therapie mit weniger Nebenwirkungen älteren Patienten vorenthalten wird.

Literatur

1. Beardsley RS, Gardocki GJ, Larson DB, Hidalgo J (1988) Prescribing of psychotropic medication by primary care physicians and psychiatrists. Arch Gen Psychiatry 45: 1117–1119
2. Callahan CM, Nienaber NA, Hendrie HC, Tierney WM (1992) Depression of elderly outpatients: primary care physicians' attitudes and practice patterns. J Gen Int Med 7: 27–31
3. Katon W, von Korff M, Lin E, Bush T, Ormel J (1992) Adequacy and duration of antidepressant treatment in primary care. Medical Care 30: 67–76
4. Lohse MJ, Müller-Oerlinghausen B (1996) Psychopharmaka. In: Schwabe U, Paffrath D (Hrsg) Arzneiverordnungsreport 1996. Gustav Fischer Verlag, Stuttgart, Jena
5. Olfson M, Klerman GL (1992) The treatment of depression: prescribing practices of primary care physicians and psychiatrists. J Fam Pract 35: 627–635
6. Orell M, Collins E, Shergill S, Katona C (1995) Management of depression in the elderly by general practitioners: I. Use of antidepressants. Fam Pract 12: 5–11
7. Preskorn SH (1993) Recent pharmacologic advances in antidepressant therapy for the elderly. Am J Med 94: 2S–12S
8. Schwabe U, Paffrath D (Hrsg) (1996) Arzneiverordnungsreport 1996. Gustav Fischer Verlag, Stuttgart, Jena
9. Volz HP, Müller HJ (1980) Antidepressant drug therapy in the elderly – A critical review of the controlled clinical trials conducted since 1980. Pharmacopsychiat 27: 93–100

3.11 Versorgung depressiver Älterer im Verbundsystem (Altenhilfe, Heime, Institutsambulanz, Tagesklinik, Gerontopsychiatrisches Zentrum)

Therapieangebote für depressive ältere Menschen in der Region Tübingen

H. Wormstall, A. Lawall

Die Geschichte der Tübinger Nervenklinik wird durch den von E. Kretschmer geschaffenen Begriff der „mehrdimensionalen Psychiatrie“ geprägt. W. Griesinger schrieb bereits im Jahre 1845 in seinem Lehrbuch der Pathologie und Therapie der psychischen Krankheiten:

„viel häufiger sind es mehrere, mannigfaltige, psychische Eindrücke und körperliche Störungen, unter deren sukzessiver Einwirkung oder ungünstigem Zusammentreffen sich die Krankheit ausbildet, und sie ist dann nicht einem einzelnen dieser Momente, sondern nur ihrer Totalität zuzuschreiben ...“

Heutzutage ist mehrdimensionales Denken aus der Therapie und dem Umgang mit älteren depressiven Patienten nicht mehr wegzudenken. Da man den meisten gerontopsychiatrischen Fragestellungen nicht nur auf einer Ebene gerecht werden kann, wurden in der Region Tübingen unterschiedliche Behandlungsangebote aufgebaut, auf die im folgenden näher eingegangen werden soll:

Gerontopsychiatrische Sprechstunde

Das älteste Element der alterspsychiatrischen Versorgungskette wurde vor über 20 Jahren eingerichtet, um den speziellen Bedürfnissen der älteren Patienten besser gerecht zu werden. So gestaltet sich z.B. die Anamneseerhebung im Vergleich zu Jüngeren zeitintensiver und aufwendiger. Diesbezüglich sind die Verlangsamung in der Beschwerdeschilderung, die große soziodemographische und biographische Materialfülle, die stärkere Abhängigkeit des älteren Menschen von Umweltbedingungen oder der historische Hintergrund zu nennen.

Durch eine gründliche Anamnese läßt sich i.d.R. auch ambulant bei älteren Patienten ein depressives Syndrom diagnostizieren und nach ICD-10 weiter klassifizieren. Die bereits ambulant durchgeführte körperliche und apparative Untersuchung hat ebenfalls einen hohen Stellenwert, um körperliche Begleitsymptome bzw. Ursachen rechtzeitig zu erfassen und einzustufen.

Eine erste testpsychologische Diagnostik (MMS, GDS, BPRS, Hachinski-Ischämie-Skala) wird bereits in der Sprechstunde durchgeführt, weitere Untersuchungsschritte können dann, z.B. bei Verdacht auf sog. Pseudodemenz in der Gedächtnisambulanz erfolgen (z.B. SIDAM, DRS, The Rivermead Behavioral Memory Test/RBMT oder Leistungsprüfsystem/LPS 50).

Therapeutisch ist in begrenztem Rahmen auch eine Weiterversorgung der älteren depressiven Patienten in der Sprechstunde möglich, i.d.R. wird diese jedoch durch den einweisenden Arzt durchgeführt. Die medikamentöse antidepressive Therapie erfordert zwingend die Berücksichtigung der speziellen geriatrischen Aspekte. Nichtmedikamentös werden stützende, problemfokussierte Gespräche geführt oder Grundlagen für eine weiterführende verhaltenstherapeutische oder tiefenpsychologische Psychotherapie geschaffen.

Ist ein ambulantes Setting nicht ausreichend, wird der depressive Patient in eine der folgenden Einrichtungen eingewiesen.

Geriatrisches Zentrum

Bei schwerwiegenden somatischen Problemen oder im Vordergrund stehenden sozialmedizinischen Fragestellungen kann auch auf eine geriatrische Einrichtung des Geriatrischen Zentrums zurückgegriffen werden.

Das Geriatrische Zentrum am Universitätsklinkum Tübingen ist 1994 auf dem Hintergrund des baden-württembergischen Geriatriekonzeptes in Betrieb gegangen und arbeitet als Verbund aus sechs geriatrischen Einrichtungen unterschiedlichster Fachrichtungen. Die Geschäftsstelle ist der Universitätsklinik für Psychiatrie und Psychotherapie angegliedert.

Auch wenn jede Einrichtung ihre fachspezifischen Besonderheiten hat, können die Belange der depressiven Patienten in den sog. Geriatrischen Konsilen erörtert werden. Hierunter sind interdisziplinäre Therapiekonferenzen zu verstehen, bei denen ein Psychiater mit dem gesamten Behandlungsteam in 14tägigem Turnus die zuvor untersuchten Patienten unter medizinischen, psychiatrischen und sozialmedizinischen Aspekten bespricht, um dann gemeinsam das weitere Procedere festzulegen. Derzeit werden die ersten hundert Konsile evaluiert.

Als diagnostisches Bindeglied der sechs Einrichtungen fungiert auch das Tübinger Basis-Assessment, das in einem Arbeitskreis auf der Grundlage von erprobten Einzelverfahren entwickelt wurde.

Gerontopsychiatrische Tagesklinik Wielandshöhe

Für die älteren Patienten stehen seit 1995 zwanzig tagesklinische Behandlungsplätze zur Verfügung, die von einem interdisziplinären Team betreut werden. Es können Patienten mit den meisten psychiatrischen Krankheitsbildern aufgenommen werden, die Ausschlußkriterien entsprechen denen der anderen Tageskliniken.

Ähnlich dem Progamm einer offen geführten Psychiatrie-Station gibt es eine Chef- und Oberarztvisite, Einzelgespräche mit Arzt oder Psychologin sowie mit der Bezugstherapeutin, Gruppengespräche, pflegerische Maßnahmen oder Beschäftigungs- und Bewegungstherapie. Erweitert wird das Programm durch spezielle Therapieeinheiten für Ältere wie Erinnerungstherapie, soziales Kompetenztraining, Entspannungstraining, Biographie- und Fotostunde oder die Literaturgruppe. Einmal pro Woche werden ein Tanzkreis sowie gemeinsame Aktivitäten der Patienten außerhalb der Tagesklinik durchgeführt. Einen großen Stellenwert haben weiterhin die Zusammenarbeit mit den Angehörigen, die Angehörigengruppe sowie die unterschiedlichen sozialpädagogischen Aktivitäten.

Vergleichbar mit der vollstationären Behandlung werden die Behandlungskosten von den Kostenträgern übernommen.

Unter dem Motto „tagsüber in die Klinik, abends nach Hause" können so auch ältere depressive Menschen intensiv behandelt werden, bei denen eine vollstationäre Aufnahme nicht notwendig und eine ambulante Behandlung nicht mehr ausreichend ist.

Halboffen geführte psychiatrische Station

Vor dem Hintergrund der mehrjährigen Erfahrungen mit geriatrischen Betten auf einer offen geführten Station und nach mehreren Besuchen von vergleichbaren auswärtigen Einrichtungen wurde an Ostern 1996 eine halboffen geführte psychiatrische Station mit 12 Betten und geriatrischem Tätigkeitsschwerpunkt eröffnet. Die Konzeptarbeit erfolgte mit Hilfe der Metaplantechnik durch Einbeziehung des gesamten Behandlungsteams.

Konzeptuell werden neben „klassischen" psychiatrischen Behandlungselementen Bewegungstherapie und Ergotherapie für Ältere, Gedächtnistraining, autogenes Training oder lebenspraktische Verfahren angeboten. Zum Behandlumgsteam gehören zwei Ärzte, 12 Pflegekräfte und zwei Mitarbeiter des Geriatrischen Zentrums (Altenpflegerin, Diplom-Pädagogin).

Als problematisch erwies sich im ersten Jahr der enorme Belegungsdruck mit Pflegefällen, die das Team an den Rand der Belastbarkeit führte. Unterstützt wurde diese Tendenz Zunahme der Zahl älterer Patienten durch eine kürzlich erfolgte Sektorisierung und das in der Klink entstandene Image mit der der Station, die beste körperliche Pflege zu leisten. Die Situation wurde erst durch neuerliche Konzeptarbeit entspannt, die auch dazu führte, daß neben der Behandlung von Demenzpatienten die therapeutische Arbeit mit geriatrischen Patienten wieder mehr in den Vordergrund rückte.

Kooperation mit extramuralen Einrichtungen und Aktivitäten

Da die Behandlung von depressiven älteren Patienten auch eine reibungslos funktionierende geriatrische Versorgungskette erfordert, sollen, last not least, die vorhandenen „extramuralen" Institutionen, mit denen eine gute Zusammenarbeit besteht, nicht unerwähnt bleiben: – Beratungsstelle für Ältere und IAV-Stelle – Tagespflege mit 20 Plätzen – mehrere niedergelassene Ärzte – Gesundheitsamt Tübingen – regionale Altenpflegeeinrichtungen – PSAG – Kuratorium für offene Altenarbeit etc.

Die Altentagesklinik am Zentralinstitut für Seelische Gesundheit – Patienten und Verläufe

G. Adler, A. Bramesfeld, A. Kinzer

Seit 17 Jahren besteht am Zentralinstitut für Seelische Gesundheit (ZISG) in Mannheim eine Altentagesklinik. Hier werden an den Werktagen psychisch kranke ältere Patienten zwischen 8.30 h und 17.00 h behandelt. Die Nächte und Wochenenden verbringen die Patienten zu Hause. Die Altentagesklinik verfügt über 12 Behandlungsplätze. Sie ist personell mit drei Altenpflegern, einer Krankenschwester, einer halben Oberarztstelle, einer Assistenzarztstelle und einer halben Sozialarbeiterstelle ausgestattet. Außerdem sind ein Psychologiehospitant und zwei Ergotherapiepraktikanten tätig. Darüber hinaus stehen die anderen Ergotherapeuten und Krankengymnasten des ZISG der Altentagesklinik im gleichen Maß wie jeder anderen Station im Haus zur Verfügung.

Gemäß den Empfehlungen für Tageskliniken der Expertenkommission der Bundesregierung zur Verbesserung der psychiatrischen Versorgung (1) setzen sich die Patienten einer Altentagesklinik aus drei Gruppen zusammen:

1. „Akutkranke anstelle einer vollstationären Einweisung." Ausgeschlossen hiervon sind lediglich Patienten, die fremd- oder selbstgefährdend sind, schwer suchtkrank oder schwer dement. Eine teilstationäre Behandlung psychisch kranker alter Menschen beugt der Hospitalisierung vor, da die Patienten in ihrem gewohntem Umfeld belassen werden, das heißt, weiterhin zu Hause wohnen und sich dort auch so weit wie möglich selber versorgen.
2. „Patienten nach einem (...) Krankenhausaufenthalt, wenn sie keiner vollstationären Betreuung mehr bedürfen und mit ambulanten Mitteln noch nicht hinreichend behandelt werden können." Hier geht es vor allem um das Einüben von Alltagsfertigkeiten, die durch die Erkrankung, durch die Hospitalisierung oder aus anderen Gründen verloren gegangen sind.
3. „Patienten mit schleichendem Krankheitsbeginn und chronisch psychischem Leiden zur Behandlung der primären und sekundären Krankheitsschäden, auch zur Vorbereitung auf weiterführende Rehabilitationsmaßnahmen." Ziel der Behandlung in der Altentagesklinik ist es hier, ein Netz aus privaten Personen (z. B. Angehörigen) und sozialen Institutionen (wie Tagesstätten, Seniorenclubs ...) zu knüpfen, das die Patienten nach der Entlassung weiterhin stützen und notfalls auffangen kann.

In den vergangenen 10 Jahren wurden 582 Patienten in der Altentagesklinik des Zentralinstituts für seelische Gesundheit behandelt, davon 122 Männer und 460 Frauen. 80% der Patienten waren zwischen 60 und 80 Jahre alt. 45% der Patienten wurden von stationärer Behandlung zur Weiterbehandlung in die Altentagesklinik verlegt, 35% waren von niedergelassenen Ärzten, überwiegend Nervenärzten (20%) eingewiesen worden und 13% kamen als Notaufnahmen. Die Hälfte der Patienten (52%) war verheiratet, ein Drittel (29%) verwitwet, und 19% ledig oder geschieden. Dementsprechend lebten 54% der Patienten alleine, 29% mit dem Ehepartner, 11% mit Angehörigen und 5% der Patienten wohnten in einem Heim. Jeweils ein Drittel litt an einem depressiven Syndrom (36%), ein Drittel an demenziellen Syndromen (35%), 13% der Patienten waren an einer Schizophrenie erkrankt, und 15% litten an anderen psychiatrischen Erkrankungen. 50% der Patienten waren zusätzlich internistisch oder chirurgisch erkrankt, wobei besonders häufig Erkrankungen des Herz-Kreislaufsystems wie Hypertonie und Herzinsuffizienz (12%) sowie Diabetes (9%) in den Dokumentationsbögen kodiert wurden; bei 22% wurden Frakturen angegeben. Unter neurologischen Erkrankungen litten nur ca. 10% der Patienten, wobei hier am häufigsten extrapyramidalmotorische Störungen und Parkinson-Syndrome (6%) diagnostiziert worden waren. 85% der Patienten waren erst im Alter psychisch erkrankt, d. h. nach dem 50. Lebensjahr, wobei nahezu die Hälfte (44%) seit über 10 Jahren rezidivierend krank war. Eine Substanzabhängigkeit wurde bei 10% der Patienten festgestellt, vor allem Benzodiazepinmißbrauch (6%), und Alkoholmißbrauch (3%). Bei Aufnahme wurden die psychopathologischen Symptome der Patienten nach dem AMP- bzw. dem AMDP-System kodiert. Die am häufigsten beschriebenen Symptome waren Antriebsarmut, sozialer Rückzug und deprimierte Stimmung. Diese Symptome wurden bei über zwei Dritteln der Patienten (80%, 72%, 68%) als mittelschwer oder schwer bewertet. Die Behandlung in der Altentagesklinik dauerte im Mittel 8 Wochen, nach 12 Wochen waren 65% der Patienten wieder entlassen.

Um genauere Informationen über die Qualität der Behandlung in der Altentagesklinik zu erhalten, ist eine weiterführende, auf die speziellen Bedürfnisse der Gerontopsychiatrie eingehende Dokumentation notwendig. Die Hälfte der Patienten leidet chronisch an einer psychischen Erkrankung, ebenso häufig sind Begleiterkrankungen aus dem internistisch-chirurgischen Bereich. Eine Dokumentation nur auf Symptomebene wäre bei diesen Patienten unzureichend. Als Maßstab geglückter Intervention sind über den psychopathologischen Befund hinaus Parameter für Lebensqualität, Funktionsniveau und soziale Situation von Bedeutung.

Ein Beispiel für eine solche weitergehende Dokumentation gerontopsychiatrischer teilstationärer Versorgung ist die Evaluation der Altentagesklinik in Nord-Dublin (3). Außer dem Mini Mental State wurde der Grad der Abhängigkeit der Patienten von Hilfe mittels der Clifton Assessment Procedures for the Elderly (CAPE) ermittelt. Darüber hinaus wurden Daten bezüglich der öffentlichen Hilfseinrichtungen, die die Patienten nutzten, sowie demographische Daten über die die Patienten pflegenden Personen erhoben. Kujawinsky (4) entwickelte als Maß für den Erfolg einer gerontopsychiatrischen Intervention in einem vollstationäre Setting den Geriatric Psychiatry Nurse Rating Scale (GPNRS), ein teamorientiertes Bewertungsinstrument, das von der Fähigkeit, selbständig zu essen bis zur Fähigkeit, ein Gespräch zu führen reicht. Ergänzt wurde der GPNRS durch eine Mini Mental State Examination. Diese Instrumente wurden zu Beginn einer vollstationären Behandlung, nach 7 Tagen, bei Entlassung sowie 14 Tage danach erhoben. Die Veränderung im Verlauf dokumentierte den Einfluß der gerontopsychiatrischen Intervention auf das Wohlergehen der Patienten.

Aufgrund der in der Altentagesklinik des ZISG gemachten Erfahrungen sowie unter Berücksichtigung von Beispielen aus der Literatur sollte eine auf die Bedürfnisse gerontopsychiatrischer teilstationärer Behandlung zugeschnittene Dokumentation die folgenden Voraussetzungen erfüllen:

- Sowohl psychiatrische Symptome als auch die Belastung des Patienten durch körperliche Begleiterkrankungen müssen dokumentiert werden. Darüber hinaus sind Parameter wie Funktionsniveau, soziale Situation und Lebenszufriedenheit von Interesse.
- Die Daten sollen den Verlauf zu mehreren Zeitpunkten dokumentieren, das heißt, sie müssen zu Behandlungsbeginn und bei Entlassung erhoben werden. Zusätzlich empfiehlt sich eine Zwischenevaluation, um Patienten mit überdurchschnittlich langen Behandlungsverläufen zu erfassen, sowie eine Nachuntersuchung drei Monate nach Entlassung zur Überprüfung der Dauerhaftigkeit therapeutischer Erfolge.
- Alle Berufsgruppen des Teams, Patienten und Angehörige sollen an der Dokumentation beteiligt werden, um ein möglichst vielschichtiges Bild der Situation der Patienten zu erhalten.
- Wichtig für die Machbarkeit einer Dokumentation ist der Zeitfaktor: mehr als 5–10 Minuten können pro Patient, ausfüllender Person und Evaluationseinheit im allgemeinen nicht erwartet werden.
- Im Hinblick auf Reliabilität (2) und Vergleichbarkeit sollen überwiegend standardisierte Erhebungsinstrumente verwendet werden.

Unter Berücksichtigung dieser Gesichtspunkte entwickelten wir eine Patienten-Dokumentation für die Altentagesklinik des ZISG, die von uns seit dem 1. Januar 1997 angewendet wird.

Danksagung:
Die Daten über die von 1986 bis 1995 in der Altentagesklinik behandelten Patienten wurden uns dankenswerterweise von der Abteilung Dokumentation am ZISG (Frau Dr. Häfner-Ranabauer) zur Verfügung gestellt.

Literatur

1. Bundesministerium für Jugend, Familie, Frauen und Gesundheit (1988) Empfehlung der Expertenkomission der Bundesregierung zur Reform der Versorgung im psychiatrischen und psychotherapeutischen Bereich, S 22–23
2. Claussen et al. (1995) Zur Methode und Organisation des geriatrischen Assessments. Z Gerontol Geriat 28: 7–13
3. Corcoran et al. (1994) The day hospital in psychiatry of old age – what difference does it make? Ir J Psychol Med 11: 110–115
4. Kujawinski et al. (1993) Geropsychiatry Unit Evaluation. J Gerontol Nurs 19: 5–10

Entwicklung zum Gerontopsychiatrischen Zentrum

K. Nissle, A. Brasseler

Das Versorgungsgebiet des Bezirkskrankenhauses Kaufbeuren hat einen traditionell ländlichen Charakter. Es umfaßt einen Radius von ca. 40 km und reicht vom südlichen Teil des Landkreises Augsburg über das östliche Unterallgäu sowie Teilen des östlichen Oberbayerns über das gesamte Ostallgäu bis an die südlichen Landesgrenzen.

Zu Beginn der Entwicklung zum Gerontopsychiatrischen Zentrum 1991 wurden im Einzugsgebiet ca. 870000 Einwohner versorgt. Durch die allgemeine Sektorisierung und Regionalisierung der Kaufbeurer Sozialpsychiatrie unter

Dr. von Cranach hat sich das Einzugsgebiet mittlerweile durch Schaffung benachbarter Dependancen in Kempten, Memmingen und Augsburg auf ca. 250000 Einwohner reduziert.

Ende der 80er Jahre war die Situation wie in vielen gerontopsychiatrischen Abteilungen durch überfüllte Stationen und lange Aufenthaltsdauern der Patienten gekennzeichnet. Viele pflegende Angehörige fühlten sich mit der Betreuung ihrer psychisch kranken Angehörigen allein gelassen und dementsprechend überfordert. Die meisten Alten- und Pflegeheime waren konzeptuell völlig unzureichend auf die Versorgung desorientierter Menschen oder aber solcher mit affektiven oder paranoiden Störungen eingerichtet.

Durch den Druck der wachsenden Zugangszahlen und Stationsgrößen bis zu 40 Patienten erfolgte dann der Beginn der ambulanten Tätigkeit.

Die Ängste vor einer selbständigen Arbeit vor Ort ohne die Klinik als Hintergrund war zunächst bei den verschiedenen Berufsgruppen enorm. So waren anfangs nur der ärztliche Bereichsleiter und der Gerontologe im Vorfeld der Gründung des Gerontopsychiatrischen Zentrums ambulant tätig gewesen. Mit Inbetriebnahme der aufsuchenden Tätigkeit im Sinne eines multiprofessionellen Teams war ab Januar 1993 jeder Mitarbeiter des ärztlichen Dienstes und der medizinischen Hilfsberufe verpflichtet, mindestens 1 Tag in der Woche ambulant aufsuchend zu arbeiten. Das examinierte Fachpersonal konnte zunächst noch nicht in die Ambulanz mit einbezogen werden, ebensowenig wie die Ergotherapie.

In den Behandlungsergebnissen nach einem Jahr ergaben sich eindrucksvolle Resultate:

- Die Zahl der stationären Aufnahmen konnte um ca. 17 % gesenkt werden, besonders die Aufnahmezahlen von Patienten mit vorwiegend demenziellen Störungen waren im Vergleich zu den vorangegangenen Jahren deutlich rückläufig. So sank die absolute Zahl der aufgenommenen Patienten mit höhergradigen demenziellen Störungen überdurchschnittlich um 19 %. Für die Diagnosegruppen „depressive Störungen" bzw. „paranoide schizoaffektive Störungen" ergab sich zunächst keine signifikante Veränderung.
- Die Anzahl der Entlassungen nach Hause konnte um beinahe 50 % gesteigert werden, dagegen sank die Zahl der Entlassungen in stationäre Einrichtungen auf ca. 37 %. Der Rest der Patienten wurde in andere Kliniken aufgrund im Vordergrund stehender internistischer bzw. anderweitiger somatischer Erkrankungen verlegt. Somatische Pflege behinderte die Durchführung der im Vordergrund stehenden psychiatrischen Pflege nicht mehr wie im früheren Umfang, nachdem die selbstbewußte Identifikation als Gerontopsychiater weg von dem alten Geriatrieverständnis gelungen war.
- Insgesamt ergab sich ein Rückgang der Heimentlassungen um 67 %.
- Die Aufenthaltsdauer konnte von 45 Tage auf zunächst 35 Tage gesenkt werden, heute liegt die durchschnittliche Aufenthaltsdauer bei etwa 28 Tagen.
- Die Anzahl der Heimkontakte stieg innerhalb eines Jahres um 50 %, auch die konsiliardienstliche Tätigkeit in den umliegenden Allgemeinkrankenhäusern wurde im gleichen Zeitraum um das annähernd dreifache gesteigert. Diagnostisch handelte es sich bei den konsiliarisch betreuten Patienten vorwiegend um depressive Störungen bzw. demenzielle Syndrome.
- Die Tagesklinik wurde aufgrund zu geringer Fallzahlen im ländlichen Bereich (Demente wurden in der Tagespflege integriert) an den stationären Bereich angegliedert.
- Durch die ambulante Tätigkeit konnten mittlerweile 3 Stationen geschlossen und die Anzahl der stationären Akutbehandlungsbetten von 95 Betten (1993) auf nunmehr 38 Betten (1996) reduziert werden.
- Auf den verbleibenden 2 Stationen ist mittlerweile Psych-PV-Niveau erreicht (19 Betten), es hat sich eine deutliche Verbesserung des therapeutischen Milieus ergeben. So konnten die Zahlen der Mitarbeiter im Pflegedienst annähernd gehalten werden, die Zahlen der ärztlichen Mitarbeiter sowie die der nichtärztlichen therapeutischen Berufe konnten durch die neue ambulante und teilstationäre Tätigkeit gesteigert werden. So waren im Jahre 1991 4,5 Arztstellen und 1,5 Sozialarbeiterstellen sowie 1 Ergotherapiestelle für den Bereich vorhanden. Ende 1996 waren im Gerontopsychiatrischen Zentrum insgesamt 7,5 Ärzte, 1 Psychologe, 2,5 Sozialarbeiter und 1 Ergotherapeutin tätig.
- Die Psychopharmakagaben, wie auch die Zahlen der bewegungseinschränkenden Maßnahmen, sind auf den gerontopsychiatrischen Stationen im Vergleich zu den Vorjahren rückläufig. Durch die Nachsorge nach einem Klinikaufenthalt durch das Pflegeteam gewann dieses einen besseren Einblick in die häusliche Situation der Patienten, was eine Relativierung der Sicht der Bedeutung der stationären Behandlungsweise nach sich zog (Bedeutung der Übergangspflege). Im Rahmen der beratenden Tätigkeit in Alten- und Pflegeheimen und Allgemeinkrankenhäusern wurden die dort tätigen Pflegepersonen zum einen in akuten Problemen entlastet, zum anderen konnten in gewissem Umfang bestehende Vorurteile gegenüber psychisch Kranken abgebaut und das Verständnis für gerontopsychiatrische Erkrankungen geweckt werden.

Konzeption und Regionalisierung des Gerontopsychiatrischen Zentrums

Das gerontopsychiatrische Zentrum umfaßt 3 Bereiche:

- Die Ambulanz
- Die Öffentlichkeitsarbeit und Beratungsfunktion in Angehörigengruppen sowie
- die stationäre/teilstationäre Versorgung zur Krisenintervention.

Mittlerweile werden ca. 400 Patienten/Quartal in 90% der Fälle aufsuchend multiprofessionell und im Sinne eines Case-Managements versorgt. Die Intensität der ambulanten Kontakte schwankt zwischen einmal/Quartal bis zu dreimal in der Woche, je nach Schwere und Intensität der Erkrankung.

Diagnostisch handelt es sich vor allem um Patienten mit depressiven Störungen (34%) sowie um Patienten mit demenziellen Entwicklungen (32%). Patienten mit paranoiden Störungen werden zu 18% behandelt, der Rest entfällt auf Patienten mit Persönlichkeitsstörungen und neurotischen Störungen. Suchtpatienten werden von der hauseigenen Suchtfachambulanz versorgt. Sämtliche Patienten werden von einem Behandlungteam, bestehend aus Arzt/Ärztin, erfahrener examinierter Fachschwester/-pfleger und Sozialarbeiter/in versorgt. Die jeweiligen Berufsgruppen führen Hausbesuche, entweder gemeinsam oder aber nach Absprache alleine, durch. In der Bereichsbesprechung am Folgetag erfolgt die Supervision durch den ärztlichen Leiter des Gerontopsychiatrischen Zentrums. Die Tätigkeit erfolgt in erster Linie aufsuchend, gerade bei Patienten, die keine ärztliche Versorgung haben, da sie ihre Wohnung nicht verlassen. Die Anzahl der Behandlungsteams ergibt sich aus der Anzahl der Stationsärzte (6). So existieren für den südlichen und den nördlichen Sektor jeweils 3 Behandlungsteams, die in einem abgegrenzten geographischen Raum tätig werden. Dadurch wird der Kreis der ins Behandlungsfeld mit einzubeziehenden Personen (niedergelassene Ärzte, Heime etc.) kleiner und überschaubarer. Im Fall der Dekompensation eines Patienten wird dieser dann stationär aufgenommen und von denselben Bezugspersonen dort weiter versorgt, so daß kein Therapeutensprung notwendig wird (Case-Management). In den vergangenen Jahren mußten lediglich 24,5% aller ambulant versorgten Patienten irgendwann einmal stationär aufgenommen werden.

Zusammenfassend läßt sich sagen, daß das Gerontopsychiatrische Zentrum am Bezirkskrankenhaus Kaufbeuren patientenbezogen, gemeindenah und aufsuchend sektorisiert arbeitet. Die ärztlichen und nichtärztlichen Bezugspersonen wechseln nicht bei einem Wechsel von der ambulanten zur teilstationären bzw. stationären Versorgung (Case-Management).

Welche Rolle spielen Klienten mit depressiven Störungen im komplementären gerontopsychiatrischen Bereich? Ergebnisse des Versuchs einer Gesamterhebung in einem Berliner Bezirk

H. Gutzmann, H. Vulturius, K.-H. Schmidt

In der Literatur ist immer wieder der Hinweis zu finden, daß die in Deutschland vorhandenen Versorgungsstrukturen zur Betreuung kranker bzw. pflegebedürftiger Personen den speziellen Bedürfnissen psychisch kranker alter Menschen nicht ausreichend entsprechen. Wir versuchten deshalb in einer epidemiologischen Studie, das Ausmaß an pflegerelevanten somatischen und psychischen Störungen bei betreuten Senioren des Berliner Bezirks Köpenick genauer zu beschreiben. Die Ergebnisse dieser Studie sollen Ausgangspunkt für die Planung adäquaterer gerontopsychiatrischer Versorgungsstrukturen sein. Hier sollen zunächst einige kurze Angaben zur Grundgesamtheit der Untersuchten und zur Untersuchungsmethodik gemacht werden. Im zweiten Teil werden dann Ergebnisse skizziert, die die Untergruppe depressiver Klienten betreffen.

Insgesamt wurden 1748 Personen im Alter von mindestens 60 Jahren untersucht. Bei der Datenerhebung wurden nahezu alle Heimbewohner und durch Sozialstationen betreute Senioren des Bezirkes Köpenick erfaßt. Es handelt sich also nicht um die Untersuchung einer Stichprobe, sondern im Prinzip um eine Gesamterhebung. Die Untersuchung wurde in 9 Heimen (N=1011), 7 Sozialstationen (N=604), den beiden bezirklichen Tagesstätten (N=35) und der versorgungsverpflichteten Gerontopsychiatrischen Abteilung des Wilhelm-Griesinger-Krankenhauses (N=98) durchgeführt. Es handelte sich um eine „Stichtagserhebung“, in die alle zu diesem Zeitpunkt von der jeweiligen Einrichtung betreuten Personen eingeschlossen wurden, die mindestens 60 Jahre alt waren (Abb. 1). Insgesamt wurden 1431 Frauen und 317 Männer untersucht.

Neben Alter und Geschlecht wurden durch eine jeweils betreuende Pflegekraft auch die Pflegestufe nach der seinerzeit in Berlin gültigen Regelung erhoben (soweit vorhanden, d.h. bei allen Heimbewohnem und bei den Klienten zweier Sozialstationen) und zusätzlich der Beurteilungsbogen für Geriatrische Patienten (BGP) ausgefüllt. Dieses Instrument dient zur Beschreibung von geriatrisch bzw. gerontopsychiatrisch Pflegebedürftigen durch Betreuungs- und Pflegepersonal (2). Der BGP umfaßt 35 Merkmale, die auf einer 3stufigen Skala (0, 1, 2) abgebildet werden können. Der Fragebogen wurde als Instrument zur Beschreibung von für die Pflege relevanten Störungen entwickelt. Die Fragen zielen sowohl auf Störungen, die bei körperlichen Krankheiten auftreten, als auch auf durch Gerontopsychiatrische Erkrankungen bedingte Defizite. Anders als eine ärztliche Beurteilung ist der BGP eine vom Pflegepersonal auszufüllende Fremdbeurteilungsskala. Dieser Umstand sollte angesichts der Rolle, die der Beurteilung durch das Pflegepersonal im neuen Pflegeversicherungsgesetz (PflegeVG) im Prinzip eingeräumt wird, unterstrichen werden. Bei den vorliegenden Ergebnissen handelt es sich also im Einzelfall nicht um diagnostische Aussagen, sondem um die Beschreibung von für die Pflege relevanten Störungen in verschiedenen Bereichen. Eine Aussage über die Grenze zwischen Gesundheit und Krankheit (bzw. normaler

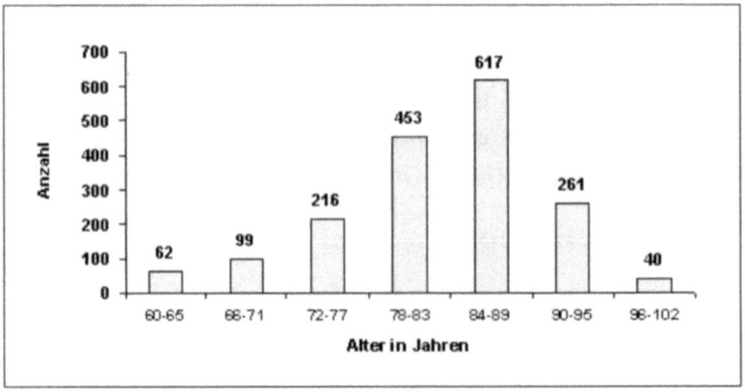

Abb. 1. Altersverteilung

Funktion und Symptom) wird also nicht getroffen. In den einzelnen Bereichen sind die Ergebnisse nur als Abweichungen von demjenigen Mittelwert zu interpretieren, der durch den Durchschnitt der Untersuchten gegeben ist, sie sind nicht als Normwert mißzuverstehen!

Die Auswertung des Fragebogens erlaubt eine spezifische Beschreibung einzelner pflegerelevanter Störungsgruppen. Dazu wurden aus der Gesamtzahl der 35 Fragen mit Hilfe einer Faktorenanalyse die 5 Skalen „Psychoorganisches Syndrom“, „körperbezogene Pflegebedürftigkeit", „Störung der sozialen Kompetenz", „Aggressivität" und „Depressivität" ermittelt. Eine wichtige Fragestellung war, welche Beziehungen zwischen der Beurteilung im BGP und der Pflegestufe bestehen. Es war zu vermuten, daß sich in der Pflegestufe nicht in ausreichendem Maß die durch psychische Behinderungen bedingte Pflegebedürftigkeit widerspiegelt. Eine Diskriminanzanalyse zeigte, daß die Höhe der Pflegestufe am weitaus engsten mit dem mittels des BGP ermittelten Ausmaßes an körperbezogener Pflegebedürftigkeit verknüpft war. Die in den Skalen „Aggressivität", „Psychoorganisches Svndrom" und „Störung der sozialen Kompetenz" beschriebene Problematik stand in einem deutlich geringeren Zusammenhang, und die Skala „Depressivität" war schließlich völlig unabhängig von der Pflegestufe. Dies bedeutet mit anderen Worten, daß sich der Grad der amtlicherseits anerkannten Pflegebedürftigkeit nahezu ausschließlich am Umfang der körperlichen Pflegebedürftigkeit orientierte.

In einem zweiten Schritt wurden mittels einer Cluster-Analyse Gruppen von Personen gebildet, die ein vergleichbares Störungsmuster im BGP aufwiesen. Es wurde dabei eine Lösung ausgewählt, die nicht nur nach mathematisch statistischen, sondem gerade auch nach klinischen Kriterien plausibel war, also der gewohnten Einteilung nach klinischen Diagnosegruppen am nächsten kam. Bei etwa 40% der Untersuchten wurde auf diese Weise eine deutlich über dem Durchschnitt liegende Depressivität ermittelt; die Hälfte von ihnen wies aber darüberhinaus auch noch Auffälligkeiten im körperlichen oder kognitiven Bereich auf. Eine Gruppe von 141 Personen allerdings zeigte bei sonst relativ gutem körperlichem und psychischen Zustand ausschließlich eine depressive Symptomatik.

Aus Abb. 2 wird die Verteilung der Mitglieder dieser Gruppe im wesentlichen depressiver Klienten auf die einzelnen Einrichtungen deutlich. Es ist sicher bemerkenswert, daß der größte Anteil von mit dem BGP als depressiv eingestufter Klienten Besucher der Tagespflegestätte waren. Auch daß von den Sozialstationen ähnlich viele dieser Gruppe versorgt wurden wie im Krankenhaus, macht deutlich,

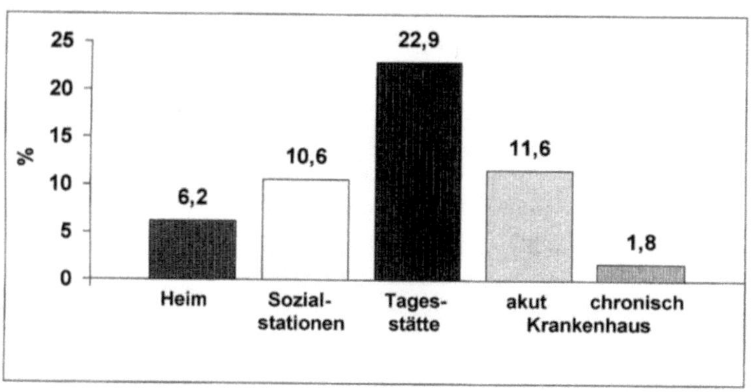

Abb. 2. Verteilung der Gruppe der „Depressiven“ auf die Einrichtungen

daß möglicherweise depressive Problematik dort besonders häufig beobachtet wird, wo man gerade nicht – oder nicht optimal – auf sie eingestellt ist. Von allen als depressiv Eingeschätzten hatten 65 % nur die Pflegestufe 1 erhalten. Zum Erhebungszeitpunkt galten die von der Berliner Sozialverwaltung festgelegten Pflegestufen, die annähernd dem rechnerischen Wert „PflegeVG + 1" entsprechen dürften, so daß also nach PflegeVG bei zwei Drittel unserer seinerzeit Untersuchten aktuell die Pflegestufe 0 anzunehmen wäre.

Es ist sicher die Frage zu diskutieren, ob alle Möglichkeiten einer Erhöhung der Pflegestufe bei Vorliegen gravierender psychischer (also auch depressiver) Störungen ausreichend genutzt worden waren. Immerhin ist festzuhalten, daß die Beurteilung im Rahmen eines querschnittlich angelegten ärztlichen Gutachtens erfolgte, einem Verfahren, das auch heute noch (bei der Anwendung des PflegeVG) weitaus häufiger die Basis für die Pflegegeldeinstufung darstellt, als eine längsschnittlich angelegte pflegerische Einschätzung. Deshalb bestand und besteht noch die Gefahr, daß ohne ausreichende Informationen durch kompetente Betreuer psychische Störungen durch die Gutachter zu leicht übersehen oder mindestens in ihrer Konsequenz für den Pflegealltag erheblich unterschätzt werden. Daß gerade die Beobachtungen durch das Pflegepersonal wesentliche Informationen auch zur Problematik affektiver Störungen beitragen können, hat sich in unserer Untersuchung erwiesen. Aktuell haben wir mit einer Wiederholungsuntersuchung mit einem leicht modifizierten Instrument (1) begonnen, bei der auch die möglicherweise veränderte Situation nach Einführung des PflegeVG erfaßt werden soll.

Literatur

1. Gutzmann H, Schmidt K-H, Vulturius H (1997) Untersuchungen zur Validität der BGP. Z Gerontopsychol -psychiat, im Druck
2. van der Kam P, Wimmers MFHG (1996) BGP-Beurteilungsskala für geriatrische Patienten. In: Collegium Internationale Psychiatrieae Scalarum (CIPS) Internationale Skalen für Psychiatrie. Beltz-Test, Göttingen

3.12 Behandlung depressiver Älterer im stationären Bereich (psychiatrische und gerontopsychiatrische Kliniken, psychosomatische Kliniken)

Vorbemerkungen

R. KORTUS

Der Workshop hatte ca. 60 Teilnehmer, die die Vorträge zusammenhängend hörten und im Anschluß daran diskutierten.

Zum Vortrag von Wenglein wurde mit Überraschung festgestellt, daß ältere Patienten im Ruhestandsalter in einer psychosomatischen Klinik in der dargestellten Größenordnung behandelt werden. Hierzu verdeutlichte der Referent, daß diese Patienten in der Regel als Kostenträger eine Krankenkasse hätten, das Weiterbestehen dieser krankenkassenfinanzierten Behandlungsgruppe aber noch unsicher sei. In Isny vertrete man ein integratives Behandlungskonzept, so daß dort Patienten von 17 bis 81 Jahren behandelt worden seien. Während ein Teil der älteren Patienten altersspezifische Behandlungskonzepte bevorzugt, erlebt ein anderer Teil die gemeinsamen Therapiesitzungen mit Jüngeren als positiv.

Auch in Isny wird die Beobachtung gemacht, daß ältere Patienten, die zunächst nur zum geringen Teil eigenmotiviert in die Behandlung kommen, dort einer Motivation zur Psychotherapie gut zugänglich sind.

Zur Frage der nachstationären Weiterbehandlung wurde berichtet, daß der größere Teil der angesprochenen Patienten aus der Region kämen und somit die Zusammenarbeit mit den niedergelassenen Kollegen problemlos sei. Bezüglich der behandelten Krankheitsbilder wies die vorgestellte Gruppe vor allem neurotische bzw. reaktive Depressionen auf. – Als spezifische Auslöser der hier behandelten Altersdepressionen wurden der Verlust körperlicher Integrität sowie das Scheitern des Lebensentwurfes in der Rückschau gesehen; darüber hinaus waren diese Belastungsmomente gehäuft verbunden mit Partnerkonflikten. – Patienten mit merkbaren kognitiven Beeinträchtigungen und psychotisch geprägte Krankheitsbilder waren im beschriebenen Behandlungssetting die Ausnahme.

Der Beitrag von Dykierek warf zunächst die Frage nach der Akzeptanz einer gerontopsychiatrischen Station mit 12 Betten auf. Als positiv erwies sich die gegenseitige Unterstützung bei Aktivitäten zum ADL-Training wie z.B. Kochen, Backen und andere Hausarbeiten; problematisch kann die Gruppe werden bei Therapien mit intellektuellen Leistungsanforderungen wie z.B. Hirnleistungstraining, wo Versagenssituationen den Therapieerfolg beeinträchtigen. Grundsätzlich wurde festgehalten, daß der positive „Gruppendruck" in einer solchen Therapiegruppe sich oft als motivationsfördernd erwies.

Zum Therapiesetting wurde erläutert, daß die Therapie nicht auf die vorgestellten 16 Therapieeinheiten beschränkt ist, sondern im Bedarfsfall erweitert werden kann. Bei der grundsätzlich als Einzeltherapie ausgelegten IPT wird die Teamarbeit jedoch nicht vernachlässigt, da neben regelmäßigen Teamgesprächen bei der Aufnahme und Entlassung die Bezugstherapeuten ausführlich einbezogen werden; auch die Angehörigen werden soweit wie möglich in die Therapien einbezogen.

In der Diskussion wurde deutlich, daß das vorgestellte Konzept einer IPT-LL Raum bietet für weitere Therapieansätze z. B. aus dem gestalt- und kunsttherapeutischen Bereich, mit dem neue Lebensräume erforscht werden können. Eine Modifikation des IPT-Konzeptes besteht in der bewußten Berücksichtigung von Übertragungsprozessen im Gegensatz zum ursprünglichen Konzept der IPT.

Eine geringfügige Selektion der vorgestellten Patientengruppe ab 55 Jahren bestand vor allem darin, daß diese Patienten weniger somatische Symptome aufwiesen als sonstige gerontopsychiatrische Patienten.

Der Beitrag von Köhler wurde ergänzt durch eine Beschreibung des in Saarbrücken bestehenden Versorgungsstranges: Patienten können nach der Entlassung aus der vollstationären Behandlung im Rahmen der tagesklinischen (teilstationären) Behandlung an den Tagen mit Therapiesitzungen weiterhin auf die Station kommen, so daß die Gruppentherapie über den stationären Aufenthalt hinaus fortgeführt werden kann und die Patienten in der vertrauten Gruppe bleiben.

In der Diskussion wurde nochmals die Ich-stützende Form der interaktionell-psychoanalytischen Methode herausgestellt, bei der der Therapeut als „Hilfs-Ich" fungiert und Antworten an die Stelle von Deutungen treten; diese Grundsätze scheinen bei der Psychotherapie Älterer ein besonderes Gewicht zu haben.

Das Konzept der Gruppentherapie ist älteren Patienten zwar zunächst weniger vertraut als jüngeren Patienten und scheint daher wegen des anfänglichen Gefühls der Fremdbestimmtheit Vorbehalte auszulösen; nach Integration in die Gruppe zeigt die Erfahrung jedoch, daß ältere Patienten die Therapie sehr ernst nehmen und es seltener zu Therapieabbrüchen kommt als bei Jüngeren.

Den bekannten Übertragungsproblemen bei der Behandlung wesentlich älterer Patienten kann am ehesten mit kontinuierlicher Supervision und Selbsterfahrung begegnet werden.

Die auf der beschriebenen Station gemachten Erfahrungen belegen, daß Gruppenpsychotherapie problemlos in die gerontopsychiatrische Regelversorgung integriert werden kann. – Zur Zeit wird diskutiert, ob eine zeitliche Reduzierung der Gruppensitzungen auf 60 Minuten sinnvoll ist, wenn die Gruppe vorwiegend aus weniger belastbaren Patienten besteht. Diese fakultative zeitliche Anpassung wäre als mögliche Modifikation einer Alters-Gruppenpsychotherapie zu sehen.

Nach dem Referat von Wolfersdorf wurde u. a. bedauernd festgestellt, daß einem guten stationären Arbeitskonzept in Baden-Württemberg keine Versorgungskette zur Weiterführung der Therapie zur Verfügung steht. So erschweren die gesetzlichen Rahmenbedingungen die teilstationäre tagesklinische Arbeit und die Weiterbehandlung durch Institutsambulanzen. Auch bei der pflegerischen psychiatrischen Betreuung durch aufsuchende Dienste sind noch erhebliche Defizite zu verzeichnen, die erst langsam durch die Einstellung von psychiatrischem Fachpflegepersonal bei Sozialstationen und aufsuchenden Diensten abgebaut werden.

An diesem Beispiel wurden nochmals Lücken in der therapeutischen Versorgung älterer Patienten verdeutlicht und die Notwendigkeit baldiger Verbesserung unterstrichen.

Der depressive ältere Patient in der psychosomatischen Klinik – psychodynamische Aspekte und individuelle Therapieziele

E. WENGLEIN

Bei 100 älteren, als depressiv diagnostizierten Patienten im Durchschnittsalter von 63 Jahren, die im Verlauf der Jahre 1993 bis 1996 in der Klinik für Psychosomatik und Psychotherapie in Isny-Neutrauchburg aufgenommen und behandelt worden waren, wurden zu Beginn und am Ende der stationären Psychotherapie ermittelte individuelle Therapieziele in Beziehung gesetzt zur jeweiligen Psychodynamik des Patienten. Hinsichtlich der diagnostisch-nosologischen Zuordnung handelte es sich überwiegend um depressive Entwicklungen bzw. depressive Neurosen (42%), reaktive Depressionen (38%) und um depressive Erschöpfungszustände (20%).

Die Untersuchung belegt zum einen die Notwendigkeit, bei älteren depressiven Patienten bereits zu Beginn der stationären Psychotherapie mehrere als gleichrangig zu wertende Therapieziele sowohl im Hinblick auf somatische als auch auf intrapsychische und interpersonelle Ziele zu berücksichtigen. In Übereinstimmung mit den allgemeinen Ergebnissen der Praktikabilitätsstudie von Heuft et al. (2) wird deutlich, daß auch für ältere depressive Patienten Kategorien wie Konfliktbewältigung und Verbesserung der sozialen Kontaktfähigkeit hohe Wertigkeit besitzen. Vor allem die Stabilisierung somatischer Funktionen scheint bei älteren depressiven Patienten eine wesentliche Hauptkategorie von individuellen Therapiezielen sowohl zu Beginn als auch gegen Ende der Behandlung zu sein – gegen Ende der Therapie scheint ihre Bedeutsamkeit sogar eher noch zuzunehmen.

In einem zweiten Schritt der Untersuchung wurden die individuell ermittelten Therapieziele und ihre Veränderung im Laufe des Behandlungsprozesses (Therapie-outcome) in Verbindung gebracht mit einem psychodynamischen Modell, das sowohl genetische Faktoren als auch konfliktauslösende Situationen, Abwehrformationen und Überlegungen zur Psychotraumatologie umfaßt. Von besonderem Interesse war dabei die Frage, warum manche älteren Patienten ein Infragestellen ihres Ich-Ideals der Autonomie bzw. ein Scheitern ihres Selbstentwurfs überwiegend depressiv und autoaggressiv verarbeiten (4).

Die eingehende Analyse ergab, daß in der Regel mehrere konfliktauslösende Situationen gleichzeitig vorlagen, die sich im Sinne gleich- oder parallelgerichteter Kräfte gegenseitig beeinflussen oder potenzieren: z.B. brachen gleichzeitig mit dem Verlust gewohnter haltbietender Strukturen oder dem Verlust der körperlichen Integrität auch Partnerkonflikte auf, die aus Enttäuschungen von Erwartungen im Hinblick auf die gegenseitige Erfüllung oraler Wünsche resultierten. Es scheint, daß latente Partnerkonflikte aktualisiert wurden, sobald äußere stabilisierende Faktoren im Leben des älteren Patienten entfielen oder an Bedeutung verloren (z.B. die Möglichkeit, das Selbst per Leistung oder Aktivität zu stabilisieren). Vor allem das Scheitern eines überwiegend leistungsorientierten Lebensentwurfs wird von depressiven Patienten schuldhaft verarbeitet. Die aus der Ohnmacht resultierende Aggression kann aufgrund der Gehemmtheit des Patienten im aggressiven Antriebsbereich nicht adäquat bewältigt werden. Per Symptom wird sie gegen das Selbst gerichtet (1).

Traumatisierende Faktoren bei älteren depressiven Patienten sind vor allem darin zu sehen, daß sowohl chronisch-rezidivierende als auch aktuelle Belastungen auftreten, die durch multiple, mehrfach determinierte konflikthafte Situationen ausgelöst, an genetisch bedeutsame Erfahrungen anknüpfen (z.B. früher Verlust des Vaters bzw. Unvollständigkeit der Familien), wobei die Pathodynamik sich als Resultierende aus Persönlichkeitsstruktur, konfliktauslösenden Situationen und Abwehrfunktionen darstellen läßt. Erst die Kombination und Interaktion der beschriebenen Faktoren prädestiniert zur entsprechenden Dynamik depressiver Syndrome.

Bei der Klärung unbewußter psychodynamischer Aspekte waren die häufigsten der von uns eruierten Konflikte zentriert um dem Bereich Autonomie versus Abhängigkeit bzw. Macht und Ohmacht bzw. Unterwerfung. Viele ältere Patienten lebten in der Ambivalenz zwischen ihren Wünschen nach Nähe und Bindung einerseits und ihren Bedürfnissen nach Autonomie andererseits. Nicht selten waren diese Konflikte aggressiv akzentuiert bzw. Ausdruck von Enttäuschungsaggressionen oder gelegentlich auch narzißtischer Kränkungswut. Vor allem das Infragestellen und Scheitern des Selbstentwurfs der Autonomie wurde häufig autoaggressiv verarbeitet: sich schwach oder auf andere angewiesen zu fühlen, bedeutet u.U., sich dafür zu schämen oder sich selbst zu verachten. Aber auch der Verlust eines zentralen Selbst-stabilisierenden Lebensbereichs und/oder das Versagen der restaurativen Kräfte wurden schuldhaft verarbeitet. Die blockierte Trauerarbeit wiederum resultierte um so mehr aus einem depressiven „Festhalten an der Schuld", je mehr Verluste tatsächlich zu beklagen waren bzw. je weniger Kompensationsmöglichkeiten dem älteren Patienten zur Verfügung stehen.

Andererseits wird die mit dem depressiven Modus verbundene chronische Frustration oraler Wünsche vor allem dann problematisch, je abhängiger ein älterer Patient tatsächlich ist bzw. je ausgeprägter die Versagung: Reale Bedürftigkeit und infantile neurotische Wünsche interagieren i. S. einer negativen Selbstverstärkung. Der Vergleich der von uns ermittelten Therapieziele mit den in der Literatur genannten therapeutischen Ansätzen (3) verdeutlicht die Notwendigkeit, entsprechend der Komplexität und vielfachen Determiniertheit der Psychodynamik, verschiedene Therapieziele zu berücksichtigen (Tabelle 1).

Literatur

1. Freud S (1917) Trauer und Melancholie. GW X 427-446. Imago, London
2. Heuft G, Senf W, Janssen PL, Lamprecht F, Meermann R (1995) Praktikabilitätsstudie zur qualitativen und quantitativen Ergebnisdokumentation stationärer Psychotherapie. Psychother Psychosom med Psychol 45: 303–309
3. Reimer C (1995) Tiefenpsychologische Zugänge zu depressiv Kranken. Psychotherapeut 40: 367–372
4. Wenglein E (1997) Depressivität und Suizidalität bei älteren Patienten in der psychosomatischen Klinik. In: Wenglein E (Hrsg) Das dritte Lebensalter – Psychodynamik und Psychotherapie bei älteren Menschen. Vandenhoeck & Ruprecht, Göttingen Zürich

Tabelle 1. Individuelle Therapieziele

▸ Bestätigung der (oralen) Nähe- und Bindungswünsche
▸ Arbeit an der aggressiven Gehemmtheit
▸ Lockerung der rigiden Abwehrformationen
▸ Klärung der multiplen konfliktauslösenden Situationen
▸ Bewußtmachen neurotischer Konfliktanteile (vor dem Hintergrund genetischer Erfahrungen)

Multimodale stationäre Psychotherapie zur Behandlung von Altersdepressionen

P. Dykierek, E. Schramm, M. Berger

Einleitung

In Relation zum Bevölkerungsanteil und zum Bedarf sind ältere Menschen in psychotherapeutischen Behandlungen deutlich unterrepräsentiert (Übersicht bei 3). Der verhältnismäßig geringe Einsatz gerontopsychotherapeutischer Maßnahmen erscheint ungerechtfertigt, liegen doch insbesondere aus der Verhaltenstherapie (VT), der Kognitiven Therapie (KT) und der Interpersonellen Psychotherapie (IPT) erfolgversprechende Altersmodifikationen und Outcome-Studien vor (für 6 KT und VT: Übersicht bei IPT: 4, 7, 8). An der Freiburger Universitätsklinik für Psychiatrie und Psychotherapie wird derzeit auf einer offenen gerontopsychiatrischen Station ein multimodales Psychotherapiekonzept entwickelt und evaluiert. Zentraler Therapiebaustein ist die IPT für ältere Depressive (IPT-Late Life, nach dem Manual von 1). In der vorliegenden Arbeit werden die IPT-Late Life (IPT-LL), IPT-LL-unterstützende Gruppen sowie Evaluationsansätze vorgestellt und diskutiert.

Interpersonelle Psychotherapie im Alter (IPT-Late Life)

Die IPT-LL ist ein speziell zur Behandlung der Altersdepression modifiziertes Verfahren, das in seiner Orginalform von Klerman und Weissmann (5) konzipiert wurde. Ihre theoretischen Bezüge gehen auf Adolf Meyer und seinen Schüler Harry Stack Sullivan zurück, beide Vertreter der interpersonellen Schule, die in den 30er und 40er Jahren in den Vereinigten Staaten gegründet wurde (8). Meyer betrachtete psychische Störungen als mißlungenen Versuch des Individuums, sich an veränderte Umweltbedingungen und insbesondere psychosoziale Stressoren anzupassen. Sullivan ergänzte und erweiterte den psychobiologischen Ansatz Meyers; er betrachtet die gesamte Psychiatrie als Wissenschaft interpersoneller Beziehungen. Die IPT wurde in den 60er und 70er Jahren von Klerman und Weissman als semistrukturierte Kurzzeittherapie (12–20 Sitzungen) zur Behandlung unipolar-depressiver Ambulanzpatienten konzipiert. Das therapeutische Vorgehen von Klerman und Weisman hat sich dabei relativ weit von der traditionellen, psychodynamisch ausgerichteten Interpersonellen Schule entfernt, beansprucht aber nicht den Status einer eigenen, in sich geschlossenen Therapieschule. Die Wirksamkeit konnte in einer Reihe von Studien nachgewiesen werden (8). Für ältere Menschen scheinen die in der IPT fokussierten Problembereiche (Trauer, Rollenwechsel, interpersonelle Konflikte und Defizite) besonders relevant. So haben ältere Menschen ein wesentlich höheres Risiko, an verzögerten oder verzerrten Trauerreaktionen zu leiden, sie sind auch verstärkt von Einsamkeit und Isolation betroffen. Rollenwechsel und -übergänge können in den verschiedensten Bereichen auftreten (z.B. vom selbständigen Rentner zum Pflegeheimbewohner, vom gesunden Menschen zum körperlich Beeinträchtigten). Auch der Altersprozeß an sich kann als biologischer Rollenwechsel verstanden werden. Vermehrt auftretende interpersonelle Konflikte können in einem Zusammenhang mit der stärkeren Abhängigkeit gegenüber anderen sowie unerfüllten Versorgungswünschen gegenüber Angehörigen gesehen werden.

Der Schwerpunkt der IPT-LL liegt in der Bearbeitung spezifischer interpersoneller Probleme, die mit dem Auftreten der Depression in Verbindung stehen und in der Bewältigung bzw. Linderung der depressiven Symptome. Durch das Behandlungsmanual (1) werden 3 Therapieabschnitte vorgegeben:

- Symptommangement,
- Arbeit am interpersonellen Problembereich und
- Vorbereitung auf das Therapieende.

Das Vorgehen der IPT-LL ist – in Abgrenzung zur Verhaltenstherapie und zur Kognitiven Therapie – im wesentlichen emotions- und problembezogen. Eine Veränderung von Persönlichkeitseigenschaften wird nicht angestrebt. Die IPT wird den Bedürfnissen älterer Menschen besonders gerecht, da sie die *gewordene* Persönlichkeit des älteren Menschen akzeptiert und nicht zum Gegenstand therapeutischen Handelns macht.

Bausteine stationärer Psychotherapie

IPT-LL (Einzeltherapie)

Die IPT-LL wurde von Frank et al. (1) für ambulante nichtpsychotische, unipolare depressive Patienten konzipiert. Im *stationären* Rahmen wird die IPT-LL mit einer Sitzungsfrequenz von 2–3mal pro Woche durchgeführt, die Sitzungslänge kann dabei variabel gestaltet werden (i.d.R: 30–50 Min.). Die IPT-LL zeichnet sich durch eine hohe Strukturiertheit, eine aktive und unterstützende Therapeutenrolle sowie durch multiprofessionelle Zuammenarbeit aus. Die im Behandlungsmanual vorgenommenen Altersanpassungen betreffen insbesondere die Auswahl des Problembereichs und die Definition von Therapiezielen. So ist darauf zu achten, ob der ausgewählte Problembereich auch einer Veränderung zugänglich ist; die Limitierung von Therapiezielen (z. B. eher Toleranz als Veränderung von interpersonellen Konflikten) spielt ebenfalls eine wichtige Rolle. Im Gegensatz zur IPT bei jüngeren Patienten ist auch eine Schwerpunktsetzung auf vergangene Beziehungen möglich und sinnvoll, z.B. wenn nur noch wenig tragende Beziehungen vorhanden sind. Aspekte positiver Übetragung (z. B. Geschenke an den Therapeuten) dürfen therapeutisch genutzt werden, z. B. als Ausdruck des noch Kreativ-seins und Geben-Könnens. Gegenübertragungsaspekte (z. B. alter Patient – junger Therapeut) sollten in der Supervison thematisiert werden.

Als generelle Therapieregeln gelten:

- Wertschätzung selbst der kleinsten Fortschritte,
- Akzeptanz der Grenzen von Psychotherapie und
- Akzeptanz von realistischen Altersproblemen, die nur schwer einer Lösung zugänglich sind.

Wichtige therapeutische Strategien sind explorative Techniken, Affektermutigung oder -regulation, Beziehungs- und Kommunikationsanalysen, direktive Techniken, Entscheidunsgsanalysen, Rollenspiele und „fürsorgliche" Konfrontation.

Depressionsbewältigungsgruppe

Themen und Inhalte:

- *Informationsvermittlung:* Ursachen, Symptome, Behandlungsmöglichkeiten von Depressionen;

- *Symptommangement:* Entwicklung und Durchführung von Problemlösestrategien für verschiedene Symptome, wie z. B. Antriebslosigkeit, Ängste, Grübeln
- *Förderung interpersoneller Fähigkeiten:* Eigene Wünsche und Bedürfnisse äußern; Kontakte schaffen, aufrechterhalten und lösen können.

Behandlungsrahmen

Durch das multiprofessionelle Team (Krankenpflegekräfte, Oberärztin, Ärzte, Psychologin, Sozialarbeiterin, Musiktherapeut, Ergotherapeutin, Krankengymnastin) werden 12 Patienten zwischen 55 und 85 Jahren, zumeist mit affektiven Störungen, betreut. Weitere Therapieangebote sind kompetenzfördernde Maßnahmen (Gedächtnis- und Konzentrationstraining, Koch- und Backgruppe, Seniorengymnastik) sowie depressionsentlastende Angebote (Sensitives Training, Entspannungstraining, Ergotherapie, Musiktherapie.

Evaluation

Psychotherapiemotivation

In einer ersten Untersuchung wurde die Psychotherapiemotivation älterer Menschen sowie die Bedeutung verschiedener Problembereiche erfaßt. Es zeigte sich, daß ältere Patienten ein sehr breites Spektrum von Themenbereichen als wichtig erachten und daß von einer relativ positiven Einstellung zur Psychotherapie ausgegangen werden kann (Abb. 1). Die Unterschiede zwischen den Altergruppen $<$ und $>$70 Jahre sind dabei relativ gering.

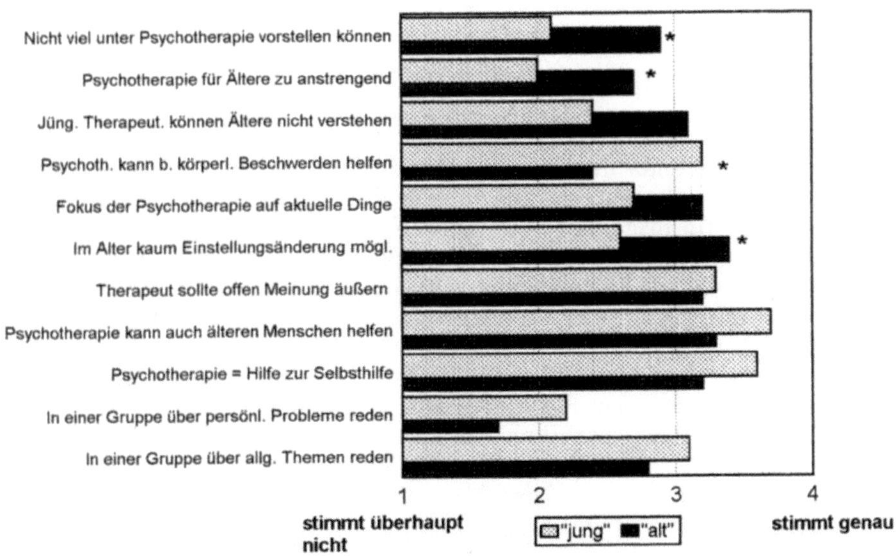

Abb. 1. Einstellungen zur Psychotherapie im Alter: Vergleich von jüngeren (<70) und älteren (≥ 70) Depressiven (t-Tests, $* = p < 0{,}05$)

IPT-Late Life

Im stationären Rahmen stellt sich die Frage, welche Modifikationen für die als ambulante Kurzzeittherapie konzipierte IPT nötig sind. Nach Grawe (2) sind Prozeßanalysen des IPT-Therapiegeschehens dringend indiziert, um mehr Aufschluß über die wirklich entscheidenden Wirkkomponenten des Verfahrens zu bekommen. Es ist geplant, diese Wirkfaktoren im Rahmen eines stationsübergreifenden IPT-Forschungsprojektes zu überprüfen.

Literatur

1. Frank E, Frank N, Cornes C, Imber S, Morris S, Reynolds CF (1991) Interpersonal psychotherapy in the treatment of late life depression. Unpublished manuscript. University of Pittsburgh
2. Grawe K, (1996) Vorwort. In: Schramm E (Hrsg) Interpersonelle Psychotherapie. Schattauer, Stuttgart, New York
3. Heuft G, Marschner C (1994) Psychotherapeutische Behandlung im Alter. Psychotherapeut 39: 205–219
4. Klerman GL, Weissman MM (1993) New Applications of Interpersonal Psychotherapy. American Psychiatric Press, Washington
5. Klerman GL, Weissman MM, Rounsaville B, Chevron E (1984) Interpersonal psychotherapy of depression. Basic Books, New York
6. Koder DA, Brodaty H, Anstey KJ (1996) Cognitive Therapy for Depression in the Elderly. Int J Ge Psych 11: 97–107
7. Schramm E (1996) Interpersonelle Psychotherapie. Schattauer, Stuttgart New York
8. Reynolds III CF, Frank E, Perel JM, Imber SD et al. (1992) Combinded Pharmacotherapy and Psychotherapy in the Acute and Continuation Treatment of Elderly Patients With Recurrent Major Depression: A Preliminary Report. Am J Psychiatry 149: 1687–1692

Darstellung einer gruppenpsychotherapeutischen Behandlung von depressiven Älteren

W. Köhler

Einleitung

Vor dem Hintergrund einer in unserer Region unserer Auffassung nach mangelnden psychotherapeutischen Versorgung älterer Menschen entschlossen wir uns im Herbst 1993, eine von insgesamt vier gerontopsychiatrischen Stationen schwerpunktmäßig gruppenpsychotherapeutisch auszulegen.

Aus psychoanalytischer Sicht werden Älterwerdende unverändert als erwachsene Menschen mit Erfahrungen und erreichter stabiler psychosexueller und psychosozialer Identität angesehen, die sich unverändert sowohl mit anstehenden psychosozialen Aufgaben als auch mit ungelösten, fortbestehenden oder wiederauftretenden innerpsychischen Konflikten auseinandersetzen müssen (3).

Zum besseren Verständnis soll kurz auf unsere Versorgungssituation eingegangen werden. Die gerontopsychiatrische Klinik Sonnenberg ist zuständig für die gerontopsychiatrische Vollversorgung eines schwerpunktmäßig städtischen Einzugsgebietes mit ungefähr 250000 Einwohnern.

Die Klinik umfaßt insgesamt 79 stationäre und 6 teilstationäre Betten bzw. Plätze, wovon sich 20 Betten auf einer Station befinden, die einen psychotherapeutischen Arbeitsschwerpunkt hat.

Wie Sie sicherlich wissen, stehen ältere Patienten gruppenpsychotherapeutischen Maßnahmen eher skeptisch gegenüber, bevorzugen in aller Regel eine Einzeltherapie. Andererseits sind einigen unter ihnen Gruppenerfahrungen bekannt, z.B. in Seniorenkreisen, Volkshochschulschule etc. Vorteilhaft schien uns auch, durch die Schaffung eines solchen Settings den Patienten mit Kontaktstörungen und Vereinsamungstendenzen die Möglichkeit gegenseitiger Hilfe, neuer Kontakte und gegenseitigen Verständnisses zu geben.

Ein wichtiger Aspekt unserer Arbeit ist die Einbeziehung der Gruppenpsychotherapie in unser Gesamtbehandlungskonzept sowie die Kombination mit anderen Behandlungsverfahren, z.B. Psychopharmaka oder andere psychotherapeutische Verfahren, wie z.B. Kreativtherapie.

Aufgenommen werden ältere Patienten, die meist, jedoch nicht in jedem Falle, unter verschiedensten depressiven Zuständen leiden und älter als 60 Jahre sind. Teilweise werden diese Patienten direkt von niedergelassenen Haus- und Nervenärzten eingewiesen, teilweise werden sie von anderen gerontopsychiatrischen Stationen auf diese Einheit verlegt. Die Klinik selbst hat eine Pflichtversorgung für ältere psychisch kranke Menschen und ist somit weniger ein psychotherapeutisches Behandlungsangebot für eine bestimmte, ausgewählte Klientel, sondern vielmehr eine Behandlungseinheit mit den verschiedenen gerontopsychiatrischen Krankheitsbildern. Die Möglichkeit zur Fortführung der stationären in eine teilstationäre Behandlung und somit auch die Fortführung der Gruppentherapie besteht in gleichem Maße wie die Möglichkeit der Fortsetzung der psychotherapeutischen Arbeit im Rahmen der gerontopsychiatrischen Institutsambulanz, die der Klinik angeschlossen ist. Um eine Koordination der verschiedenen therapeutischen Aktivitäten zu erreichen und entgegengesetzte therapeutische Aktivitäten zu vermeiden, finden wöchentliche Team-Sitzungen statt, die interdisziplinär ausgelegt sind und vorwiegend aus Fallbesprechungen bestehen. Die unterschiedlichen Therapeuten oder Berufsgruppen klären ihr Verständnis von den Problemen der Patienten und ihren therapeutischen Zielen.

Der Stationsalltag wird im wesentlichen von den therapeutischen Aktivitäten wie Gruppenpsychotherapie, Kreativtherapie, Ergotherapie, Musiktherapie, Hirnleistungstraining, Haushaltstraining und Gymnastik bestimmt. Die Patienten werden je nach Ich-Struktur und Ich-Defiziten im wesentlichen in 2 Gruppen aufgeteilt: Eine Gruppe A stellt hierbei die im engeren Sinne psychotherapeutisch zu behandelnden Patienten dar, die Gruppe B, meist Patienten mit geringer therapeutischer Motivation und schwereren psychiatrischen Erkrankungen, wie z.B. Psychosen, beginnenden organischen Psychosyndromen, werden vorzugsweise mit den anderen therapeutischen Aktivitäten behandelt. Für die Gruppe A gesondert findet dann 2 mal wöchentlich Gruppenpsychotherapie und Kreativgruppe statt. Je nach Indikation erhalten beide Gruppen auch Psychopharmaka und/oder psychotherapeutische Einzelgespräche durch die Stationsärztin, den Psychologen oder die Kreativtherapeutin.

Methodik

Die Mitglieder der Gruppe A erhalten 2mal wöchentlich für jeweils 90 Minuten eine Gruppenpsychotherapie, die von der Stationsärztin als Kotherapeutin und dem Oberarzt als Gruppenleiter durchgeführt werden. Das verschiedene Geschlecht der Gruppenleiter hat sich als besonders hilfreich herausgestellt, da männliche Gruppenmitglieder meist in der Minderzahl sind und somit, aufgrund der Anwesenheit eines männlichen Therapeuten, auch einzelne Männer an der

Gruppenpsychotherapie teilnehmen können. Nach einem Aufnahmegespräch auf Station werden in einem weiteren Gespräch mit Patient, Stationsärztin und Oberarzt die Motivation, Introspektionsfähigkeit und Bereitschaft geklärt sowie erste Behandlungsziele festgesetzt. Eine wichtige Funktion hierbei stellt die Ich-Struktur der Patienten dar, die im wesentlichen noch intakt sein muß. Unterstützt wird dieses Gespräch dann noch im folgenden durch einen psychotherapeutischen Fragebogen, in dem einerseits auf die aktuellen Probleme des Patienten, andererseits aber auf besondere lebensbiographische Daten eingegangen wird. Es wird im folgenden dann versucht, den Hauptkonflikt zu fokussieren und überlegt, ob er in einer Gruppe bearbeitet werden kann. Es werden überwiegend solche depressive Patienten ausgewählt, deren Erkrankungen vorwiegend psychogener Natur sind. Daneben kommen auch psychotische Depressionen, z. B. im Rahmen einer endogenen Depression, einer schizoaffektiven Psychose oder einer Zyklothymie in Betracht, wenn die akute Krankheitsphase abgeklungen ist. Wahnhafte Zustandsbilder werden ausgeschlossen, ebenso wie stärker hirnorganisch bedingte Depressionen.

Gearbeitet wird nach der interaktionell-psychoanalytischen Methode (2).

Zusammensetzung der Gruppe

Die Gruppen stellen Slow-open-Gruppen dar, also halb geschlossene Gruppen, deren Zusammensetzung sich nur langsam ändert. Unsere Gruppen bestehen in aller Regel aus 8 bis 12 Mitgliedern im Alter von 60 bis 80 Jahren (1).

Zielsetzung und Ergebnisse

Zielsetzung der Gruppe ist nicht in jedem Falle die ursächliche Behandlung der psychiatrischen Erkrankung oder die Bearbeitung des unbewußten Konfliktes, sondern vielmehr die Bearbeitung der reaktiven und sozialen Aspekte dieser Erkrankung. Aufgabe dieser Gruppenpsychotherapie ist vor allem die Bearbeitung der Verlustproblematik der depressiv Erkrankten.

Es läßt sich im Rückblick auf diese 3 Jahre sagen, daß unserer Auffassung nach eine Gruppenpsychotherapie für ältere, depressive Menschen eine effiziente Behandlungsmöglichkeit darstellen kann.

Literatur

1. Foulkes JH (1992) Gruppenanalytische Pychotherapie. Pfeiffer, München
2. Heigl-Evers A, Ott J (1994) Die psychoanalytisch-interaktionelle Methode. Vandenhoeck & Ruprecht, Göttingen
3. Radebold H (1992) Psychodynamik, Psychotherapie Älterer. Springer, Heidelberg

Behandlungsaspekte bei alten depressiven Patienten auf der Depressionsstation am Zentrum für Psychiatrie Weissenau

M. WOLFERSDORF

Einleitung

Der Anteil alter depressiver Menschen jenseits des 65. Lebensjahres an der Klientel der Depressionsstation am Zentrum für Psychiatrie Weissenau lag in den letzten 15 Jahren bei 11% (4 bis 22%). Der Anteil der Erstaufnahmen bei älteren Depressiven schwankt zwischen 21 und 78% pro Jahr. Vor dem Hintergrund von Literatur und eigenen Untersuchungen (1, 2–4) sind wir der Überzeugung, daß die Depression im höheren Lebensalter psychopathologisch und psychodynamisch Kennzeichen wie die im mittleren Lebensalter aufweist, sieht man von altersentsprechender körperlicher Morbidität, Akzentuierungen im psychopathologischen Bild und typischer Altersthematik ab. Aus diesem Grund werden ältere depressiv Kranke im Rahmen des gleichen Therapiekonzeptes der Weissenauer Depressionsstation behandelt wie Depressive anderer Altersgruppen. Dabei sind ältere Depressive nicht länger in stationärer Behandlung als jüngere (3). Schwerpunktverschiebungen in der Therapie, z. B. eine stärkere Ausrichtung auf psychosozial-soziotherapeutische Maßnahmen, sowie die Einrichtung einer sogenannten „Seniorengruppe“ gehen eher auf alters –, denn depressionsspezifische Erfordernisse zurück.

Behandlungsaspekte im stationären Rahmen

Grundsätzlich ist eine nebenwirkungsgeleitete antidepressive Medikation zu fordern. Als Antidepressiva sollten Substanzen verwendet werden mit möglichst geringem bzw. keinem anticholinergen Effekt (z. B. selektive Serotoninwiederaufnahmehemmer und ähnliche neuere Substanzen).

Depressionsbehandlung muß die Notwendigkeit soziotherapeutischer Interventionen bedenken; dies gilt insbesondere für die Versorgungssituation des älteren Menschen. Soziotherapeutische Maßnahmen können sein

- Einbeziehung der Angehörigen (Aufklärung, Entlastung von Schuldgefühlen, Verbesserung der Compliance des Patienten, Prävention suizidaler Krisen, Einbeziehung in stationäre Angehörigengruppen für Depressive, Einbeziehung in die Therapiemotivation, u. ä.),
- Einbeziehung des Arbeitsmilieus (sofern noch berufstätig z. B. in gemeinsamen Gesprächen Patient/Betriebsarzt/Arbeitgebervertretung),
- Entpflichtung des Patienten (z. B. durch Krankschreibung, Vermittlung von Hilfen für den Haushalt),
- Einbeziehung des psychosozialen Beratungsfeldes (z. B. Beratung in Rentenfragen, Herstellung von Kontakten zu Ämtern wie Sozialamt, Alteneinrichtung, u. ä.),
- Vermittlung von Hilfen (z. B. Einbeziehung der Gemeindeschwester, gegebenenfalls ambulante psychiatrische häusliche Pflege, Einbeziehung von Altengruppen, Versorgung durch „Essen auf Rädern“, Herstellung von Kontakten zu Tagesstätten und Tageskliniken, u. ä.).

Basis jeglicher Psychotherapie ist ein methoden-unabhängiges empathisch-einfühlsames, stützend-fürsorgliches und hoffnungvermittelndes Umgehen mit dem Patienten. Am häufigsten wird in der Behandlung alter Depressiver ein tiefenpsychologisch orientierte Gesprächspsychotherapie angewandt, die problem- und situationszentriert ist. Auf der Depressionsstation des ZfP Weissenau erfahren alle Patienten grundsätzlich pro Woche 2 Stunden Einzelpsychotherapie und 2 Stunden Gruppentherapie (Dauer ca. 90 Minuten). In diese Vorgehensweise sind auch alte Depressive integriert. Bedeutsam geworden ist in den letzten Jahren die Angehörigenarbeit, d.h. die regelhafte Einbeziehung von Partnern, eventuell auch Kindern, wobei jedoch die Veränderung der Beziehungskonstellation – Kinder sorgen für die Eltern – beachtet werden muß.

Bei der psychotherapeutischen Einzelarbeit mit alten depressiven Menschen geht es häufig um die Beendigung der Erwerbstätigkeit, was u. a. objektiven Kontaktverlust, Einengung auf nicht sinnvoll erlebte Hobbies, Zwang zu verstärkter Beziehungsaufnahme in Familie, mit Partner und Umwelt bedeuten kann. Körperliche Erkrankung (Multimorbidität) kann als chronische Einschränkung mit drohendem Autonomieverlust, mit Angewiesensein auf fremde Hilfe erlebt werden. Vereinsamung und objektive Isolation führen zu Versorgungs- und Betreuungsproblemen, zum Angewiesensein auf Kinder. „Neurotische" Versorgungswünsche u. ä. werden im Alter erneut aktiviert. Sodann kann die Nähe zum Tod mit der Sorge, daß Sterben zum Siechtum wird, Thema von Gesprächen werden. Übertragungsprobleme entstehen aus der Missachtung der besonderen Beziehungssituation eines jüngeren Therapeuten (Vater/Mutter-Sohn/Tochter-Beziehung). Auch die Vermeidung der Todesthematik, des Themas Krankheit und Leiden im Alter oder auch eine falsche, voreilige Aktivierung können zu Problemen führen.

„Seniorengruppe"

Seit mehreren Jahren verfügen wir über eigene Erfahrungen mit einer regelhaft einmal in der Woche stattfindenden „Seniorengruppe". Die Einführung dieser Gruppe, die sich spezifischen Themen alter Menschen widmet, geht auf Kritik älterer Depressiver an für sie ungeeigneten Aktivierungsmaßnahmen, am durchschnittlich 10 Jahre jüngeren Alter auf therapeutisch-pflegerischer Seite sowie auf die Auseinandersetzung mit zeitlichen Abläufen zurück. Die „Seniorengruppe" ist strukturell eine Gesprächsgruppe, die von einer eingearbeiteten Krankenschwester mittleren Lebensalters geleitet wird. Sie umfaßt etwa 6 Patienten und hat 3 Schwerpunkte – nämlich 1. Gymnastik bzw. Entspannungsübungen am Anfang der Gruppe, 2. gefolgt von einem „Blitzlicht", wobei jeder Teilnehmer kurz zu seiner aktuellen Befindlichkeit und seinen Wünschen zur Gruppe berichtet, 3. ausführliche Gespräche zu altersbezogenen Themen, die im Blitzlicht vorgegeben wurden – sowie eine abschließende Runde, wie die Gruppe erlebt wurde. Gesprächsthemen sind häufig

- Angst vor Überforderung durch die aktuelle Situation (froh, mit Älteren in Kontakt zu kommen; Ängste, den Stationsablauf nicht zu schaffen, zu Terminen zu spät zu kommen),
- Fragen des Alterns (man fühlt sich nicht alt, erst durch die Hoffnungslosigkeit der Depression wird bewußt, daß man alt ist, so eine Patientin; man will nicht ins Altersheim, hat Angst vor dem Alleinsein; es fällt schwer, Einschränkungen zu akzeptieren; man hat Schwierigkeiten mit Bewegungsabläufen, Klage über Kraftlosigkeit, Müdigkeit; dann Trauer über den Tode von Partner, Bekannten, Nachbarschaft u. ä.),

- konkret krankheitsorientierte Fragen (z.B. bezüglich Depression, Medikation, Behandlung körperlicher Erkrankung),
- Themen, die sich auf Jahreszeit, Festtage, Geburtstage beziehen (z. B. Besinnliches zur Weihnachtszeit, Erinnerung an den verstorbenen Partner, Religiosität),
- Beziehungsprobleme innerhalb der Familie, insbesondere mit den Kindern (z.B. Enttäuschungen über Scheidung, Berufsaufgabe von Kindern etc., Eheprobleme mit dem Partner usw.).

Literatur

1. Baldwin B (1997) Depressive Erkrankungen. In: Förstl H (Hrsg) Lehrbuch der Gerontopsychiatrie. Enke, Stuttgart, S 408–418
2. Laux G, Wolfersdorf M (1997) Altersdepression. Therapeutische Möglichkeiten. Manuskript. Arbeitskreis Depression. Publikation in Vorbereitung
3. Wolfersdorf M (1997) Depression im höheren Lebensalter. Psychodynamisch-psychotherapeutische und psychosoziale Aspekte. In: Wenglein E (Hrsg) Das dritte Lebensalter. Psychodynamik und Psychotherapie bei älteren Menschen. Vandenhoeck & Ruprecht, Göttingen
4. Wolfersdorf M, Kortus R (1995) Umgang mit suizidalen älteren Patienten. In: Hirsch R et al. (Hrsg) Gerontopsychiatrie im Wandel. Bibliomed, Melsungen, S 197–203
5. Wolfersdorf M, Gauggel L, Hottmann S et al. (1992) Depression im Senium. TW Neurologie Psychiatrie 6: 652–663

3.13 Depression im Heim

Vorbemerkungen

B. Struwe

Ist-Situation mit hohem Anteil depressiver bzw. depressiv gemachter alter Bewohner in Alten- und Pflegeheimen:

- schlechte Vorbereitung auf die Heimaufnahme
- Anpassungsdruck
- keine Perspektive
- Belohnung für Inaktivität durch Pflege
- Zusammenleben mit zu vielen Dementen
- keine Angehörigenbetreuung
- schlechte Einstufung in Pflegegruppen.

Verbesserung der Betreuung:

- intensive Beratung vor Heimaufnahme
- Verringerung des Anpassungsdrucks durch Rücksicht auf individuelle Gewohnheiten
- durch gemeindenahe Betreuung mehr Perspektiven in der gewohnten Umgebung
- Fortbildung und Supervision mit dem Ziel der Therapie und Begleitung depressiver alter Menschen
- gesonderte Wohnbereiche überwiegend für depressive und orientierte Bewohner; Servicewohnen
- Betreuung und Einbindung von Angehörigen
- adäquate Finanzierung
- alternative Betreuungsmöglichkeiten wie:
  Servicewohnen, Wohngemeinschaften, Übergangspflege, Nachbarschaftshilfe, Pflegefamilien.

Erfahrungen aus einem spezifischen Wohnbereich für depressive Bewohner in einem Kasseler Heim

B. Struwe, U. Schiller

Während neu auftretende schwere Depressionen im Alter mit ca. 3 % im Verhältnis zu jüngeren Jahrgängen abzunehmen scheinen, nehmen leichtere subklinische depressive Syndrome eher zu (ca. 15 %). Dieses gilt besonders für Pflegeheime, wo schwere Depressionen einen Anteil von 15 bis 20 % und depressive Syndrome 40

4 Workshops zu aktuellen Fragen der Gerontopsychiatrie und -psychotherapie

Einige der in den Einführungen zu den nachfolgenden Workshops aufgeführten Beiträge lagen bei Redaktionsschluß leider nicht vor.

4.1 Darf man mit psychisch kranken Alten forschen?

Vorbemerkungen

M. KOLLER, J. KORNHUBER, R. FEHRENBACH, K. NISSLE

Der *Forschungsbedarf in der Gerontopsychiatrie* wird anhand dreier Texte erörtert und von den Teilnehmern bestätigt:

- Heinz Häfner: Psychische Gesundheit und Alter (1986; 5)
- Empfehlungen der Expertenkommission der Bundesregierung (1988; 3)
- Helmchen und Lauter (1995; 6): Dürfen Ärzte mit Demenzkranken forschen?

Als *Forschungsschwerpunkte* wurden hieraus abgeleitet:

- epidemiologische Forschung
- Salutogeneseforschung
- Verlaufsforschung
- Versorgungsforschung
- biomedizinische Forschung
- pharmakologische Forschung
- Therapieforschung (z. B. Gedächtnistraining)

Die *Bio-Ethik-Konvention* des Europarates in Strasbourg (4) wird kontrovers im Hinblick auf die Forschungsbereiche biomedizinische Forschung und pharmakologische Forschung diskutiert. Problematisch erscheint Artikel 17 (Schutz von einwilligungsunfähigen Personen bei Forschungsvorhaben), in dem es u. a. heißt: „... In Ausnahmefällen und nach Maßgabe der gesetzlich vorgeschriebenen Schutzbestimmungen kann Forschung, die potentiell nicht von unmittelbarem Nutzen für die Gesundheit des Betroffenen ist, unter den ... genannten und den nachfolgenden zusätzlichen Voraussetzungen genehmigt werden: 1. die Forschung hat zum Ziel, durch eine spürbare Verbesserung des wissenschaftlichen Verständnisses für die Verfassung, Krankheit oder Störung der Person dazu beizutragen, letztlich Ergebnisse zu erreichen, die geeignet sind, dem Betroffenen oder anderen Personen, die ... an der gleichen Krankheit oder Störung leiden oder sich in der gleichen Verfassung befinden, zu nutzen, 2. die Forschung geht für den Betroffenen nur mit einem minimalen Risiko und einer minimalen Belastung einher. ..."

Stellungnahmen verschiedener Fachverbände zur Bio-Ethik-Konvention, bei deren Verabschiedung Ende 1996 die BRD sich der Stimme enthalten hat, ergeben ein heterogenes Bild (8, 9). DGGPP und DGPPN fordern mindestens die Beachtung besonderer Schutzmaßnahmen, so daß Forschung mit nichteinwilligungsfähigen psychisch Kranken auf extreme Ausnahmefälle begrenzt bliebe. Die Bundesregierung hat bisher auf eine Anfrage von SPD-Abgeordneten sich gegen die Freigabe der Forschung an Einwilligungsunfähigen i. S. der Bio-Ethik-Konvention geäußert (1). In der sog. „Grafenecker Erklärung" (2) wird die Ablehnung der Konvention gefordert. Fehrenbach und Nissle stellen einen Entwurf einer Stellungnahme des Arbeitskreises Gerontopsychiatrie der „Bundesdirektorenkonferenz" zur Diskussion (8).

Über die Ablehnung der Bio-Ethik-Konvention wird im Workshop keine Einigung erzielt. Ihre Notwendigkeit in der vorliegenden Form wird andererseits bezweifelt.

Ergebnisse der Diskussion

- Die bisherigen rechtlichen Voraussetzungen – Arzneimittelgesetz (AMG), Stand 1993, bzw. Betreuungsgesetz (BtG) von 1990 erlauben die Erforschung der schweren Demenzen nicht in gefordertem Maße.
- Forschung an gesetzlich Untergebrachten ist abzulehnen.
- Forschung an Einwilligungsunfähigen setzt einen erkennbaren potentiellen Nutzen für den Betroffenen voraus. Offen bleibt die genaue Definition dieses Nutzens.
- Forschung an aktuell Einwilligungsunfähigen ist vorstellbar, wenn eine antizipierte Einwilligung vorliegt und diese durch einen Betreuer im Rahmen des BtG überwacht wird. Mehrere Teilnehmer des Workshops bezweifeln indes die Möglichkeit, eine antizipierte Einwilligung abzugeben.
- Nicht klar definiert ist, wie Einwilligungsfähigkeit zweifelsfrei festgestellt werden kann. Evtl. könnte ein an der Forschung unbeteiligter Psychiater die Einwilligungsfähigkeit prüfen.
- Forschung zur Definition der Einwilligungsfähigkeit wäre nötig.
- An den Ethikkommissionen an Universitäten oder Landesärztekammern, die über Forschungsprojekte an psychisch kranken Alten beraten, sollten Vertreter von Betroffenenverbänden teilnehmen. Ihre Entscheidungskriterien sollten in geeigneter Form offen zur Diskussion stehen.
- Forschung, die eine minimale Belastung für den Betroffenen darstellt, also z. B. epidemiologische Forschung, sollte an Nichteinwilligungsfähigen auch ohne unmittelbaren Nutzen für den betroffenen möglich sein. Bezweifelt wurde, daß dies in jedem Fall für psychometrische Tests zutreffe.
- Autoptische Untersuchungen sollten häufiger durchgeführt werden, um Diagnosen zu sichern. Dies gilt insbesondere für Erkrankungen wie die CJD in Zusammenhang mit BSE o. ä.
- Die zusätzliche Auswertung von Material (z. B. Blut, Liquor) bei Untersuchungen, die im Rahmen einer notwendigen Untersuchung ohnehin erforderlich sind, erschien in der Diskussion bezüglich bestimmter Parameter bedenklich.

Literatur

1. Antwort der Bundesregierung auf die Große Anfrage der Abgeordneten Schmidt-Zadel R, Becker Inglau I, Dr. Böhme U und weiterer. Drucksache des Deutschen Bundestages 13/3343
2. „Arbeitskreis zur Erforschung der ‚Euthanasie'-Geschichte": „Grafenecker Erklärung" (1996) Flugblatt von Dr. Wunder M, Himmelstr. 26, 22299 Hamburg
3. Empfehlungen der Expertenkommission der Bundesregierung zur Reform der Versorgung im psychiatrischen und psychotherapeutisch/psychosomatischen Bereich auf der Grundlage des Modellprogramms Psychiatrie der Bundesregierung vom 11. November 1988, S 481–483
4. Entwurf eines Übereinkommens zum Schutz der Menschenrechte und der Menschenwürde im Hinblick auf die Anwendung von Biologie und Medizin: Menschenrechtsübereinkommen zur Biomedizin
5. Häfner H (1986) Psychische Gesundheit und Alter. Fischer, Stuttgart New York
6. Helmchen H, Lauter H (Hrsg) (1995) Dürfen Ärzte mit Demenzkranken forschen? Thieme, Stuttgart New York
7. Hirsch RD (1996) Stellungnahme der DGGPP. Spektrum 6: 246–247

8. Nißle K, Fehrenbach R, Entwurf einer Stellungnahme zur Bio-Ethik-Konvention, in diesem Tagungsband S. 236, von der „Bundesdirektorenkonferenz“ bisher nicht autorisiert.
9. Stellungnahme der DGPPN zum Entwurf einer Bioethikrahmenkonvention des Europarates vom 8.3.1996 (1996) Nervenarzt 67: 889

Empfehlungen für Richtlinien zur biomedizinischen Forschung an nicht einwilligungsfähigen Patienten in öffentlich-rechtlichen psychiatrischen Krankenhäusern

Arbeitskreis „Ethische Gesichtspunkte bei der Forschung an gerontopsychiatrischen Patienten an Bezirks- und Landeskrankenhäusern“

K. Nissle, R. Fehrenbach (für die Arbeitsgruppe)

In der Frage um den Nutzen von Forschung an nicht einwilligungsfähigen Patienten ist es in letzter Zeit zu einer zunehmenden öffentlichen Diskussion gekommen, der sich die Gerontopsychiatrie aus fachlichen wie menschlichen Gründen nicht entziehen kann.

Im November 1996 wurde vom Europarat die Konvention über Menschenrechte und Biomedizin verabschiedet, die Forschungsvorhaben auch bei nicht einwilligungsfähigen Personen regelt. Insbesondere Artikel 17 (Schutz von einwilligungsunfähigen Personen bei Forschungsvorhaben), der auch Forschung ohne individuellen Nutzen der Betroffenen ermöglicht, bedarf aus Sicht der Arbeitsgruppe weiterer Einschränkung und rechtlicher Regelung gemäß der bundesdeutschen Rechtslage.

Zunächst ist zu unterscheiden in Forschung mit potentiell individuellem Nutzen für die Betroffenen sowie in Forschung ohne potentiell individuellen Nutzen für die Gesundheit der Betroffenen.

Forschungsvorhaben bei einwilligungsunfähigen Menschen, deren Forschungsergebnisse ohne potentiell unmittelbaren Nutzen für die Gesundheit der Betroffenen sind, steht die Arbeitsgruppe mehrheitlich ablehnend gegenüber. Ausnahmen können Untersuchungen sein, die eine minimale Belastung und ein minimales Risiko mit sich bringen und die sich auf die Bereiche epidemiologische Untersuchungen, Autopsien und zusätzliche Auswertung von Material (z. B. Blut, Liquor) bei Untersuchungen beschränken, die im Rahmen einer notwendigen Diagnostik ohnehin erforderlich sind. Minimales Risiko und minimale Belastung müssen zum ausreichenden Schutz der Betroffenen dabei klar definiert werden. Weder medizinische, ethische, juristische noch kulturell/theologische Fachdisziplinen vermögen zur Beurteilung dieser Definition bislang eindeutige Antworten zu geben.

Gesetzlich (gerichtlich oder behördlich) untergebrachte Menschen dürfen aufgrund der Erfahrungen aus der Zeit des Nationalsozialismus nicht in Forschungsvorhaben einbezogen werden. Dabei wurde in der Diskussion deutlich, daß solchen Menschen dadurch möglicherweise der Zugang zu Behandlungen mit einem potentiellen Nutzen für ihre Gesundheit verwehrt werden könnte.

Der Forschungsbedarf an nicht einwilligungsfähigen Patienten mit einem potentiellen Nutzen für dieselben ist von der Arbeitsgruppe unter Hinweis auf das Leid der Kranken und deren Angehörige, die Belastung der Gesellschaft (ökonomisch, etc.) und die Notwendigkeit von Forschung zur Fortentwicklung bestehender und der Neuentwicklung neuer therapeutischer Ansätze mehrheitlich bejaht worden.

Als Rechtfertigungsgrundlagen für eine Forschung wurde das Interesse des Individuums wie auch der Gesellschaft zum Teil kontrovers diskutiert. Aufgrund der immer wieder akzentuiert betonten ethischen Problematik sind wichtige Kontrollfunktionen bei der für eine Forschung maßgeblichen Risiko/Nutzen-Abwägung festzuschreiben:

Das bestehende Recht sieht dafür regionale Ethikkommissionen vor, die unabhängig von jeweiligen Forschungsvorhaben aus multiprofessionellen Sachverständigen bestehen. Sie sind an Universitäten, eventuell auch an Landesärztekammern einberufen. Zusätzlich muß festgeschrieben werden, daß solchen Kommissionen in Zukunft mindestens ein Vertreter von Betroffenen bzw. Angehörigengruppierungen (z.B. Deutsche Alzheimer Gesellschaft) und mindestens ein in der Versorgung tätiger Psychiater angehören.

Die Risiko/Nutzen-Abwägung muß den Richtlinien des Arzneimittelgesetzes § 40 Abs. 1 I und der Deklaration von Helsinki I, 4 und 7 entsprechend ärztlich vertretbar sein.

Bei der Zustimmung zu Forschungsvorhaben und der damit in Zusammenhang stehenden Aufklärung über Vorgehen und Risiken stellt sich die Frage der Einwilligungsfähigkeit des Probanden. Die Definition des Arzneimittelgesetzes, die fordert, daß die Person in der Lage ist, Wesen, Bedeutung und Tragweite der klinischen Prüfung einzusehen und ihren Willen hiernach zu bestimmen, läßt Raum für weitgehende Interpretationen. Für die Einwilligung zu Forschungsvorhaben sind sehr hohe Anforderungen an die Einwilligungsfähigkeit zu stellen. Sie sollte sich daher an der Definition von Amelung (Helmchen und Lauter 1995) orientieren. Daraus ergibt sich, daß die Einwilligungsfähigkeit für Forschungsvorhaben einer partiellen Geschäftsfähigkeit in diesem Bereich gleichzusetzen ist. Besteht keine Einwilligungsfähigkeit, ist eine antizipierte Willenserklärung, in der der Proband in gesunden Zeiten die Zustimmung zu Forschungsvorhaben gibt und ggf. eine Person seines Vertrauens als Rechtsvertretung bestimmt, die in jedem Fall zu bevorzugende Variante. Die Klärung der Rechtswirksamkeit einer solchen Willenserklärung ist Voraussetzung. Diese könnte wie ein Organspendeausweis erstellt und über eine Broschüre der Öffentlichkeit zugänglich gemacht werden.

Hat der nicht einwilligungsfähige Betroffene im voraus keine Vertrauensperson benannt, muß ein Betreuer für den Aufgabenbereich Forschungsvorhaben bestellt werden. Eine Betreuung zum Bereich Heilbehandlung kann für die Zustimmung zu Forschungszwecken nicht als ausreichend betrachtet werden. Eine Erweiterung des Betreuungsrechts ist daher notwendig. Die Einwilligung des Betreuers ist nur zu Forschung mit potentiellem Nutzen möglich. Das AMG § 41 Abs. 3 muß entsprechend der Erweiterung des Betreuungsrechts angeglichen werden.

Die Einwilligungsfähigkeit muß vom Prüfarzt und einem am Forschungsvorhaben unbeteiligten Facharzt für Psychiatrie überprüft und schriftlich dokumentiert werden. Die Einwilligung muß schriftlich vom Proband oder – bei dessen Einwilligungsunfähigkeit – dessen gesetzlichen Vertreter vorliegen. Ob eine Einwilligungserklärung entsprechend dem § 41 Abs. 6 AMG auch mündlich gegenüber dem die Prüfung durchführenden Arzt in Anwesenheit eines Zeugen erfolgen kann, wurde kontrovers diskutiert. Die Entscheidung über eine Einwilligung sollte nach entsprechender Aufklärung sorgfältig und ohne inneren und äußeren Druck getroffen werden können. Ausnahme ist eine akute Notfallsituation gemäß § 41 Abs. 5. Der Betreuer hat nach dem antizipierten oder aber mutmaßlichen Willen des Probanden zu entscheiden und nach Möglichkeit von einem außenstehenden Sachverständigen Rat einzuholen. Eine Einwilligung kann jederzeit widerrufen werden. Gibt ein Einwilligungsunfähiger durch eine Äußerung des natürlichen

Willens (durch Handlungen oder verbale Äußerungen) zu erkennen, daß er an dem Forschungsprojekt nicht mehr teilnehmen will, ist vom Prüfarzt und dem Betreuer diesem Willen unbedingt Folge zu leisten.

Für die Durchführung der Forschungsvorhaben müssen die Richtlinien der Deklaration von Helsiniki I, 3 und das AMG § 40 Abs. 4 unbedingt eingehalten werden.

Stellungnahme aus juristischer Sicht

A. Spickhoff

Das Bedürfnis an medizinischer Forschung gerade in bezug auf psychisch kranke, alte Menschen ist allgemein anerkannt (3, 5, 7, 8). Indes sind neben den allgemeinen juristischen Voraussetzungen an zulässige medizinische Forschung im Hinblick auf den spezifischen Patientenkreis zusätzliche Anforderungen zu beachten.

- So ist aufgrund der besonderen Abhängigkeit vom behandelnden Psychiater Voraussetzung für die Forschung an psychisch Kranken – unabhängig vom Alter - grundsätzlich, daß sie sich wenigstens im weiteren Sinne auf die Erkrankung bezieht. Das kann freilich auch bei placebokontrollierten klinischen Studien in bezug auf die mit Placebos behandelten Patienten angenommen werden. Des weiteren können rein wissenschaftlich begründete Beobachtungsstudien durchgeführt werden, die die Patienten nicht belasten oder gefährden. Abgesehen davon sind rein wissenschaftliche Versuche mit psychisch Kranken aber unzulässig (3).
- Nach § 40 Abs. 1 Nr. 3 AMG ist sodann die Prüfung von Arzneimitteln an Personen verboten, die auf gerichtliche oder behördliche Anordnung in einer Anstalt verwahrt sind. Dieses Verbot ist indes einschränkend auszulegen. Es gilt nicht außerhalb der Arzneimittelforschung, aber auch dann nicht, wenn Heilversuche durchgeführt werden, die sich auf eine Erkrankung beziehen, die typischerweise in diesem Patientenkreis auftritt und das Arzneimittel gerade zur Behandlung eingesetzt werden soll. Anderenfalls würde man dem Patienten, der in einer Anstalt verwahrt wird, eine womöglich dringend notwendige Behandlung vorenthalten (1, 3, 4).
- Personen, die unter Betreuung stehen, bedürfen nach § 1904 BGB neben der Einwilligung des Betreuers auch der Genehmigung des Vormundschaftsgerichts, wenn die begründete Gefahr des Todes oder einer schweren und länger dauernden Gesundheitsschädigung besteht. Der Genehmigung des Vormundschaftsgerichts bedarf es nicht, wenn mit dem Aufschub durch die Einschaltung des Gerichts Gefahr verbunden ist. § 1904 BGB ist seinem Wortlaut nach nicht auf die klinische Prüfung von Arzneimitteln zugeschnitten, wird insoweit jedoch analog angewandt. Werden die Kriterien des AMG für einen medizinischen Versuch mit Arzneimitteln erfüllt, werden freilich die Voraussetzungen des § 1904 BGB für eine Einwilligung des Betreuers und die Genehmigung des Vormundschaftsgerichts regelmäßig gegeben sein. Überhaupt keiner Einwilligung bedarf der Betreute, wenn er selbst einwilligungsfähig ist (3, 7).
- Außerhalb des Betreuungsrechts ist für eine Teilnahme an psychiatrischer Forschung mit psychisch kranken Alten allgemeinen Grundsätzen folgend deren Aufklärung und Einwilligung erforderlich. Die Einwilligung ist jederzeit widerruflich.

Sie kann auch antizipiert in einem noch einwilligungsfähigen Zustand gegeben werden. Insbesondere bei der Aufklärung ist auf den Verständnishorizont des Patienten besonders Rücksicht zu nehmen. Ist der Patient selbst nicht oder nur partiell einwilligungs- oder urteilsfähig, ist neben der – soweit möglichen – Zustimmung des Patienten (ggf. zusätzlich) diejenige einer nahestehenden Person oder eines Familienangehörigen einzuholen (3, 9).

- Bei der Behandlung psychisch kranker, alter Menschen sind folgende Haftungsrisiken zu bedenken: Haftpflichtig können neben dem Versuchsleiter auch diejenigen sein, die eine Überwachungspflicht trifft, also Universitäten, Forschungsanstalten, u. U. auch Auftraggeber im Falle der Auftragsforschung. Gehaftet wird im Falle der schuldhaften Pflichtverletzung nicht nur für Gesundheitsschäden an dem Patienten selbst, sondern auch für die Verletzung der Rechtsgüter und Rechte Dritter durch den Patienten, sofern die Gefährdung Dritter vorhersehbar war. Daran ist insbesondere zu denken, wenn dem Patienten anstelle eines Psychopharmakas ein Placebo verabreicht wird, er deshalb einen Schub erhält und in diesem Zustand sich und/oder Dritte (z. B. Familienangehörige) schädigt (2, 3).

Literatur

1. Bork R (1985) Klinische Versuche in der Psychiatrie. Neue Jur Wochenschr 38: 654–659
2. Deutsch E (1978) Medizin und Forschung vor Gericht. Juristische Studiengesellschaft Karlsruhe, Band 135. Müller, Heidelberg Karlsruhe
3. Deutsch E (1997) Medizinrecht – Arztrecht, Arzneimittelrecht und Medizinprodukterecht, 3. Aufl. Springer, Berlin Heidelberg New York
4. Fischer G (1979) Medizinische Versuche am Menschen. Schwarz, Göttingen
5. Helmchen H, Lauter H (1995) Dürfen Ärzte mit Demenzkranken forschen? Thieme, Stuttgart New York
6. Helmchen H, Kanowski S, Koch H-G (1989) Forschung mit dementen Kranken: Forschungsbedarf und Einwilligungsproblematik. Ethik Med 2: 83–98
7. Holzhauer H (1992) Zur klinischen Prüfung von Medikamenten an Betreuten. Neue Jur Wochenschr 45: 2325–2331
8. Lauter H (1996) Die Bedeutung der Einwilligung für die Legitimierung ärztlichen Handelns – aus medizinisch-psychiatrischer Sicht. Ethik Med 8: 68–78
9. Urteil des Schweizerischen Bundesgerichts vom 26.10. 1988. Sammlung der Entscheidungen des Bundesgerichts 114 I a: 350–358

4.2 Gedächtnissprechstunde/Memory Clinic: Aspekte der praktischen Arbeit

Vorbemerkungen

G. STOPPE, E. U. KRANZHOFF

Die Entwicklung

1981 forderte die regionale Stelle der WHO für Westeuropa die Einrichtung von Institutionen für die Frühdiagnose psychischer Störungen im Alter sowie die ambulante Frühbehandlung (7). Grundlage dafür war die Erkenntnis, daß den oft chronifizierenden Erkrankungen im höheren Lebensalter nur durch eine möglichst frühe Erkennung und damit Weichenstellung langfristig begegnet werden kann. 1983 erfolgte die Gründung der ersten Memory Clinic in London durch Exton-Smith (4). In Deutschland wurde 1985 die Alzheimer-Sprechstunde an der Psychiatrischen Klinik der Technischen Universität in München als erste entsprechende Einrichtung gegründet. 1986 erfolgte die Einrichtung der Memory Clinic an der Geriatrischen Universitätsklinik in Basel (3). In den folgenden Jahren entwickelten sich an verschiedenen Orten Einrichtungen, die sich entweder Gedächtnissprechstunde oder aber Memory Clinic nannten, weshalb in diesem Workshop beide Begriffe verwendet werden. Seit etwa zwei Jahren bemühen sich einige dieser Einrichtungen darum, einen Konsens bezüglich ihrer Arbeit und eine gewisse Standardisierung ihres Vorgehens zu erreichen.

Ziel des Workshops

Diese neue, sich aber immer fester etablierende Versorgungsstruktur sollte zum einen vorgestellt, aber auch in ihren verschiedenen Aspekten diskutiert werden. Die wesentlichen Berufsgruppen, die hier sinnvoll und interdisziplinär zusammenarbeiten sollten, sind durch die Referenten vertreten.

Die Frage der berufspolitischen Zuordnung wurde dabei pragmatisch diskutiert. Nach dem Verständnis der Veranstalter kann eine Gedächtnissprechstunde/ Memory Clinic ohne Beteiligung der Psychiatrie nicht geführt werden. Demenzerkrankungen gehören nach der ICD zu den (neuro-)psychiatrischen Erkrankungen (6). Sie sind zudem eine der häufigsten psychischen Erkrankungen des letzten Lebensabschnittes, weshalb sich auch die letzte Jahrestagung der DGGPP schwerpunktmäßig mit diesem Thema auseinandersetzte (5). Die bisherigen Publikationen und Erfahrungen belegen, daß die überwiegende Mehrzahl der Patienten, die eine solche Einrichtung aufsucht, entweder eine Demenz hat oder aber eine andere seelische Störung. Auch die kompetente Betreuung von Angehörigen profitiert von psychiatrisch-psychotherapeutischer Kompetenz.

Die internistisch-geriatrische „Seite“ ist nach dem Konzept der interdisziplinär verstandenen Geriatrie und damit auch dieser Einrichtungen nicht zu vernachlässigen. Viele der Patienten haben chronische systemische Erkrankungen, multiple Pharmakotherapien sind die Regel (1). Außerdem gehen Patienten immer noch lieber zum Internisten und Hausarzt als zum Nervenarzt, so daß sich die „Schwellenproblematik“ in Einrichtungen, die nicht in unmittelbarer Nähe einer Psychiatrischen Klinik sind, weniger stellt.

Für das exakte neuropsychologische Assessment, die Durchführung des Hirnleistungstrainings und anderer edukativer Maßnahmen sind die Kompetenzen der PsychologInnen unverzichtbar.

Die Sozialarbeit hat in einer Gedächtnissprechstunde/Memory Clinic ein weites Aufgabenfeld, das über die Vermittlung von Unterstützungsmaßnahmen, Beratung in Auseinandersetzungen mit Behörden etc. deutlich hinaus geht.

Ergebnisse und Ausblick

In der gegenwärtigen Versorgungssituation sind Gedächtnissprechstunden/Memory Clinics eine sinnvolle Ergänzung zu vorhandenen Einrichtungen. In Zusammenarbeit verschiedener Berufsgruppen miteinander besteht die Möglichkeit, einen hohen Standard sowohl in der Versorgung dieser wachsenden Patientengruppe zu ermöglichen als auch im Bereich der so schwierigen klinischen Forschung in diesem Gebiet. In der Diskussion schälte sich keine grundsätzliche Differenz heraus zwischen Einrichtungen, die sich Memory Clinic und solchen, die sich Gedächtnissprechstunde nennen. Die in letzter Zeit oft diskutierte Frage der Kosten und Ihrer Träger bzw. Übernahme ist aus unserer Sicht dahingehend zu beantworten, daß diese Einrichtungen langfristig wahrscheinlich mit die kosteneffektivsten in diesem Bereich sein können (2).

Literatur

1. Ames D, Flicker L, Helme RD (1992) A memory clinic at a geriatric hospital: rationale, routine and results from the first 100 patients. Med J Aust 156: 618–622
2. Beske F, Kern AO (1996) Kosten-Nutzen-Analyse der Behandlung dementieller Erkrankungen. Psycho: 9–12
3. Staehelin HB, Ermini-Fünfschilling D, Grunder B, Krebs-Roubicek E, Monsch A, Spiegel R (1989) Die Memory Clinic: Programm und erste Erfahrungen. Ger Rehabil 2: 205–211
4. van der Cammen TJ, Simpson JM, Fraser RM, Preker AS, Exton-Smith AN (1987) The Memory clinic. A new approach to the detection of dementia. Br J Psychiatry 150: 359–364
5. Wächtler C, Hirsch R, Kortus R, Stoppe G (1996) Demenz: Die Herausforderung. E. Ramin, Singen
6. WHO (1991) Internationale Klassifikation psychischer Störungen. ICD-10 Kapitel V (F). Klinisch-diagnostische Leitlinien. Huber, Bern Göttingen Toronto
7. WHO (1981) Bureau régional de l'Europe. La gérontopsychiatrie dans la collective. La Santé publique en Europe, 10, Copenhagen

Welche Aufgaben hat eine Gedächtnissprechstunde/Memory Clinic?

G. Stoppe

Im folgenden soll aus dem dargestellten Bedarf die spezifische Aufgabenbeschreibung einer Gedächtnissprechstunde/Memory Clinic entwickelt werden.

▪ **Aufgabe 1: Notwendige Spezial-Kompetenz in der ambulanten Versorgung zur Verfügung stellen.** Mit zunehmender Lebenserwartung und in Anbetracht der demographischen Entwicklung werden zumindest in den Industrienationen die Hirnleistungsstörungen und Demenzerkrankungen in ihrer Häufigkeit steil ansteigen. Nach WHO-Angaben konsultieren etwa 70–90 % aller alten Menschen auch mit ihren seelischen Problemen ausschließlich den Hausarzt. Dieser hat jedoch in seiner Pflicht-Weiterbildung keine Pflicht-Bausteine für Psychiatrie, Neurologie, Geriatrie und Psychotherapie. Auch die Nervenärzte haben in ihrer Weiterbildung keine Pflichtausbildung im Bereich der Geriatrie bzw. Gerontopsychiatrie. Eigene Untersuchungen zeigen, daß die Kompetenz dieser Arztgruppen für die Behandlung von Hirnleistungsstörungen dringend verbesserungsbedürftig ist (5).

▪ **Aufgabe 2: Effektive Gestaltung der Behandlung von Hirnleistungsstörungen.** Alle bisher vorliegenden Untersuchungen deuten darauf hin, daß durch Früherkennung (6) und damit früh einsetzende adäquate Behandlung, sowie durch die Beratung und Anleitung der betreuenden Familienangehörigen der Krankheitsverlauf günstig beeinflußt werden kann und eine potentielle Heimeinweisung (um 1–2 Jahre) verzögert werden kann (2). Dies ist nicht nur im Interesse der Patienten, sondern auch der Kostenträger.

▪ **Aufgabe 3: Initiierung, Koordination und Begleitung von Forschung.** Trotz einer Vielzahl neuer Erkenntnisse ist es noch zu keinem Durchbruch in der Behandlung z. B. der Alzheimer-Krankheit gekommen. Eine enge Zusammenarbeit von klinischer und Grundlagenforschung ist dabei zunehmend wichtig. Zum anderen braucht die klinische Forschung Möglichkeiten längerfristiger kompetenter Betreuung größerer Patientengruppen. Dies kann in diesen Einrichtungen – auch multizentrisch – geleistet werden.

▪ **Aufgabe 4: Beratung von Patienten und Angehörigen und „Katalysieren" von Selbsthilfe.** Patienten und ihre Angehörigen kennen sich zumindest zu Beginn mit der jeweiligen Krankheit nicht aus. Sie leiden oft unter der gesellschaftlichen Mißachtung ihrer Probleme und haben ein erhöhtes Risiko, eigene körperliche und seelische Erkrankungen zu bekommen. Bei zunehmender Krankheitsschwere geraten sie in der Regel zunehmend in eine Isolierung. Hier kann die Gedächtnissprechstunde/Memory Clinic beraten, (Selbst-)Hilfe vermitteln und dadurch das gegenwärtig oft übliche „Akute-Krisen-Management" vermeiden helfen.

Bisherige Erfahrungen in Gedächtnissprechstunden/Memory Clinics

Die bisher publizierten Berichte (1, 3, 4, 7–9, Tabelle 1) berichten in der Regel über die Diagnosespektren der Patienten. Diese variieren etwas, je nachdem, wo die

Tabelle 1.

	n	Alzheimer-Demenz	andere Demenzen	andere hirnorganische Störungen	andere psychische Störungen
van der Cammen et al. 1987 (8)	50	50 %	8 %	14 %	10 %
Ames et al. 1992 (1)	100	50 %	24 %	13 %	10 %
Walstra et al. 1992 (9)	75	56 % Demenzen		?	6 %
Förstl 1994 (3)	56	50 %	2 %	17 %	33 % Memory Complainer
Nehen 1995 (4)	1000	51 % Demenzen		?	31,4 %
Swanwick et al. 1996 (7)	200	67,9 %	25,6		

Ambulanz lokalisiert ist. Mehr als 50% aller Klienten weisen danach Demenzen auf, in weit überwiegender Zahl natürlich die Alzheimer-Demenz. Einige Arbeiten widmen sich den anderen psychischen Störungen, die zum Aufsuchen einer solchen Ambulanz führen. Hier scheinen Angst-Erkrankungen und Depressionen die Hauptkrankheitsgruppen auszumachen.

Literatur

1. Ames D, Flicker L, Helme RD (1992) A memory clinic at a geriatric hospital: rationale, routine and results from the first 100 patients. Med J Aust 156: 618–622
2. Brodaty H, Peters KE (1991) Cost effectiveness of a training program for dementia carers scale. Int Psychogeriatr 3: 193–203
3. Förstl H, Hentschel F, Zerfass R, Czech C, Moenning U, Beyreuther K (1994) Diagnose degenerativer Demenzen – Gedächtnissprechstunde. TW-Neurologie-Psychiatrie 8: 581–586
4. Nehen HG (1995) Das geriatrische Team in der Memory Clinic. Z Gerontol Geriatr 28: 113–117
5. Stoppe G, Sandholzer H, Staedt J, Winter S, Kiefer J, Kochen MM, Rüther E (1994) Diagnosis of dementia in primary care: Results of a representative survey in lower Saxony, Germany. Eur Arch Psychiatry Clin Neurosci 244: 278–283
6. Stoppe G, Kreusch U, Aksari P, Staedt J: Die Demenz vom Alzheimer Typ (1995) Viele Gründe sprechen für die Notwendigkeit einer frühzeitigen Diagnose. Nieders Ärztebl 68: 13–18
7. Swanwick GJ, Coen RF, O'Mahony D, Tully M, Bruce I, Buggy FR, Lawlor BA, Walsh JB, Coakley D (1996): A memory clinic for the assessment of mild dementia. Ir Med J 89: 104–105
8. van der Cammen TJ, Simpson JM, Fraser RM, Preker AS, Exton-Smith AN (1987) The Memory clinic. A new approach to the detection of dementia. Br J Psychiatry 150: 359–364
9. Walstra GJ, Derix MM, Hijdra A, van Crevel H (1992) Een polikliniek voor geheugenstoornissen; eerste ervaringen. (an outpatient clinic for memory disorders; initial experiences). Ned Tijdschr Geneeskd 136: 328–332

Der schrittweise Abschied – Problematik pflegender Angehöriger

H. Nehen

Wie statistisch hinreichend belegt, wird der größte Teil dementer alter Menschen in der Familie gepflegt. Die Pflege wird damit von „nichtprofessionellen Helfern" geleistet. In den meisten Fällen ist nicht klar definiert worden, daß überhaupt die Pflege übernommen wird. Die meisten Angehörigen sind in diese Situation unreflektiert hineingeraten. Pflegetechniken, Theorien der Pflege o. ä. sind ihnen nicht bekannt. – In einem österreichischen Lehrbuch für Schwestern und Pfleger wird eine Pflege gefordert „mit den Händen in den Hosentaschen". Hinter diesem Satz steht die Idee, so wenig wie nötig an aktiver Hilfe zu leisten und den Patienten im täglichen Leben soviel wie möglich alleine machen zu lassen. Basis hierfür ist eine Distanz zum Patienten und eine neutrale Beobachterposition. Dies ist den meisten pflegenden Angehörigen nicht möglich.

Krankenpflege eines Demenzpatienten ist ein Prozeß, in dem Art, Umfang, Hilfe und Beistand für einen hilflosen Patienten immer wieder neu definiert werden müssen. Die Pflege durch einen Angehörigen muß unter drei verschiedenen Aspekten betrachtet werden: 1. dem medizinischen, 2. dem soziologischen und 3. dem psychologischen Aspekt.

ad 1: Bei der professionellen Pflege in einer entsprechenden Institution (z. B. Krankenhaus) ist in der Regel eine Diagnose klar definiert. Bei vielen dementen älteren Patienten ist eine exakte Demenzdiagnostik jedoch nicht durchgeführt worden. Für die pflegenden Angehörigen wäre es aber durchaus sinnvoll zu wissen, um welche Form der Demenz es sich handelt. Dies ist insofern wichtig, als z. B. im Verlauf einer vaskulären Demenz anfangs luzide Intervalle auftreten können, in denen der Patient für den Angehörigen „völlig normal" erscheint. Andererseits kann es plötzlich zu affektiven Durchbrüchen kommen, die für den pflegenden Angehörigen völlig unverständlich sind. Wichtig ist auch die Aufklärung über Sekundär-Phänomene (2) wie Unruhe, Aggression, Wahn, Halluzination etc. Viele pflegende Angehörige sind von diesen ggfs. nur phasenhaft auftretenden Phänomenen völlig überrascht und reagieren mit Unsicherheit, Betroffenheit und evtl. auch Schuldgefühlen aus der Vorstellung solche Zustände selbst provoziert und in der Pflege versagt zu haben.

ad 2: Die ars moriendi des ausgehenden Mittelalters bedeutete, daß der Kranke und Sterbende einerseits und die Pflegenden der Familie bzw. die Gesellschaft andererseits sich auf gemeinsamem Boden bewegten und ein gemeinsames Ziel vor Augen hatten (5). Es gab Rituale und soziale Formen, die dem Gepflegten und dem Pflegenden bewußt waren. Der Prozeß des Sterbens und die Pflege des Kranken spielten sich in einem von allen akzeptierten christlichen Konsens ab. In der Demenzpflege ist der Pflegende allein; er kann nicht auf die Hilfe des Patienten hoffen. Durch die fortschreitende Demenz ist ein Konsens nicht möglich. Damit entfällt für den Pflegenden eine wesentliche Hilfe, die z. B. bei der Pflege eines krebskranken Angehörigen zumindest möglich ist.

ad 3: Demente Angehörige reagieren sensibel auf emotionale Schwankungen und Unsicherheit der pflegenden Beziehungsperson. Letztere stellt in vielen Situationen ein „Hilfs-Ich" für den dementen Patienten dar. Dies ist jedoch häufig nur unter großer Kraftanstrengung möglich, da eine Kommunikation über diese Problematik mit dem Gepflegten naturgemäß nicht möglich ist. Patient und Betreuer müssen als Dyade gesehen werden; die dyadische Perspektive erlaubt eine Analyse des Erlebens und Verhaltens einerseits des Patienten und andererseits des pflegenden Angehörigen (1).

Die *Reisbergskala* umfaßt in einer beschreibenden Einteilung den Verlauf der Alzheimer Demenz. Vom symptomlosen Stadium bis hin zum Endstadium, in dem der Patient, in embryonaler Kauerstellung liegend, als Schwerstpflegefall betreut werden muß, werden einzelne Verlaufsschritte beschrieben (4). In analoger Weise ändert sich die Situation der pflegenden Angehörigen.

Aus den Erfahrungen, die in den letzten Jahren in der Memory Clinic Essen gewonnen wurden, ergibt sich folgendes Bild:

Reisberg I

- Patient: keine Symtome, normales Altern.
- Angehörige: gewohnter Umgang mit dem Familienmitglied

Reisberg II

- Patient: zunehmende Vergeßlichkeit,
- Angehörige: das Idealbild beginnt zu wanken, Zweifel an der Kompetenz des Angehörigen werden wach.

Reisberg III

- Patient: Versagen in Beruf und Gesellschaft bei komplexeren Aufgaben.
- Angehörige: die Hilfe erfordert jetzt zunehmend Zeit, die Lebensplanung wird modifiziert, ggf. muß Abschied von eigenen Zielen genommen werden.

Reisberg IV

- Patient: Hilfe bei komplexen Aufgaben des täglichen Lebens werden erforderlich (z. B. beim Einkaufen, bei Einladungen etc.)
- Angehöriger: ein ständiger Kontakt zum Patienten wird erforderlich; die Finanzen des Patienten müssen überwacht werden. Frage über eine dauernde Pflege muß entschieden werden.

Reisberg V

- Patient: benötigt Hilfe bei Wahl der Kleidung, bei Entscheidung zum Baden, bei Essenszubereitung.
- Angehöriger: spätestens in diesem Stadium kommt die Erkenntnis, daß es sich um eine Demenz handelt, das Eltern/Kindverhältnis kehrt sich um, der Tagesablauf muß organisiert sein, die Umgebung des Patienten muß strukturiert werden. Jetzt zeigt sich, ob der Angehörige seine Autonomie gegenüber dem Patienten bewahrt bzw. die filiale Reife erreicht hat und für den Patienten wichtige Entscheidungen treffen kann, hierunter zählt auch die Einleitung eines Betreuungsverfahrens.

Reisberg VI

- Patient: benötigt Hilfe beim Ankleiden, beim Baden, beim Toilettengang, es kommt zu Urin- und Stuhlinkontinenz.
- Angehöriger: professionelle Pflegetechniken sind erforderlich, um die tägliche Pflege zu gewährleisten. Eine Kommunikation mit dem Patienten ist nur noch auf emotionaler Ebene möglich, nicht mehr auf rationaler.

Reisberg VII

- Patient: Das Sprechvermögen wird zunehmend geringer, der Patient kann nicht mehr gehen, später nicht mehr sitzen, dann nicht mehr lachen oder den Kopf halten. Es kommt zu Schluckstörungen, zunehmend treten Kontrakturen auf, der Patient liegt in embryonaler Kauerhaltung im Bett.
- Angehöriger: Die Pflege erstreckt sich auf alle vitalen Funktionen, auch eine emotionale Kommunikation ist nicht mehr möglich. Die Persönlichkeit des Gepflegten lebt nur noch in der Erinnerung des Pflegenden. Unausgesprochen oder auch ausgesprochen wird auf den Tod gewartet.

Während die Verlaufskurve in der Reisberg-Skala kontinuierlich abnimmt, steigt die Kurve der Verantwortung durch die Angehörigen kontinuierlich an und erreicht im Stadium VII ihr Maximum (Abb. 1). In dem Punkt, wo sich beide Kurven überschneiden, ist der Pflegestreß (Fläche b) für den Angehörigen am größten. Er hat hier die schwierige Aufgabe zu leisten, Abschied zu nehmen von rationaler Kommunikationsmöglichkeit (Fläche a) mit dem Patienten. Jetzt ist nur noch eine emotionale Zuwendung (Fläche c) möglich, die durch den Pflegestreß natur-

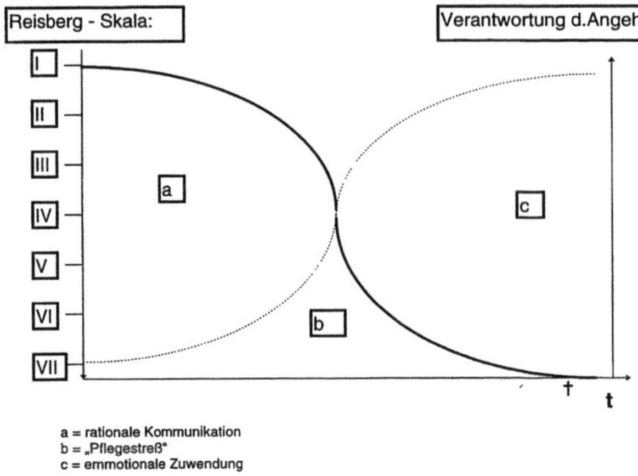

Abb. 1

gemäß sehr erschwert ist. Mit nachlassendem Pflegestreß kann die emotionale Zuwendung aber wieder wachsen.

Literatur

1. Kruse A (1995) Z Gerontol Geriat 28: 264–272
2. Nehen HG, Heuft G, Haseke J, Gastpar M, Senf W (1997) The diagnostic significance of secondary symptoms in dementia. Facts Research And Intervention. Geriatrics, in press
3. Radebold H, Bechtler H, Pina I (1984) Therapeutische Arbeit mit älteren Menschen. Lambertus, Freiburg
4. Reisberg B, Ferris SH, De Leon MJ, Crook T (1982) The global deterioration scale for assessment of primary degenerative dementia. Am J Psychiatry 139: 1136–1139
5. Schmitz-Scherzer R (1995) Z Gerontol Geriat 28: 247–251

Stellenwert des Hirnleistungstrainings in der Gedächtnissprechstunde/Memory Clinic

U. M. Fleischmann

Einleitung

Neben der diagnostischen Abklärung kognitiver Defizite und der umfassenden Beratung der Betroffenen und deren Angehörigen kann in einer gezielten neuropsychologischen Behandlung („Hirnleistungstraining“) der diagnostizierten kognitiven Defizite ein zusätzliches Angebot von Memory-Clinics gesehen werden. Der folgende Beitrag erörtert wichtige Grundannahmen, einige grundlegende empirische Resultate sowie Grenzen der Behandlung von altersassoziierten bzw. hirnpathologisch bedingten kognitiven Einbußen.

Zum Grundansatz

Beim gegenwärtigen Kenntnisstand zur Behandlung kognitiver Leistungseinbußen bei Älteren bauen gezielte Behandlungsangebote wenigstens auf folgenden drei Grundannahmen auf:

1. Allgemeine, gerontopsychologische Annahme

- Intakte kognitive Leistungen sind eine fundamentale Voraussetzung der Aufrechterhaltung des vertrauten Lebensstils, der Selbständigkeit, der erlebten Kompetenz und damit der Zufriedenheit im Alter. Der Erhaltung der kognitiven Leistungsfähigkeit kommt damit eine Schlüsselfunktion zu.
- Gedächtnisprozesse des aktiven Einprägens sowie das Tempo der Informationsaufnahme und -verarbeitung gelten als jene „kritischen Teilleistungen", die sowohl deutlichen altersassoziierten Veränderungen unterliegen, als auch hirnpathologisches Geschehen initial kennzeichnen.

2. Grundlegende neuropsychologische Annahmen

- Geistige Leistungsfähigkeit ist das Resultat der Verfügbarkeit bzw. des Zusammenwirkens kognitiver Einzelfunktionen. Über alterstypische Funktionsdefizite hinaus (vgl. Punkt 1) ist zur Abklärung bestehender Leistungseinschränkungen eine differenzierte Betrachtung separater Funktionsbereiche erforderlich (geteilte, selektive und Daueraufmerksamkeit, Kapazität des Kurzzeitgedächtnisses, verbales und visuelles Memorieren, Abruf aus dem Gedächtnis, kognitives Tempo, visuokonstruktive Funktionen, Handlungsplanung, sprachliche Funktionen u. a.).
- Wenngleich alters- und leistungsniveauabhängig von einer Dedifferenzierung kognitiver Funktionsbereiche auszugehen ist, so gestattet im frühen Stadium dementieller Entwicklungen doch erst die Erhebung eines individuellen Leistungs- bzw. Defizitprofils, einzelne Behandlungsangebote zielgerichtet zu planen, durchzuführen und zu evaluieren. An dieser Stelle wird ein wichtiger Forschungsauftrag und -bedarf im Rahmen des Memory-Clinic-Ansatzes deutlich.

3. Interventionsannahmen

- Es ist davon auszugehen, daß über den jeweils erhobenen Leistungsstatus hinaus kognitive Ressourcen zur Verfügung stehen, die durch gezielte Maßnahmen erschlossen werden können („kognitive Plastizität").
- Als formale Ziele kognitiver Interventionsbemühungen sind die Verbesserung bzw. Optimierung geistiger Leistungen, die Stabilisierung des bestehenden Leistungsniveaus sowie eine Verlangsamung defizitärer Verläufe zu nennen.
- Als grundlegende Interventionsmethoden lassen sich dabei unterscheiden:
  - Übungsmethoden (z. B. Wiederholung und Variation ausgewählter Aufgaben bzw. abgegrenzter kognitiver Funktionsbereiche),
  - Erwerb und Einübung von kognitiven Strategien (z. B. Loci-Methode, Verknüpfungstechniken, Visualisierungen, Strukturierungsmethoden),
  - reflexive Strategien der Informationsaufnahme und -verarbeitung (z. B. Nutzung von Gedächtniswissen, Planung der Informationsaufnahme, Nutzung von Pausen, Lesetechniken, Entspannungstechniken),
  - Transferübungen in den Alltag (z. B. konkretes Umsetzen und Einüben kognitiver Strategien „vor Ort"),

– Neubewertungsansätze (z. B. Erarbeitung einer realistischen Sichtweise eigener Möglichkeiten; Krankheitsverarbeitung).

Einige empirische Resultate

Die umfänglichsten Erfahrungen liegen derzeit zu gedächtnisbezogenen Interventionen vor (2). Günstige Behandlungseffekte werden in Zusammenhang mit einem geringen Alter und nur geringer kognitiver Beeinträchtigung der Patienten, mit unmittelbar gedächtnisbezogenen Trainingsinhalten und mit kurzen Gruppensitzungen berichtet (3, 4). Strittig ist dabei die Frage, welcher gedächtnisbezogenen Interventionsmethode der Vorzug zu geben ist.
Grundsätzlich dürften Strategien der Informationsreduktion, welche die individuellen „Merkgewohnheiten" und Leistungsmöglichkeiten im einzelnen berücksichtigen, aussichtsreich sein. Ermini-Fünfschilling (1) weist in diesem Zusammenhang auf die große Bedeutung motivationaler und biographischer Größen hin.

Übungsmethoden, die kognitive Aktivitäten um ihrer selbst willen beinhalten, erscheinen wenig aussichtsreich und können einer realistischen Selbstwahrnehmung, einem Akzeptieren gegebener Einschränkungen und einer Optimierung verfügbarer kognitiver Ressourcen entgegenstehen.

Grenzen

Trotz positiver Resultate diverser kognitiver Interventionsansätze bei Patienten mit leichten kognitiven Defiziten ist die Frage des Transfers einzelner kognitiver Verbesserungen hinein in den Alltag der Betroffenen bislang weitgehend offen. Wegen der fraglichen ökologischen Validität der Effektmaße in kontrollierten Studien, der höchst individuellen Herangehensweise an kognitive Aufgaben des Alltags, der kurzfristig deutlich schwankenden Leistungsfähigkeit sowie der langfristig progressiv verlaufenden Leistungseinbuße bedarf es detaillierter Verhaltensbeobachtungen im Umfeld der Betroffenen, um die tatsächliche Effizienz kognitiver Interventionsmaßnahmen schlüssig zu belegen.

Literatur

1. Ermini-Fünfschilling D (1995) Was bringt kognitives Training für Demenzpatienten? In: Wächtler C, Hirsch RD, Kortus R, Stoppe G (Hrsg) Demenz. Die Herausforderung. Egbert Ramin, Singen, S 77–86
2. Fleischmann, UM (1993) Kognitives Training im höheren Lebensalter unter besonderer Berücksichtigung von Gedächtnisleistungen. In: Klauer, KJ (Hrsg) Kognitives Training. Hogrefe, Göttingen, S 334–359
3. Kunz, IO (1990) Demenz, Alter und Gedächtnis. Haag & Herrchen. Frankfurt,
4. Verhaeghen P, Marcoen A, Goossens L (1992) Improving memory performance in the aged through mnemonic training: A meta-analytic study. Psychology and Aging 7: S 242–251

Wie könnte das neuropsychologische Assessment aussehen?

E. U. KRANZHOFF

Zielsetzungen

1. Erstellung eines Profils von Kompetenzen und Defiziten im Bereich kognitiver Leistungen und darauf bezogenem Verhalten. 2. Interpretation der Befunde in diagnostischen Termini. 3. Entwicklung von Empfehlungen für Behandlung und Umgang mit problematischen Verhaltensweisen. 4. Anstoß zu neuropsychologischer multizentrischer Forschung insbesondere auf dem Gebiet der Entwicklung angemessener Assessment-Instrumente.

Wünsche an eine neuropsychologische Testbatterie in der Memory Clinic

Die Darstellung lehnt sich an ein Vier-Faktoren-Modell an, das, ursprünglich von Jenkins (3) eingeführt, zuletzt von Poon (6) präsentiert wurde.

- **Faktor I : Individuelle Charakteristika.** Informationen, die für die Interpretation der Testbefunde von Bedeutung sind.
- **Faktor II : Kriteriumsvariablen.** Im einzelnen handelt es sich dabei – unter Orientierung an Calabrese (3) – im Bereich des *Primärgedächtnisses* um Kurzzeitgedächtnis (Behalten von Informationen) und Arbeitsgedächtnis (Behalten und Bearbeiten von Informationen). Im Bereich des *Sekundärgedächtnisses* um kurzfristiges Behalten komplexer Informationen; explizites/deklaratives Gedächtnis; impliztes/nicht-deklaratives Gedächtnis. Im Bereich des *Tertiärgedächtnisses* ist die Ausdifferenzierung einzelner Gedächtnisaspekte bislang noch am wenigsten weit vorangekommen. Diskutiert wird hier derzeit vor allem das biografische Gedächtnis. Einen Bereich von hoher Alltagsrelevanz bildet schließlich das *prospektive Gedächtnis* als „das vorausplanende Denken und Memorieren von Informationen, die erst in Zukunft relevant werden" (1).
- **Faktor III: Materialgebundenheit von Gedächtnisleistungen.** Im Bereich der *Materialpräsentation* die Modi verbal vs. nonverbal als globale Restkategorie, im Bereich der *Materialrezeption* die Sinnesmodalitäten visuell vs. akustisch.
- **Faktor IV: Assoziierte kognitive Leistungsbereiche.** In der Literatur immer wieder genannt werden: Informationsverarbeitungsgeschwindigkeit; Wahrnehmungsorganisation, differenziert nach Objekt- und Raumwahrnehmung; Aufmerksamkeit/Konzentration; Sprache; Praxie; exekutive Funktionen (u. a. Abstraktionsvermögen, Begriffsbildungsfähigkeit, Planen, Flexibilität).

Wunsch und Wirklichkeit

Im folgenden soll jetzt das „ideale" Assessmentrepertoire mit unumgehbaren Restriktionen aus Theorie und Praxis konfrontiert werden.

Restriktionen aufgrund von Testgütekriterien

Theoretische Überlegungen zu den wünschenswerten Qualifikationen eines akzeptablen Assessment-Instruments machen u. a. auf folgende Aspekte aufmerksam:

- Angaben zur Zuverlässigkeit/Reliabilität der Verfahren fehlen oft völlig oder beziehen sich auf testimmanente Aspekte (Testhalbierungsreliabilität; innere Konsistenz). Insbesondere höhere Altersgruppen berücksichtigende Angaben zu Retest-Reliabilitäten sind die große Ausnahme.
- Sensitivität und Spezifität: Schon Wittling (7) hat darauf hingewiesen, daß die für neuropsychologische Verfahren angegebenen Trefferraten in aller Regel zu optimistisch ausfallen, da sie auf Extremgruppenvergleichen zweifelsfrei Beeinträchtigter und zweifelsfrei Unbeeinträchtigter basieren. Eine Generalisierung dieser Befunde auf leichte Beeinträchtigungen, beginnende dementielle Prozesse o.ä., d. h. auf die die Memory Clinic/Gedächtnissprechstunde besonders interessierende Klientel, ist damit sehr problematisch.
- Normen: Zumeist wird versäumt, darauf hinzuweisen, daß durch das Fehlen von adäquaten Altersnormen die interindividuelle Vergleichsmöglichkeit betroffen ist. Möglichkeiten des intraindividuellen Vergleichs sollten daher mehr als bislang diskutiert werden.

Eines scheint unübersehbar: Während die Palette möglicher Verfahren zum Einsatz bei neuropsychologischen Fragestellungen in der Memory Clinic oder der Gedächtnissprechstunde zunächst beeindruckend breit gefächert scheint, ist die Entscheidung für oder gegen ein Verfahren bei der durchgängig problematischen methodischen Sachlage eher beliebig.

Klientenbezogene zeitökonomische Restriktionen

Neuropsychologische Untersuchungen an älteren und alten Menschen – die primäre Klientel unserer Institutionen – sollten einen Zeitrahmen von 60–90 Minuten nicht überschreiten (abnehmende Motivation, Müdigkeit etc.; 5). Kurze Tests mit nur wenigen Items und nur einmaliger Vorgabe sind daher unter dem Gesichtspunkt von Zumutbarkeit und Ökonomie die Favoriten. Reliabilität dagegen verlangt längere Verfahren. „Gerade für klinische Zwecke ist daher ein Kompromiß zwischen Zumutbarkeit und Ökonomie einerseits und Meßgenauigkeit andererseits erstrebenswert (4)". Bei der beschriebenen Multi-Facettierung des Gedächtnisses ist es allerdings schwer vorstellbar, wie bei einem Untersuchungstermin eine hinlänglich breit gefächerte Verfahrenspalette zum Einsatz kommen kann.

Ökonomisch-finanzielle Restriktionen

Die finanziellen Rahmenbedingungen, unter denen Memory Clinic und Gedächtnissprechstunde arbeiten, variieren erheblich: Offensichtlich ist, daß das jeweilige Finanzierungsmodell erheblichen Einfluß haben muß auf den zeitlichen Aufwand – und damit wieder auf die inhaltlichen Möglichkeiten –, der pro Klient/in vertretbar ist.

Ein Weg aus dem Dilemma?

Hier soll ein Vorschlag von La Rue (5) aufgegriffen werden. Es wäre zu überlegen, ob sich nicht eine möglichst große Zahl von in diesem Bereich aktiven Einrichtungen auf eine Minimalbatterie einigen könnte, die vielleicht nicht länger als 20–30 Minuten dauert, dabei aber möglichst viele wichtige Variablen abdeckt. Dieser Kern könnte dann entsprechend den Bedürfnissen und Erfahrungen der einzelnen Einrichtungen um einen Ring weiterer Verfahren ergänzt werden. Bei entsprechendem Austausch über diese Kern-Batterie könnte in kurzer Zeit eine beachtliche Datenbank aufgebaut werden, die jeder an dem Verbund beteiligten Einrichtung zur Verfügung stehen würde und die gleichzeitig als Referenzbatterie für Entwicklung und Validierung weiterer Verfahren dienen könnte.

Literatur

1. Calabrese P (1994) Neuropsychologische Unterrsuchungsmethoden. In: Haupts M, Durwen HF, Gehlen W, Markowitsch HJ (Hrsg) Neurologie und Gedächtnis. Huber, Bern Göttingen Toronto Seattle, S 29–41
2. Flicker C (1988) Neuropsychological evaluation of treatment effects in the elderly: A critique of tests in current use. Psychopharmacol Bull 24: 535–556
3. Jenkins JJ (1979) Four points to remember. A tetrahedral model of memory experiments. In: Cermak LS & Craik FIM (eds) Levels of processing in human memory. Hillsdale NJ, Erlbaum
4. Kaschel R (1995) Neuropsychologische Testdiagnostik bei Demenz, LKB und gesunden Älteren. In: Zaudig M (Hrsg) Demenz und leichte kognitive Beeinträchtigung. Huber, Bern Göttingen Toronto Seattle
5. La Rue A (1992) Aging and Neuropsychological Assessment. Plenum Press, New York London
6. Poon LW, Gurland BJ, Eisdorfer C, Crook T, Thompson LW, Kszniak AW, Davis KL (1986) Integration of experimental and clinical precepts in memory assessment: a tribute to George Talland. In: Poon LW (ed) Handbook for clinical memory assessment of older adults. American Psychological Association, Washington
7. Wittling W (1980) Zerebrale Funktionsdiagnostik. In: Wittling W (Hrsg) Handbuch der klinischen Psychologie 1. Hoffmann und Campe, Hamburg, S 281–321

Gedächtnissprechstunde/Memory Clinic: Welche körperlichen Untersuchungsverfahren sind hilfreich?

W. Meins

Der Einsatz körperlicher Untersuchungsverfahren bei Demenz oder Demenzverdacht kann sicherlich kontrovers diskutiert werden. Wesentliche Gründe dafür sind auch unterschiedliche Voraussetzungen der jeweiligen Einrichtung:

- Art der Patientenselektion (Alter, eher neurologisch oder eher psychiatrisch, stationär oder ambulant);
- vorhandene personelle und materielle Ressourcen;
- diagnostischer Ablauf, in den sich die körperlichen Untersuchungsverfahren sinnvoll und ökonomisch einfügen sollten;
- überwiegend Forschungs- oder Versorgungsaufgaben;
- Qualifikation des (ärzlichen) Personals.

Vor diesem Hintergrund erscheint es sinnvoll, Empfehlungen im Sinne eines “minimial data set” zu geben. Dabei orientiert sich der Autor an den Empfehlungen, die beim ersten Treffen der Memory Clinics aus dem deutschsprachigen Raum im Juni 1995 in Basel einhellig verabschiedet wurden (3) Ergänzt werden diese Empfehlungen durch einige kritische Anmerkungen.

Nichtapparative Untersuchungen

- Internistischer Status (Hinweise auf Herzrhythmusstörungen? Relevante Begleiterkrankungen?)

- Neurologischer Status (Herd- oder Seitenzeichen? Extrapyramidalmotorische Symptome? Myoklonus?)
- Psychopathologischer Status (Bewußtseinsstörungen? Depressive Symptomatik?)

Labor

- Obligatorisch: Bb, BSG, CRP, Elektrolyte, Kreatinin, Transaminasen, Gesamteinweiß, TSH, Vit.B_{12} Lipidstatus, HbA1c/BZ.
- Fakultativ: Folsäure, ApoE-Genotyp.
- Nur bei klinisch oder anamnestisch begründetem Verdacht: Genanalysen (z.B. Chorea Huntington), Lues, HIV, Borrelieose, Kollagenosen, Arzneimittelspiegel, Cu, Coeruloplasmin, Arylsulfatase A, Liquor.

Bildgebende Diagnostik

Entweder CCT oder MRT (Hinweise auf Raumforderung? Infarkte? Blutungen? Ausgeprägte Leukoaraiose? Hydrozephalus?)

Weitere Verfahren

Die Durchführung eines SPECT wurde, auch in Abhängigkeit der Verfügbarkeit dieser Untersuchung, unterschiedlich beurteilt.

Sinnvoll erscheint dem Autor der Einsatz bei der Differentialdiagnose (beginnende) Alzheimersche Krankheit vs. frontotemporale Demenz. Das PET wurde einhellig als derzeit nur für Forschungszwecke geeignet beurteilt. Die routinemäßige Ableitung eines EEG erscheint nicht sinnvoll, da der differentialdiagnostische Ertrag zu gering ist. Andererseits ist dieses Verfahren nur mit einer niedrigen Belastung für den Patienten verbunden, so daß die Indikation auch nicht zu eng gestellt werden sollte. Als Indikationen wurden Epilepsie und Verdacht auf Verwirrtheitszustand angesehen.

Zu etlichen der vorgeschlagenen Untersuchungen läßt sich einiges kritisch anmerken. Bei strenger Beurteilung dienen beispielsweise etliche der obligatorischen Laborbestimmungen weniger der Demenzabklärung im engeren Sinne, sondern eher dem Ausschluß bzw. dem Verdacht auf andere Erkrankungen oder stellen bestenfalls lediglich Risikofaktoren (z.B. Lipide) bestimmter Demenzformen dar.

Weitere Informationen zum gezielten differentialdiagnostischen Einsatz von apparativen Untersuchungen finden sich in einschlägigen Übersichten (2, 4). Zur speziellen Problematik der ApoE-Bestimmung bietet ein kürzlich publiziertes Konsensus-Statement wichtige Informationen und Anregungen (1).

Literatur

1. American College of Medical Genetics – American Society of Human Genetics (1995) Statement on Use of Apolipoprotein E. Testing for Alzheimer Disease. JAMA 274: 1627–1629
2. Friedland RP(1993) Alzheimer's disease: Clinical features and differential diagnosis. Neurology 43 (Suppl 4): 45–51
3. Monsch AU, Ermini-Fünfschilling D, Spiegel R, Stähelin HB (1995) Bericht über das 1. Treffen der Memory-Kliniken aus dem deutschsprachigen Raum. Basel, 23./24. Juni 1995. Schriftliche Mitteilung
4. Zerfass R, Daniel S, Förstl H (1997) Grundzüge des diagnostischen Vorgehens bei Demenzverdacht. In: Förstl H (Hrsg) Lehrbuch der Gerontopsychiatrie. Enke, Stuttgart, pp 253–262

Aufgaben des Sozialarbeiters/-pädagogen in der Memory Clinic

K. FRIESSNER

Ausgehend von den derzeit gebräuchlichen Klassifikationssystemen zur Diagnose der Demenzen sind für die Beurteilung einer Demenz sowohl testpsychologische, nervenärztliche und internistische Untersuchungen sowie psychosoziale Datenerhebungen erforderlich.

Daher arbeitet in dem Team einer Memory Clinic neben dem Nervenarzt und dem Psychologen immer auch ein Sozialarbeiter/-pädagoge/ Geragoge mit. So gestaltete Teamarbeit bietet den Vorteil, durch gegenseitige Ergänzung und Kontrolle die Möglichkeiten von Fehleinschätzungen minimieren zu helfen.

Insbesondere durch die Form des sog. „halbstrukturierten" Gesprächs (ein Mix aus scheinbarem „small talk" und gezielter Befragung), welches der Sozialarbeiter mit dem Patienten führt, stellt sich i.d.R. die emotionale Kontrolle, die Motivation sowie das Sozialverhalten des Patienten anders dar als z.B. bei der ärztlichen Untersuchung.

Der Sozialarbeiter nimmt i.d.R. den Patienten in Empfang, erläutert ihm und den mitgekommenen Bezugspersonen (Angehörige; Freunde, Nachbarn) die Arbeitsweise der Memory Clinic und die einzelnen Schritte im Diagnoseverlauf.

Anschließend wird ein psychosozialer Status erhoben. Hierzu führt der Pädagoge ein halbstrukturiertes Gespräch, in dem auch die emotionale, psychische und physische Belastbarkeit des Patienten erfaßt wird. An Hand eines sozialen Anamnesebogens werden schwerpunktmäßig Daten zu den Komplexen: persönliche Daten/soziales Umfeld/lebenspraktische, informative und soziale Kompetenzen inclusive einer Selbsteinschätzung erhoben.

Ziel der Kompetenzdiagnostik ist es, bei Betroffenen, die aufgrund ihres Ausbildungsniveaus ausreichende Problemstrategien entwickelt haben, die kognitiven Defizite hinter der gut erhaltenen sozialen Fassade aufzudecken und somit die Demenz in ihrem Frühstadium zu erkennen. Die Bedeutung der Daten liegt in dem Einfluß biographischer, sozialer und ökologischer Faktoren auf kognitive Funktionen – nur so ist eine sinnvolle Interpretation der nachfolgenden neuropsychologischen Testung möglich.

Zum Abschluß des Gesprächs erfolgt eine zusammenfassende Bewertung incl. einer vorläufigen Diagnose. Anzumerken ist hierbei, daß es bisher keine allgemeingültigen Kriterien für die psychosoziale Diagnostik der Demenzen gibt – zumindest was die Schwerpunkte der Befunderhebung, die Chronologie der Erhebung sowie auch die Form (einheitlicher Fragebogen) angeht.

Unabhängig von individuellen Schwerpunktsetzungen ist jedoch immer – neben der Erhebung der persönlichen Daten – die Prüfung der Alltagskompetenz, die noch vorhandene Sozialisierungsfähigkeit und die derzeitige familiäre Situation Gegenstand der Untersuchung. Hierzu führt der Sozialarbeiter immer auch ein Gespräch mit den nächsten Bezugspersonen (i.d.R. Ehepartner oder Kind/Kinder) zur Erhebung der Fremdanamnese. Durch das Gespräch mit den Angehörigen lassen sich zusätzlich Rückschlüsse auf den Patienten ziehen.

Die Ergebnisse der fachspezifischen Untersuchungen bringt der Sozialarbeiter in die, nach Beendigung der Einzeluntersuchungen, stattfindende Diagnose-Konferenz ein. Hierbei findet auch der Austausch über Beobachtungen und Erfahrungen in der Interaktion mit dem Patienten statt.

Die unterschiedlichen Methoden der einzelnen Fachrichtungen beleuchten jeweils verschiedene Aspekte des Patienten, so daß die Sicherheit, mit der eine beginnende Demenz diagnostiziert werden kann, erhöht wird. Aus der Diagnose-Konferenz entwickelt sich dann das Therapie-Konzept.

Bei dem abschließenden Gespräch mit dem Patienten und seinen Bezugspersonen

- wird der Patient über das Ergebnis der Untersuchungen aufgeklärt;
- werden Vorschläge für den Umgang mit der demenziellen Erkrankung gemacht;
- wird zusätzlich der Hausarzt informiert.

Zusammenfassend läßt sich feststellen, daß durch die multiprofessionelle Herangehensweise bei der Demenz-Diagnostik ein hoher Grad an Sicherheit erzielt werden kann, speziell bei beginnenden Demenzen. Allerdings ist die Diagnostik mit drei Einzeluntersuchungen, gemeinsamer Diagnose-Konferenz, erneuten Gesprächen mit Patient und Angehörigen sehr zeitaufwendig.

4.3 Architektur für Desorientierte

Vorbemerkungen

C. Wächtler, H.-P. Winter

Die aktuelle Situation für Demenzkranke in der Bundesrepublik Deutschland aus 4 Blickwinkeln:

- Die *Zahl Demenzkranker* nimmt weiter zu. Heute gehen wir von etwa 800000 Menschen in der Bundesrepublik mit einer mittel- bis schwergradigen Demenz aus. Insbesondere Demenzkranke mit schweren Verlaufsformen finden sich zunehmend im Pflegeheim und in der gerontopsychiatrischen Klinik.
- Wir wissen, daß es Demenzkranken infolge Beeinträchtigungen der kognitiven Leistungen und Störungen der visuellen Wahrnehmung zunehmend schwerer fällt, sich in ihrer *Umgebung zurechtzufinden.* Der Wechsel in Pflegeheim oder gerontopsychiatrische Klinik, im Verlauf u. U. unvermeidlich, kann dabei die Orientierungsstörungen verstärken und psychische Symptome akzentuieren. Eine ungeeignete bauliche und räumliche Gestaltung und Möblierung kann den Prozeß der „Verwirrung“ noch verstärken.
- Die *baulich-räumliche Situation* in stationären Einrichtungen in der Bundesrepublik ist überwiegend unzureichend. Eine spezielle auf neuropsychologische Störungen der Demenzpatienten eingehende *Architektur* ist erst in Ansätzen vorhanden.
- Hinzukommt, daß sich die aktuelle *Verknappung öffentlicher Gelder* innovationsfeindlich auswirkt. Dringend benötigte Investitionen in Behandlungs-Räume werden aufgeschoben oder unterbleiben gänzlich.

Unsere Aufgabe ist es, darüber nicht zu resignieren. Vielmehr gilt es, erfahrungsgeleitete und Grundlagenforschung zur Entwicklung einer demenzfreundlichen Architektur zu intensivieren, den Bedarf aufzuzeigen und die Verantwortlichen und Kostenträger kompetent zu Veränderungen zu drängen.

Der Workshop sollte dem Erfahrungsaustausch über bereits vorliegendes Wissen dienen und mögliche zukünftige Perspektiven aufzeigen.

Von den Referenten wurden folgende Positionen vorgetragen:

Heeg, Architektin an der Universität in Stuttgart, hat sich in den letzten Jahren kompetent und engagiert mit der „Architektur für Verwirrte“ auseinandergesetzt. Sie referierte über „Architektur als therapeutische Intervention? – Chancen eines krankheitsangemessenen baulichen Milieus für Desorientierte.“ Sie gab einen Überblick über den derzeitigen Stand der Theorie zur Bedeutung räumlicher Umgebung für Desorientierte. Ergänzend zeigte sie praktische Beispiele auf, wie in bereits bestehenden Einrichtungen therapeutische Ziele, z. B. den Demenzkranken Sicherheit und Orientierung zu bieten und Kompetenz und Autonomie längstmöglich zu stützen, mehr oder minder umgesetzt seien und wie zukünftige Planungen aussehen könnten.

Wojnar leitet den psychiatrischen Dienst von „Pflegen und Wohnen“ in Hamburg. Es ist sein maßgebliches Verdienst, spezielle Betreuungsprogramme für Demenzkranke auf einigen Pflegestationen entwickelt zu haben. Dabei spielen Fragen der Milieugestaltung eine große Rolle. Wojnar sprach über die „Umgebung für Demenzkranke“. Er bezog seine Erfahrungen und Anregungen auf die Betreuung von schwer Demenzkranken. Ziel einer Architektur für Desorientierte müsse sein, ein angenehmes Wohnen zu ermöglichen, angemessene Stimulation zu bieten, sekundäre Symptome zu dämpfen und physiologische Funktionen zu normalisieren. Wojnar gab eine Fülle praktischer Anstöße zur optischen Umgebungsgestaltung für Demente, die ihre begrenzte kognitive und sensorische Kompetenz zu kompensieren und anzuregen vermöchten und die dazu beitrügen, daß Demenzkranke sich wohlfühlten und weniger psychische Begleitsymptome zeigten.

Winter leitet den Bereich Architektur des Kuratoriums Deutsche Altershilfe (KDA) in Köln, von wo aus maßgebliche Anstöße zur Verbesserung der Raumgestaltung für Demenzkranke ausgingen. Er referierte über „Bauliche Anforderungen an die Architektur für Desorientierte – Thesen aus der Sicht des KDA“. Als vordringliches Anliegen des KDA sah er an, die Unterbringung der ca. 250000 in der Bundesrepublik in Heimen lebenden Dementen, die größtenteils katastrophal sei, durch Umwandlung zu verbessern. Er gab dafür praktische Beispiele und bot die Beratung von seiten des KDA an, wenn bestehende Einrichtungen umgebaut werden sollten.

Wächtler, Leitender Arzt der gerontopsychiatrischen Abteilung des Allgemeinen Krankenhauses Ochsenzoll in Hamburg, berichtete über „Erfahrungen und Beobachtungen bei der Bauplanung und beim Einzug von Demenzkranken in eine neue Station“. Fazit war, daß von den Umbaumaßnahmen vor allem leicht- bis mittelgradig Demente profitierten und daß auch das Personal in seiner schweren Arbeit unterstützt wurde. Allerdings werde es auch in Zukunft bei der institutionellen Pflege und Behandlung psychisch kranker Älterer und speziell Demenzkranker auf die Schaffung eines therapeutischen Milieus und auf Orientierungshilfe und Stützung von seiten kompetenter und emphatischer Beziehungspersonen ankommen.

Die lebhafte anschließende Diskussion zeigte, daß die Auseinandersetzung mit umgebungsbezogenen Variablen bei der Betreuung und Behandlung Demenzkranker und speziell die Bedeutung der Architektur von großem Interesse für Mitarbeiter in Einrichtungen ist, die mit gerontopsychiatrischen Patienten arbeiten.

Architektur als therapeutische Intervention? Chancen eines Krankheits-angemessenen baulichen Milieus für Desorientierte

S. Heeg

Im Beitrag wird der Frage nachgegangen, welche Auswirkungen die physische Umgebung auf Befinden und Verhalten von Desorientierten hat, welche therapeutischen Ziele durch das physische Milieu einer Pflege- oder Behandlungseinrichtung unterstützt werden können und welche Planungsempfehlungen daraus für eine „therapeutische Umgebung für Desorientierte“ abzuleiten sind.

Die Bedeutung der baulichen Gestaltung auf Befinden und Verhalten psychisch Kranker und kognitiv Eingeschränkter ist in der einschlägigen Forschung (environmental psychology) in zahlreichen Untersuchungen nachgewiesen (4) und wird insbesondere im Rahmen milieutherapeutischer Konzepte diskutiert.

Praktisch umgesetzt wurden diese Erkenntnisse insbesondere in Pflegeeinrichtungen, die ein spezifisches, krankheitsangemessenes Milieu für Desorientierte anbieten. Es stellt sich die Frage, ob und mit welcher Schwerpunktsetzung durch angemessene architektonische Gestaltung auch im klinischen Setting vermieden werden kann, daß die Desorientierung durch den institutionellen Kontext noch verstärkt wird.

Planungsempfehlungen

Für Langzeitpflege liegen von einer Reihe von Autoren differenzierte Planungsempfehlungen vor. Cohen et al. (1) nennen als therapeutische Ziele, an denen sich Architektur und Gestaltung orientieren sollten:

- Sicherheit,
- Kompetenzerhaltung,
- Orientierungshilfe,
- regulierte Stimulation,
- Anpassung an sich wandelnde Bedürfnisse,
- Bezug zur Vergangenheit,
- Gelegenheit zu Sozialkontakten,
- Schutz der Privatheit und
- Autonomie und Kontrolle.

Als allgemeine Entwurfsmerkmale für eine Einrichtung werden gefordert: nichtinstitutioneller Charakter, Abbau von Umweltbarrieren, Bezug zu Vertrautem und sensorische Stimulation ohne Streß. Die Grundrißstruktur sollte

- eine Gliederung in kleine Nutzungsbereiche,
- Gelegenheiten für sinnvolles „Wandern“,
- einen gut nutzbaren Freibereich,
- Zonen mit unterschiedlichem Öffentlichkeitsgrad bieten.

Fleming (2) fordert für eine Pflegeeinrichtung für dementiell Erkrankte: Wohngruppen mit 8–10 Personen, wohnliche und vertraute Gestaltung, reduzierte Stimulation, übersichtlicher Grundriß ohne Korridore, Gelegenheit zum Wandern, Gemeindenähe.

Heeg (3) nennt drei Ansatzpunkte für die Gestaltung eines angemessen Milieus für Desorientierte:

- Es sollte durch bauliche Gestaltung *kompensatorisch* auf die verminderte Umweltkompetenz eingegangen werden. Wesentlich dabei sind z. B. räumliche und situative Orientierungshilfen (leicht zu überblickende Räume) und die Vereinfachung von Aufgaben (geteilter Schrank).
- Dem Auftreten problematischer Verhaltensweisen (Angst, Katastrophenreaktionen, Weglaufen, Selbstgefährdung, Hyperaktivität, Passivität und Depressivität) kann entgegengewirkt werden durch *therapeutisch gestaltete* Architektur. Problematisch sind z. B. dunkle Korridore, Sackgassen, verwirrende Muster, starker Farbwechsel im Bodenbelag und akustischer Streß. Notwendig sind: unauffälliger Stationsausgang, übersichtlicher Grundriß mit Blickkontakt zum Pflegepersonal, beschützende Elemente (Alkoven, Nischen), abwechslungsreiche und sichere Wan-

derwege auch im Haus, Wohnumgebung mit hauswirtschaftlichen Möglichkeiten und ein „Fenster zur Welt“.

- Die negativen *Auswirkungen eines institutionellen Milieus* (Verlust vertrauter Umgebung und gewohnter Sozialkontakte, Einschränkungen der Privatsphäre, Kompetenzverlust und Mangel an Anregungen) können abgemildert werden durch alltagsnahe, wohnliche Gestaltung, Möglichkeiten zur „Personalisierung“ mit biographischer Bedeutung (z. B. Regal, Türbild), Gruppierung der Zimmer zu Wohngruppen, kontaktfördernde Gestaltung von Treffpunkten, nach Öffentlichkeitsgrad abgestufte Bereiche, vertraute sensorische Anregungen (z. B. Tiere) und „räumliche Inszenierungen mit Aufforderungscharakter“ (Bsp. Wohnküche).

Studien zum spezifischen Pflegemilieu für Desorientierte

Hintergrund für die Empfehlungen bilden zahlreiche Studien zu den Auswirkungen der Betreuung in speziellen Pflegeeinrichtungen für dementiell Erkrankte, in denen sowohl das bauliche als auch das soziale Milieu krankheitsspezifisch gestaltet ist. Ein zusammenfassender Überblick von Maas et al. (5) zeigt, daß eine Auswirkung auf die kognitive oder funktionale Leistungsfähigkeit kaum nachzuweisen ist; dagegen werden zahlreiche positive Veränderungen des Verhaltens (Aktivitäten, Kommunikation, Wandern, Katastrophenreaktionen) und größere Personalzufriedenheit beschrieben.

Tabelle 1. Interventionsstudien zum physischen Milieu

Studie	Intervention / Ergebnis
Williams and Reeve, 1987	Intervention: Optimierung dinglicher Umwelt und ROT ▶ *Verbesserung der Orientierung* ▶ *sozial-kommunikativ unverändert*
Götestam und Merlin, 1987	Intervention: Möblierungsveränderung, Aktivierung durch Haushaltsaktivitäten und Angebot von Materialien ▶ *besseres Kommunikationsverhalten* ▶ *besseres Eßverhalten und mehr Aktivitäten*
Cleary, 1988	Intervention: reduz. Stimulation (optisch, akustisch) ▶ *Verbesserung ADL (Haycox-Scale)* ▶ *Gewichtszunahme, weniger Agitiertheit, mehr soziale Interaktion* ▶ *keine Veränderung bei Medikamentenverbrauch*
Hanley, 1981	Intervention: Orientierungshilfe durch Zeichen und Training ▶ *bei Kombination der Hilfen bessere Orientierungsleistung als bei Zeichen oder Training allein*
Hussian and Brown, 1987	Intervention: Streifen am Boden vor der Türe ▶ *deutliche Abnahme des Türkontakts, wirkt nicht bei allen*
Namazi et al., 1989, 1992	Intervention: Fluchttüre kaschieren mit versch. Mitteln ▶ *Stoff-Paneel in Türfarbe am besten*

Beitrag der baulichen Umgebung

Da in den Studien jeweils das gesamte Setting (Bau und Betreuung) in seinen Auswirkungen untersucht wurde, ist der Beitrag der baulichen Umgebung nicht zu isolieren. Wenige Studien untersuchen die Auswirkungen einer Intervention, die sich nur auf die physische Umgebung bezieht (Tabelle 1). Deutliche Effekte haben offenbar Orientierungshilfen oder Versuche, durch Ausnutzen der gestörten Wahrnehmung Weglaufen zu verhindern. Auch die Reduzierung der Stimulation oder das Schaffen von Szenarien mit Aufforderungscharakter haben nachweisbare Effekte auf das Verhalten.

Umsetzung

Besonders gelungene Umsetzungen der Forderungen nach überschaubaren Wohngruppen und alltagsnahem, wohnlichem Milieu finden sich in Holland (Anton-Pieck-Hofje in Haarlem mit 6 Wohnungen für je 6 Bew.), England (London-Hackney mit 3 Gruppen zu je 15 Bew. und London-Lambeth mit 4 Gruppen zu je 10 Bew.) und in den französischen Cantous (Original in Rueil bei Paris, 12 Bew. pro Gruppe). Es ist beabsichtigt, im z.Zt. geplanten Alzheimer-Zentrum in Stuttgart eine idealtypische therapeutische Umgebung für Desorientierte zu schaffen und begleitend zu untersuchen.

Literatur

1. Cohen U, Weisman G (1991) Holding on to Home – Designing Environments for the Elderly and Confused, John Hopkins University Press, Baltimore
2. Fleming R (1991) Issues of Assessment and Design for Longstay Care. Workshop Report. Dementia Services Development Centre, University of Stirling, Stirling, Scotland
3. Heeg S (1994) Heimarchitektur und Lebensqualität – zur Notwendigkeit eines krankheitsangemessenen Milieus für verwirrte alte Menschen. In: Heeg, S, Lind S (Hrsg) Gerontopsychiatrie in Einrichtungen der Altenhilfe. Forum 23, KDA, Köln, S 141–166
4. Heeg S (1994) Zur Bedeutung des architektonischen Milieus in der stationären Psychotherapie und Rehabilitation. In: Zielke M, Sturm J (Hrsg) Handbuch Stationäre Verhaltenstherapie. Beltz, Weinheim, S 85–106
5. Maas M, Swanson E, Specht J, Buckwalter K (1994) Alzheimer's Special Care Units. Nursing Clinics of North America 29: 173–195

Weitere Literatur bei der Verfasserin

Umgebung für Demenzkranke

J. Wojnar

Theoretische Überlegungen

Durch entsprechende architektonische Maßnahmen werden folgende Ziele angestrebt:

- das Wohlgefühl, die Vertrautheit und Geborgenheit („ein Zuhause“)
- eine adäquate sensorische Anregung
- die Erhaltung und Förderung der Selbständigkeit
- ein Ausgleich von krankheits- und altersbedingten Einschränkungen der Wahrnehmung und der Motorik

- eine Dämpfung der Sekundärsymptome
- eine Normalisierung der physiologischen Funktionen
- Einschränkung der Unfallquellen.

Unter vielen bereits empfohlenen Methoden (2) scheint die Schaffung einer passenden Umgebung anhand einer genauen Analyse aller bisher bekannten physiologischen und pathologischen Veränderungen der Wahrnehmung, der körperlichen Funktionen, des Erlebens, der Sekundärsymptomatik und der vermutlichen Erwartungen der Demenzkranken besonders fruchtbar.

Durch eine langfristige Beobachtung des Verhaltens und der Reaktionen der Betroffenen auf so entstandene architektonische Lösungen können dann notwendige Veränderungen und Anpassungen vorgenommen und neue Erkenntnisse über die Demenz gewonnen werden.

Das „Zuhause" für Demenzkranke

Viele Demenzkranke werden in eine stationäre Einrichtung eingewiesen, weil sie ihre bisherige Umgebung nicht mehr erkennen, durch ihre kognitiven Einschränkungen erheblich verunsichert sind und auf der Suche nach Sicherheit und Geborgenheit „nach Hause" streben.

Es wäre illusorisch zu glauben, daß eine fremde Umgebung diese Rolle allein durch die Ausstattung mit einigen privaten Gegenständen und eine „wohnliche" Gestaltung übernehmen könnte. Bei allen Überlegungen sollte eher die entwicklungsgeschichtliche Bedeutung des Gefühls „Zuhause-zu-sein" berücksichtigt und die positiv besetzten situativen Engramme des episodischen Gedächtnisses angesprochen werden.

Zu solchen Bildern gehören vor allem Räume, wo vertraute Menschen in einer fröhlichen Atmosphäre miteinander kommunizieren oder durch ritualisierte Handlungen das Gruppenzugehörigkeitsgefühl stärken (z.B. Wohnstube der Elternwohnung, „die Kneipe an der Ecke", Erholungsheim usw.). Die Gegebenheiten einer Pflegeeinrichtung ließen sich vor allem mit dem Bild einer Pension bzw. eines Hotels vereinbaren. Entsprechende Gestaltung der Räume erleichtert dem Kranken die situative Orientierung und dämpft seine Ängste (z.B. vor einem Krankenhaus, Gefängnis, Schule oder einer Kaserne).

Das „Zuhause" im metaphysischen Sinne symbolisiert eine vertraute Umgebung, in der der Betroffene das Recht und die Möglichkeit eines ungehinderten Zutritts zu allen Räumen besitzt und sie auch zum beliebigen Zeitpunkt verlassen darf. Um sich „heimisch" zu fühlen, brauchen also die Demenzkranken den Zugang zu allen Räumen, was nicht immer realisierbar ist (z.B. Problem mit der Wahrung der Privatsphäre der anderen Heimbewohner usw.). Die geschlossenen Türen wirken meistens frustrierend. Zu viele Türen im Blickfeld erschweren darüber hinaus die Entscheidung bezüglich des weiteren Weges, was verunsichernd wirken kann (3). Praktisch läßt sich dieses Problem durch eine entsprechende farbliche Gestaltung lösen. Die Türen zu allen Wohnräumen werden sehr deutlich, durch Kontrastfarben von der Umgebung abgehoben, die Türen zu den Funktionsräumen, Ausgangstüren u.ä. dagegen in der Wandfarbe gehalten, mit Vorhängen getarnt usw.

Adäquate sensorische Anregung

Eine adäquate sensorische Anregung erfüllt mehrere Funktionen. Durch das gleichzeitige Ansprechen mehrerer Sinnesorgane wird die räumliche Orientierung und die Steuerung des Verhaltens erleichtert. So wird z. B. ein Raum mit angenehmem Duft von Speisen, klirrendem Geschirr und an den Wänden hängenden Töpfen und Gewürzschränken schneller als eine Küche identifiziert, der Duft von Badezusätzen, fließendes Wasser und eine wohlige Wärme sprechen für ein Badezimmer usw. (4).

Durch eine entsprechende Gestaltung der Einrichtung soll dem Demenzkranken die Möglichkeit gegeben werden, sich die adäquaten Reize entsprechend der momentanen Verfassung auszusuchen und die Flut der äußeren Reize in Abhängigkeit von der aktuellen Verarbeitungskapazität zu steuern. Dazu gehört z. B. eine günstige Lage des Hauses mit einem Blick auf die belebten Straßen u. ä. und eine Ausstattung der Aufenthaltsräume mit Glaswänden oder sehr breiten Türen, die freie Sicht auf alle dort stattfindenden Aktivitäten erlauben. Das Mobiliar und die Pflanzen (die nicht giftig sein dürfen und gut schmecken sollen) sollen zur Berührung animieren, weich, glatt und warm wirken. Die Blumensträuße dienen als eine Duftquelle, optische Anregung und erzeugen eine festliche Stimmung.

Ein Garten oder eine große Terrasse erweitern nicht nur den Bewegungsraum der Kranken, sondern liefern ihm auch unzählige optische, akustische, haptile und olfaktorische Reize. Sie sind für jede Einrichtung für Demenzkranke unerläßlich.

Musik, die den Aktivitäten und der momentanen Atmosphäre entspricht, wirkt ausgleichend und beruhigend oder anregend. Sie hilft auch eine Selbststimulation durch laute Geräusche zu vermeiden.

Eine moderate Temperatur (etwa 21 °C–23 °C) wirkt wohltuend und aggressionsdämpfend vor allem dann, wenn die Räume angenehm duften (1).

Erhaltung und Förderung der Selbständigkeit

Zu den wichtigsten Handlungen, die ein Demenzkranker bis in die schwersten Stadien der Erkrankung noch selbständig und aus eigenem Antrieb ausführen kann, gehört die Fortbewegung.

Die Einrichtung muß also so konzipiert werden, daß sie dem Kranken eine maximale Bewegungsfreiheit bei einer minimalen Verunsicherung durch Hindernisse und „schwierige“ Entscheidungen ermöglicht. Viele Demenzkranke leiden unter ausgeprägten Störungen der räumlichen Wahrnehmung. Auf plötzliche Farbkontraste der Fußbodenbeläge reagieren sie mit Angst, weigern sich über kontrastreiche Muster „zu steigen“ oder vermeiden die „Zusammenstöße“ mit eigenen Spiegelbildern usw. Auch „blinde“ Flurenden überfordern die Kranken. Sie müssen deshalb durch eine Sitzgruppe o. ä. „entschärft“ werden. Die Treppen, besonders das Herabsteigen, erzeugen meistens starke Ängste und sind eine besondere Gefahrenquelle.

Dem Demenzkranken entgegenkommende Menschen, die den Weg versperren oder andere „anrempeln“, werden (wohl phylogenetisch bedingt) als feindlich und böse wahrgenommen; im Gegensatz zu den „Guten“, die in gleicher Richtung wandern. Um Zusammenstöße zu vermeiden, die häufig zu aggressiven Auseinandersetzungen führen, ist es notwendig, die Flure möglichst breit zu gestalten und nicht durch Säulen oder Gegenstände zu versperren.

Durch geeignete Orientierungshilfen wird die Selbständigkeit bei den Toilettengängen gefördert. Leicht erreichbare Schalen/Körbe mit Obst und Getränken fördern ebenfalls die Selbständigkeit der Kranken. Eine kontrastreiche farbige Abgrenzung des Geschirrs von der Tischoberfläche erleichtert das Auffinden der Speisen. Die Mahlzeiten verlaufen deutlich ruhiger, wenn sie in den Wohn- bzw. Tagesräumen serviert werden.

Ausgleich der krankheits- und alternsbedingten Einschränkungen der Wahrnehmung und der Motorik

Das Altern ist mit einer erheblichen Einschränkung der körperlichen Leistungsfähigkeit und einer Veränderung des Gangbildes, mit kurzen, schlurfenden und schmalbasigen Schritten verbunden, was das Stolpern und die Stürze begünstigt. Zum Schutz der Kranken sollen glatte Fußböden, Türschwellen, abschüssige Schrägen, Unebenheiten u.ä. unbedingt vermieden werden.

Das Nachlassen des Lichtempfindens und des Farbsehens, eine abnehmende Sehschärfe und verminderte Adaptationsfähigkeit der Augen schränken das optische Wahrnehmungsvermögen erheblich ein und begünstigen Unfälle durch Blendung oder vorübergehende Blindheit (3). Alle Räume sollen deshalb sehr gut beleuchtet werden (nach unseren Erfahrungen sind etwa 500 Lux in Augenhöhe notwendig), wobei eine diffuse, schattenfreie und warme Beleuchtung besonders günstig ist. Die Farben des unteren Farbspektrums (d.h. Gelb, Braun, Rot) werden besser erkannt als Violett, Blau oder Grün. Wichtig sind auch starke Farbkontraste und eine ausreichende Größe z.B. von Beschriftungen u.ä. Starke Kontraste in der Beleuchtung unterschiedlicher Räume sollen vermieden werden.

Eine gute Beleuchtung am Tage hilft auch, den Schlaf-Wach-Rhythmus zu normalisieren und wirkt stimmungsaufhellend und aggressionsdämpfend. Darüber hinaus wird auch die Neigung zu illusionären Verkennungen und optischen Halluzinationen gedämpft.

Um einen ungestörten Schlaf der Demenzkranken zu ermöglichen, sollen in den Schlafräumen eine diskrete Geräuschquelle mit einem „weißen" Rauschen (z.B. ein Ventilator) und eine schwache Beleuchtung vorhanden sein (die Kranken werden von ausgeprägten Ängsten überflutet, wenn sie nachts in ganz stillen und dunklen Räumen aufwachen). „Bewegliche" Schatten auf den Wänden (z.B. durch Scheinwerferlicht) wirken ebenfalls beängstigend (5).

Dämpfung der Sekundärsymptome

Einige der Sekundärsymptome einer Demenz, wie z.B. Aggressivität, Wahnvorstellungen, Halluzinationen, depressive Verstimmung usw. lassen sich durch eine entsprechende Gestaltung der Umgebung (wie bereits oben beschrieben) günstig beeinflussen.

Eine übersichtliche, freundliche und gut beleuchtete Umgebung, ohne Mustertapeten, spiegelnde Flächen oder beunruhigende Polsterbezüge, verhindert das Auftreten von optischen Halluzinationen. Angemessene Raumtemperatur, angenehme Düfte und überschaubare Geräusche wirken aggressionshemmend. Gute Beleuchtung und körperliche Aktivitäten hellen die Stimmung auf, dämpfen die Aggressivität und stärken das Immunsystem.

Literatur

1. Bell PA, Baron RA (1981) Ambient temperature and human violence. In: Brain PE, Benton D (Hrsg) Multidisciplinary approches to aggression research. Elsevier-North Holland Biomedical Press, New York, 1981
2. Keen J (1989) Interiors: Architecture in the lives of people with dementia. Int J Geriat Psychiat 4: 255–272
3. Netten A (1989) The effect of design of residential homes in creating dependency among confused elderly residents: A study of elderly demented residents and their ability to find their way around homes for the elderly. Int J Geriat Psychiat 4: 143–153

4. Pastalan, LA (1984) Architectural research and life-space changes. In: Snyder JC (Hrsg) Architectural Research. Van Nostrand Reinhold, New York
5. Young SH, Muir-Nash J, Ninos M (1988) Managing nocturnal wandering behavior. J Gerontol Nurs 14: 7–12

Erfahrungen und Beobachtungen bei der Bauplanung und beim Einzug von Demenzkranken in eine neue Station

C. Wächtler

Die „Geschichte" der alten Station 26 A

Die Station 26 A, über die berichtet wird, liegt in einem Flachbau – dem ersten Neubau nach dem 2. Weltkrieg auf dem Gelände des Allgemeinen Krankenhauses Ochsenzoll in Hamburg.

Die Station mit ihren 6-Betten-Zimmern, vom Flur gut einsehbar, galt damals als etwas besonderes. Nach heutigen Vorstellungen boten die räumlichen Verhältnisse den Patienten keinerlei Rückzugsmöglichkeit und Schutz ihrer Intimsphäre; Orientierungshilfen waren nicht vorhanden.

Die „neue Generation" der Angehörigen reagierte zunehmend verärgert auf die räumliche Unterbringung. Es kam zu Berichten in der Tageszeitung bis hin zu Beschwerden beim 1. Bürgermeister. Die Mitarbeiter, insbesondere das Pflegepersonal, fühlten sich bei der Umsetzung milieutherapeutischer Konzepte und aktivierender Pflege behindert. Auf die externe Kritik reagierten sie mit dem Gefühl der Beschämung und des Alleingelassenseins, aber auch zunehmend mit Ärger und mit Veränderungsdruck.

In den letzten 3–4 Jahren gelang es, Konsens über die Notwendigkeit des Umbaus der Station 26 A zu erzielen. Diese Willensbildung mußte sowohl innerhalb des Krankenhauses erfolgen als auch gegenüber der Fachbehörde vertreten werden. Der zunehmende Öffentlichkeitsdruck war dabei förderlich.

Schließlich wurden Gelder für die Renovierung der Station in Aussicht gestellt, und Bauabteilung und pflegerische und ärztliche Abteilungsleitung saßen an einem Tisch. In einem langwierigen Prozeß mußte Überzeugungsarbeit geleistet werden, daß Krankenhausbau für Demenzkranke neues Denken erforderte. Mißtrauen gegen externe Beratung war zu überwinden. Zugleich mußten wir Gesundheitspraktiker lernen, daß „gute Ideen" auch baulich machbar und finanzierbar sein müssen, damit sie realisiert werden.

Schließlich gelang ein Miteinander, und die Vorschläge, die Heeg von außen einbrachte, hatten Chance auf Realisierung.

Kurz seien zwei weitere Begrenzungen genannt: Aus Kostengründen konnte ein Neubau nicht erfolgen, und für den Umbau standen maximal 3 Millionen DM zur Verfügung.

Gemeinsam wurden folgende *Ziele* für den Umbau der Station formuliert:

- Die Station sollte freundlich und wohnlich sein und dadurch zum Wohlbefinden der Patienten und der dort tätigen Mitarbeiter beitragen.
- Die Raumstruktur, die Farbgebung und die verwendeten Symbole sollten es den Patienten erleichtern, sich zu orientieren.

- Insbesondere Fußböden und Mobiliar sollten so gewählt werden, daß Stürze möglichst vermieden werden bzw. die Sturzfolgen gering sind.
- Die Arbeitsabläufe der Mitarbeiter sollten erleichtert werden.

Wir konnten schließlich am 30. September 1996 die umgebaute Station wieder in Betrieb nehmen und die erste Patientin begrüßen.

Die neue Station – Einblicke und Erfahrungen im Detail

Lassen Sie uns jetzt Erfahrungen reflektieren – nach den ersten 4 Monaten.

Eines unserer Ziele war, das *Wohlbefinden* der Patienten und der Mitarbeiter zu steigern. Dem sollten natürliche Werkstoffe (Linoleumfußboden, Holz-Handläufer), freundliche Farben, helles Licht und ansprechende Bilder dienen. Dies ist uns nach Meinung der Mitarbeiter, der Angehörigen, der Besucher und, sofern wir eine Rückmeldung erhielten, der Patienten gelungen.

Ebenfalls Wohlbefinden auslösen sollte die zentrale Musikanlage. Zu bestimmten Zeiten spielen wir Musik in alle Räume ein – mal eher beruhigende und entspannende Motive, mal Anregung vermittelnde Musik. Beliebt sind bei den Patienten vor allem alte Schlager (60er/70er Jahre). Allerdings haben wir gelernt, daß die richtige Auswahl zu treffen schwierig ist und daß die Patienten nicht einheitlich auf Musik reagieren. So sind keineswegs alle Patienten durch meditative Musik zur Entspannung zu bringen oder durch Klassik zu befriedigen. Darüber hinaus wollen manche schlicht „ihre Ruhe haben".

Das Wohlbefinden der Demenzkranken sollte auch durch Hilfen bei der *Orientierung* unterstützt werden. Wichtig war uns, ein „Lebenszentrum" im Herzen der Station zu schaffen. Die Gestaltung des Flures und die Anordnung der Lichtquellen wurden genutzt, die Patienten zum „Lebenszentrum" zu leiten. Dort finden sie Betreuungspersonal, Mitpatienten, Sitzmöglichkeiten und Essen und Trinken.

Mit Hilfe einer gelben Markise gelang es, von weitem sichtbar das Dienstzimmer anzuzeigen. Feststellung der Patienten: „Dort, wo der gelbe Bogen ist ..."

Hilfreich sind Türschilder, die den jeweiligen Namen des Patienten tragen und an die ein persönlicher Gegenstand geklemmt werden kann – und die vor allem leichter und mittelschwer dementen Patienten die Orientierung zu ihrem Bettenzimmer erleichtern. Grenzen zeigen sich bei hochgradig orientierungs-, merk- und erkennensgestörten Patienten: Sie benötigen weiter die persönliche Orientierung mittels der Beziehungsperson.

Am Ende gebogene Handläufer sollen dem Patienten signalisieren, daß ein Hindernis (z.B. Tür) naht. Sie haben sich besonders für sehbehinderte Patienten bewährt.

Die Flur-Toiletten haben wir mittels Bullauge, Aufschrift und halbmondförmiger Einlassung im Fußbodenbelag sowie darauf zielende Lichtquellen gekennzeichnet. Während leicht und mittelschwer Demente diese Orientierungshilfe nutzen, werden schwer demente Patienten nicht ausreichend angesprochen.

Wir wollten zusätzlich mit Hilfe der Raumgestaltung erreichen, daß *Arbeitsabläufe* für das Personal erleichtert würden:

- Überaus angenehm ist, daß die Station von 30 auf 18 Betten verkleinert und damit für das betreuende Personal übersichtlicher wurde.
- In Zimmern mit eigener Duschzone ist das Pflegen einfacher geworden.
- Bewährt haben sich vor allem die 1- und 2-Bettzimmer. Die 3-Bettzimmer haben zwar eine für die Pflege Schwerkranker günstige Größe; allerdings wird häufig einer der 3 Patienten von den 2 anderen als störend empfunden.

- Günstig ist, daß das Dienstzimmer am Stationsausgang liegt. Dadurch kann von dort arbeitendem Personal erkannt werden, wenn Patienten die offene Station verlassen. Ungünstig wiederum ist, daß das Dienstzimmer nicht in den Flur vorspringt. Daher kann nicht der gesamte Flurbereich aus dem Dienstzimmer übersehen werden.
- Problematisch ist, daß Küche (außerhalb der Station) und Bandagen-/Geräteraum nicht zentral in der Mitte der Station untergebracht werden konnten; daraus resultieren unnötige Laufwege.

Noch ungelöst ist, wie mittels funktioneller Hilfen im Alltag *praktische Störungen*, z.B. bei der Benutzung des Eßgeschirrs oder der Handhabung der Türgriffe, kompensiert werden können.

Fazit

1. Von dem Umbau in Haus 26 profitieren vor allem die leicht- bis mittelgradig Dementen – und, aufgrund des ansprechenden Äußeren, auch Patienten mit anderen psychischen Störungen. Zudem fühlt sich das Personal in seiner schweren Arbeit unterstützt, und Angehörige und Fachöffentlichkeit reagieren positiv.
2. Architektur für Desorientierte ist wichtig. Ihre Möglichkeiten sind keineswegs annähernd entwickelt. Allerdings wird es auch in Zukunft bei der Pflege und Behandlung psychisch kranker Älterer und speziell Dementer vor allem auf die Schaffung eines therapeutischen Milieus und auf Orientierungshilfe und Stützung von seiten der Beziehungspersonen ankommen. Hinzu kommt die Sicherung guter Kompetenz der Mitarbeiter in Psychodiagnostik, Pharmakotherapie und Psychotherapie. Wir haben dies zu Beginn überdeutlich erfahren müssen: Das engagierte, aber neu zusammengestellte und zum Teil noch unerfahrene Behandlungsteam hatte zu Beginn erhebliche Schwierigkeiten. Einige Patienten, die von der noch nicht renovierten Station 26 B auf die neue Station verlegt worden waren, wollten zurück in die vertraute Betreuung. – Mittlerweile nutzt das erfahrene Team die günstigen räumlichen Bedingungen.

4.4 Sucht und Abhängigkeit im Alter

Vorbemerkungen

D. K. Wolter-Henseler, H.-J. Luderer

Eine Reihe allgemeiner Aspekte sowie Hinweise für die Behandlung bei Sucht und Mißbrauch im Alter zeigen die Tabellen 1 und 2.

Alkohol und Alter

Die früher gängige "maturing out"-Hypothese, derzufolge Alkoholismus sich selber begrenze und quasi auswachse, widerspricht den heutigen Erfahrungen. Welche Gründe können dazu geführt haben?

- Epochaler Wandel: Die heutigen Alten trinken mehr als die früheren Alten.
- Demographischer Wandel: Zunahme des Anteils alter Menschen.
- Die Diagnose Alkoholabhängigkeit wird vom Betroffenen, aber auch von den Angehörigen abgewehrt.

Angesichts dieser Diagnose herrscht Hilflosigkeit in mehrfacher Hinsicht: für den Alten ist es beschämend, vom Jungen der Sucht bezichtigt zu werden; der Junge empfindet, daß es ihm nicht zustehe, den Alten damit zu konfrontieren; was kann man noch tun? – „Es hat doch keinen Zweck mehr, es sind doch nur noch ein paar Jahre ..."

Tabelle 1. Sucht und Mißbrauch im Alter: Allgemeine Aspekte

- „Sucht" ist in der Vorstellungswelt alter Menschen nicht enthalten
- Die Neigung zur Problemverleugnung ist größer („peinlich")
- Reaktion auf die Konfrontation mit der Mißbrauchsthematik: Tabuisierung oder Überreaktion
- Abwehr unter Verweis auf die kurze verbleibende Lebensspanne (Patient und Behandler)
- Mißbrauch und seine Folgen werden nicht als eigenständiges Problem wahrgenommen, sondern körperlichen Erkrankungen oder dem Alter an sich zugeschrieben
- Multimorbidität; körperliche und psychische Erkrankungen bzw. Leidenszustände mit wechselseitigen Beeinflussungen, Substanzmißbrauch als Folge und Ursache von Funktionsstörungen
- Unscharfe Grenzen zwischen indizierter Einnahme psychotroper Substanzen und Mißbrauch
- Überzogene Heilserwartungen, Medikamente als „Jungbrunnen"
- Psychologische Funktion von Medikamenten:
  1. die Verordnung bedeutet, daß der Arzt noch Hoffnung hat
  2. Medikament zur Abwehr der narzißtischen Gefährdung durch Kränkungen des Alters
  3. ständige Verfügbarkeit von Medikamenten (Autonomie)
- Pflegeheime: unangemesse Verordnung sedierender Medikamente durch Personalmangel und qualitative Mängel (Tagesstruktur mit zu langer „Nachtruhe"). Verweigern von „Medikamenten mit Suchtpotential" (Schlaf- und Schmerzmittel) als Machtausübung.

Tabelle 2. Sucht und Mißbrauch im Alter: Hinweise für die Behandlung

- Therapeutische Beziehung schwieriger aufzubauen (alte Menschen sind vorsichtiger, mehr Vorbehalte gg. Psychiatrie/Psychotherapie, Probleme der Altersdifferenz), dann aber dauerhafter
- Alte Menschen sind „einsichtiger", nachhaltigere Konsequenzen („nicht mehr viel Zeit zu verlieren"; reife Persönlichkeit)
- Aber: für hirnorganisch beeinträchtigte oder chronisch mehrfach geschädigte Patienten sind besondere Angebote erforderlich
- Altershomogene Gruppen günstiger?
- Sitzungsdauer eher kürzer
- Berücksichtigung der körperlichen Erkrankungen
- Therapieziele:
  - Abstinenz in der Klinik ist noch kein Therapieerfolg
  - Eigenständige Abstinenz oder Nutzung äußerer Kontrollinstanzen?
  - Abstinenz oder Eindämmung des Konsums?
- Ungünstig sind:
  - Ungeduld
  - konfrontatives Vorgehen
  - dem Patienten beweisen wollen, daß er süchtig ist
- Notwendig ist:
  - Respekt vor der Lebensleistung der Patienten
- Anforderungen an Nachsorgeeinrichtungen:
  - gemeindenah
  - altengerecht (Erreichbarkeit, Zeiten)

Bei Jüngeren führt übermäßiger Alkoholkonsum leichter zu sozialen Auffälligkeiten (Führerschein, Arbeitsplatz, Probleme in der Partnerschaft und Druck des Partners); bei Alten werden mit dem Alkoholkonsum zusammenhängende Symptome leicht fälschlicherweise körperlichen Krankheiten oder dem Alter an sich zugeschrieben; der Wegfall sozialer Kontrolle (nicht mehr arbeiten müssen, nicht mehr Auto fahren müssen – nicht mehr nüchtern sein müssen) kann andererseits ein Entgleiten des Alkoholkonsums im Alter begünstigen.

Behandlung alkoholabhängiger alter Menschen

Angesichts der eben skizzierten Bedingungen stellt sich die Frage nach der Motivation für eine Alkoholentgiftungs- und entwöhnungsbehandlung im Alter.

Die Referenten berichten in der Tat, daß die älteren Patienten häufig – wie allerdings auch die jüngeren – fremdmotiviert in die Behandlung kommen. Sehr wichtig ist die Einbeziehung von Ehepartnern und vor allem Kindern. Die Behandlung erfolgt häufig wegen hirnorganischer Beeinträchtigungen zunächst auf unfreiwilliger Basis, einer Fortführung wird dann meist wenig Widerstand entgegengesetzt.

Es ist in jedem Fall wichtig, den Entzug ausreichend lange abzuwarten, bis die kognitiven Funktionen wieder hergestellt sind, pseudodemente Bilder sich aufgelöst haben und der Patient wieder kritikfähig wird. Hierfür sind u. U. viele Wochen erforderlich.

Es gibt bisher kaum spezialisierte stationäre Behandlungsangebote für alte Menschen mit Abhängigkeitserkrankungen. Noch problematischer ist die Situation im Hinblick auf Nachsorgemöglichkeiten, was um so wichtiger ist, als das Problem nicht mit der erzwungenen Abstinenz im Krankenhaus erledigt ist. "Early onset"-Alkoholiker sind i. d. R. mit den Strukturen der Suchtkrankenversorgung vertraut und besitzen (Selbsthilfe-)Gruppenerfahrung.

Die Frage, ob ältere Patienten in speziellen altershomogenen Gruppen oder aber gemeinsam mit Jüngeren in gemischten Gruppen behandelt werden sollen, wird kontrovers diskutiert. In gemischten Gruppen profitieren insbesondere die Jüngeren von der gefestigten Persönlichkeit, Lebenserfahrung und sozialen Kompetenz der Älteren (v.a. wenn es sich um "late onset"-Abhängige handelt). In altershomogenen Gruppen können eher altersspezifische Gepflogenheiten und Bedürfnisse hinsichtlich Nähe und Distanz, Respekt vor der erbrachten Lebensleistung, Tempo des therapeutischen Prozesses usw. berücksichtigt werden.

Alkohol in Heimen

Altenheime stehen vor dem Problem, daß Restriktionen des Alkoholkonsums unter präventiven Gesichtspunkten sinnvoll sein können, während sie unter dem Aspekt der „Normalisierung“ abzulehnen sind: Altenheime sollten eigentlich für Bewohner da sein und nicht für Patienten, sie sollten Bürgern ein weitgehend normales Leben ermöglichen – wozu auch Genuß und Genußmittel gehören. Dementsprechend kontrovers wurden die Erfahrungen eines Teilnehmers mit der Liberalisierung des Alkoholkonsums in einem großstädtischen Altenheim diskutiert. Einigkeit herrschte hinsichtlich der Grenzen restriktiver Maßnahmen: wer zum Mißbrauch neigt, wird sich in der Regel auch unter erschwerten Umständen alkoholische Getränke besorgen.

Andere Überlegungen gelten für Heime, deren Konzept auf die Problemgruppe der langjährig Alkoholabhängigen zugeschnitten ist: In einem gerontopsychiatrischen Heim, in dem 50 % der Bewohner Alkoholprobleme haben, besteht ein rigoroses Alkoholverbot, das sich weitgehend durchsetzen läßt, berichtet ein Teilnehmer.

Die Diskussion mündet in den Konsens, daß es durchaus möglich ist, Alkohol in einem Heim verfügbar zu halten – dieses Heim muß dann aber über ein Konzept verfügen für das Problem, was mit Bewohnern zu tun ist, die den Alkohol mißbrauchen. In diesem Zusammenhang wird darauf hingewiesen, daß die Heime – entgegen der eigentlichen Zweckbestimmung als Alterswohnorte für Bürger – unausgesprochen als Ersatzgerontopsychiatrie fungieren müssen, obwohl sie für diese Aufgabe kaum gerüstet sind. Sie bedürfen deshalb der Beratung (beispielsweise aus dem stationären gerontopsychiatrischen Bereich) im Allgemeinen wie auch im Speziellen im Hinblick auf Suchtprobleme. Ein Beispiel einer solchen Beratung wird berichtet.

In einigen Jahren könnte sich die Situation durch die Pflegeversicherung verändert haben, weil es dann möglicherweise keine Alten*wohn*heime mehr geben wird.

Benzodiazepine und Alter

Die Geschichte der Benzodiazepine (BDZ) ist unter anderem eine Geschichte der Selbstrechtfertigung der Verschreiber für ihren Einsatz trotz ihrer bekannten Gefahren. Die breite Verordnung solcher Medikamente mit Suchtpotential korrespondiert mit dem nicht unbedeutenden Problem von Suchterkrankungen bei Ärzten.

Eine kontroverse Diskussion beschäftigt sich mit der Frage von psychischer vs. physischer Abhängigkeit. Dabei wird einerseits betont, daß BDZ nachhaltig in den Hirnstoffwechsel eingreifen und es sich damit um ein körperliches Phänomen handelt. Dem steht gegenüber, daß nur etwa ein Drittel der BDZ-Dauerkonsumenten deutliche Entzugssymptome entwickeln und daß es in vielen Fällen schwierig ist, zwischen Entzug, Absetz- bzw. Reboundphänomenen und dem Wiederauftreten der Grunderkrankung zu unterscheiden.

Die Frage nach einem besonderen Mißbrauchspotential bestimmter BDZ (sofern es sich nicht um Beigebrauch von Politoxikomanen, z. B. in der Drogenszene, handelt) kann auch weiterhin nicht eindeutig beantwortet werden.

Hinsichtlich der neuen Schlafmittel Zolpidem und Zopiclon ist Skepsis angebracht, ob ihr Suchtpotential tatsächlich soviel geringer ist als das der BDZ; auch diese galten ja anfangs als unbedenklich. Kasuistische Beobachtungen über Entzugssyndrome dämpfen inzwischen die Erwartung, daß es mit diesen Substanzen möglich sei, Schlafstörungen dauerhaft und ohne Nachteile für die Patienten zu behandeln.

Zolpidem und Zoplicon sind so gesehen die bisher letzten Etappen des wohl glücklicherweise unerfüllbaren Traums, persönliche und zwischenmenschliche Probleme mit psychotropen Substanzen aus der Welt schaffen zu können.

Im April 1997 veranstaltete die Deutsche Hauptstelle gegen die Suchtgefahren ein dreitägiges Symposium unter dem Titel „Alte Menschen – Substanzmißbrauch und Vorsorge". Der Tagungsband erscheint im Winter 1997/98 im Lambertus-Verlag, Freiburg.

Epidemiologie, Komorbidität und Diagnostik von Alkoholabhängigkeit und Alkoholmißbrauch im Alter

G. Mundle, H. Wormstall, K. Mann

Epidemiologie

Bis vor wenigen Jahren wurde die Bedeutung der Alkoholkrankheit im Alter unterschätzt. Die von Magnus Huss 1849 aufgestellte Hypothese, daß es „äußerst selten ist, daß man einen Alkoholiker antrifft, der über 60 Jahre alt ist" und die Theorie, daß die Alkoholabhängigkeit eine "self-limiting disease" sei, waren lange Zeit gängige Lehrmeinung.

Nach neueren Untersuchungen wird Alkohol auch im Alter regelmäßig konsumiert. Insbesondere unter den „jungen Alten", d. h. bei den 60–70jährigen, besteht in der Mehrzahl ein regelmäßiger Alkoholkonsum. Ein problematisches Trinkverhalten im Sinne eines Alkoholmißbrauches oder eines Abhängigkeitssyndromes besteht bei 2–3 % der Männer und 0,5–1 % der Frauen über 60 Jahren (1).

Der Anteil alkoholbezogener Aufnahmen älterer Patienten in Allgemeinkrankenhäusern und Psychiatrischen Kliniken liegt zwischen 20 und 40 % aller Aufnahmen (8).

Diagnostik

Grundsätzlich gelten bei der Diagnosestellung einer Abhängigkeitserkrankung im Alter dieselben Richtlinien wie bei jüngeren Patienten. Zu berücksichtigen sind die diagnostischen Leitsymptome nach ICD-10 und DSM IV (starkes Verlangen, verminderte Kontrolle, körperliche Entzugssymptome, Toleranzentwicklung, Vernachlässigung anderer Interessen und Konsum trotz schädlicher Folgen). Mit Hilfe dieser operationalisierten Kriterien lassen sich auch im Alter zuverlässige Diagnosen stellen (6).

Auffallend ist, daß trotz der klaren diagnostischen Richtlinien ein Alkoholmißbrauch oder eine Alkoholabhängigkeit im Alter nur selten diagnostiziert wird. Wird bei jüngeren Patienten vom Hausarzt in 60 % der Fälle eine Alkoholabhängigkeit erkannt, so sind es bei älteren Patienten nur 37 %. Im Krankenhaus ist eine richtige Diagnosestellung noch seltener. Bei nur 17 % der älteren Patienten wird eine Abhängigkeitserkrankung richtig diagnostiziert (3).

Wenn diagnostische Probleme auftreten, so liegt dies u. a. an der unterschiedlichen Ausprägung der Symptome beim älteren Menschen. Eine Toleranzentwicklung kann aufgrund physiologischer Veränderungen schon bei niedrigen Alkoholmengen oder einer fehlenden Dosissteigerung auftreten. Eine fortschreitende Vernachlässigung anderer Interessen ist oft schwer von einem altersentsprechenden Rückzug zu trennen. Schädliche Folgen betreffen vorwiegend körperliche Folgekrankheiten. Soziale Folgeschäden wie Arbeitsplatzverlust, Trennung vom Lebenspartner oder Führerscheinverlust treten seltener auf (6).

Grundsätzlich können bei der Diagnosestellung die gängigen Fragebogenverfahren wie z. B. der Münchner Alkoholismustest (MALT) eingesetzt werden. Zum spezifischen Screening älterer Patienten wurde in den letzten Jahren eine überarbeitete Version des Michigan Alcohol Screening Test (MAST G) entwickelt (2).

Weiterhin sind im Rahmen der Diagnostik die gängigen Laboruntersuchungen durchzuführen. Auch ältere Patienten zeigen bei einem erhöhten Alkoholkonsum die typischen pathologischen Veränderungen von Laborwerten. Abhängiges Trinken kann damit jedoch nicht von Mißbrauch unterschieden werden. Am bekanntesten und am leichtesten in der Praxis zu erheben ist die Erhöhung der Gamma-Glutamyl-Transferase (Gamma-GT).

Komorbidität

Zusätzlich ist bei der Diagnostik eine ausführliche psychiatrische Anamnese zu erheben. Bis zu 50 % aller alkoholabhängiger Patienten weisen eine psychiatrische Zusatzdiagnose auf. Neben den klassischen Begleitdiagnosen der Angststörungen und der depressiven Symptome kommen im Alter demenzielle Prozesse wie z. B. die Alzheimer Demenz oder eine vaskuläre Demenz hinzu, die teilweise schwer von alkoholspezifischen Veränderungen unterschieden werden können (7). Kritisch muß zum Konzept der Komorbidität allerdings eingewandt werden, daß Alkoholabhängige gerade nach längerfristig erhöhtem Alkoholkonsum, aber auch im und kurz nach dem Entzug Angst- und Depressionssymptome sowie kognitive Defizite aufweisen können. Diese Störungen bilden sich im weiteren Verlauf unter Abstinenzbedingungen oft auch noch nach mehreren Wochen, teilweise Monaten zurück. Eine längerfristige Beobachtung ist notwendig.

Beginn der Abhängigkeit

Entgegen der früheren Lehrmeinung, daß der Beginn einer Alkoholabhängigkeit nach dem 45. Lebensjahr äußerst selten ist, konnte in mehreren Untersuchungen gezeigt werden, daß sich eine Alkoholabhängigkeit auch häufig nach dem 60. Lebensjahr entwickelt. Unterschieden wird daher zwischen Patienten mit einem frühen Krankheitsbeginn vor dem 60. Lebensjahr ("early onset") und einem späten Krankeitsbeginn nach dem 60. Lebensjahr ("late onset"). Das Verhältnis beider Untergruppen wird im allgemeinen mit 2 : 1 angegeben (10).

Patienten mit frühem Krankheitsbeginn haben einen schwereren Krankheitsverlauf mit mehreren Vorbehandlungen, sozialen und familiären Problemen, einen

Tabelle 1. Krankheitsbeginn der Alkoholabhängigkeit im Alter

Krankheitsbeginn	früh (early onset)	spät (late onset)
Alter	<60	>60
Häufigkeit	2/3	1/3
Persönlichkeit	instabil	stabil
Wohnsitz	häufig wechselnd	konstant
Familienanamnese	positiv	negativ
Intoxikationstage	häufig	selten
Therapiechancen	mäßig	gut

höheren Alkoholkonsum und gehäuft Intoxikationszustände (Tabelle 1). Die Familienanamnese für Alkohol ist oft positiv. Patienten mit spätem Krankheitsbeginn zeigen in der Persönlichkeitsstruktur und bei den sozialen und familiären Bezügen eine größere Stabilität. Motive für ein verändertes Trinkverhalten stellen die Veränderungen des Alters dar, wie z. B. Verlust des Arbeitsplatzes, Verlust eines Lebenspartners oder gehäuftes Auftreten von körperlichen Beschwerden (5). Die Prognose bei Patienten mit einem späten Erkrankungsbeginn ist günstiger, Behandlungen werden häufiger angetreten und abgeschlossen (4).

Literatur

1. Atkinson RM (1990) Aging and alcohol use disorders: Diagnostic issues in the elderly. Int Psychogeriat 2: 55–72
2. Blow FC, Brower KJ, Schulenberg JE, Demor-Dananberg LM, Joung JS, Beresford TP (1992) The Michigan Alcoholism Screening Test - Geriatric Version (MAST-G): a new elderly specific screening instrument. Alcohol Clin Exper Res 16: 372
3. Curtis JR, Geller G, Stokes EJ, Levine DMM, Moore RD (1989) Characteristics, diagnosis and treatement of alcoholism in elderly patients. J Am Society 37: 310–316
4. Finlayson RE, Hurt RD, Davis LJ, Morse RM (1988) Alcoholism in elderly persons. A study of the psychiatric and psychological features of 216 inpatients. Mayo Clinic Proceedings 63: 761–768
5. Fitzgerald JL, Mulford HA (1992) Elderly versus younger problem drinker treatment and recovery experiences. Br J Addict 87: 1281–1291
6. Mann K, Mundle G (1997) Alkoholismus und Alkoholfolgekrankheiten in der Gerontopsychiatrie. In: Förstl H (Hrsg) Lehrbuch der Gerontopsychiatrie. Enke, Stuttgart
7. Merikangas KR, Gelernter CS (1990) Comorbidity for alcoholism and depression. Psych Clin North Am 13: 613–632
8. Schmitz-Moormann K (1992) Alkoholgebrauch und Alkoholismusgefährdung bei alten Menschen. Neuland, Geesthacht
9. Schuckit MA (1990) Assessment and treatement strategies with the late life alcoholic. Introduction. J Geriatr Psych 23: 83–89
10. Zimberg S (1974) Two types of problem drinkers: both can be managed. Geriatrics 14: 221–224

Behandlung und Prognose älterer Abhängigkeitskranker

H. Fleischmann

Ältere Alkoholkranke (≥55 Jahre) machen im Bezirksklinikum Regensburg einen Anteil von 21 % der Patienten in der Gerontopsychiatrie aus. In der Abteilung für Suchtkranke nehmen sie zu 64 % an einer Entzugsbehandlung, zu 31 % an einer Spezialbehandlung für Patienten mit chronischen Verläufen und zu 5% an einer Entwöhnungsbehandlung teil.

Entzugsbehandlung

Der körperliche Entzug verläuft häufig schwerer und dauert länger (1). Die Symptome sind differentialdiagnostisch vieldeutig und können Ausdruck von Begleit- und Folgeerkrankungen sein (6). Die Behandlungsmedikation muß individuell dosiert werden, Medikamente mit langer Halbwertszeit sind zu vermeiden, da eine erhebliche Kumulationsgefahr durch verzögerte Elimination besteht. Schwere medikamenteninduzierte amnestische Syndrome sind möglich. Entzüge von Benzodiazepinen treten zeitlich verzögert (2–3 Wochen nach Absetzen der Medikation!) auf, verlaufen oft protrahiert mit psychotischer Symptomatik und sind Anlaß zu Fehldiagnosen. Die Bilanzierung des Elektrolyt- und Flüssigkeitshaushalts muß schonend erfolgen. An zerebrale Blutungen, Lungen-, Herz- und Gefäßerkrankungen muß immer gedacht werden. Einem Korsakow-Syndrom sollte durch Substitution mit Vitamin B_1 vorgebeugt werden. Bereits in dieser Behandlungsphase sollten auch ältere Patienten auf weiterführende Therapieangebote hingewiesen werden.

Entwöhnungsbehandlung

Ältere Abhängigkeitskranke sind aufgrund physiologischer Veränderungen, degenerativer Prozesse, spezieller Verlaufsfaktoren und Erkrankungsbedingungen („Verlustereignisse") eine heterogene Patientengruppe (6). Bei Einteilung nach dem Beginn der Erkrankung in **E**arly-**O**nset (<30. Lj.) und **L**ate-**O**nset-**A**lkoholismus (≥45. Lj.) sind in unserer Stichprobe (n = 114) 23% dem EOA und 49% dem LOA zuzuordnen. 53% der EO- und 61% der LO-Alkoholkranken haben organische Psychosyndrome, was bei der Therapieplanung berücksichtigt werden muß. So kann selbst bei EO und jahrzehntelangem Verlauf ohne dauerhafte Abstinenz bei erhaltenem sozialen Hilfesystem, geringen kognitiven Beeinträchtigungen und guter sozialer Kompetenz eine Entwöhnungsbehandlung oder gar eine ambulante Therapie in Frage kommen. Häufiger sind jedoch nur wiederholte Entzugsbehandlungen möglich. Bei Ausprägung eines organisches Psychosyndroms, schwindender sozialer Kompetenz und erschöpftem Hilfesystem wird am ehesten ein Spezialprogramm für chronisch mehrfach geschädigte Abhängige indiziert sein. Therapieziel kann dann die Eingliederung in eine sozialtherapeutische Einrichtung sein, als Ultima ratio eine Altenheimverlegung. Auch bei spätem Erkrankungsbeginn entscheiden die psychosozialen Begleitumstände über die Therapieplanung.

Das *Behandlungsprogramm für chronisch mehrfach geschädigte Abhängigkeitskranke* nimmt Rücksicht auf die eingeschränkte körperliche und seelische Leistungsfähigkeit. 73% der Patienten haben internistische und 38% neurologische Begleit- und Folgekrankheiten. Bei 89% liegt ein pathologisches CT, bei 75% ein Befund im Röntgen-Thorax vor.

Funktionseinbußen der persönlichen Hygiene, Wohnfähigkeit, Selbstversorgung können so im Vordergrund stehen, daß suchtspezifische Therapieziele zunächst zurückstehen müssen. Einüben von Krankheitseinsicht, Aufklärung über Krankheitsverläufe, Förderung der Therapiebereitschaft, Abstinenzmotivation und Rückfallprophylaxe sind eher sekundäre Ziele.

Wichtige *Rahmenbedingungen* der Behandlung sind behindertengerechte Ausstattung der Station, gute Altersstruktur im Team, integrierte Beschäftigungstherapie und die Krankenkassen als Kostenträger, da nur sie unbeschränkt Zugang zur Therapie gestatten. Gemeindenähe und gute Verkehrsanbindung sind wegen der eingeschränkten psychischen und physischen Mobilität notwendig, da sonst eine Nutzung des Altenhilfe-Systems (Peer-group-education) nicht möglich ist.

Wichtige therapeutische Prinzipien sind die Förderung von Eigenverantwortung und Autonomie, aktivierende Pflege, Beziehungsarbeit, Empathie, Betonung von Wertschätzung und Würdigung des bisherigen Lebens statt Konfrontation. Die Regeltherapiezeit ist transparent und wird an die Leistungsfähigkeit des Patienten individuell angepaßt. Das Therapieende ist klar definiert. Stand und Fortschritt des therapeutischen Prozesses ist für den Patienten „begreiflich“ und jederzeit nachprüfbar. Die Therapie hat durch die Betonung von Einzelgesprächen statt Gruppentherapie (Einschränkungen der Konzentration, der physischen Durchhaltefähigkeit, der Ungewohntheit von Gruppenprozessen, der Unvertrautheit mit der Reflexion emotionaler Vorgänge) eine persönliche Note. Themen sind Vereinsamung, Beziehung zu Kindern und Angehörigen sowie der Umgang mit den „psychosozialen Abhängigkeiten“ des Alterns (2).

Das *Therapieangebot* umfaßt Tages- und Wochenstruktur sowie Milieutherapie. Aufgrund der Multimorbidität steht die medizinische Behandlung mit ärztlicher und pflegerischer Präsenz, konsiliarärztlichem Dienst, Krankengymnastik und physikalischer Therapie an erster Stelle. Die Beschäftigungstherapie dient dem gezielten Training von Geschicklichkeit, Ausdauer und Konzentration. Daneben findet eine Anleitung zur Freizeitgestaltung und zur Teilnahme am gesellschaftlichen Leben (Kaffeerunden, Essen, Ausflüge usw.) statt. Dem kognitiven Training dient ein spezielles Setting mit vorgefertigten Materialien und das komplexe Auftrags- und Rückmeldesystem der Station mit der Notwendigkeit, die Tagesstruktur sich einzuprägen. Das lebenspraktische Training umfaßt Wäschepflege, Haushaltsführung, Planung von Aktivitäten, persönliche Hygiene usw. Sporttherapie ist unter Berücksichtigung der funktionellen Einbußen der Sinnesorgane und Reaktionszeit leistungsgerecht durchzuführen. Bereits während der stationären Behandlung wird der Besuch einer Selbsthilfegruppe eingeübt.

Prognose und Ergebnisse

Ältere Alkoholkranke sind nach der in der Literatur herrschenden Meinung besser therapierbar und haben eine günstigere Prognose (2,5). In einer 1-Jahres-Katamnese (3) waren 10% der jüngeren trinkauffälligen Kraftfahrer nach Therapie durchgehend abstinent, hingegen 38% der EO- und 20% der LO-Trinker. So kamen auch bei uns nur 22% der Patienten über 50 Jahre, jedoch 30% der übrigen Altersgruppen in einem Zeitraum von 1 $^1/_2$ Jahren wieder zur Behandlung. Die Ergebnisse sind insgesamt jedoch widersprüchlich, und es gibt kaum Zahlenangaben. Katamnesen sind durch altersbedingte Sterblichkeit zusätzlich erschwert. Bei Hurt (4) waren nach fünf Jahren bereits 35% der EO- und 26% der LO-Alkoholiker verstorben.

Literatur

1. Brower KJ, Mudd S, Blow FC, Young JP, Hill EM (1994) Severity and Treatment of Alcohol Withdrawal in Elderly Versus Younger Patients. Alcohol Clin Exp Res 18: 196–201
2. Feuerlein W (1996)Abhängigkeit im Alter. Z Gerontopsychol Psychiat 9

3. Fitzgerald JL, Mulford HA (1992) Elderly vs. Younger problem drinker „treatment" and recovery experiences. Brit J Addict 87: 1291–1291
4. Hurt RD, Finlayson RE, Morse RM, Davis LJ (1988) Alcoholism in elderly persons: Medical aspects and prognosis of 216 inpatients. Mayo Clin Proc 63: 753–760
5. Soeder M (1981) Altersalkoholismus. Münch med Wschr 123: 1232–1235
6. Whelan G (1995) Alcohol-related health problems in the elderly. Med J Australia 162: 325–327

Die Verordnung von Benzodiazepin bei alten Menschen – Kontakt und Gefahren

D. K. Wolter-Henseler

Epidemiologie

Globale Verordnungsstatistiken, Feldstudien und Analysen ärztlicher Abrechnungsunterlagen kommen übereinstimmend zu dem Ergebnis, daß

- in westlichen Industriestaaten gut 5% bis knapp 20% der Bevölkerung gelegentlich und fast 2% regelmäßig Benzodiazepine (BDZ) einnehmen;
- der Konsum mit dem Lebensalter deutlich zunimmt (jenseits des 65. Lebensjahres etwa das 2,5fache des Gesamtdurchschnittes) und Frauen überwiegen (um das 1,5 bis 3fache);
- die Langzeiteinnahme dort am häufigsten vorkommt, wo BDZ überhaupt am häufigsten verordnet werden.

Bewohner von Altenheimen nehmen häufiger und regelmäßiger Benzodiazepine ein. (12, 13)

Die Verordnung von BDZ ist seit Jahren rückläufig; dafür nimmt die Verschreibung von Neuroleptika, Antidepressiva und pflanzlichen Psychopharmaka zu (11). Der Verordnungsrückgang ist jedoch wahrscheinlich geringer, als der GKV-Arzneimittelindex nahelegt, weil niedergelassene Ärzte BDZ zunehmend nur noch auf Privatrezepten verordnen (3).

Schleichende Intoxikation und protrahierter Entzug

Es wird immer wieder darüber diskutiert, ob es sich bei der Langzeiteinnahme von BDZ um Therapie oder um Arzneimittelabhängigkeit handelt (4, 7, 10). Jenseits dieser definitorischen Schwierigkeiten gibt es aus gerontopsychiatrischer Sicht zwei praktische Probleme, die mit pharmakologischen Eigenschaften zusammenhängen: Die meisten BDZ werden auf Stoffwechselwegen abgebaut, die im Alter erheblich verzögert ablaufen können. Die ohnehin schon sehr langlebigen aktiven Metaboliten (oft 80 h Halbwertszeit) verweilen dann noch länger im Organismus. Ein Gleichgewichtszustand des Blutspiegels stellt sich jedoch erst nach der 5 bis 7fachen Halbwertszeit ein, d.h. in ungünstigen Fällen erst nach einigen Wochen. Dies betrifft sowohl das Anfluten des Medikaments bei der Neubehandlung wie auch die Elimination nach dem Absetzen. Durch den verlangsamten Abbau führen darüber hinaus identische Dosen zu deutlich höheren Blutspiegeln (6, 9).

Daraus folgt, daß sich schleichende Intoxikationen als Kumulationseffekte erst einige Wochen nach Beginn einer BDZ-Behandlung einstellen können; die dann auftretenden Symptome werden u.U. nicht mehr mit dem Medikament in Verbindung gebracht.

Umgekehrt können sich auch erst Wochen nach dem Absetzen eines BDZ Entzugssyndrome einstellen, die dann ebenfalls nicht mehr damit in Verbindung gebracht werden. Zur Beendigung einer BDZ-Medikation kann es leicht unbeabsichtigt kommen, etwa anläßlich eines Krankenhausaufenthaltes oder Arztwechsels (13).

Schleichende Intoxikation wie protrahierter Entzug können durch eine vielgestaltige psycho-pathologische Symptomatik demenzielle, depressive, aber auch schizophrenieforme Syndrome hervorrufen und damit zu Fehldiagnosen Anlaß geben (7, 10, 13).

Verordnungskontext

Psychopharmaka werden nur zu 20% von Psychiatern, aber zu über 50% von Primärärzten verordnet (11); der Anteil hausärztlicher Verordnungen ist bei den BDZ noch größer als bei den Psychopharmaka insgesamt (12). Bei depressiven Störungen erfolgt häufig eine Fehlmedikation mit BDZ, andererseits findet sich für die BDZ-Verordnung bei niedergelassenen und Krankenhausärzten oft keine Begründung in der Dokumentation (8, 13).

Schwere und chronische körperliche Erkrankungen sind von großer Bedeutung für die BDZ-Verordnung. Deshalb ist die Mortalität von BDZ-Dauerkonsumenten aufgrund natürlicher Todesursachen erhöht. Ähnlich groß ist die Bedeutung von Schlafstörungen; die Gefahr, daß die BDZ-Einnahme nicht beendet wird, ist größer beim Einsatz als Hypnotikum als beim Einsatz als Tagestranquilizer (1, 4, 12).

Häufig wird von ärztlicher Seite argumentiert, daß angesichts solcher altersspezifischer Belastungen nicht auf Anxiolyse, Sedierung und Schlafhilfen verzichtet werden dürfe. Daneben besitzt das Medikament eine psychologische Bedeutung: als Substitut für den nicht jederzeit verfügbaren Arzt verheißt es Autonomie und Macht gegenüber körperlichem Leiden (2).

Oft wird vom Arzt „vergessen", die Indikation für die Weiterverordnung von BDZ zu überprüfen. Häufig erfolgt die Verordnung nur über die Sprechstundenhilfe. Andererseits ist die Bereitschaft der Dauerkonsumenten, einen Absetzversuch zu unternehmen, gering, und der Versuch endet häufig erfolglos (1, 4).

Probleme bei der Behandlung

Häufig bestehen gleichzeitig neben der BDZ-Abhängigkeit andere psychische Störungen, vor allem depressiver Art. Häufig kommen die Patienten mit einer psychopharmakologischen Mischmedikation in die Klinik, deren BDZ-Anteil oft den Niedrigdosisbereich überschritten hat. Zur Krankenhausaufnahme kommt es meist unter anderslautenden Einweisungsdiagnosen, so daß hinsichtlich des BDZ-Konsums bei den Patienten kein Problembewußtsein besteht und die Motivation zur Entzugsbehandlung unsicher ist (13).

Regelhaft stellt sich die Frage, ob psychische Auffälligkeiten als Folge des Substanzgebrauchs – schleichende Intoxikation oder protrahierter Entzug – zu werten sind, oder ob es sich um eigenständige Störungen handelt, für die die BDZ-Medikation einen (untauglichen) Behandlungsversuch darstellt. Besonders kognitive Einschränkungen zeigen häufig eine gute, aber langwierige Rückbildungstendenz nach dem Absetzen der Medikation (5, 13).

BDZ-Entzüge verlaufen im Alter langwieriger und tendenziell schwerer. Wenn somatische Komplikationen hinzutreten und/oder die stützenden sozialen Netzwerke brüchig sind, kann die Entzugsbehandlung nur stationär durchgeführt werden, auch hirnorganische Beeinträchtigungen und eine ambivalente Motivationslage sprechen dafür (7, 10, 13).

Die Prognose ist besser bei fraktionierter Entzugsbehandlung, längerfristig aber eher mäßig. Noch ein ganzes Jahr lang können deutliche psychopathologische Symptome, insbesondere depressiver Natur, auftreten, und viele Patienten benötigen eine entsprechende medikamentöse Unterstützung. Die Behandlung endet nicht an der Krankenhausschwelle; sie bedarf geeigneter Nachsorgeeinrichtungen, die auf die Bedürfnisse alter Menschen in psychologischer wie auch organisatorischer Hinsicht Rücksicht nehmen müssen (5, 7, 13).

Literatur

1. Barnas C, Whitworth AB, Fleischhacker WW (1993) Are Patterns of Benzodiazepine Use Predictable? Psychopharmacol 111: 301–305
2. Bruder J (1989) Suchtmittelgebrauch und Suchtmittelmißbrauch im Alter aus gerontologischer Sicht. In: Abhängigkeit im Alter. Hamburgische Landesstelle gegen die Suchtgefahren, Hamburg, S 7–16
3. Feuerlein W (1995) Abhängigkeit im Alter. Z Gerontopsychol -psychiat 8: 153–162
4. Geiselmann B (1992) Langzeittherapie mit Psychopharmaka versus Arzneimittelabhängigkeit. In: Helmchen H, Linden M (Hrsg) Die jahrelange Behandlung mit Psychopharmaka. De Gruyter, Berlin–New York, S 185–201
5. Higgitt A, Lader HM, Fonagy P (1985) Clinical Management of Benzodiazepine Dependence. Brit Med J 291: 688–690
6. Klotz U (1989) Tranquilizer und Hypnotika. In: Koella WP (Hrsg) Psychopharmaka. Fischer, Stuttgart–New York, S 29–84
7. Ladewig, D (1992) Abusus und Abhängigkeit. In: Neuro-Psycho-Pharmaka Bd. 1: Allgemeine Grundlagen der Pharmakopsychiatrie. Springer, Wien–New York, S 411–423
8. Melchinger H, Schnabel R, Wyns B (1992) Verordnungpraxis von Medikamenten mit Abhängigkeitspotential. Schriftenreihe des Bundesministeriums für Gesundheit, Bd. 13. Nomos, Baden-Baden
9. Müller WE (1992) Klinische Pharmakologie von Psychopharmaka im höheren Lebensalter. In: Häfner H, Hennerici M (Hrsg) Psychische Krankheiten und Hirnfunktion im Alter. Fischer, Stuttgart, S 171–185
10. Poser W (1987) Klinik der Medikamentenabhängigkeit. In: Psychiatrie der Gegenwart. 3. Aufl., Bd. 3: Abhängigkeit und Sucht. Springer, Berlin, S 401–424
11. Schwabe U, Paffrath D (1996) Arzneiverordnungsreport '96. G. Fischer, Stuttgart - Jena
12. Weyerer S Zimber A (1997) Psychopharmakagebrauch und -mißbrauch im Alter In: Förstl H (Hrsg) Lehrbuch der Gerontopsychiatrie. Enke, Stuttgart, S 453–462
13. Wolter-Henseler DK (1996) Zur Problematik der Benzodiazepinverordnung im Alter. Psycho 22: 454–464

Mißbrauch und Abhängigkeit von Benzodiazepinen bei alten Menschen

H.-J. Luderer

Einleitung

In den letzten Jahren hat die ärztliche Praxis der Verschreibung von Benzodiazepinen eine insgesamt gesehen positive Entwicklung genommen: 1984 hätte die verordnete Menge ausgereicht, um etwa jeden vierundzwanzigsten Deutschen jeden Tag mit 10 mg Diazepam oder einer entsprechenden Dosis eines anderen Benzodiazepins zu behandeln. 1993 wäre dies nur noch bei jedem vierundvierzigsten möglich gewesen (12).

Nach wie vor gehören die Benzodiazepine jedoch zu den am häufigsten verschriebenen Medikamenten überhaupt. Die Gründe hierfür liegen auf der Hand: als Tranquilizer, Anxiolytika und Hypnotika wirken sie rasch und zuverlässig, sie zeichnen sich durch gute Verträglichkeit und geringe akute Toxizität aus. Sie werden trotz der inzwischen unbestrittenen Gefahr der Abhängigkeitsentwicklung immer noch häufig als Langzeitmedikation verordnet, wie eine Reihe von Studien zeigten (2, 5, 7).

Benzodiazepin-Tranquilizer werden besonders häufig an Frauen im mittleren und höheren Lebensalter verschrieben. Pharmakoepidemiologische Studien kamen zu Zahlen für die Langzeiteinnahme von 10 % (Balter et al. 1974) bis 27 % oder 28 % (Pflanz et al. 1977, Greenblatt et al. 1975).

Dies bestätigen auch die Daten von Melchinger, Schnabel und Wyns (7). 65 % der Patienten, die Medikamente mit Abhängigkeitspotential erhielten, waren Frauen. An über 55jährige Patienten wurden 55 % der Tagesdosen verschrieben. 85 % der verordneten Tagesdosen entfielen auf Benzodiazepine, wobei Diazepam, Bromazepam und Flunitrazepam am häufigsten verschrieben wurden. 74 % von 196 der von Geiselmann und Linden (1) erfaßten Patienten aus allgemeinärztlichen oder internistischen Praxen waren Frauen. Die Hälfte der Patienten waren 65 Jahre alt oder älter.

Oswald (1984) stellte bei einer Befragung in Altenheimen der Stadt Edinburgh fest, daß 15–50 % der Altenheimbewohner mit Benzodiazepinen behandelt wurden. Luderer und Rechlin (4) führten eine Umfrage in 21 Altenheimen der Region Nürnberg–Fürth–Erlangen durch. Von 1807 weiblichen Bewohnern standen 21 %, von 463 männlichen 14 % länger als sechs Monate unter Behandlung mit Benzodiazepinen.

Fragestellung und Methoden

Die medizinischen Risiken einer Langzeitverordnung von Benzodiazepinen werden immer noch kontrovers eingeschätzt. Über das Einnahmemuster, die Folgen der Langzeitmedikation sowie die Veränderung der psychiatrischen Symptomatik im Verlauf der Einnahme und nach dem Entzug von Benzodiazepinen liegen nur wenige empirische Daten vor. Deshalb führten wir eine kontinuierliche Krankenblatterhebung bei allen Patienten durch, die in der Psychiatrischen Klinik der Universität Erlangen unter der Diagnose einer Benzodiazepinabhängigkeit behandelt wurden (zur Methode s. 6).

Ergebnisse

Die Diagnose der Benzodiazepinabhängigkeit wurde in Erlangen erstmals 1983 gestellt. Bis zum 31.12.1994 konnten insgesamt 237 Patienten erfaßt werden.

Bei 78 % dieser Patienten begann die Dauereinnahme unmittelbar nach der ersten Verschreibung. 32 % nahmen keine anderen psychotropen Substanzen ein. Für 50 % waren Benzodiazepine das erste Suchtmittel. 39 % der Patienten zeigten zum Zeitpunkt der stationären Aufnahme Symptome einer organischen psychischen Störung.

Die Erstverschreibung der Benzodiazepine erfolgte vor allem wegen körperlicher Beschwerden (34 %), Depressivität (32 %), Schlafstörungen (32 %) und Angst (25 %). Im Verlauf der Benzodiazepinmedikation wurden körperliche Beschwerden, Depressivität und Angstsymptome signifikant häufiger. Nach dem körperlichen Entzug besserten sich die Beschwerden bei 76% der Patienten, bei 19% blieben sie unverändert.

45 Patienten (19%) waren 60 Jahre oder älter. Ältere Patienten unterschieden sich von jüngeren nicht in Hinblick auf Geschlecht, Schulbildung und Dauer der kontinuierlichen Einnahme von Benzodiazepinen. Die durchschnittliche Tagesdosis war allerdings niedriger ($p = 0{,}0049$), die Einnahme anderer Substanzen mit Abhängigkeitspotential seltener.

Wie bei jüngeren Patienten gaben die gleichen Symptome Anlaß zur Erstverschreibung und zum Entzug. Bei älteren Menschen waren es insbesondere Depressivität und Schlafstörungen, die als Grund zur ersten Einnahme ($p = 0{,}334$, $0{,}0424$) und als Anlaß zum Entzug ($p = 0{,}593$, $0{,}0320$) genannt wurden.

Ältere Patienten erhielten im Entzug länger Benzodiazepine in ausschleichender Dosierung ($p = 0{,}015$). Sie litten häufiger unter organischen psychischen Störungen ($= 0{,}079$) und sind bezüglich der Benzodiazepinabhängigkeit bei Aufnahme ($p = 0{,}020$) und Entlassung ($p = 0{,}308$) weniger häufig krankheitseinsichtig.

Diskussion

Die Daten unserer Krankenblatterhebung legen einen zurückhaltenden Umgang mit Benzodiazepinen nahe. Die Gründe hierfür sind:

- 1. Die Dauereinnahme kann nicht ohne die Gefahr der Entwicklung eines Entzugssyndroms beendet werden.
- 2. Gerade bei älteren Menschen besteht die Gefahr der Entstehung pharmakogener organischer psychischer Störungen,
- 3. Die Beschwerden, die den behandelnden Arzt zur Verschreibung von Benzodiazepinen veranlaßt hatten, bessern sich auf lange Sicht nicht.
- 4. Der Benzodiazepinentzug hat im allgemeinen einen günstigen Effekt.

- Zu 1.: Viele Patienten, die Benzodiazepine erhalten, werden über einen längeren Zeitraum behandelt. Offenbar ist es nicht immer ganz leicht, eine einmal begonnene Tranquilizer- oder Hymnotikamedikation zeitlich zu befristen. Diese Schwierigkeit wird auch in einer Untersuchung deutlich, mit der die Autoren eigentlich nachweisen wollten, wie unproblematisch die Handhabung von Benzodiazepinen ist (3).
- Zu 2.: Die Vermutung, daß die Dauereinnahme von Benzodiazepinen nicht spurlos am Gehirn vorübergeht, ist nicht neu (8). Kognitive Defizite nach mehrjähriger Benzodiazepineinnahme sind inzwischen auch testpsychologisch nachgewiesen wrden (10, 13).
- Zu 3.: Unsere Befunde stützen die Annahme, daß depressive Verstimmungen, Schlafstörungen und körperliche Beschwerden unter Dauereinnahme von Benzodiazepinen eher zu- als abnehmen. Das Nachlassen der hypnotischen Wirkung konnte in einer Schlaflaboruntersuchung nachgewiesen werden (11).
- Zu 4.: Den meisten Patienten geht es nach dem Entzug besser. Viele berichten spontan über eine vermehrte Klarheit des Bewußtseins, eine Verbesserung der Konzentrations- und Durchhaltefähigkeit sowie ein unmittelbareres Erleben der eigenen Affekte. Schwerwiegende Entzugserscheinungen in Form von deliranten Syndromen oder großen epileptischen Anfällen traten nur dann auf, wenn die Benzodiazepine aufgrund einer Fehleinschätzung der Situation abrupt abgesetzt wurden.

Die Erfolgsaussichten eines qualifizierten Entzugs unter stationären Bedingungen scheinen günstig zu sein. 2,7 bis 5 Jahre nach der Krankenhausentlassung waren 73 % von 48 Patienten medikamentenfrei (9). In einer anderen Studie werden allerdings auch negative Erfahrungen mitgeteilt. 21 Patienten wurden im Rahmen eines stationären Programms mit ambulanter Nachbehandlung von Benzodiazepinen entzogen (Joughin et al. 1991). Kurz nach dem Entzug starben zwei Patienten durch Suizid. Der Behandlungserfolg 6 Monate nach dem Entzug wurde von den Autoren nur bei acht Patienten (38 %) als gut eingeschätzt.

Diese widersprüchlichen Angaben belegen zum einen die Notwendigkeit katamnestischer Untersuchungen bei einer größeren Anzahl von Patienten. Zudem unterstreichen sie die Bedeutung präventiver Maßnahmen, zumal die Benzodiazepinabhängigkeit eine der wenigen Suchtkrankheiten ist, bei denen dem ärztlichen Berufsstand unmittelbare Möglichkeiten der Primärprävention zur Verfügung stehen.

Ein Arzt sollte deshalb in jedem Einzelfall entscheiden, ob überhaupt eine psychopharmakologische Behandlung notwendig ist und prüfen, ob der gewünschte therapeutische Effekt nicht mit anderen Psychopharmaka (in der Regel mit Antidepressiva oder niederpotenten Neuroleptika) zu erreichen ist. Er sollte Benzodiazepine nur an Patienten verschreiben, die sie von sich aus selten, d.h. bis zu dreimal im Monat, einnehmen und eine kontinuierliche Behandlung mit Benzodiazepinen, falls sie tatsächlich unvermeidlich erscheint, nach spätestens 2–3 Wochen beenden.

Wer diese Empfehlungen konsequent umsetzt, trägt dazu bei, die Inzidenz der Benzodiazepinabhängigkeit zu senken.

Literatur

1. Geiselmann B, Linden M, Sachs-Ericsson N (1989) Benzodiazepine prescriptions and therapist non-compliance. Eur Arch Psychiatr Neurol Sci 239: 180–187
2. Geiselmann B, Linden M (1991) Prescription and intake patterns in long-term and ultra-long-term treatment in primary care practice. Pharmacopsychiat. 24: 55–61
3. Harrer G, Goergen K (1987) Sachgerechte Therapie mit Benzodiazepin-Tranquillantien. Psycho 12: 153–160
4. Isacson D, Carsjo K, Bergman U, Blackburn JL (1992) Long-term use of benzodiazepines in a Swedish community: an eight-year follow-up. J Clin Epidemiol 45: 429–436
5. Luderer HJ, Rechlin T (1993) Alkohol- und Medikamentenmißbrauch in Altenheimen. In: Meyer-Lindenberg J, Möller HJ und Rohde H (Hrsg) Psychische Krankheit im Alter. Springer, Berlin
6. Luderer HJ, Mayer M, Schulz M (1995) Langzeiteinnahme von Benzodiazepinen – Krankheitsentwicklung, Folgeerscheinungen, Behandlung. Psychiatrische Praxis 22: 231–234
7. Melchinger H, Schnabel R, Wyns B: Verordnungspraxis von Medikamenten mit Abhängigkeitspotential. Schriftenreihe des Bundesministeriums für Gesundheit, Nomos, Baden-Baden, 1992
8. Radmayr E (1982) Die Abhängigkeitsproblematik bei 1,4-Benzodiazepinen. Therapiewoche 32: 2838–2854.
9. Rickels K, Case WG, Schweizer E, Garcia-Espana F, Fridman R (1991) Long-term benzodiazepine users 3 years after participation in a discontinuation program. American Journal of Psychiatry 148: 757–761
10. Rummans TA, Davis LJ Jr, Morse RM, Ivnik RJ (1993) Learning and memory impairment in older, detoxified, benzodiazepine-dependent patients. Mayo Clin Proc 68: 731–737
11. Schneider-Helmert D (1988) Why low-dose benzodiazepine-dependent insomniacs can't escape their sleeping pills. Acta Psychiatr Scand 78: 706–711
12. Schwabe U, Paffrath D (1994) Arzneiverordnungsreport 1994. Fischer, Stuttgart
13. Tata PR, Rollings J, Collins M, Pickering A, Jacobson RR (1994) Lack of cognitive recovery following withdrawal from long-term benzodiazepine use. Psychol Med 24: 203–213

4.5 Aktuelle Forschungsansätze in der Gerontopsychosomatik und Alterspsychotherapie

Vorbemerkungen

G. Heuft

Ziel des Workshops

Die Veranstalter hatten dankenswerterweise Vertreter des Fachgebietes Psychotherapeutische Medizin dazu eingeladen, neuere Forschungsansätze in der Gerontopsychosomatik und Alterspsychotherapie vorzustellen (5). Insbesondere sollten auch forschungsmethodische Fragestellungen im Feld diskutiert werden. Damit setzte sich die Tradition eines kontinuierlichen wissenschaftlichen Austausches zwischen der Deutschen Gesellschaft für Gerontopsychiatrie und Psychotherapie (DGGPP) sowie Vertretern der Deutschen Gesellschaft für Psychotherapeutischen Medizin (DGPM) und des Arbeitskreises Gerontopsychosomatik und Alterspsychotherapie in der Deutschen Gesellschaft für Gerontologie und Geriatrie (DGGG) fort.

Klinische Forschung

Im Workshop wurden zwei klinische Forschungsprojekte vorgestellt:

Die Untersuchung von Peters & Lange bezogen sich auf ältere Patienten in der Rehabilitationsbehandlung. Es wurde dargestellt, daß sich unter dem Druck der Kostendiskussion in den letzten Monaten die Chancen älterer Menschen verschlechtert hätten, eine psychosomatische Rehabilitationsbehandlung genehmigt zu bekommen. An die Darstellung des Outcome schloß sich notwendigerweise die Frage des Zieles einer gerontopsychosomatischen Rehabilitation an. – Ergebnisse stationärer gerontopsychosomatischer Akutbehandlungen sind noch weniger verfügbar (4). Die Integration der Psychosomatik/Psychotherapie in das Allgemeine Krankenhaus wurde bereits 1975 im „Bericht der Bundesregierung über die Lage der Psychiatrie in der Bundesrepublik – Zur psychiatrischen und psychotherapeutisch-psychosomatischen Versorgung der Bevölkerung“ (1) empfohlen. Die Expertenkommission des Bundesministeriums für Jugend, Familie, Frauen und Gesundheit hat 1988 zur gleichen Frage noch einmal die Einrichtung psychosomatischer Konsultations-Liaison-Dienste in die stationäre Versorgung und einen überschaubaren Einzugsbereich stationär behandlungsbedürftiger Patienten gefordert (2). Auch im Entwurf des Krankenhausplanes Nordrhein-Westfalen wurde die psychosomatisch-psychotherapeutische Versorgung als Schwerpunktaufgabe bezeichnet (6). Die Realisierung steht für Patienten aller Altersstufen noch aus. – Der Workshop beschäftigte sich auch mit der Beobachtung, daß verhältnismäßig mehr Männer jenseits des 55sten Lebensjahres in die Rehabilitation kamen. Hier stellte sich die Frage des Zusammenspiels von Schwellensituationen (bevorstehende Berentung), anstehendem Rentenverfahren, Rehabilitationsauftrag und psychotherapeutischer Behandlungen.

Interessanterweise fanden Johnen & Schmidt dagegen in ihrer Untersuchung eine Zunahme älterer Patienten im Inanspruchnahme-Klientel ihrer Rehabilitationsklinik. Da in der Literatur Einigkeit darüber herrscht, daß es keine „neue“ Psychotherapie für Patienten in der 2. Lebenshälfte braucht, stellten sie die Frage nach altersbezogenen Besonderheiten. Es wurde vor allem die Bedeutung des höheren Anteils von Nebendiagnosen im Alter und die von den Therapeuten selber eher nicht so leicht herstellbare therapeutische Beziehung zu älteren Patienten als möglicher Ausdruck von Eigenübertragungs-Problemen (3) diskutiert. Die Beobachtung, daß die Therapeuten bei ihren älteren Patienten für die Symptomatik deutlich mehr körperliche Ursachen als psychische Gründe sehen, leitete zu der Frage von Therapievorstellungen seitens der Therapeuten bei ihren älteren Patienten über.

Grundlagenforschung

So stellten Langkafel et al. ein empirisch gewonnenes Kategoriensystem Individueller Therapieziele (KITZ) vor. Neben den grundsätzlichen Anwendungsmöglichkeiten im Bereich der Basisdokumentation fand sich bei den – allerdings noch relativ kleinen Patientenzahlen – auch hier der interessante Trend, daß ältere Patienten deutlich häufiger körperbezogene individuelle Therapieziele formulieren, diese jedoch tendenziell weniger gut bis zum Ende der stationären gerontopsychosomatischen Behandlungen erreichen als intrapsychische Ziele. Dieses Ergebnis wurde sowohl auf dem Hintergrund von möglichen Chronifizierungsprozessen als auch von unrealistischen Therapieerwartung bezogen auf die Körpersymptomatik diskutiert.

Aus Sicht der Grundlagenforschung berichteten Schneider et al., daß nach Adaptation des Beeinträchtigungsschwere-Scores (7) für ältere Menschen die bisherigen Ergebnisse darauf hinweisen, daß der Anteil psychogen beeinträchtigter älterer, hirnorganisch gesunder Menschen nicht steigt. Unter methodischen Gesichtspunkten wurde vor allem diskutiert, wie sich biographische Erfahrungen älterer Menschen zutreffend abbilden läßt. Dabei interessierte vor allem, ob die heutige „Lebensgeschichte“ eher ein aus dem „Hier und Jetzt“ formuliertes Narrativ oder eine auch hinsichtlich der objektiven Lebensbelastung valide Aussage ermöglicht. Zukünftige Konzeptionen zum biographischen Narrativ müssen sicher beide Aspekte berücksichtigen.

Zusammenfassend

belegten die klinischen Beiträge erstmals an größeren Zahlen den Behandlungserfolg psychosomatisch-psychotherapeutischer Akut- und Rehabilitationsbehandlungen älterer Menschen. Die auf Therapeuten- und Patientenseite liegenden spezifischen Schwierigkeiten konnten offen diskutiert werden. Durch die methodisch orientierten Beiträge zum Einsatz individueller Therapieziele und zur Biographie-Forschung wurden Impulse zu einer weiteren Auseinandersetzung mit den Ursachen aktueller Befindlichkeit alter Menschen und möglichen therapeutischen Zielsetzungen gegeben.

Literatur

1. Bericht über die Lage der Psychiatrie in der Bundesrepublik Deutschland – zur psychiatrischen und psychotherapeutisch/psychosomatischen Versorgung der Bevölkerung (Bundesdrucksache 7/4200 und 7/4201). Psychiatrie Enquete (1975)
2. Bundesministerium für Jugend, Familie, Frauen und Gesundheit (Hrsg) (1988) Empfehlungen der Expertenkommission der Bundesregierung zur Reform der Versorgung im psychiatrischen und psychotherapeutisch/psychosomatischen Bereich. Bonn, 11. 11. 1988, S. 282
3. Heuft G (1990) Bedarf es eines Konzeptes der Eigenübertragung? Forum Psychoanal 6: 299–315
4. Heuft G, Senf W (1992) Stationäre fokaltherapeutische Behandlung Älterer – Konzeption und erste Ergebnisse. Z Gerontol 25: 380–385
5. Heuft G, Kruse A, Nehen HG, Radebold H (1995) Interdisziplinärer Gerontopsychosomatik. MMV Med, München
6. Klitsch W (1992) Planungsziele und -kriterien für die qualitativen Inhalte des Krankenhausplans Nordrhein-Westfalen. Rhein Ärzteblatt 46: 352–353
7. Schepank H (1995) Der Beeinträchtigungsschwere-Score (BSS). Beltz, Weinheim

Empirische Ergebnisse zur Psychotherapiemotivation älterer Patienten

M. Peters, C. Lange

Einleitung

Als einer der Gründe für die geringe Anzahl durchgeführter Psychotherapien mit Älteren wird die Zurückhaltung und mangelnde Motivation dieser Patientengruppe angenommen. Dabei dürfte es sich weitgehend um ein Kohortenproblem handeln, hatten diese Patienten doch nicht die Möglichkeit, Psychotherapie als etabliertes Behandlungsverfahren kennenzulernen. Allerdings wird angenommen, daß auch die narzißtische Problematik dieser Zeit sowie die beginnende Multimorbidität zu einer größeren Zurückhaltung beitragen. Aufgrund der Beunruhigung, die vom Altern ausgeht und die eine vorbehaltlose Beurteilung erschwert, bedürfen diese klinischen Eindrücke jedoch dringend einer empirischen Überprüfung.

Methode

Die Berleburger Studie „Ältere Patienten in der Psychosomatischen Klinik“ hat der Erfassung der Psychotherapiemotivation großes Gewicht beigemessen. Es handelt sich dabei um eine Evaluationsstudie, in der 190 Ältere (>55 Jahre) und 189 Jüngere (<55 Jahre) mit einer umfangreichen Testbatterie am Beginn, am Ende und in einer 1-Jahres-Katamnese befragt wurden. Die Psychotherapiemotivation wurde in drei Aspekten erfaßt: das Krankheitskonzept (erfaßt mit dem Fragebogen von Bischoff und Zens; 1), die Psychotherapiemotivation im engeren Sinne (Fragebogen von Nübling; 2) sowie die Behandlungserwartungen (Fragebogen von Peters und Löwenberg; 3). In der Stichprobe waren 33 % der älteren und 25 % der jüngeren Gruppe Männer, die Älteren wiesen einen deutlich geringeren Bildungsstand auf, d. h. mehr Hauptschulabschlüsse und weniger mittlere und höhere Bildungsabschlüsse als die Jüngeren, auch standen sie zu 59 % nicht oder nicht mehr im Erwerbsleben. In 59 % der Fälle wurden bei den Älteren verschiedene Formen der Depression diagnostiziert (ICD-10), bei den Jüngeren nur zu 39 %; dagegen wurden bei letzteren zu 49 % andere neurotische, somatoforme oder Belastungsstörungen diagnostiziert, während dies bei den Älteren nur zu 32 % der Fall war.

Ergebnisse

In den 15 Skalen zur Psychotherapiemotivation zeigten sich 6 signifikante Unterschiede zwischen jüngeren und älteren Patienten, die auf eine geringere Psychotherapiemotivation bei älteren Patienten schließen lassen. Diese Patienten erwarten weniger Gespräche, sie äußern weniger psychischen Leidensdruck und verleugnen eher ihre Hilfsbedürftigkeit. Auch das Krankheitskonzept dieser Patienten ist weniger psychosozial ausgerichtet. Wenn man dieses Ergebnis differenziert betrachtet, so zeigt sich, daß in 14 der 15 Skalen die älteren Patienten eine größere Varianz als die jüngeren Patienten aufweisen. Hieraus ist auf eine größere Hetereogenität dieser Gruppe zu schließen, was in den weiteren Auswertungsschritten berücksichtigt wurde.

Mit Hilfe einer Clusteranalyse wurden drei Subgruppen gebildet:

- **Ambivalent motivierte Patienten** (n = 130): Diese Patienten sind besonders durch hohe Erwartungen in fast allen Bereichen gekennzeichnet, die Motivationshaltung ist insofern wenig „konturiert“ und eher unspezifisch. In dieser Gruppe befinden sich 36 % der jüngeren und 32 % der älteren Patienten. In einigen Skalen zeigen sich Veränderungen im Laufe der Behandlung, insbesondere im Hinblick auf einen Entlastungseffekt. Auch die Symptomatik der älteren Patienten reduziert sich in einigen Beschwerdebereichen.
- **Unmotivierte Patienten** (n = 91): Diese Patienten haben kaum Erwartungen an die Behandlung, allenfalls möchten sie eine beschwerdeorientierte Behandlung. In dieser Gruppe befinden sich 18 % der jüngeren, aber 30 % der älteren Patienten. Bei diesen Patienten entwickelt sich ein stärker psychosozial ausgerichtetes Krankheitskonzept. In der Symptomatik zeigt sich kaum eine Veränderung, tendenziell eher eine Zunahme.
- **Psychotherapiemotivierte Patienten** (n = 159): Diese Patienten haben eindeutig psychotherapieorientierte Erwartungen. In dieser Gruppe befinden sich 46 % der jüngeren und 38 % der älteren Patienten. Hier zeigen sich die meisten positiven Veränderungen in der Psychotherapiemotivation auch in der Symptomatik zeigen diese Patienten die deutlichste Besserung.

Diskussion

Die Schlußfolgerung, älteren Patienten seien weniger psychotherapiemotiviert als jüngere Patienten, ist differenziert zu betrachten. Die Mehrheit der älteren Patienten ist wie die jüngeren an Psychotherapie interessiert, sie haben ein psychosozial ausgerichtetes Krankheitskonzept und die Bereitschaft, sich in Gesprächen mit sich auseinanderzusetzen und durch eine Klärung ihrer Probleme auch eine Linderung ihrer Beschwerden zu erfahren. Die Gruppe der Patienten, die aufgrund ihres Krankheitskonzeptes und ihrer Erwartungen nicht auf eine psychotherapeutische Behandlung eingestellt sind, ist bei den älteren aber deutlich größer als bei den jüngeren Patienten. Die Gruppe der unmotivierten älteren Patienten ist eine Problemgruppe, auf die sich in besonderer Weise konzeptuelle Überlegungen konzentrieren sollten.

Literatur

1. Bischoff C, Zenz H (1989) Patientenkonzepte von Krankheit und Körper. Huber, Bern
2. Nübling R (1992) Psychotherapiemotivation und Krankheitskonzept. VAS, Frankfurt
3. Peters M, Löwenberg H (1993) Erwartungen an die stationäre Psychosomatik. Z Psychosomat Med Psychoanalyse 39: 38–51

Therapie-Inanspruchnahme und Therapie-Outcome älterer Patienten in einer psychosomatischen Fachklinik

R. Johnen, J. Schmidt

Fragestellung

Welche Beobachtungen bezüglich Therapieinanspruchnahme und kurz- und längerfristiger Behandlungsergebnisse können bei älteren Patienten (=Patienten ab 56 Jahre) einer analytisch orientierten psychosomatischen Fachklinik gemacht werden?

Methodik

Die vorgestellten Patienten-, Behandlungs- und Outcome-Daten stammen einerseits aus der Basisdokumentation der Klinik Schömberg (2, 3), andererseits aus zwei umfangreichen naturalistischen Evaluationsstudien mit mehreren Datenerhebungen und Datenquellen (Studie A: zur sog. ZAUBERBERG-II-Studie aus den Jahren 1987–1988 vgl. 1, 4, 5; Studie B: zur sog. GR-Studie aus den Jahren 1993–1994 vgl. z. B. 6). Die Basisdokumentationsdaten (n > 11 000) umfassen einen siebenjährigen Beobachtungszeitraum (1989–1995). Die beiden Ergebnisstudien umfassen Gesamtstichproben von n = 565 (Studie A) bzw. n = 292 (Studie B) Patienten, wovon 8,1 % (n = 46 in Studie A) bzw. 14,7 % (n = 43 in Studie B) älter als 55 Jahre waren. Bei der Ergebnisdarstellung werden diese Patienten jeweils mit der Gesamtheit der jüngeren Patienten („bis 55 Jahre") verglichen.

Ergebnisse

Beobachtungen aus der Basisdokumentation

Im genannten 7-Jahres-Beobachtungszeitraum zeigte sich u. a.,

- daß insgesamt 14,8 % aller Patienten (d. h. 1670 von 11293) bei Aufnahme älter als 55 Jahre waren,
- daß die Subgruppe älterer Patienten zu etwa 80 % aus 56–60jährigen bestand (die untersuchte Teilstichprobe umfaßt also mehrheitlich jüngere Alte; Altersmittelwert: 58,9 Jahre; sd = 3,5 Jahre; range = 56–84 J.),
- daß der Anteil älterer Patienten kontinuierlich angestiegen war (von 9,4 % im Jahre 1989 auf 21,9 % im Jahre 1995),
- daß bei den älteren Patienten vergleichsweise signifikant häufiger somatische (Begleit-)Diagnosen vorhanden waren (70,9 % vs. 58,7 %),
- daß bei den älteren Patienten der relative Anteil besonders chronifizierter Patienten (Krankheitsdauer: 10 Jahre und mehr) signifikant höher lag (40,4 % vs. 34,8 %),

- daß die Hauptsymptomatik der älteren Patienten von den Bezugstherapeuten deutlich weniger häufig als „vorwiegend seelisch bedingt“ eingestuft worden war (67,1 % vs. 81,5 %),
- daß die älteren Patienten zu Beginn der Behandlung signifikant weniger häufig als „motiviert“ bzw. „eher motiviert“ eingestuft worden waren (40,7 % vs. 47,8 %),
- daß die älteren Patienten im Schnitt eine etwas kürzere stationäre Behandlungsdauer aufwiesen (50,3 Tage vs. 53,6 Tage), weniger häufig eine Gruppentherapie i.e.S. (analytische Gruppentherapie u./o. nonverbale Therapien) in Anspruch nahmen (35,7 % vs. 52,4 %), während sie vergleichsweise häufiger – zeitweise oder durchgängig – mit Psychopharmaka (39,7 % vs. 27,9 %) bzw. mit sonstigen Medikamenten (66,7 % vs. 53,2 %) mitbehandelt wurden,
- daß sich die älteren Patienten am Ende der stationären Behandlung nicht markant von der Restgruppe hinsichtlich der fremdbeurteilten Outcomes „Veränderung des körperlichen Befindens“ (Besserungsraten: 86 % vs. 85,2 %, n.s.) und „Veränderung des seelischen Befindens“ (Besserungsraten: 82,4 % vs. 84,8 %, $p<0{,}05$) unterschieden.

Ergebnisse aus den prospektiven Evaluationsstudien

In beiden Studien konnten – auf der Basis katamnestischer Erfassungsquoten von 61 % (Studie A) bzw. 75 % (Studie B) – Behandlungsergebnisse bei älteren Patienten beobachtet werden, die sich von denjenigen der jüngeren Patienten (Lebensalter <56) weitgehend nicht unterschieden.

So konnte ein Jahr nach Entlassung u.a. beobachtet werden

- daß sich ältere und jüngere Patienten in beiden Studien nicht statistisch bedeutsam in einem hochreliablen multiplen Ergebniskriterium (9-Items-Skala VM9; vgl. 5) unterschieden,
- daß 68 % bis 75 % (Studie A, Studie B) der älteren Patienten ihr Leben insgesamt etwas bzw. deutlich besser beurteilten als vor der Heilbehandlung,
- daß 66 % bis 74 % (Studie B, Studie A) der älteren Patienten von einem deutlichen bzw. großen Nutzen der Heilbehandlung sprachen,
- daß 78 % bis 81 % (Studie A, Studie B) der älteren Patienten der Meinung waren, daß sie heute besser mit alltäglichen Belastungen umgehen konnten,
- daß 65 % bis 68 % (Studie B, Studie A) ihr Allgemeinbefinden vergleichsweise etwas bzw. viel besser einstuften als vor der Heilbehandlung.

Psychometrisch zeigte sich bei den älteren Patienten in Studie A weiterhin, daß sich die Beschwerdenbelastetheit im Jahr nach der Heilbehandlung (gemessen mit der BS-Skala von Schmidt u. Nübling; vgl. 1) hochsignifikant reduzierte (Effektstärke ES = 0,58). Korrespondierend hierzu zeigten sich in Studie B unmittelbare Heilbehandlungseffekte (= signifikante Reduktionen zwischen A und E) bezüglich Beschwerden und Depressivität (gemessen mit den Zerssen-Skalen BL und DS), welche zum Katamnesezeitpunkt sogar noch etwas ausgeprägter waren (die A-K-Effektstärken lagen hierbei bei 0,80 bzw. 0,86).

Schlußfolgerung

Anhand verschiedener Beobachtungsdaten kann gezeigt werden, daß ältere Patienten offensichtlich mehrheitlich gut von der stationären Heilbehandlung in einer analytisch orientierten Fachklinik profitieren können. Die kurz- und längerfristigen Therapieergebnisse der Älteren sind im Schnitt mit denjenigen der Jüngeren vergleichbar (obwohl sie bei Aufnahme vergleichsweise öfter eine ungünstigere Psychotherapiemotivation zeigen und insgesamt weniger gruppentherapeutische Angebote im engeren Sinne in Anspruch nehmen).

Literatur

1. Nübling R (1992) Psychotherapiemotivation und Krankheitskonzept. VAS, Frankfurt
2. Schmidt J, Nübling R (1987) BEDOK. Behandlungs-Dokumentationsbogen. Fragebogen und Manual. Unveröff., Schömberg
3. Schmidt J, Nübling R, Lamprecht F (1992) Möglichkeiten klinikinterner Qualitätssicherung (QS) auf der Grundlage eines Basis-Dokumentations-Systems sowie erweiterter Evaluationsstudien. Gesundh-Wes 54: 70–80
4. Schmidt J, Lamprecht F, Nübling R, Wittmann WW (1994) Veränderungsbeurteilungen von Patienten und von Haus- und Fachärzten nach psychosomatischer Rehabilitation – Ein katamnestischer Vergleich. PPmP Psychother Psychosom med Psychol 44: 108–114
5. Schmidt J, Nübling R, Wittmann WW (1995) Praktikable Möglichkeiten der Messung von Ergebnisqualität im Rahmen der Qualitätssicherung. Erfahrungen mit multiplen Ergebniskriterien im Bereich der psychosomatischen Rehabilitation. DRV-Schriften 5 (Sonderausgabe der Deutschen Rentenversicherung): 71–73
6. Schmidt J, Kieser J, Amann K, Nübling R, Johnen R, Lamprecht F, Wittmann WW (1996) Kurz- und längerfristige Veränderungen gesundheitsrelevanter Merkmalsbereiche durch psychosomatische Rehabilitation. DRV-Schriften 6 (Sonderausgabe der Deutschen Rentenversicherung): 160–162

Individuelle Therapieziele aus Patienten- und Therapeutensicht: Welche Behandlungsziele in der Psychotherapie alter Menschen werden wie erreicht?

M. Langkafel, J. Lorenzen, S. Stricker, G. Heuft, W. Senf

Von den in der Arbeitsgemeinschaft wissenschaftlich medizinischer Fachverbände (AWMF) vertretenen psychotherapeutischen Fachgesellschaften wurde kürzlich ein einheitliches Kernmodul zur Basisdokumentation psychotherapeutischer Behandlungsverläufe, die sog. „PSY-BaDo“ vorgelegt. In diesem Therapieschulen-übergreifenden und zeitökonomisch einzusetzenden Instrument dient die Formulierung individueller Therapieziele (ErgeDoku A) und eine allgemeine Veränderungsdokumentation von Befindensstörungen und Problembereichen des Patienten (ErgeDoku B) der Evaluation von psychotherapeutischen Behandlungen (1).

Zu Beginn der Behandlung formulieren Therapeut und Patient getrennt voneinander bis zu fünf individuelle Therapieziele (ITZ). Diese sollen verhaltensnah beschrieben werden und im konkret anstehenden therapeutischen Prozeß erreichbar sein. Am Ende der Behandlung wird anhand einer fünfstufigen Skala das Ausmaß der Zielerreichung – getrennt von Patient und Therapeut – beurteilt (0=ITZ entfallen; 1=ITZ nicht erreicht; 2=ITZ teilweise erreicht; 3=ITZ erreicht; 4=mehr erreicht als ITZ). Für wissenschaftliche Fragestellungen werden diese ITZ einer Kategorie aus einem von unserer Arbeitsgruppe entwickelten Kategoriensystem individueller Therapieziele (KITZ) zugeordnet. Dieses empirisch gewonnene KITZ besteht aus fünf Hauptkategorien mit zur Zeit 140 Einzelkategorien (Tabelle 1).

Tabelle 1. Die Hauptkategorien des Kategoriensystems

- Hauptkategorie 1: intrapsychische Probleme und Konflikte
- Hauptkategorie 2: interaktionelle, psychosoziale Probleme und Konflikte
- Hauptkategorie 3: körperbezogene Probleme und Symptome
- Hauptkategorie 4: Medikamente; stoffgebundene und nichtstoffgebundene Sucht
- Hauptkategorie 5: sozialmedizinische und Rehabilitationsziele

Aus der unselektierten Stichprobe der in den Jahren 1995 und 1996 in der Klinik für Psychotherapie und Psychosomatik, Universitätsklinikum Essen, stationär behandelten Patienten wurden fünf Altersgruppen gebildet (Tabelle 2). Der BSS-Summenwert als Maß der Schwere psychogener Beeinträchtigung (2) unterschied sich nicht in den Altersgruppen, die Zahl der somatischen Zusatzdiagnosen (im Sinne einer Komorbidität) war in der Altersgruppe 5 (59–79 Jahre) am höchsten.

Vergleicht man die relativen Häufigkeiten der genannten Therapiezielhauptkategorien, zeigt sich eine unterschiedliche Verteilung in den verschiedenen Altersgruppen. In den von den Patienten genannten Zielen nehmen mit steigendem Alter körperbezogene Probleme und Konfliktbereiche zu, während interaktionelle und psychosoziale Ziele weniger häufig genannt werden. Aus Therapeutensicht zeigt sich ein anderes Bild: körperbezogene ITZ nehmen mit zunehmendem Alter der Patienten ab, der Anteil der interaktionellen und psychosozialen Ziele bleibt über alle Altersgruppen konstant.

Bei der Selbsteinschätzung des Erreichens der ITZ findet sich bei den Patienten der Altersgruppe 59–79 Jahre ein geringeres Ausmaß an Zielerreichung als bei jüngeren Patienten (Altersgruppe 1: 2,13; Altersgruppe 2: 2,02; Altersgruppe 3: 2,03; Altersgruppe 4: 1,97, Altersgruppe 5: 1,62; Skalenwerte von 0–4, s. o.).

Neben der mit dem Alter zunehmenden Komorbididät und stärkerer Chronizität der Beschwerden kann auch die Wahl des Behandlungsziels als solches ein wichtiger Einflußfaktor der Therapiezielerreichung sein. Gerade die bei den älteren Patienten relativ häufigeren körperbezogenen Hauptziele werden in allen Altersgruppen schlechter erreicht als beispielsweise intrapsychische und interaktionelle Hauptziele. Grundlage weiterer Diskussion bietet auch der Umstand, daß die Therapeuteneinschätzung des Erreichens der ITZ bei jüngeren Patienten gut mit der der Patienten selbst übereinstimmt, während die Patienten mit zunehmendem Alter im Erreichen der Ziele von Therapeuten erfolgreicher eingeschätzt werden als sie es selbst tun (z. B. Mittelwerte der Zielerreichung aus Therapeutensicht, Altersgruppe 4: 2,34, Altersgruppe 5 Jahre: 1,96).

Die Erfassung individueller Therapieziele in einem psychotherapeutischen Behandlungsprozeß hat sich somit auch bei älteren Patienten bewährt. Die ITZ sind

Tabelle 2. Die Verteilung der Altersgruppen

Altersgruppen	**Stichprobe (%)**	**Stichprobe (n)**
gesamt	100	216
1 (18–28 Jahre)	34,7	75
2 (29–38 Jahre)	35,2	76
3 (39–48 Jahre)	15,8	34
4 (49–58 Jahre)	6,9	15
5 (59–79 Jahre)	7,4	16

daher auch für diese Altersgruppe im Rahmen der Basis- und Ergebnisdokumentation anwendbar. Darüber hinaus werden durch die ITZ interessante Forschungsfragen angeregt.

Literatur

1. Heuft G, Senf W, Janssen PL, Lamprecht F, Meermann R (1995) Praktikabilitätsstudie zur qualitativen und quantitativen Ergebnis-dokumentation stationärer Psychotherapie. Psychother Psychosom med Psychol 45: 303–309
2. Schepank H (1995) Der Beeinträchtigungs-Schwere-Score (BSS). Beltz, Weinheim

Die Bedeutung der Relation von belastenden versus fördernden Faktoren in der Biographie für das Selbstbild alter Menschen*

G. Schneider, G. Heuft, R. Lohmann, A. Kruse, H. G. Nehen, W. Senf

Fragestellung und Methodik

Es wird der Frage von Zusammenhängen zwischen biographischen Belastungen und Förderungen sowie dem Ausmaß psychogener Beeinträchtigung und dem Selbstbild im Alter nachgegangen.

Im Rahmen der von der Deutschen Forschungsgemeinschaft (DFG) geförderten Eldermen-Studie wurden in einer konsekutiven Stichprobe alle über 60jährigen Patienten eines geriatrischen Akutkrankenhauses (Haus Berge Krankenhaus, Essen) untersucht, die sich einverstanden erklärten. Ausschlußkriterien waren: demenzielle Prozesse, lebensbedrohliche körperliche Erkrankungen, psychotische Störungen und Suchterkrankungen mit manifestem Substanzgebrauch. Bei diesen Erkrankungen wäre die Konzentration auf die Untersuchung oder die Zuverlässigkeit der Angaben zu eingeschränkt gewesen. Nach der in der geriatrischen Klinik üblichen sorgfältigen somatischen Diagnostik und Therapie kamen während des letzten Drittels des stationären Aufenthaltes verschiedene psychometrische Instrumente und ein ausführliches halboffenes Interview zum Einsatz (ausführliche Darstellung des Interviews bei [2]). Nach Tonband-Mitschnitt wurde von 2 Ratern unabhängig voneinander das Ausmaß der „objektiven" Belastung sowie das Ausmaß der subjektiv vom Probanden erlebten Belastung und Förderung durch biographische Einflüsse für die einzelnen Lebensphasen eingeschätzt. Das Ausmaß der psychogenen Beeinträchtigung für die letzten 7 Tage und retrospektiv für das Erwachsenenalter wurde als Expertenrating mit dem Beeinträchtigungs-Schwere-Score (BSS; 7) in seiner Adaptation für über 60jährige erfaßt (8). Die eingesetzten Selbstauskunfts-Skalen umfaßten: die Philadelphia Geriatric Center Moral Scale (PGC) zur Erfassung der aktuellen Lebenszufriedenheit (3), die Nürnberger Selbsteinschätzungsliste (NSL) zur Erfassung der subjektiv erlebten Kompetenz (5), die Skalen von Riegel & Riegel zur Erfassung der Einstellung zu Gegenwart und Zukunft sowie den Gießener Beschwerdebogen (GBB) zur Erfassung der subjektiven Körperbeschwerden (1). Kontrolliert wurde der Einfluß der „objektiven Gesundheitsvariablen": das Alter, die funktionale Kapazität – gemessen mit

* Mit Förderung der DFG (He 1898/2-1 und He 1898/2-2)

den "Activities of Daily Living-Scale" (ADL; 4) – sowie der Grad objektiver Gesundheitlicher Belastung (OGB). Der Grad objektiver Gesundheitlicher Belastung (OGB) wurde eigens für die Studie entwickelt als fünfstufiges Maß für den Grad der durch die somatischen Krankheiten bedingten und dauerhaft vorhandenen körperlichen Beeinträchtigungen unter Berücksichtigung des Alters, um bei der Vielzahl somatischer Diagnosen alter Menschen eine Vergleichbarkeit zu ermöglichen. Der OGB wurde von 2 geriatrisch erfahrenen Ärzten unabhängig voneinander und im Konsensusrating eingeschätzt.

Ergebnisse

Die vorliegende Darstellung basiert auf den Daten von 120 Untersuchungsteilnehmern: 39 Männern (32,5%) und 81 Frauen (67,5%). Die Männer waren im Mittel 71,5 Jahre alt (SD 7,4, range 60–87 Jahre), die Frauen im Mittel 76,6 Jahre alt (SD 8,0, range 60-94 Jahre). 10% der Männer hatten ein Studium abgeschlossen, 64% eine Lehre, 10% waren Meister und 16% hatten keinen Berufsabschluß. 42% der Frauen hatten keinen Berufsabschluß, 56% hatten eine Lehre abgeschlossen, je 1% waren Meisterin oder hatten studiert.

Tabelle 1 zeigt einen Überblick über die Zusammenhänge zwischen biographischen Einflüssen in der Kindheit und Schulzeit und den erhobenen Variablen. Die kontrollierten „objektiven" Gesundheitsvariablen unterschieden sich, bis auf das Alter, nicht signifikant zwischen den Gruppen. In allen 3 gewählten Gruppenvergleichen ergaben sich signifikante Zusammenhänge zwischen Belastung in der Kindheit und psychogener Beeinträchtigungsschwere im späteren Leben. Dabei erwies sich das subjektive Erleben einer schweren Belastung seitens der Probanden (Gruppenvergleich 2), insbesondere in Relation mit wenig Förderung (Gruppenvergleich 3), als bedeutsamer als die „objektive" Einschätzung der Belastung durch den Experten (Gruppenvergleich 1). Am stärksten psychogen beeinträchtigt

Tabelle 1. Zusammenhänge zwischen biographischen Einflüssen in Kindheit und Jugend und den erhobenen Variablen

	n	„objektive" Gesundheitsvariablen			Beeinträchtigungsschwere-Score	
		Alter	OGB	ADL	aktuell	Erwachsenenalter
Gruppenvergleich 1						
Objektive Belastung ≥3	38	72,4	1,8	6,9	3,6	3,7
Objektive Belastung < 3	82	76,1 *	2,1	10,5	2,5 *	2,2 ***
Gruppenvergleich 2						
Subjektive Belastung ≥3	40	74,6	1,9	8,1	3,5	3,4
Subjektive Belastung < 3	80	75,1	2,1	9,9	2,5 *	2,3 **
Gruppenvergleich 3						
Subjektive Belastung > Förderung	15	72,9	1,9	12,2	5,1	4,1
					↕ ***	↕ **
Subjektive Belastung ≤ Förderung	86	75,7	2,1	10,5	2,3	2,2
					↕ ***	
Gegenläufige Tendenzen	19	73,3	1,9	7,4	3,6	3,4

Nicht signifikant: Selbstauskunfts-Skalen (PGC, Riegel-Skalen, NSL, GBB)
* $p \leq 0{,}05$ ** $p \leq 0{,}01$ *** $p \leq 0{,}001$ Belastung/Förderung: range 0–4

war die Gruppe, die subjektiv wenig gefördert und eher belastet war. Die Selbstauskunfts-Skalen zeigten keine signifikante Reaktion. Diese Zusammenhänge ließen sich in schwächerer Ausprägung auch für das Erwachsenenalter nachweisen. Probanden, die über mehrere Lebensphasen hinweg mehr Belastung als Förderung erlebten, zeigten im Vergleich zu den weniger Belasteten sowohl im Expertenrating (BSS) als auch in der Selbstauskunft die negativsten Werte ($p \leq 0{,}05 - p \leq 0{,}001$).

Diskussion

Wir fanden signifikante Zusammenhänge zwischen biographischen Belastungen, besonders in der Kindheit, und dem Grad psychosomatischer Beeinträchtigungs-Schwere im späteren Leben. Dieser Befund steht in guter Übereinstimmung mit psychoanalytischen Hypothesen und epidemiologischen Befunden (6). Relevanter als die objektive Einschätzung einer Belastung als „schwer" oder „sehr schwer" durch den Experten ist das subjektive Erleben des Probanden. Auch die Dauer der subjektiv erlebten Belastungen über mehrere Lebensphasen hinweg in Verbindung mit wenig erlebter Förderung zeigt signifikante Zusammenhänge zur psychogenen Beeinträchtigungsschwere und Befindlichkeit in der Selbstauskunft, möglicherweise interpretierbar i. S. eines Burnout-Syndroms. Diese Unterschiede sind nicht durch Altersunterschiede zu erklären und unabhängig vom Grad gesundheitlicher oder funktioneller Einschränkung.

Literatur

1. Brähler E, Scheer J (1983) Der Gießener Beschwerdebogen (GBB). Huber, Bern
2. Heuft G, Ellerbrok G, Lohmann R, Kruse A, Nehen HG, Senf W (1994) Zum Stellenwert der biographischen Exploration in der gerontopsychosomatischen Grundlagenforschung am Beispiel der ELDERMEN-Studie. In: Lamprecht F, Johnen R (Hrsg) Salutogenese: Ein neues Konzept in der Psychosomatik? VAS, Frankfurt (Main), S 459–468
3. Lawton MP (1975) The Philadelphia Geriatric Center Morale Scale: A Revision. J Gerontol 30: 85–89
4. Lawton MP, Brody EM (1969) Assessment of Older People: Self-Maintaining and Instrumental Activities of Daily Living. Gerontologist 9: 179–186
5. Oswald WD, Fleischmann UM (1995) Nürnberger-Selbsteinschätzungs-Liste NSL. Nürnberger-Alters-Inventar (NAI). Hogrefe, Göttingen Bern Toronto Seattle, S 266–276
6. Schepank H (1987) Psychogene Erkrankungen der Stadtbevölkerung. Eine epidemiologisch-tiefenpsychologische Feldstudie in Mannheim. Springer, Berlin Heidelberg New York
7. Schepank H (1995) Der Beeinträchtigungs-Schwere-Score (BSS). Ein Instrument zur Bestimmung der Schwere einer psychogenen Erkrankung. Beltz Test, Göttingen
8. Schneider G, Heuft G, Senf W, Schepank H (1997) Die Adaptation des Beeinträchtigungs-Schwere-Score (BSS) für die Gerontopsychosomatik und Alterspsychotherapie. Zschr Psychosom Med (im Druck)

4.6 Psychotherapiestationen in der Gerontopsychiatrie

Vorbemerkungen

U. Schmid-Furstoss

Insgesamt wurden acht Vorträge in diesem Workshop gehalten. Die multidisziplinäre Zusammenarbeit in der Gerontopsychiatrie wurde besonders deutlich durch die gemeinsamen Vorträge von Struwe (ärztlicher Leiter) und Gissel (leitende Krankenschwester) über die Arbeit der Station für depressive ältere Menschen im psychiatrischen Krankenhaus Merxhausen sowie durch die Beiträge von Schmidt (Arzt) und Röhrle (Sozialpädagogin) über die Biographiearbeit in der gerontopsychiatrischen Tagesklinik Tübingen.

In dieser Zusammenfassung wird kurz auf die wichtigsten Diskussionsthemen des Workshops eingegangen.

Ein Thema betraf die Indikation für stationäre Psychotherapie im Alter. Die Notwendigkeit einer Positivdiagnose wurde formuliert (Radebold). Die Praxis der Gerontopsychiatrie ist hingegen vom Versorgungsauftrag gekennzeichnet: Je nach Bettenbelegung wird eine mehr oder weniger strenge Ausschlußdiagnostik praktiziert (Struwe, Schmid-Furstoss). Es herrschte Einigkeit über die Notwendigkeit der Trennung depressiver von dementen Patienten.

Nach wie vor gibt es ein großes Informationsdefizit über psychotherapeutische Behandlungsmöglichkeiten im Alter. Übereinstimmend wurde betont, daß es nötig ist, sowohl innerhalb der Kliniken als auch in der Zusammenarbeit mit niedergelassenen Ärzten, Psychotherapeuten und den Krankenkassen auf die Chancen stationärer Behandlung im Alter deutlich hinzuweisen.

Ein weiteres Thema betraf die Kontroverse über den Begriff Krise (Johannsen) an Stelle der bewußt eingeführten Krankenrolle (interpersonelle Therapie). Nach systemischer Sichtweise wird die Symptomatik als Krise in einem Beziehungsgefüge verstanden, welche sich am Symptomträger zeigt. Entsprechend kann die Krise auch nur unter Einbeziehung des Beziehungsgefüges gelöst werden. Dagegen hat die Verschreibung der Krankenrolle entlastende Funktion, die dem Patienten ermöglichen soll, sich fallen zu lassen, bevor er im Therapieverlauf schrittweise wieder mehr Kontrolle übernimmt. Die Einbeziehung des engeren sozialen Umfeldes in die Therapie blieb dabei unstrittig.

Bezogen auf das Therapieangebot gerontopsychiatrischer Psychotherapiestationen wurden unterschiedliche Schwerpunktsetzungen sichtbar. In mehreren Beiträgen wurde die Arbeit mit Ressourcen der Patienten als besonders erfolgversprechend dargestellt. Insbesondere das Ansprechen angenehmer Aspekte der Biographie zeigt lebhafte Seiten von Patienten, die für die Depressionsbehandlung großes Gewicht haben. Der Einsatz kreativer Medien ermöglicht den Zugang zu unbewußten Konflikten, die sich häufig im Alter nicht direkt ansprechen lassen. Die Milieugestaltung gerontopsychiatrischer Psychotherapiestationen wurde ebenfalls thematisiert. Dabei wurde auch die Gefahr angesprochen, in der Klinik eine Scheinwelt zu schaffen, die von einigen Patienten gegenüber der häuslichen Umwelt vorgezogen wird.

Eine Gruppe der Teilnehmer, die insgesamt 10 Einrichtungen vertritt, hat sich entschlossen, den Dialog über das Thema „Psychotherapie im Alter in teilstationären und stationären Einrichtungen", in einer Arbeitsgruppe im Rahmen der DGGPP zu vertiefen.

Aspekte der stationären verhaltenstherapeutischen Betreuung depressiver alter Menschen im Psychiatrischen Krankenhaus Merxhausen

B. Struwe, M. Gissel

1993 eröffnete die gerontopsychiatrische Abteilung des PKH Merxhausen (bei Kassel) eine verhaltenstherapeutisch orientierte Station für depressive alte Menschen, da die vorher integrierte Betreuung mit einer wachsenden Zahl dementer Patienten mit ihrer Unruhe und Verhaltensstörung zu einer zunehmenden Belastung depressiver Patienten wurde. Sie zeigten Ängste, ebenfalls dement zu werden, reagierten mit erhöhter Depressivität, wiesen Somatisierungstendenzen auf, um pflegerisch ebenso intensiv betreut zu werden wie Demente, oder brachen die Behandlung vorzeitig ab. Auch wurde deutlich, daß es häufig für Ärzte und Pflegepersonal eine Überforderung darstellte, den unterschiedlichen Bedürfnissen beider Patientengruppen gleichzeitig gerecht zu werden und auch die Konzepte weiter zu entwickeln.

Die Grundelemente verhaltenstherapeutischer Depressionsbehandlung mit dem Aufbau positiver Aktivitäten, der Veränderung negativer Kognitionen und der Verbesserung sozialer Fertigkeiten wurden in das stationäre Setting integriert und für unsere betagten Patienten (Altersdurchschnitt 74 Jahre) modifiziert. Deutlich wurde hierbei, daß die Sprache, die Interventionstechniken (keine schriftlichen Hausaufgaben) und die Interventionsgeschwindigkeit den hochbetagten Patienten angepaßt sein muß und die stationäre Arbeit durch poststationäre ambulante Psychotherapie (33 % der Patienten), durch Übergangspflege (20 % der Patienten) und durch Betreuung in spezifischen Depressionsstationen oder Gruppen in komplementären Einrichtungen (10 % der Patienten) ergänzt werden muß.

Einige Aspekte sollen stichwortartig im folgenden zusammengefaßt werden:

Diagnostik

1995 – 119 Patienten
davon 29 mit erster depressiver Episode,
58 mit rezidivierenden depressiven Episoden,
7 mit bipolaren affektiven Störungen,
11 mit beginnenden Demenzen,
8 mit Angststörungen,
4 mit paranoide Psychose.
36 % der Patienten gaben chronische Schmerzen an,
66 % litten an Herz-Kreislaufstörungen.

Erklärungsmodell der Depressionen

▶ *Ziel: Mitarbeit und Selbststeuerung des Patienten*
z. B. Depression ist wie eine elektrische Sicherung, die herausspringt, wenn das Denken zu negativ und das Verhalten überfordernd ist (Depression als Signal der Überforderung).

Somatotherapie

▶ *Ziel: Somatische Gesundung, Schmerzreduzierung, Freude an körperlicher Leistungsfähigkeit*
Bewegungstherapie: Einzeltherapie, Gruppengymnastik, Tanz, Bewegungsbad, Spazierengehen.
Physiotherapie: Wärme, Kälte, Lichttherapie, Massage.

Psychotherapie

Der Aufbau positiver Aktivitäten

▶ *Ziel: Positive Verstärkung* durch z. B. Backgruppe, Musikgruppe, Spielgruppe, Gedächtnisgruppe, Keramikgruppe, freies Gestalten.

Die Veränderung von negativen Kognitionen

▶ *Ziel: Abbau negativer Gedanken* durch Einzelgespräche, Gruppentherapie, Bearbeitung im Alltag, einfache Beispiele.

Die Verbesserung sozialer Fertigkeiten

▶ *Ziel: Kontaktaufnahme* durch Gruppenbildung auf der Station, Ausflüge, Spielgruppe, etc.

Soziotherapie

Die therapeutische Gemeinschaft

▶ *Ziel: Soziales Lernen* durch Selbständigkeit und Mitverantwortung, durch tägliches Miteinander von Patienten, Pflegepersonal, Ärzten. usw.

Milieutherapie

▶ *Ziel: „Wo die Betreuenden sich wohl fühlen, können sich auch die Bewohner wohl fühlen“* durch zueinander passende Patientengruppen, zueinander passende Mitarbeiter, keine Überforderung, adäquate räumliche Gestaltung.

Beschäftigungstherapie

▶ *Ziel: Tagesstrukturierung – Selbstsicherheit* durch spezifische Ausbildung von Mitarbeitern, Freizeitgruppen, kreatives Arbeiten.

Übergangspflege

▶ *Ziel: Betreuung depressiver Patienten in der Übergangsphase Klinik – zu Hause:* 20 % der Patienten, Psycho- und Soziotherapie in vivo, Sozialtraining wie: Einkaufen, Besuch von Veranstaltungen, Hilfe bei der Regelung finanzieller Angelegenheiten, Umgang mit Institutionen, Medikamentenkontrolle, gemeinsamer Arztbesuch, Bearbeitung negativer Kognitionen. Angehörigenarbeit.

Spezialisierte Angebote in komplementären Einrichtungen

▸ *Ziel: Verbesserung der Lebensqualität Depressiver in Heimen:* Servicewohnen mit soziokulturellem Angebot; spezifischer Wohnbereich für depressive und orientierte Bewohner im Pflegeheim; spezifische Gruppenangebote für depressive Bewohner in integrativen Pflegeheimen.

Biographie-Arbeit in der gerontopsychiatrischen Tagesklinik Tübingen

W. Schmidt, N. Röhrle

Biographie-Arbeit, Erinnerungs-Therapie oder Reminiszenz-Therapie sind keine einheitlichen psychotherapeutischen Konzepte, sondern sie werden in verschiedenen Settings mit unterschiedlicher Methodik und Zielsetzung in den letzten Jahren verstärkt angeboten. In den USA ist das sogenannte "reminiscing" (1) schon fast zur Mode geworden. Ältere Menschen tauschen Lebenserfahrungen in einer Runde Gleichaltriger aus. So soll eine Lebensrückschau angeregt werden mit der Vorstellung, einer nachträglichen Sinngebung und damit einem erfolgreichen Altern näher zu kommen. "Reminiscing" wird in vielen Altenheimen und auch extern, z.B. von Veteranen-Verbänden, angeboten. Die Kursleiter kommen häufig aus der Kranken- oder Altenpflege. Publikationen zu diesem Thema gibt es im angloamerikanischen Raum seit 1960. Die Wirksamkeit wird von den Wissenschaftlern unterschiedlich beurteilt. Die Ergebnisse sind von den Zielgruppen abhängig, da Reminiszenz auch störungsspezifisch in der Behandlung von Depressiven sowie im Rahmen von Selbstsicherheits- und Streßmanagement-Training eingesetzt wird. Interessant sind Hinweise auf geschlechtsspezifische Unterschiede, die den Eindruck geben, daß Frauen Erinnerungen lebendiger und häufiger schildern. Die in den Alterskohorten festgestellten Differenzen legen nahe, daß die Gesellschaft heute über die Familie hinaus durch größere Wertschätzung das Erinnern fördert und umgekehrt Erinnern ein soziales Gemeingut geworden ist. Die von den englischsprachigen Autoren beschriebenen positiven Effekte des "reminiscing" liegen u.a. in einer Veränderung von Werturteilen der Teilnehmer, einer verbesserten Ich-Integrität, Selbst-Achtsamkeit und einer erhöhten Empathie für die anderen Gruppenmitglieder. Antidepressive Wirkungen sind als signifikant beschrieben, aber nicht für die über 74jährigen.

In unserer 1995 eröffneten Tagesklinik bieten wir zwei Therapiegruppen an, die ausdrücklich biographisch orientiert arbeiten: Die einmal wöchentlich stattfindende Photostunde sowie die Biographie-Gruppe zweimal pro Woche. In der Photostunde können die Patienten mit Hilfe von Diaprojektor oder Episkop eine Therapiestunde lang eigene Photographien präsentieren. Die Auswahl der Bilder beleuchtet prägende persönliche Erlebnisse und Besitztümer wie Hochzeit, erstes Auto, Konfirmation der Kinder oder das eigene Haus. Die Patienten zeigen die „Früchte“ ihres Lebens. Wenn keiner der Teilnehmer eigene Photos vorführen möchte, werden von der Therapeutin als Alternative 10–15 themenorientierte Bilder beispielsweise zur Kindheit im Dritten Reich, zum Leben im Nachkriegsdeutschland oder in einem türkischen Dorf (wir hatten damals eine türkische Patientin) aufgelegt. Bilder mit einem Bezug zu dem von den Patienten früher gelebten Alltag erleichtern den Gesprächseinstieg. Die Photostunde belebt scheinbar vergessene aber lebensgeschichtlich wichtige Ereignisse. Sie bringt so Bewegung in den individuellen Therapieprozeß und fördert die inter- und intragenerative Beziehungsaufnahme zwischen den Mitpatienten und den Therapeuten. Im Vergleich zur tiefenpsychologisch fundierten Biographie-Gruppe ist der thematische und assoziative Rahmen in der Photostunde enger gefaßt. Die Konfrontation mit einem konkreten Bild ist jedoch unmittelbarer und unausweichlicher als mit dem gesprochenen Wor. Die Photostunde löst teilweise intensive Affekte aus.

Zur Biographie-Gruppe zählen ähnlich wie zur Photostunde bis zu 8 Patienten, die über einige Wochen regelmäßig teilnehmen (Slow-open-Gruppe). Entsprechend dem Gesamtpatientenkollektiv der Tagesklinik nehmen depressive, angstgestörte, persönlichkeitsgestörte, psychotische und demenziell erkrankte Patienten teil. Der Zugang zur Gruppe und die Dauer der Teilnahme werden individuell gehandhabt und hängen vom Befinden des Einzelnen, aber auch von der aktuellen Gruppendynamik ab. Die Sitzungen entwickeln sich in der Regel spontan ohne thematische Vorgaben aus den aktuellen Problemen, Bedürfnissen und Gefühlen der Teilnehmer. Im Gesprächsverlauf wird dann der Bezug zur persönlichen Lebensgeschichte und deren Wichtigkeit für Gegenwart und Zukunftsgestaltung betrachtet. Die Patientengruppen finden nach mehreren Sitzungen in der Regel über bestimmte Themen zu gruppendynamischer Kohärenz. So gab es Gruppen, die sich im Verlauf mehrerer Sitzungen intensiv über ihre Erlebnisse im 3. Reich und ihre heutige Einstellung zu diesen Ereignissen austauschten. Andere Gruppen kreisten um Themen wie Tod und Sterben, Angst, Lebenslüge oder Alleine-Sein. Methodisch ist es für den Therapeuten und die Patienten zunächst ein wichtiger Schritt, gegenseitigen Anschluß an das Begriffs-, Bedeutungs- und Wertesystem der anderen zu bekommen. Die tradierten Life-stories und das habituierte Abwehr-Verhalten verschleiern zunächst die verborgenen Einstellungen und Wünsche. Durch kontinuierliches biographisches Arbeiten werden aber die für das bisherige Selbstkonzept so bewährten selektiven Erinnerungen, die oft erzählten Life-stories, durch „neue" Erinnerungen ergänzt. Die Patienten scheinen darüber oft genauso überrascht wie die Therapeuten oder die Angehörigen. Das Auftauchen vieler Engramme und vor allem die begleitenden Affekte, die das gefühlsintensive Nach-Erleben belegen, wäre in dem üblichen Einzelgesprächs-Setting während einer durchschnittlichen Behandlungsdauer von zwei Monaten kaum zu erwarten. Die Ergebnisse aus den biographischen Gruppentherapien lassen sich in die Einzeltherapie einführen. Die Regelmäßigkeit der Sitzungen und die Gruppendynamik mit ihren Übertragungsgefühlen, der intragenerativen Solidarität und Konkurrenz und der intergenerativen Erfahrungsvermittlung fördern überraschende und wertvolle Beziehungen zwischen den Teilnehmern.

Wichtige technische Elemente in der Biographie-Gruppe sind gerichtete und leitende Fragen mit dem Ziel, den Patienten eine differenziertere Fragekultur modellhaft anzubieten. Fakultativ machen wir auch Vorschläge oder geben Psychoinformation. Als Medium benutzen wir teilweise die Tafel, weil es dem Gesagten eine andere Qualität verleiht, wenn man es vor Augen hat. Die Gegenständlichkeit persönlicher Aussagen läßt sich mit Hilfe der Tafel in abstraktere Begriffe, die gemeinsam gesucht werden, transformieren, was die Möglichkeit zur

Selbstdistanzierung exemplarisch aufzeigt. Gerade an diesem Punkt ist es dem Gruppenleiter möglich, psychoinformativ oder psychoedukativ zu intervenieren. Die verwendeten Techniken stehen, zusammenfassend betrachtet, vor allem im Dienste einer Einsichtsvermittlung und der Vermittlung von Selbsterfahrungserlebnissen als kurativem Faktor.

Literatur

1. Haight BK (1991) Reminiscing: The State of the Art as a Basis for Practice. Int J Aging Human Development 33: 1–32

Aufgaben, Möglichkeiten und Grenzen der Psychotherapie in der stationären Gerontopsychiatrie

H. Radebold

Die Aufgabe lautet, Patienten in stationärer gerontopsychiatrischer Versorgung adäquate psychotherapeutische Behandlungsmöglichkeiten zur Verfügung zu stellen. Sie setzt die Berücksichtigung der durch ihr Alter gegebenen spezifischen biopsychosozialen Situation, eine korrekte Indikationsstellung und besondere personelle, räumliche und institutionelle Gegebenheiten sowie in der Regel eine stabile, verläßliche gefühlsmäßige Beziehung zwischen Patient, (Bezugs-)Therapeut und Team voraus. Zusätzlich müssen die lokalen und regionalen Versorgungsstrukturen berücksichtigt werden.

Diagnostisch ist eine Mischung von Patienten mit depressiven Erkrankungen unterschiedlicher Pathogenese, von Angst- und erstmals nach dem 60. Lebensjahr aufgetretenen Abusus-Erkrankungen wie auch mit Psychosomatischen Syndromen anzustreben. Umgekehrt bedeutet dies eine Nichtaufnahme von Patienten mit demenziellen und paranoiden Syndromen, von alt gewordenen Patienten mit Psychosen und Abusus-Erkrankungen sowie chronifizierten Neurosen. Die notwendige biopsychosoziale Erfassung der Gesamtsituation wird nur durch ein entsprechendes Assessment zu erreichen sein, welches gleichzeitig der Erkundung der Potentiale und Kompetenzen, dem Aufbau der Beziehung und der Motivationsförderung dienen muß.

Eine umfassende Informations- und Öffentlichkeitsarbeit verbessert gleichzeitig Zugangswege, innerklinische Situation und Nachsorge. Sie muß sich an folgende Gruppen richten:

- Information/Training aller auf der Abteilung tätigen Berufsgruppen bezüglich bestehender Behandlungsmöglichkeiten, gegebener Aufnahme-/Indikationskriterien einschließlich Angebot eines innerklinischen Konsiliar- und/oder Liaisondienstes zur Vermeidung von Fehlplazierungen;
- Information der niedergelassenen Ärzte einschließlich der Psychotherapeuten unterschiedlicher Schulrichtungen über gegebene Behandlungsmöglichkeiten;
- Information der Angehörigen zur Vermeidung zusätzlicher Widerstände und ebenso der breiten Öffentlichkeit (Krankenkassen, weitere Institutionen des Versorgungssystems).

Diese Vorgehensweise erlaubt, notwendige, stabile Kooperationsstrukturen mit dem außerklinischen Bereich aufzubauen, um zukünftig adäquate Einweisungsindikationen zu erreichen.

Nur eine frühzeitige umfassende Zusammenführung aller erhobenen Befunde im Rahmen einer Teamkonferenz erlaubt, eine differenzielle Therapieindikation zu stellen. Der daraufhin erarbeitete individuelle Therapieplan muß dem Patienten ärztlich verordnet werden.

Aufgrund der zeitlichen Begrenzung der stationären Behandlungsmaßnahmen und der hierdurch gleichzeitig möglichen Behandlungsintensität wird in der Regel ein multimodales Therapiekonzept erforderlich. Dabei müssen folgende Aspekte berücksichtigt werden:

- Das Therapiekonzept kann nicht beliebig gestaltet werden, z. B. über gerade vorhandene Personalressourcen und therapeutischen Interessen definiert werden, um zusätzlich durch polypragmatische Maßnahmen zu einem nicht mehr überschaubaren – auf jeden Fall nicht krankheits- und patientenbezogenen – Angebot zu werden.
- Für die Schaffung einer stabilen, gefühlsmäßig verläßlichen therapeutischen Zwei-Personen-Beziehung werden regelmäßige (auch intervenierende) therapeutische Zweierkontakte notwendig, um sich im Gesamttherapieangebot besser zurechtzufinden und auftretende Schwierigkeiten, Irritationen und Widerstände frühzeitig zu bearbeiten.
- Die weiteren therapeutischen Angebote, die sich auf Gruppenverfahren (Gesprächsgruppen, Kreativgruppen, Aktivierungsgruppen und Gruppen für übende/entspannende Verfahren) stützen, müssen sich ebenfalls an den erarbeiteten Nah- und Gesamtzielen orientieren. Hierfür ergibt sich die Notwendigkeit einer möglichst intensiven Teilnahme des Patienten an der Gruppe, um einen gewissen Prozeß mit ausreichender Dauer durchlaufen zu können.
- Die Teilnahme an der Stationsgruppe sowie abgewogene tagesstrukturierende Maßnahmen (Wechsel von Aktivitäts- und Ruhezeiten, Gesprächsgruppen zu physiologisch günstigen Zeitpunkten etc.) stellen weitere Erfordernisse dar.

Schließlich kommt der Nachbetreuung (medizinisch/psychiatrisch, psychotherapeutisch und sozial) der Alterspatienten in ihrer Umwelt eine wichtige Bedeutung zu, um erreichte Erfolge möglichst langfristig zu stabilisieren. Auch hierbei ergeben sich in der Regel erhebliche organisatorische Probleme, z. B. für fortlaufende Gruppen (angekoppelt an die Klinik oder an ambulante Einrichtungen) oder für regelmäßige Patientenkontakte wie auch für notwendige Hausbesuche. Bisher werden die Möglichkeiten zugehender gerontopsychiatrischer Fachpflege bzw. Sozialarbeit zu wenig genutzt.

Die Klinik benötigt außerdem eine brauchbare räumliche Ausstattung mit anregender, aktivierender Atmosphäre. Häufig stehen für Einzelgespräche, für Gruppenaktivitäten, für Kontakte, aber auch für das Personal kaum ausreichend Räume zur Verfügung.

Hohes persönliches Engagement, hohe Teambereitschaft und hohe Frustrationstoleranz bezüglich personeller, sächlicher, räumlicher Ausstattung in ungenügenden Kooperationsbeziehungen erlauben für gewisse Zeit – quasi in einer Modellversuchssituation –, die bestehenden Beschränkungen des therapeutischen Handelns hinauszuschieben. Auf Dauer und unter durchschnittlichen Arbeitsbedingungen ist die Aufgabe der stationären psychotherapeutischen Hilfestellung für die beschriebenen Gruppen von Patienten schon in sich so schwierig und anspruchsvoll, daß neben den dargestellten Aspekten unbedingt Praxisanleitung, Fortbildung und Supervision erforderlich sind.

Stationäre Psychotherapie im Alter als Bestandteil gerontopsychiatrischer Regelversorgung in der Stiftung Tannenhof

U. Schmid-Furstoss

Als Reaktion auf den zunehmenden Bedarf an psychotherapeutischer Behandlung im Alter wurde 1993 in der Stiftung Tannenhof in Remscheid eine gerontopsychiatrische Psychotherapiestation eröffnet. Es wurden Aufnahmekriterien für diese Station mit 18 Betten enwickelt, die neben dem Alter die Pflegebedürftigkeit und die kognitive Leistungsfähigkeit berücksichtigen.

Überwiegend werden auf unserer Station Patienten mit affektiven Störungen behandelt. In der Regel handelt es sich nach der Klassifikation des ICD-10 (1) um mittelgradige oder schwere Depressionen mit somatischen Symptomen. Neben rezidivierenden depressiven Störungen kommen auch Patienten auf unsere Station, die nach schweren Belastungen wie Partnerverlust oder körperlichen Krankheiten erstmals im Alter psychisch erkranken.

In der Eingewöhnungsphase erhält der Patient Basistherapien, die aus der Gruppenpsychotherapie, der Gruppengymnastik, dem Mobilisierungsbad, dem Wassertreten sowie der Literatur- und Spielegruppe bestehen können. Nach Abschluß der Eingewöhnungsphase wird ein Therapieplan für die Behandlungsphase erstellt. Die Behandlung endet in der Regel mit einer schrittweisen Belastungserprobung in der Entlassungsphase.

Bei der Gestaltung der Gruppenpsychotherapie gehen wir nach dem Konzept der systemisch-orientierten Gruppentherapie für depressive alte Menschen (3) vor. Wir knüpfen bei dieser Therapie an die Ressourcen der Patienten an. Positive Erlebnisse aus der Vergangenheit können mit der Gegenwart und zukünftigen Möglichkeiten in Verbindung gebracht werden. Es hat sich gezeigt, daß die Patienten gern an dieser Gruppetherapie teilnehmen und starke Aspekte der Persönlichkeiten werden sichtbar, und es kommt zu einer kurzfristigen Stimmungsaufhellung, die im Rahmen der Depressionstherapie großes Gewicht hat (siehe auch Mahnkopf, S. 169–172).

Die Entspannungstherapie findet auf unserer Station zweimal wöchentlich über etwa 40 Minuten statt. Sie hat sich als Basistherapeutikum für unser Klientel bewährt.

In der Aktivitätsgruppe steht die Förderung der sozialen Erfahrungen im Vordergrund. Durch die gemeinsame Planung und Durchführung von Ausflügen soll die Bereitschaft und Sicherheit der Teilnehmer gefördert werden, auch von zu Hause aus Aktivitäten zu unternehmen.

In der Maltherapie geht es darum, durch die Gestaltung von Bildern Gefühle, Stimmungen, Wünsche oder Befürchtungen ausdrücken zu können. Durch die Malerei und den Austausch über die Bilder entstehen auch Kontakte und Beziehungen unter den Teilnehmern und zu den Gruppenleitern. Nicht sichtbare Anteile der Personen werden deutlich.

Die Geschichtsgruppe richtet sich an schwächere Patienten unserer Station. Ziel ist es, durch die Erinnerung an frühere Erfahrungen und Verhaltensweisen die Stärken und das Selbstwertgefühl der Patienten zu fördern. Für diese Gruppe werden Patienten mit leichter Demenz sowie mit Kontaktschwierigkeiten und auch depressive Patienten ausgewählt. Durch die Beschäftigung mit früheren Tätigkeiten findet auch eine Förderung der Konzentration und der Gedächtnisfunktion statt.

Die Therapien außerhalb der Station gliedern sich in die Bereiche Ergotherapie, Balneotherapie, Krankengymnastik und Musiktherapie. Im Rahmen der Ergotherapie gibt es eine Psychomotorikgruppe, in der sowohl das Gedächtnis trainiert wird als auch die geistige und körperliche Beweglichkeit. In der Haushaltsgruppe soll die Fähigkeit zur selbständigen Haushaltsführung geübt werden. In der Handwerksgruppe gibt es die Möglichkeit, sich anhand unterschiedlicher Materialien auszudrücken, die Geschicklichkeit zu trainieren und auch Selbstbestätigung zu erfahren. In der Balneotherapie findet eine Aktivierung und Beweglichkeitsförderung durch das Mobilisierungsbad, das Wassertreten und das Schwimmen statt. Massage und Fangopackungen dienen zur Muskelentspannung, zur Linderung von Schmerzen und ermöglichen den Patienten, Zuwendung zu empfangen.

In der Krankengymnastik werden Entspannungsgruppen angeboten sowie eine Sitzgymnastik für Senioren und eine spezielle Wirbelsäulengymnastik zur Stärkung der Rücken- und Bauchmuskulatur. In der Musiktherapie soll durch die Förderung der musikalischen Ausdrucksfähigkeit und durch gemeinsames Singen sowie das Hören von Musik der Zugang zur Emotionalität angeregt werden.

Bei der Entwicklung des Therapieangebotes für unser Klientel ist es wichtig, Therapieverfahren, die ansonsten nur jüngeren Patienten zur Verfügung stehen, so zu verändern, daß sie den Bedürfnissen älterer Patienten gerecht werden. Hier besteht noch ein breiter Raum für Neu- und Weiterentwicklungen.

Literatur

1. Dilling H, Mombour W, Schmidt M-H (Hrsg) (1991) Internationale Klassifikation psychischer Störungen: ICD-10, Kapitel V (F) Klinisch diagnostische Leitlinien, Weltgesundheitsorganisation. Huber, Bern
2. Jacobsen E (1938) Progressive relaxation. University of Chicago, Chicago. Press, Chicago
3. Rahn E, Dia L, Düchting-Gatzweiler A (1995) Möglichkeiten in der Behandlung depressiver alter Menschen am Beispiel einer systemisch orientierten stationären Gruppentherapie. Psycho 21: 440–450

Patientenzentrierte Methodenvielfalt auf der gerontopsychiatrischen Psychotherapiestation K1 Münsterlingen (Schweiz)

P. BÄURLE

Ein 75jähriger Landwirt aus Uttwil fällt einen Monat nach dem Tod seiner Ehefrau in eine Depression. Als Kind haben seine Eltern zu ihm gesagt: „Wenn du nicht brav bist, holt dich das ‚Gelbe Wägeli' und du mußt nach Münsterlingen Seeseite". Später hat er einmal eine an Schizophrenie erkrankte Tante auf der geschlossenen Langzeitabteilung besucht. Der Vater hat ihm damals verboten, mit anderen darüber zu sprechen.

Mit diesen Erfahrungen soll der Patient jetzt auf der gerontopsychiatrischen Psychotherapiestation K1 behandelt werden.

Bei der Erstellung des Konzepts war es uns ein Anliegen, vom Patienten auszugehen, ihn bewußt in den Mittelpunkt therapeutischer Überlegungen zu stellen und seinen individuellen Bedürfnissen soweit wie möglich gerecht zu werden. „Patientenzentriert" ist in diesem Sinne zu verstehen, gleichzeitig als Balintsche

Haltung von Empathie, Akzeptanz, Echtheit und nicht an Bedingungen gebundene Wertschätzung und Zuwendung.

Diese Haltung und eine angenehme Stationsatmosphäre sind die Basis, um die – insbesondere bei Ersthospitalisationen – vorhandenen Ängste und Vorurteile gegenüber der Institution abzubauen. Weiter trägt dazu bei, daß jeder Patient beim Eintrittsgespräch eine Liste mit 20 verschiedenen Beschäftigungs- und Therapieangeboten erhält, aus denen er wählen kann. Bei diesem Angebot haben wir Gewicht auf positiv Besetztes, Vertrautes gelegt und auch Verfahren am Rande oder ausserhalb des medizinisch-naturwissenschaftlichen Spektrums aufgenommen. Durch positive Bestätigung der getroffenen Wahl wird der Angst vor Autonomie- und Kompetenzverlust entgegengewirkt, gleichzeitig bietet sich die Möglichkeit, über dieses Medium des positiv Besetzten und Vertrauten die Beziehung zum Patienten aufzubauen.

Neben den fakultativen Angeboten besteht das Basistherapieprogramm, an dem alle Patienten teilnehmen. Es umfaßt folgende fünf Bereiche:

- tägliche Befindlichkeitsrunde,
- Morgengymnastik,
- wöchentliche progressive Muskelrelaxation nach Jakobson,
- Selbstsicherheitstraining nach Dr. Stuhlmann, Düsseldorf,
- Gruppengespräch.

Das psychotherapeutische Angebot umfaßt psychodynamische, supportive Verfahren, systemische Familientherapie und TCA (thérapie cognitive de l'âgé), ein Verfahren zur Behandlung alter Menschen, das an der Universität Genf von Dr. Bizzini entwickelt wurde. Es handelt sich um eine Therapie in Kleingruppen mit 3–5 Patienten, die 16 strukturierte Sitzungen umfaßt.

Die Auswahl der Verfahren wird außer bei der TCA, welche nach den Score-Werten des Fragebogens von Safran und Segal entschieden wird, durch das biografische Interview, die Art der bisherigen Lebensbewältigung sowie fremd- und eigenanamnestische Angaben getroffen.

Entsprechend der Polyätiologie der psychogeriatrischen Erkrankungen umfassen die Dimensionen der Therapie neben der Psychotherapie auch das Spektrum der medizinischen Versorgung, der Soziotherapie, der Spezialtherapien und der aktivierenden sowie reaktivierenden Bezugspflege.

Neben der Angehörigenarbeit im Rahmen der Therapie findet alle 14 Tage ein Treffen der Angehörigengruppe statt, das durch vierteljährliche öffentliche Vorträge zu gerontopsychiatrischen Themen ergänzt wird.

Die bisherigen Erfahrungen zeigten, daß mit dem begleiteten Selbstwahlverfahren – im Vergleich zum vorher üblichen direktiven Vorgehen – eine bessere Akzeptanz und ein höherer Grad an Kontinuität erreicht werden konnte. Dies bedeutet auch eine Entlastung für das Team, da wesentlich weniger Motivationsarbeit geleistet werden muß. Entgegen anfänglicher Befürchtungen hinsichtlich Über- oder Unterforderung erwies sich die Mehrzahl unserer Patienten als kompetent in der Selbsteinschätzung und Auswahl der fakultativen Angebote.

Für das Pflegeteam besteht im Rahmen der Zusatzangebote die Möglichkeit, zusätzliche Kompetenzen zu erwerben oder bereits vorhandenes Wissen einzubringen und damit auch einem Burn-out-Syndrom entgegenzuwirken.

Ein Ziel dieser Methodenvielfalt ist es, den im Alter besonders ausgeprägten inter- und intraindividuellen Differenzierungen unserer Patienten möglichst gerecht zu werden. Ständiges Streben nach Optimierung und Integration erfordern eine flexible, bisweilen auch unkonventionelle Haltung. So hat sich ein spontaner

Entschluß der Therapeuten, an dem einmal wöchentlich von den Patienten zubereiteten Abendessen teilzunehmen, institutionalisiert und erfährt eine hohe Wertschätzung.

Vielleicht trägt das „an einem Tisch sitzen" dazu bei, eher als Begleiter und Zeuge eines langen Lebens angenommen und weniger als Experte erlebt zu werden, der durch seine therapeutische Strategie eine durch Lebenserfahrung erworbene, möglicherweise letzte Überlegenheit bedroht.

Praxis stationärer systemischer Therapie bei depressiv Erkrankten

J. Johannsen

Auf der systemisch orientierten Psychotherapiestation der Gerontopsychiatrischen Abteilung des Psychiatrischen Krankenhauses Heppenheim steht der eingewiesene Patient von Anfang an *zusammen* mit dem beteiligten Beziehungsgefüge im Mittelpunkt des therapeutischen Interesses (4). Dadurch entstehen für die Diagnostik und Therapie neue Persepktiven. Es erwachsen erheblich weitergehende und ganz andere Möglichkeiten der Problemaktualisierung und -bewältigungung, der Ressourcen, Interventionen und therapeutischen Maßnahmen, als sie für andere auf das Individuum zielende psychotherapeutische Strategien möglich sind (2).

Wird ein Patient zur Aufnahme angemeldet, werden von vornherein etwaige beteiligte Angehörige oder Mitarbeiter der Institution, aus der der Patient eingewiesen wird, gebeten, nach Möglichkeit bei der Aufnahme zugegen zu sein. Auf diese Weise können sowohl der Überweisungskontext als auch das relevante Beziehungsgefüge des Patienten geklärt bzw. konstruiert werden.

Die Situation und die Rahmenbedingungen, in und aus denen der Patient in die Institution gekommen ist, werden genau analysiert. Wer in der Familie kam zuerst auf die Idee, das Verhalten des Patienten als auffällig und schließlich als krank zu bewerten? Wie waren die Reaktionen der anderen darauf? Wie wurde gehandelt? Wie hat der Patient reagiert? Wer hat dann den Hausarzt hinzugezogen, was hat dieser dazu gesagt? Wurde auch der Rat des Nervenarztes eingeholt? Waren weitere Personen, Bekannte oder auch Leute aus psychosozialen Institutionen an der Einweisung beteiligt? Wie haben diese Stellung bezogen? Wie ist dann der Prozeß abgelaufen? Ist der Patient selbst überhaupt mit der Aufnahme einverstanden? Gab es andere Vorschläge zur Bewältigung der Krise bzw. zur Vermeidung der Krankenhausbehandlung?

Beziehungsgefüge bedeutet beim älteren Menschen sehr oft mehr bzw. etwas anderes als die Familie, die möglicherweise kaum noch oder gar nicht mehr vorhanden ist, sondern erst recht auch Freunde, Nachbarn, Bekannte, Mitarbeiter von Institutionen – beispielsweise aus Alten- und Pflegeheimen oder von sozialen Hilfsdiensten.

Im nächsten Schritt wird unter Beteiligung der Angehörigen versucht, die oftmals alle lähmende Erkrankung Depression umzuwandeln in konkrete Verhaltensweisen, die ihrerseits bezogen werden auf Ort, Zeit, Interaktionspartner und Gesamtsituation (3). Kann die Depression als Antwort auf eine Konfliktsituation im Beziehungsgefüge verstanden werden?

Dabei kommt den subjektiven Sichtweisen des Patienten und der Angehörigen zur Entstehung und zum Verlauf der Erkrankung große Bedeutung zu, wobei gerade an dieser Stelle die Technik des zirkulären Fragens Anwendung findet. Alle Beteiligten werden der Reihe nach über Unterschiede und Beziehungen zwischen den Mitgliedern des Systems befragt. Jedes Mitglied gibt auf der Metaebene Auskunft über die Beziehungen der anderen. Welche Vorstellungen haben die Beteiligten von der Überwindung der Krise?

Gleichermaßen werden der Patient und die Angehörigen im Aufnahmegespräch nach ihren Vorstellungen über das Alter, Älterwerden und ihre Erwartungen an das Alter befragt.

Zu Beginn der Behandlung wird großer Wert darauf gelegt, die im System vorhandenen Ressourcen zu erfragen. Was könnte nützlich sein? Was sollte bei der Behandlungsplanung berücksichtigt werden? Schließlich werden noch einmal die Erwartungen, Interessen sowie der genaue Behandlungsauftrag erfragt und geklärt.

In der ersten Woche der stationären Behandlung erfährt der Patient eine „aktive" Entlastung. Seine soziale Integration auf der Station steht im Vordergrund, wobei Besuche der Angehörigen jederzeit möglich und willkommen sind.

Nach der Aufnahme werden der Patient und seine Angehörigen gebeten, einen Familienfragebogen auszufüllen, oder aber mit ihnen zusammen wird das Genogramm der Familie erstellt, um der bedeutsamen Mehrgenerationenperspektive Rechnung zu tragen. Insbesondere werden dabei Veränderungen, Umbrüche, stattgehabte oder vermiedene Rituale, Trennungs- und Verlustsituationen, Trauerprozesse sowie Unterschiede und Abstand zwischen den Generationen registriert. Welche Interaktions- und Beziehungsstile oder auch welche Koalitionen werden im System gepflegt? Sind sie gebunden, offen oder verdeckt?

Im Fortgang der Behandlung wird ggf. auch gerne ein Hausbesuch durchgeführt, wobei das Beziehungsgefüge überprüft und möglicherweise erweitert werden kann. Die Anschauung der konkreten Lebenssituation gibt oft wichtige Hinweise und Anregungen. Um die häusliche Perspektive kontinuierlich im Blick zu behalten, wird der Patient baldmöglichst nach der Aufnahme aufgefordert, das Wochenende zu Hause zu verbringen.

Wöchentlich finden ca. drei ausführliche Visitengespräche statt, ggf. auch ein ausführliches Einzelgepräch. Die Angehörigen werden entweder im Rahmen von weiteren Familiengesprächen, z. B. ein bis zwei Wochen nach der Aufnahme und dann wieder ca. vier Wochen nach der Aufnahme oder aber im Rahmen der Angehörigenvisite einbezogen.

In Anlehnung an Grawes vier Wirkfaktoren einer allgemeinen Psychotherapie (1) werden die Patienten insbesondere im Hinblick auf eine aktive Problembewältigung fortlaufend in Handlungskontexte auf und außerhalb der Station eingebunden (Aktivitäten im Stationsalltag, fakultativ Teilnahme an der Ergo-, Musik- und Tanztherapie, Spaziergänge, Gänge in die Stadt, Cafebesuche, Einkäufe, kirchliche Aktivitäten usw.).

Bei allen therapeutischen Vorschlägen und Aktivitäten ist die Autonomie des Systems, aus dem der Patient zur Aufnahme gekommen ist, zu beachten (5). Veränderungsbereitschaft und Beharrungstendenzen des Systems müssen gleichermaßen respektiert werden. Lassen sich unter Beachtung dieser Prämissen kleine oder sogar nur kleinste Veränderungen in der Innen- und/oder Außenpolitik der Familie einführen?

Die Entlassung aus der stationären Behandlung nach Hause wird von vornherein als „Experiment" oder als Umbruchsituation charakterisiert. Wie dem Überweisungskontext bei der Aufnahme, kommt nun der Ankopplung an die häusliche Situation entscheidende Bedeutung zu. Auch hierbei sind alle wichtigen Mitglieder des Beziehungssystems zu beteiligen. Welche Unterstützungs- und Entlastungsmöglichkeiten sind zu Hause vorstellbar? Wo liegen die Stolpersteine?

Falls u. a. eine veränderte Außenorientierung des Patienten im Mittelpunkt des therapeutischen Vorgehens stand, sollte der Patient die zukünftig vorgesehenen psychosozialen Institutionen in der Gemeinde vorab besuchen und sein entsprechendes Einverständnis erklärt haben. Andernsfalls wird er solche Institutionen nicht in Anspruch nehmen.

Selbstverständlich muß die Ankopplung auch die frühzeitige Rückmeldung an die weiterbehandelnden Ärzte und Institutionen vorsehen, wobei ggf. in der Übergangsphase eine ärztliche Weiterbehandlung durch die bisherigen Klinikärzte oder Psychologen indiziert sein kann.

Zum Abschluß der Behandlung kommt dem Bericht oder Brief an den weiterbehandelnden Arzt um so größere Bedeutung zu, je ressourcenorientierter er die Behandlung und die weiteren Vorschläge in der Übergangsphase, wie z. B. die geplanten psychosozialen Maßnahmen vor Ort. zur Darstellung bringt.

Literatur

1. Grawe K (1995) Grundriß einer allgemeinen Psychotherapie. Psychotherapeut 40: 130–145
2. Johannsen, J (1993) Systemische Therapie bei gerontopsychiatrischen Patienten unter stationären Bedingungen. In: Möller H-J, Rohde A (Hrsg) Psychische Krankheit im Alter. Springer, Berlin Heidelberg New York
3. Johannsen J (1993) Depression im Alter anders gesehen. In: Möller H-J, Rohde A (Hrsg) Psychische Krankheit im Alter. Springer, Berlin Heidelberg New York.
4. Johannsen J (1995) Systemische Therapie mit alten Menschen. In: Jovic N, Uchtenhagen A (Hrsg) Psychotherapie und Altern. Fachverlag AG, Zürich, S 310–329
5. Schiepek G, Strunk G (1994) Dynamische Systeme. Asanger, Heidelberg, S 33–39

4.7 Konzepte und Möglichkeiten stationärer systemischer Therapie in der Gerontopsychiatrie

J. FISCHER-JOHANNSEN, J. JOHANNSEN, U. TREIBER

In diesem dreiteiligen Workshop wurden zunächst zentrale Begriffe systemischer Theorie und Praxis erörtert. Dann wurde aufgezeigt, wie diese Konzepte Eingang in die stationäre Arbeit mit gerontopsychiatrischen Patienten finden können. Anhand eines Beispiels aus dem Klinikalltag – die wöchentliche Fallbesprechung – wurde die systemische Praxis demonstriert. Schließlich wurden im dritten Teil unterschiedliche systemische Behandlungssettings besprochen, insbesondere die Angehörigenvisite.

Die systemische Therapie beruht wesentlich auf einem kybernetischen Verständnis der Familienbeziehungen mit zirkulärer statt linearer Kausalität. Ein System (z. B. Familie) wird als sich selbst organisierend und sich von seiner Umwelt abgrenzend angesehen. Die Verhaltensweisen der einzelnen Mitglieder bedingen einander und haben sinnvolle Bedeutung für die Kohärenz des Gesamtsystems. Das Weltbild der Mitglieder des Systems leitet ihr Verhalten und umgekehrt (3).

Bei der Anwendung dieser Prinzipien auf die stationäre Diagnostik und Behandlung gerontopsychiatrischer Patienten sollte gleich zu Beginn der Behandlung der Blick nicht nur auf den Patienten, sondern auch auf seine Herkunftsfamilie und sein aktuelles Beziehungsgefüge gerichtet sein (1).

Das familiäre System kann mit Hilfe eines Genogramms plastisch veranschaulicht werden. Hierdurch lassen sich vielfältige Informationen komprimiert und auf einer DIN-A-4-Seite gebündelt darstellen. Die Mehrgenerationenperspektive wird evident.

Trennungen, Verluste oder andere einschneidende Ereignisse werden festgehalten. Generationsübergreifende Muster (z. B. von Bindung und Loyalität) lassen sich auf diese Weise deutlich erkennen und Zusammenhänge mit dem Problemverhalten als einem sinnvollen Handeln vor diesem Hintergrund herstellen. Aber auch weitere Unterstützungsmöglichkeiten oder Bezugspersonen wie z. B. Angehörige, die bisher noch nicht gesehen worden sind, lassen sich damit entdecken. Krisen, die die Patienten in ihrem Leben durchgemacht haben (in der Generation der heutigen Alten z. B. Krieg, Flucht, Vertreibung, Neuanfang etc.) fallen auf dem Genogramm als besondere Ereignisse ins Auge und führen zu der Frage nach den persönlichen Ressourcen bzw. Strategien der Krisenbewältigung. Mittels derer kann vielleicht auch die derzeitige Krise überwunden und abgemildert werden.

Mit einem solchen Schema an zentraler Stelle der Krankenakte können auch assoziierte Therapeuten wie Ergo- oder Musiktherapeuten, Sozialarbeiter, Mitarbeiter der Pflege oder diensthabende Ärzte schnelle und zeitsparend Überblick gewinnen.

In einem weiteren Schritt wird das aktuelle System einschließlich der möglichen professionellen Helfer erhoben. Welche Familienmitglieder sind überhaupt noch am Leben? Wer spielt welche Rolle? Gibt es einen Freundes- und Bekanntenkreis? Welche sozialen und medizinischen Dienste sind eingeschaltet? Haben Institutionen wie die Kirche eine Funktion? usw.

In diesem Zusammenhang ist die Frage zu stellen, wer den Patienten in die Klinik einwies bzw. den Anstoß dazu gab, und – später – welche Erwartungen und Hoffnungen, vielleicht auch Befürchtungen damit verknüpft wurden.

Sind die einzelnen Mitspieler im System des Patienten bekannt, läßt sich einfacher erkunden, ob alle das gleiche „Spiel“ spielen, d. h. mit diesen Überlegungen vor Augen lassen sich nun die offenen und verdeckten Aufträge und Erwartungen der Beteiligten erfragen und mit den Angeboten des stationären Settings abgleichen.

Mit der stationären Einweisung tritt der Patient in ein weiteres System ein, das einer gerontopsychiatrischen Abteilung in einer größeren Institution mit all den wechselseitigen Bedingtheiten, Zuschreibungen, Aufträgen (einerseits Therapie, andererseits soziale Kontrolle). Der Patient wird nun Teil dieses Systems, das seinerseits nach eigenen – impliziten und expliziten – Regeln funktioniert.

Nimmt man sich Zeit, wie es z. B. in einer Supervision möglich ist, die Therapieziele der einzelnen Mitarbeiter bei einem bestimmten Patienten zu besprechen, fallen unterschiedliche Prioritäten selbst innerhalb der gleichen Berufsgruppe auf. Es ist wichtig, diese Divergenzen in den selbstgesetzten Aufträgen zum Vorschein kommen zu lassen, um sie miteinander und mit den Aufträgen der Gesamtinstitution in Einklang zu bringen.

Hat man sowohl das familiäre und das aktuelle System des Patienten als auch das stationäre System im Blick, können Parallelen entdeckt und therapeutisch genutzt werden.

Die systemische Sichtweise siedelt Probleme, Symptome oder auffälliges Verhalten nicht in den Individuen, sondern zwischen ihnen an, d. h. im Beziehungsnetz. Hierdurch wird auch der Krankheitsbegriff modifiziert. Eine feste Diagnose wird in beziehungsrelevante Verhaltensweisen aufgelöst. Krankheit wird so rekontextualisiert, also in einen Beziehungskontext gestellt, in dem sie einen Sinn macht. Der Blick wird auch auf die Ausnahmen gerichtet, in denen auffälliges Verhalten nicht oder weniger stark gezeigt wird. So kann man eine Palette von Verhaltensweisen erheben, über die der Patient schon bzw. noch verfügt (Ressourcenorientierung). Für Verhalten kann ein Patient Verantwortung übernehmen, für eine Krankheit primär nicht. Mit dieser Umdeutung ist dem Patienten wieder überlassen, sich für die eine oder andere Verhaltensweise aus seiner Palette zu entscheiden.

In der Regel wird seitens der Therapeuten davon ausgegangen, daß Patienten eine Veränderung wünschen und aktiv darauf hinarbeiten möchten. Der erweiterte Blick auf das Bezugssystem des Patienten kann die möglichen Nachteile einer Veränderung – im Sinne einer Symptomfreiheit – deutlich machen und manche Stagnation im therapeutischen Prozeß in einem anderen Licht erscheinen lassen.

Als Anwendung wurde ein allgemein bekanntes Setting innerhalb der klinischen Alltagsarbeit vorgeschlagen, nämlich die wöchentliche Fallbesprechung auf einer gerontopsychiatrischen Station.

In einem Rollenspiel wurden einige Aspekte der theoretischen Überlegungen konkret erlebbar gemacht. Folgender Rahmen wurde gewählt: Der Stationsarzt, gerade aus dem Urlaub zurückgekehrt, ließ sich eine neu aufgenommene, siebzigjährige Patientin mit der Einweisungsdiagnose „Involutionsdepression“ vorstellen, die seit einem Jahr eine Souterrainwohnung im Haus der Tochter bewohnt. Während die einzelnen Teammitglieder – Pflegekräfte, Sozialarbeiter, Ergotherapeuten – anamnestische Daten und Eindrücke des Verhaltens der Patientin auf der Station berichteten, ordnete der Arzt die Informationen in Form eines Genogramms an einem Flipchart. Durch diese einfache Visualisierung zeigten sich einerseits rasch Informationslücken, die die Mitarbeiter zu neuerlicher Klärung und zum Nachfragen beim Patientensystem motivierten. Andererseits ließen sich dadurch aber auch weitere Hypothesen zum Auslösekontext des depressiven Verhaltens entwickeln sowie zur Interaktion der Patienten mit Teammitgliedern oder Mitpatienten auf der Station. Gleichzeitig konnte das so dargestellte Problemsystem unter Berücksichtigung gefundener oder noch zu entdeckender Ressourcen in ein Lösungssystem umgewandelt werden.

Im dritten Teil wurden mögliche Behandlungssettings wie Familiengespräche, Einzelgespräche (systemische Therapie ohne Familie) und die Angehörigenvisite dargestellt.

Diese Form der Visite, an der der Patient zusammen mit seinen Angehörigen bzw. wichtigen Mitgliedern des Beziehungsnetzes teilnimmt, wird in der Gerontopsychiatrischen Abteilung des Psychiatrischen Krankenhauses Heppenheim seit 1990 regelmäßig und kontinuierlich praktiziert (2).

Wöchentlich einmal sind die Angehörigen, Freunde/Bekannte oder auch die Mitarbeiter der Institution, aus der der Patient in die Klinik gekommen ist, eingeladen, an einer ausführlichen Visite des Patienten teilzunehmen. Auf seiten der therapeutischen Mitarbeiter sind beteiligt der Leitende Arzt oder Oberarzt, Stationsarzt/Psychologe, Sozialarbeiterin und Schwestern bzw. Pfleger.

Entwickelt wurde dieses diagnostische und therapeutische Setting aus der Erkenntnis heraus, daß die häufigere Rückkopplung mit den Angehörigen des Patienten für die Behandlung große Vorteile bringt. Der Ablauf der jeweils etwa zehn- bis zwanzigminütigen Visite, in der alle Beteiligten, nämlich Patient, Angehörige, therapeutische Mitarbeiter und Arzt zu Wort kommen, wurde dargestellt. Die durchweg positiven Erfahrungen wurden berichtet, insbesondere das anhaltend hohe Interesse und Engagement der Angehörigen. Die Ressourcen des Beziehungsgefüges des Patienten können effizienter erschlossen werden, so daß psychosoziale Maßnahmen wesentlich intensiver als früher geplant und umgesetzt werden können. Die Behandlungsdauer hat sich verkürzt, die Wiederaufnahmeraten sind geringer geworden. Insbesondere kann die Erhaltung der Wohnsituation bei dementen Patienten besser als früher gewährleistet und die Entlassung in ein Alten- und Pflegeheim vermieden werden. Auf seiten der therapeutischen Mitarbeiter sind die Motivation und die Arbeitszufriedenheit wesentlich gestiegen.

Literatur

1. Johannsen J (1993) Systemische Therapie bei gerontopsychiatrischen Patienten unter stationären Bedingungen. In: Möller H-J, Rohde A (Hrsg) Psychische Krankheit im Alter. Springer, Berlin Heidelberg New York, S 419–425
2. Johannsen J (1993) Vom Frust in der Angehörigengruppe zur Lust an der Angehörigenvisite. In: Mundt CH, Kick H, Fiedler P (Hrsg) Angehörigenarbeit und psychosoziale Intervention in der Psychiatrie. Roderer, Regensburg, S 203–209
3. Simon FB, Stierlin H (1984) Die Sprache der Familientherapie. Ein Vokabular. Klett-Cotta, Stuttgart

4.8 Erinnerungstherapie bei älteren/alten Menschen

M. SCHRÖDER

> Wahre Entdeckungsreise besteht nicht
> in der Suche nach neuen Landen,
> sondern im Besitz neuer Augen.
>
> Marcel Proust

In diesem Sinne vermögen „neue Augen" im Spiegel der Erinnerung schrittweise eine Neu- wie Umorientierung bringen. Bewahren und Erneuern, Veraltern und Verändern, Stabilisieren und Lernen laufen dabei prozessual gleichzeitig ab.

Im Workshop mit Teilnehmern verschiedenen Alters wie Berufsgruppen sollte nach den Worten Schillers, die besagen, daß wir nur da ganz Mensch sind, wo wir spielen, auch ein spielerischer Zugang zu den Erinnerungen gefunden werden. Einleitende Entspannungsübungen förderten die themenzentrierten Imaginationen aus der Kindheit, die im Folgenden dann in einer Skizze festgehalten wurden. Die entstandene Vielfalt offenbarte jedem Einzelnen etwas ganz Persönliches, auf das im Rahmen dieser Veranstaltung nur kurz eingegangen werden konnte, dabei jedoch deutlich wurde, wo sich in einer therapeutischen Situation vertiefende Gesprächsmöglichkeit ergeben könnten. Erlebt wurde auch, wie Patient und Therapeut förmlich „ins Bild gesetzt" schnell an die Konflikte herankamen. Das konkrete Einsteigen in das Bild, die Gestaltung führt zu dahinter liegenden Symbolen. Auf der Symbolebene können lange Passagen erarbeitet werden, was sich gerade bei Depressiven bewährt hat. Psychotiker dagegen müssen erst symbolisierungsfähig gemacht werden, denn sie erleben ihre Bilder konkret. Erneut zeigt sich, daß kunsttherapeutisches Tun kaum über das Wort vermittelbar ist und nur im *Tun* erlebt wird, daß hier Kunst nicht von *Können* sondern von *Künden* her gesehen wird.

Mit der hier geschehenden *Wahrnehmungserweiterung* wird in der Gestaltenden – Kunst – Psychotherapie der Rahmen konventioneller Therapien gesprengt. Indem Unbewußtes über das Symbol bewußt wird, entsteht eine größere Bewußtheit. Stimuliert werden diese Vorgänge z.B. durch Metaphern, Bildgestaltung, Collagen, Zuwortkommen der selbstgefertigten Finger-, Handpuppe (das sich hinter der selbstgefertigten Maske Verbergen) oder/und die Kombination mit eingestreuten Yogaübungen (Yoga heißt: den Geist nutzbar machen). Im meditativen Umgang mit den genannten Medien, sei es über den Körper und dessen Signale, über die Gedanken in ihrer Vielschichtigkeit, über die Träume und deren Symbole, entsteht ein beachtliches Wahrnehmungsspektrum, das wahrlich einer Entdeckungsreise gleichkommt.

Einige Fallbeispiele aus der Praxis unter Hinzuziehung kreativer Medien untermauerte das Erlebte und gab Anregung wie Einblick in den möglichen Einsatz der erweiterten *Erinnerungstherapie.*

> Man muß sich in der Jugend einen Stecken
> schneiden, an dem man im Alter gehen kann.
>
> Laotse

Literatur

Schröder MM, Schröder MS (1992) Spiegel der Seele. Erleben, was Gestaltende-Kunst-Psychotherapie sein kann. Klett-Cotta, Stuttgart, ISBN 3-608-95856-8

4.9 Freie Vorträge

Vorbemerkungen

T. Wetterling

Die Beiträge befaßten sich mit verschiedenen Aspekten in der Behandlung von älteren Depressiven. Da sie nicht unter einem übergeordnten Gesichtspunkt zusammengefaßt werden können, werden sie einzeln abgehandelt:

In seinem Beitrag „Beeinflussen prämorbide Persönlichkeitszüge die Entwicklung von Depressivität bei der Alzheimerschen Krankheit?" ging Meins auf die Ergebnisse seiner Studie in einer Memory Clinic (Albertinen-Haus/Hamburg) ein. Dabei wurde der Frage nachgegangen, ob sich für Depressionen und andere nichtkognitive Störungen bei der Alzheimerschen Krankheit bestimmte prämorbide Persönlichkeitszüge als mögliche Risikofaktoren nachweisen lassen. In einer prospektiven Studie wurden 56 Patienten mit einer ‚wahrscheinlichen' Alzheimerschen Erkrankung einbezogen. Die prämorbiden Persönlichkeitszüge wurden mit der Fremdbeurteilungsversion des Münchner Persönlichkeits-Tests erfaßt. Die aktuelle Depressivität wurde gemessen mit der NOSGER und dem Cornell-Depressions-Fragebogen. Außerdem wurden Verhaltensprobleme mit der NOSGER und Persönlichkeitsstörungen anhand der ICD-10-Kriterien erfaßt.

Unter statistischer Kontrolle möglicher konfundierender Variablen ließen sich signifikante Zusammenhänge zwischen niedriger prömorbider Frustationstoleranz und hoher aktueller Depressivität einerseits sowie zwischen hohem prämorbiden Neurotizismus und vermehrten aktuellen Verhaltensproblemen bzw. Persönlichkeitsveränderungen andererseits nachweisen. Demnach dürfte die Entwicklung nicht-kognitiver Störungen bei der Alzheimerschen Erkrankung nicht unwesentlich auch von prämorbiden Persönlichkeitsmerkmalen beeinflußt werden.

In seinem Vortrag: „Klinische Wirksamkeit von Paroxetin in der Behandlung depressiver Störungen im Alter" stellte Wittgens aus der Prinzhorn-Klinik Hemer seine Erfahrungen mit dem Serotonin-Wiederaufnahme-Hemmer bei 416 stationär behandelten gerontopsychiatrischen Patienten vor. Von den 416 Patienten hatten 233 eine nicht-organische und 183 eine organisch bedingte Depression. 60% aller Patienten erhielten eine durchschnittliche Tagesdosis von 20 mg Paroxetin. Höhere Dosierungen wurden vor allem bei nichtorganisch bedingten Depressionen verordnet. In 52 Fällen erfolgte eine Kombination mit einem tri- oder tetrazyklischen Antidepressivum, in 9 Fällen mit Mirtazapin und in 22 Fällen zur Phasenprophylaxe mit Lithium.

Ingesamt wurden nur wenige Nebenwirkungen beobachtet, besonders Übelkeit in den ersten Tagen und ein dosisabhängiger Tremor. Nur in 2 Fällen wurde wegen psychomotorischer Unruhe die Medikation abgesetzt.

Als positiver Effekt wurde unter Paroxetin-Gabe eine leichte Anhebung des Vigilanz- und Aktivitätsniveaus bei hirnorganisch beeinträchtigten Patienten beobachtet.

Zusammenfassend stellte Wittgens fest, daß Serotonin-Wiederaufnahmehemmer wie Paroxetin bei Alterspatienten ein günstigeres Nebenwirkungsprofil als die klassischen trizyklischen Antidepressiva bei vergleichbarer Responserate aufweisen. Kombinationen mit klassischen Antidepressiva und Lithium sind unter engmaschiger Kontrolle möglich.

In seinem Beitrag über die „Wachtherapie in der Behandlung der Altersdepression – vom biologischen zum psychosozialen Therapieverfahren" ging Nieder von Westfälischen Zentrum für Psychiatrie und Psychotherapie in Herten zunächst auf die Möglichkeit dieses Therapieverfahrens und die biologische Forschung zu möglichen Wirkmechanismen ein. Diese konzentrieren sich besonders auf neuroendokrinologische Veränderungen in der HPA-Achse. Dieser biologischen Betrachtungsweise stellte Nieder die psychologische und sozialpsychiatrische Auswirkungen der Wachtherapie und die dadurch ausgelösten kognitiven Prozesse gegenüber. Diese Aspekte seien bisher weitgehend vernachlässigt worden. Als wichtigen Gesichtspunkt sieht Nieder die Änderung des Terminus an, denn statt bei dem ‚Schlafentzug' etwas wegzunehmen, läge jetzt der Aspekt mehr auf ‚gemeinsam aktiv gestalten'. Auch sei es einem Depressiven schwer zu vermitteln, daß ihm etwas weggenommen werden solle. Bei der Wachtherapie könne der therapeutische Gewinn jedoch darin bestehen, hierin ein Wiedererlangen von Aktivität und selbstbestimmten Handeln zu sehen. Hierdurch könne ein Kernpunkt der Depression, der Verlust des Selbstvertrauens, therapeutisch angegangen werden. Durch den kurzfristigen Gewinn an Selbstbestimmung kann auch älteren, häufig langfristig depressiven Patienten Hoffnung vermittelt werden, insbesondere wenn der therapeutische stimmungsaufhellende Effekt hinzukommt. Auch das Gefühl, einen Tag ‚gewonnen' zu haben, verstärke diesen Effekt. Nieder betonte abschließend, daß erst das Zusammenwirken mehrerer Dimensionen, das Wissen um die biologischen Verursachungsbündel, Kenntnisse des psychologischen Seins in der Depression und Geschick im Umgang mit der Beziehungsdynamik depressiv Erkrankter die Wachtherapie zur vollen Entfaltung ihrer Wirkungen verhelfen kann.

In seinem Beitrag berichtete Wetterling, Medizinische Universität Lübeck, über die „Erfahrungen beim Einsatz der Elektrokrampftherapie bei therapieresistenter Altersdepression". Die Elektrokrampfthereapie (EKT) wird, nachdem sie in der Bundesrepublik aus politischen Gründen kaum noch durchgeführt wurde, in letzter Zeit zunehmend wieder in Fachkreisen diskutiert. Eine der klassischen Indikationen für die EKT stellt die therapieresistente Depression dar. Bisher gibt es aber nur wenige Erfahrungsberichte über die EKT-Behandlung von therapieresistenten älteren Depressiven. In diesem Beitrag wurden die Behandlungsergebnisse von 12 Patienten (mittleres Alter: 69 ± 5 Jahre) vorgestellt. Diese waren in der Regel mit mindestens 3 verschiedenen Antidepressiva über mehr als drei Wochen ohne Erfolg behandelt worden, bevor die EKT durchgeführt wurde. In etwa zwei Drittel der Fälle konnte eine deutliche Verbesserung des psychopathologischen Befundes erreicht werden (Reduktion des Hamilton-Depressions-Scores auf weniger als 50% des Ausgangswertes). An schwerwiegenden Komplikationen trat in einem Fall ein AV-Block auf. Diese klinischen Erfahrungen zeigen, daß auch bei älteren Patienten die EKT ein sicheres Therapieverfahren ist, daß bei schweren Depressionen häufiger zur Anwendung kommen sollte.

In der anschließenden Diskussion kamen von einigen klinisch tätigen Psychiatern zustimmende Kommentare, insbesondere über ähnlich gute Erfahrungen mit der EKT bei therapieresistenten Altersdepression. Als sehr hinderlich wurde von einigen Diskussionsteilnehmern die überaus restriktive Haltung einiger öffentlicher Krankenhausträger in den alten Bundesländern angeprangert, die einen klinisch wünschenwerten Einsatz der EKT weitgehend verhindere.

Klinische Wirksamkeit von Paroxetin in der Behandlung depressiver Störungen im Alter

W. WITTGENS

Einleitung

Die Behandlung depressiver Störungen im Alter erfordert stets einen multiprofessionellen Therapieansatz. Einen wichtigen Bestandteil bildet dabei die antidepressive Psychopharmakatherapie. Aufgrund veränderter Pharmakokinetik und -dynamik des älteren Menschen (2) sowie des nicht unerheblichen Nebenwirkungsspektrums klassischer Trizyklika, empfiehlt es sich zunehmend, bei der antidepressiven Pharmakotherapie auf neurere Substanzgruppen wie z. B. Serotonin-Wiederaufnahmehemmer (SSRI) auszuweichen (1).

Patienten und Methodik

Innerhalb von drei Jahren behandelten wir 416 stationäre psychiatrische Alterspatienten mit Paroxetin. 233 Patienten litten an einer nichtorganisch bedingten depressiven Störung, 183 an einer organisch bedingten depressiven Störung. Untersucht wurde das Dosierungsschema in bezug auf die unterschiedlichen Patientengruppen wie auch die Häufigkeit und Verträglichkeit von Antidepressiva-Kombinationstherapien.

Ergebnisse

60 % aller Patienten erhielten eine durchschnittliche Tagesdosis von 20 mg Paroxetin. Das übrige Verteilungsmuster wies darüber hinaus signifikant höhere Dosierungen bei nichtorganisch bedingten depressiven Störungen auf (Tabelle 1).

Bei therapierefraktären Depressionen und Non-Response auf Monotherapie erfolgte in 52 Fällen eine Kombination von Paroxetin mit tri- oder tetrazyklischen Antidepressiva, in 9 Fällen mit Mirtazapin. In 22 Fällen erfolgte eine gleichzeitige Gabe von Paroxetin und Lithium zur Phasenprophylaxe.

Tabelle 1. Dosierungsschema Paroxetin

Dosis (mg)	10	20	30	40	50	Σ
Nichtorganisch bedingte depressive Störungen	22 9 %	142 61 %	37 16 %	30 13 %	2 1 %	233
organisch bedingte depressive Störungen	54 30 %	108 59 %	13 7 %	8 5 %	0	183
Gesamt	18 %	60 %	12 %	10 %		**416**

Insgesamt beobachteten wir sowohl unter Mono- wie auch Kombinationstherapie nur geringfügige Nebenwirkungen, meist in Form von Übelkeit in den ersten Tagen der Behandlung oder Auftreten eines – im Verlauf dosisabhängigen – Tremors. Nur in 2 Fällen wurde vorsorglich aufgrund zunehmender psychomotorischer Unruhe die Medikation abgesetzt. Die Kombination von Paroxetin mit Lithium gestaltete sich im Rahmen unserer klinischen Beobachtungen ebenfalls als unproblematisch, gleichwohl unter erhöhten Sicherheitsbedingungen durchgeführt. Als positiver Nebeneffekt einer Paroxetin-Gabe war eine leichte Anhebung des Vigilanz- und Aktivitätsniveaus bei hirnorganisch beeinträchtigten Patienten zu verzeichnen.

Diskussion

Im Vergleich zu den klassischen trizyklischen Antidepressiva weisen neuere Serotonin-Wiederaufnahmehemmer wie beispielsweise Paroxetin zumal beim Alterspatienten ein günstigeres Nebenwirkungsprofil auf. Die Responserate kann, auch nach unseren eigenen Erfahrungen, als zumindest vergleichbar angesehen werden. Die Kombination von Paroxetin mit chemisch anderweitig zugeordneten Antidepressiva erwies sich im Rahmen unseres Patientenkollektivs unter umsichtiger Titrierung der Dosierung als unproblematisch. Auch die Kombination von Paroxetin mit Lithium war unter engmaschiger klinischer und laborchemischer Kontrolle gut durchführbar.

Als Resumee unserer klinischen Auswertungen erachten wir Paroxetin in der Behandlung altersdepressiver Störungen als gut wirksam und verträglich, sowohl in Form einer Mono- wie auch der einer antidepressiven Kombinationstherapie.

Unter dem Gesichtspunkt der besonderen Bedeutung einer nebenwirkungsgeleiteten Therapie für den Alterspatienten erscheint es gerechtfertigt, neueren, nebenwirkungsarmen Antidepressiva, wie beispielsweise Paroxetin, den Vorzug zu geben.

Literatur

1. Kaspar S (1995) Psychopharmakotherapie der Altersdepression. In: Kaspar S (Hrsg) Depression und Demenz. Informator Wien, S 4–11
2. Müller WE (1992) Pharmakodynamik und Pharmakokinetik von Pychopharmaka bei alten Patienten. In: Möller HJ, Rhode EA (Hrsg) Psychische Krankheit im Alter. Springer, Berlin Heidelberg New York, S 351–361

Wachtherapie in der Behandlung der Altersdepession – vom biologischen zum psychosozialen Therapieverfahren

J. Nieder

Die Wachtherapie ist die therapeutische Gestaltung und Nutzung des Schlafentzugs in einer mehrdimensionalen modernen Depressionsbehandlung.

Einzelne subjektive Erfahrungen mit Schlaf und Schlafentzug auf depressive Symptomatik sind bereits seit der Jahrhundertwende bekannt, erst in den fünfziger Jahren erweckten sie erste therapeutische Interessen.

Seitdem ist der Schlafentzug in seiner antidepressiven Wirksamkeit erforscht worden. Diese ist zweifelsohne vorhanden: In einer Metasstudie von ca. 1700 Patienten wurde die Wirksamkeit des Schlafentzugs für etwa 60% der Betroffenen belegt. Der Effekt besteht in einer mehr oder weniger ausgeprägten Minderung der depressiven Symptomatik. Die antidepressive Wirkung des Schlafentzugs wird häufiger am Tage nach der durchwachten Nacht verspürt (Tag-1-Responder) in den selteneren Fällen am zweiten Tag nach der durchwachten Nacht (Tag-2-Responder). Die Wirkung ist allerdings nur kurz dauernd, am Folgetag nach der Stimmungsaufhellung ist bei 60–80% der Betroffenen eine Rückkehr der depressiven Symptomatik zu verzeichnen. Die Depressionstiefe ist häufig allerdings nicht so ausgeprägt wie vor dem Schlafentzug.

Antidepressive Medikationen oder Lithium vermögen das Ausmaß des depressiven Rückfalls zu vermindern.

Seit 1987 vereinzelt, seit 1989 systematisiert wird die Wachtherapie als wichtiger Bestandteil eines differenzierten Depressionsbehandlungsprogramms in der gerontopsychiatrischen Abteilung des Westfälischen Zentrums für Psychiatrie und Psychotherapie in Herten eingesetzt. Hierbei bedeutet Wachtherapie die Begleitung durch geschultes therapeutisches Personal, eine therapeutische Gestaltung der durchwachten Nacht und die Integration dieses Therapieschrittes in die individuelle Therapieplanung. Ca. 30–50% der Patienten einer speziellen Altersdepressions-Station nehmen im Rahmen der stationären oder teilstationären Depressionsbehandlung an der Wachtherapie teil. Hierbei hat sich im Hinblick auf die Bedürfnisse der älteren Menschen die serielle Wachtherapie im Gruppenrahmen als besonders geeignet herausgestellt.

In den letzten Jahren hat das wachsende Interesse am therapeutischen Schlafentzug insbesondere biologische Forschungsschritte angestoßen. Eine Vielfalt neurophysiologischer, biochemischer und endokrinologischer Fragestellungen wurde zum Teil kontrovers beantwortet.

Insgesamt zeigt sich aber, daß der Schlafentzug zu deutlich belegbaren biologischen Auswirkungen führt. Diese biologischen Auswirkungen unterscheiden Responder von Non-Respondern. Hierbei hat insbesondere die LHPA-Achse als wichtiges Steuer- und Antwortorgan eine hervorragende Rolle gespielt.

Über diesen im Vordergrund stehenden biologischen Aspekten werden jedoch psychologische und sozial- psychiatrische Anwendungen und Auswirkungen leider häufig vernachlässigt. Dies ist um so bedauerlicher, als bereits in der biologischen Grundlagenforschung Hinweise auf kognitive Prozesse nicht zu übersehen sind. Allzu häufig scheitert der bloß biologisch orientierte Umgang mit dieser Methode an der Akzeptanz der Patienten. Dies geschieht, weil wesentliche, inzwischen etablierte psychologische und psychodynamische Grundlagen der Depressionsbehandlung außer acht gelassen werden.

Dies wäre ähnlich, wie wenn man behaupten würde, daß medikamentöse Behandlung in der Psychiatrie im wesentlichen von der Pharmakologie der vorhandenen Substanzen bestimmt sei.

Ein erster Schritt zur Berücksichtigung psychologischer Dimensionen zeigt sich bereits in der wachtherapeutischen Umgestaltung des Schlafentzugs. Die Zielrichtung wird von „Wegnehmen" auf „gemeinsam aktiv gestalten" gelenkt. Eine ähnliche Dimension spielt bei der Information und Überzeugung für eine wachtherapeutische Maßnahme eine Rolle. Hier ist es für den depressiven Patienten schwierig, aber wichtig, nachzuvollziehen, daß durch Weggeben ein Gewinn zu erreichen ist. Ein solches Motivationsgespräch kann nur auf der Grundlage der tiefenpsychologischen Kenntnis depressiven Krankseins durchgeführt werden.

Ebenso ist der therapeutische Gewinn einer Wachtherapie in dem Wiedererlangen von Aktivität und selbstbestimmtem Handeln zu sehen. Aus einer personalen Sicht ist der Kernpunkt der Depression der Verlust des Selbstvertrauens und der Selbstbestimmtheit. Wachtherapie als ein aktiver Schritt führt zu einem Zugewinn an Autonomie.

Auch der nur kurzfristige Gewinn an Selbstbestimmung in einer depressiven Kankheitsepisode vermittelt Patienten – aber auch Behandler – Optimismus und Hoffnung und Richtung auf ein zu erreichendes Ziel. Dies ist für beide, besonders bei den häufig lang hingezogenen depressiven Krankheitsverläufen im Alter und der gelegentlich schwer zu beeinflussenden, lang hingezogenen resignativen Suizidalität von großer Bedeutung.

Letztlich ist das Sinnbild des „gewonnenen Tages" nach einer Wachtherapienacht eine Möglichkeit, erlebte Hemmung und Lähmung in Aktivität umzusetzen. Das gerade im Alter psychosozial angeeignete Muster der erlernten Hilflosigkeit kann am Tag nach der Wachtherapie mittels aktiver Therapie in eine Ahnung von möglicher aktiver Gestaltung und somit Tätig-Sein verwandelt werden.

Erst das Zusammenwirken mehrerer Dimensionen – Wissen um biologische Verursachungsbündel, Kenntnisse des psychologischen Seins in der Depression und Geschick im Umgang mit der Beziehungsdynamik depressiv Erkrankter– vermag der Wachtherapie zur vollen Entfaltung ihrer Wirkungen zu verhelfen.

Endlich oder „lebenslänglich"? Erfahrungen mit der Langzeitbetreuung einer Gruppe chronisch Depressiver

R. Esser

Es ist in den letzten Jahren vielfach beschrieben worden, daß gute Erfolge bei der Behandlung von Altersdepressiven zu erzielen sind – vorausgesetzt, geeignete Therapiemaßnahmen können angeboten und die Betroffenen dafür gewonnen werden. Problematisch ist jedoch ein gewisser Anteil an Patienten, deren Erkrankung chronifiziert und die, z. T. als „therapieresistent" bezeichnet, viele Behandlungs- und Versorgungsinstitutionen erfolglos in Anspruch nehmen und auf Behandlerseite dann viel Ratlosigkeit oder heftigere Empfindungen auslösen.

Erfahrungen mit einer Gruppe dieser Patienten entstanden im Rahmen der Arbeit der psychogeriatrischen Tagesklinik in Kassel. Trennungs- und Ablösungsprobleme waren der Anlaß für die Gründung einer sog. Nachbetreuungsgruppe: Ein

Teil der zuvor gut stabilisierten Patienten dekompensierte erneut bald nach der Entlassung, so daß eine Wiederaufnahme erfolgte. Ein anderer Teil schien eine Entlassung schon in ihrem Vorfeld durch krisenhafte Verschlechterung und Rückfälle zu verhindern.

Charakteristisch für diese Patienten waren:

- langjährige, chronisch depressive Entwicklung mit mindestens einer stationären psychiatrischen Behandlung,
- Verlust des Partners mit Kontaktverarmung,
- erhebliche Somatisierungsstörung und z.T. chronische Schmerzsymptomatik mit und ohne körperliche Erkrankung bei einem Durchschnittsalter von 77 Jahren.

Diesen Patienten wurde nun nach ihrer Entlassung die Teilnahme an einer tiefenpsychologisch-psychotherapeutisch orientierten Gesprächsgruppe angeboten, um den Übergang in eine selbständige Alltagsbewältigung zu begleiten und zu unterstützen.

Dabei galten folgende 3 *Zugangskriterien* zur Gruppe:

- eigener Wunsch des Patienten an der Teilnahme,
- ein gewisses, sicherlich niedrig angesetztes Maß an Kommunikations- und Gruppenfähigkeit,
- hinreichende Mobilität, um selbständig zum Gruppenort kommen zu können.

Zur Kennzeichnung des *Settings* noch einige weitere Stichworte:

- Zeit: 1 × wöchentlich 60 min,
- Ort: Gruppenraum in der Tagesklinik,
- halboffene Gruppe,
- Gruppengröße: zwischen 3 und 9 Teilnehmern bei 20 Patienten in $2\,^1/_2$ Jahren
- Leiter und Koleiterin (Psychologe und Krankenschwester).

Zum erweiterten Setting gehört, daß es den Gruppenteilnehmern freigestellt ist, nach der Gruppensitzung gemeinsam mit den anderen, „regulären" Patienten der Tagesklinik am Mittagessen teilzunehmen. Dies ist deshalb erwähnenswert, da es zwei wichtige Funktionen erfüllt.

Zum einen kommt es dem regressiv getönten Wunsch nach Versorgtwerden in einer Form sehr unmittelbar erlebter Zuwendung entgegen. In einer Analogie könnte man vielleicht formulieren: „Zwar ist das Kind (ehemaliger Patient) inzwischen erwachsen und aus dem Haus (entlassen), darf aber trotzdem zu Besuch kommen (Nachbetreuungsgruppe) und die Füße unter den gemeinsamen Familientisch der Tagesklinik stellen."

Zum anderen erfüllt das Zusammentreffen von Nachbetreuungs- und regulären Patienten eine hervorragende gruppendynamische Funktion, indem es die Herausbildung und Festigung einer Gruppenidentität fördert. Mit zunehmender Dauer entwickeln die Nachbetreuungsteilnehmer eine eigene Identität als diejenigen, die „schon weiter" und eigenständiger sind und denen im Gegenzug die regulären Patienten mit einem gewissen eifersüchtigen Vorbehalt begegnen.

Zum Gruppenverlauf

In der Anfangsphase dieser Gruppe ging es zunächst um all die Fragen, die im übrigen generell gruppendynamisch als charakteristisch für diese Phase beschieben werden:

- Es wird die Vertrauensfrage an die Leiter gestellt. Zweifel, Mißtrauen und Verbehalte werden indirekt oder unmittelbar zum Ausdruck gebracht. Darf man wirklich über alles sprechen? Überlastet oder überfordert man damit die (wesentlich jüngeren) Gruppenleiter? Was sagen oder schreiben die Gruppenleiter über die Mitglieder? Können die Leiter überhaupt wirklich verstehen, wie es einem alten, depressiven Menschen ergeht? Wird die Gruppe überleben? Lohnt es, sich einzulassen? ...
- Die Gruppenmitglieder beginnen, ihre Positionen untereinander zu bestimmen: Wer ist kränker? Wem geht es am schlechtesten? Wer noch jünger ist, wer engagierte Kinder oder womöglich gar noch seinen Partner hat, dürfte eigentlich gar nicht klagen! ...

Diese vergleichsweise lebendige und abwechslungsreiche Anfangsphase dauerte ca 2 1/2 Monate.

Die Mittelphase einer Gruppe ist nun gewöhnlich die Arbeitsphase: Es gibt ein stabiles Behandlungsbündnis, die Bereitschaft, sich mit sich selbst auseinanderzusetzen, wächst, die Beziehungen der einzelnen Gruppenmitglieder zueinander differenzieren sich, das Risiko einer vertiefenden Kontaktaufnahme zu anderen oder auch aggressiver Auseinandersetzungen kann eingegangen werden. Die Gruppenleiter stehen dabei für ein tragendes, tendenziell „mütterliches“ Gruppenklima.

Ganz anders nun der Verlauf in dieser Gruppe. Ein Gruppenklima, das durch diese Merkmale gekennzeichte war, entwickelte sich erst nach weiteren 15 Monaten! An die zuerst beschriebene, unmittelbare Anfangsphase schloß sich zunächst eine Periode des Stillstandes und weiterhin ein stetiges Abgleiten in ein umfassend depressives Gruppenklima an.

Thematisch ging es ausschließlich um Krankheit, Alter, Einschränkungen, Beschwerden, enttäuschte Hoffnungen, Verluste, Angst vor Rückfall und Krankenhaus. Gruppendynamisch gab es kaum noch Bezugnahme der Teilnehmer untereinander. Jeder verharrte weitgehend kontakt- und beziehungslos auf den zuvor besetzten Positionen. Gruppendynamische Bewegung wurde nur noch durch punktuelle, äußere Ereignisse bewirkt, wie z.B. Ausscheiden bzw. Neuaufnahme eines Gruppenmitgliedes oder Abwesenheit einer der Leiter.

Eine Differenzierung in eine regressionsorientierte „Krankheits-“ und eine progressionsorientierte „Gesundheitspartei“ war nicht mehr erkennbar. Das führte dazu, daß nun die Kommmunikation nur über die Gruppenleiter, die zur alleinigen „Gesundheitspartei“ geworden waren, aufrechterhalten wurde.

In der Gegenübertragung wurde diese lang andauernde, eigentliche Anfangsphase als die anstrengenste und quälendste erlebt. Den Leitern kam hier ausschließlich die Funktion einer Klagemauer zu, wobei es erforderlich war, nicht nur den Entwertungen in der Gruppe, sondern auch den eigenen aggressiven und entwertenden Gegenübertragungstendenzen zu widerstehen.

Erst nach 1 1/2 Jahren – um die 60. Gruppensitzung herum – stellte sich ein Gruppenklima ein, bei dem tatsächlich von einer Gruppe gesprochen werden konnte. Diese fruchtbare und gewissermaßen selbstlaufende Mittelphase soll an dieser Stelle nicht weiter beschrieben werden. Statt dessen möchte ich auf die ungleich kritischere Trennungsphase eingehen.

Als wesentliche Gefahr stellte sich ein unbewußtes Bündnis zwischen Teilnehmern und Leitern heraus, daß diese, inzwischen so konstruktive, positiv erlebte Gruppe niemals ein Ende würde finden dürfen. Ab dem 2. „Geburtstag“ der Gruppe wurde das Thema der Endlichkeit der Teilnahme von den Leitern immer wieder angesprochen. Es war aber zu Anfang keine Begrenzung der Teilnahmedauer festgelegt worden und es stellte sich als Illusion heraus, daß die seit längerem gut stabilisierten Gruppenmitglieder von sich aus die Ablösung anstreben würden. Erst nach einer Phase verstärkter Bearbeitung der Gegnübertragung gelang es den Leitern in einem Akt konstruktiver Aggression, ein Trennungsdatum für die „älteren" Gruppenmitglieder zu verordnen. Es lautete: „Frühlingsbeginn '97" und räumte somit dieser eigentlichen Trennungsphase ausreichend – nämlich 5 Monate – Zeit ein.

Die Unfähigkeit zu trauern und Trennung und Verlust zu verarbeiten, sind bekanntlich wesentliche Merkmale der depressiven Psychodynamik. Entsprechend groß war die „Verführungstendenz", den eigentlichen Auftrag der Gruppe aus den Augen zu verlieren und diese zu einer quasi lebensbegleitenden mütterlichen Institution werden zu lassen. Erst nachdem es den Leitern möglich war, die mehrschichtigen Gegenübertragungsphantasien zu klären, schien es auch für die betreffenden Gruppenmitglieder möglich, sich eine Beendigung vorstellen zu können. Trennungsangst und -ärger konnten gedeutet und in Ansätzen bearbeitet werden. Ein häufiges Gruppenthema war in dieser Phase die Aktualisierung der eigenen Krankheitskarriere. Im Revue-passieren-lassen der unterschiedlichen Etappen – Psychiatrisches Krankenhaus, Tagesklinik, Nachbetreuungsgruppe – sowie einzelner ehemaliger Mitpatienten und Behandler kamen immer wieder Momente von gestärktem Selbstbewußtsein, einer Weiterentwicklung sowie Hinter-sich-lassen schlimmer Zeiten deutlich zum Ausdruck. Dies galt auch für diejenigen Patienten, die auf eine entsprechende direkte Frage geantwortet hätten, daß sich nichts verändert habe.

Bemerkenswerterweise stieß eine von den Leitern eingebrachte Anregung, entlassene Gruppenmitglieder könnten sich in einer Art Selbsthilfegruppe weitertreffen, zunächst auf Skepsis und wurde nach genauerer Überlegung abgelehnt. Die Teilnehmer kamen damit von sich aus zu einem Ergebnis, das m.E. von allgemeiner Gültigkeit ist, daß nämlich ungeleitete Depressivengruppen nicht überlebensfähig sind. Die „verführerische" Überlegung trägt überdies ebenfalls Züge eines Gegenübertragungsphänomens: Es besteht die Gefahr, daß durch derartige Überlegungen die Trennungsbearbeitung vermieden wird und sie somit eher schaden als nützen.

Es ist als Erfolg anzusehen, daß die relativ lange Trennungsphase (insgesamt 6 Monate) von allen Gruppenmitgliedern ohne Dekompensation und ohne Abbruch durchgehalten wurde und daß zuletzt ihre Entlassung möglich war. Im übrigen ist es durchaus nicht so, daß depressive Klagen und somatisierte Beschwerden verschwunden wären. Sie waren allerdings weniger stark narzißtisch besetzt. Die Beschwerden haben also für jeden einzelnen unterschiedlich stark an Schwere abgenommen und waren vor allem deutlich reduziert in Hinblick auf die Fähigkeit einer selbständigen Alltagsbewältigung.

5 Situation der Gerontopsychiatrischen Zentren

Situation der Gerontopsychiatrischen Zentren – Einführung

B. R. VOLLHARDT, R. D. HIRSCH

Bereits 1975 wurde eindringlich empfohlen, Gerontopsychiatrische Zentren (GZ) zur besseren regionalen Versorgung psychisch kranker alter Menschen zu entwickeln (2). Obwohl in der Folgezeit kein einziges Bundes- oder Landesmodell hierzu eingerichtet wurde, kam die Expertenkommission 1988 (1) erneut zu dem Schluß, daß GZs in der regionalen Versorgung notwendig sind. Unterstützt wurde diese Forderung von der Enquête-Kommission „demographischer Wandel" (3). Erst 1991 wurde das erste GZ in der Bundesrepublik Deutschland eingerichtet. Derzeit gibt es 5 GZs (Tabellen 1–5). In einer Reihe von weiteren Regionen sind GZs im Aufbau. Anzumerken ist, daß in ca. 15 Regionen der Bundesrepublik Deutschland gerontopsychiatrische Einrichtungen bestehen, die nach den Zielvorstellungen eines GZs arbeiten und über die „Bausteine" Tagesklinik und Ambulanz verfügen. Auf die Problematik, warum es derzeit noch zu wenige GZs in der BRD gibt, geht Hirsch (4) an anderer Stelle ein. Werner, Steinkamp u. Netz (5) belegen mit ihren Forschungsergebnissen, welche positive Veränderungen sich durch die Einrichtung eines GZs in der regionalen Versorgung psychisch kranker alter Menschen nachweisen lassen.

Die Organisation und Arbeitsweise eines GZs ergibt sich aus den Zielsetzungen:

- die Zahl stationärer Aufnahmen zu verringern,
- die Dauer einer stationären Behandlung zu verkürzen,
- die gerontopsychiatrische Versorgung vermehrt in den ambulanten und teilstationären Bereich zu verlagern und
- die gerontopsychiatrische Kompetenz in einer Region zu vermehren.

Um diese Zielsetzungen erreichen zu könnnen, werden die Versorgungskomponenten teilstationärer und ambulanter Behandlungsbereich, Beratungsangebote sowie Wahrnehmung übergeordneter Aufgaben zur Unterstützung und Förderung regionaler Versorgunsgstrukturen gefordert (BJFFG 1988). Nach diesen Gesichtspunkten sind die Angaben über die bestehenden GZ-Einrichtungen im folgenden tabellarisch vorgestellt. Hinzugefügt ist ein Beispiel aus der Schweiz.

Literatur

1. Bundesministerium für Jugend, Familie, Frauen und Gesundheit (1988) Empfehlungen der Expertenkommission der Bundesregierung zur Reform der Versorgung im psychiatrischen und psychotherapeutisch/psychosomatischen Bereich, Bonn
2. Deutscher Bundestag (1975) Bericht über die Lage der Psychiatrie in der Bundesrepublik Deutschland – Zur psychiatrischen und psychotherapeutisch/psychosomatischen Versorgung der Bevölkerung. Drucksache 7/4200 u. 7/4202, Heger, Bonn
3. Deutscher Bundestag (1994) Zwischenbericht der ENQUETE-Kommission Demographischer Wandel – Herausforderung unserer älter werdenden Gesellschaft an den einzelnen un die Politik –. Drucksache 12/7876. Bundesanzeiger Verlagsgesellschaft, Bonn
4. Hirsch, RD (1996) Das gerontopsychiatrische Zentrum – (k)eine Zukunft? In: Remlein, K-H, Netz, P (Hrsg) Von der Siechenstation zum Gerontopsychiatrischen Zentrum. van Hoddis, Gütersloh, S 86–110
5. Werner B, Steinkamp G, Netz P (1995) Das gerontopsychiatrische Zentrum: Eine Wende in der gerontopsychiatrischen Versorgung? In: Hirsch RD, Kortus R, Loos H, Wächtler C (Hrsg) Gerontopsychiatrie im Wandel: Vom Defizit zur Kompetenz. Bibliomed, Melsungen, S 109–130

Tabelle 1. Gerontopsychiatrisches Zentrum Bonn. In Betrieb seit Oktober 1993, Einzugsbereich ca. 45 km. Versorgungsregion Rhein-Sieg-Kreis mit Stadt Bonn, Gesamtbevölkerung 857000, davon 169000 Einwohner 60 Jahre und älter

Tagesklinik		**Gerontopsychiatrische Ambulanz**		**Altenberatung**	
Behandlungsplätze	18				
Fallzahl 1996	84	Fallzahl 1996	471	Kontakte 1996:	
Mittlere Verweildauer 1996 (Tage)	58		(im 4. Quartal)	52; davon telephonisch 29, mit	
Patientencharakteristika		**Patientencharakteristika**		anschließenden persönlichen	
Durchschnittsalter 69 Jahre, Altersspanne 57–85 Jahre		82 % Heimbewohner		Gespräch 23	
Zuweisungsmodus (%)		**Zuweisungsmodus (%)**			
Hausärzte	42	Heime	ca. 85		
GZ-Ambulanz	54	Tagesklinik	ca. 10		
Medizinische Kliniken	4	Hausarzt	ca. 5		
Tätigkeitsbereich		**Tätigkeitsbereich**		**Angebote**	
Psychosoziales Assessment und Hausbesuche, Krankheitsspezifische Diagnostik und Behandlung, Funktionstraining (Gedächtnistraining, Rollenverhalten u.a.) psychotherapeutische Verfahren, Ehemaligen-Nachmittage		Diagnostik und psychosoziales Assessment, Haus- und Heimbesuche, Fallkonferenzen in Heimen, Memory Clinic, Auswärtige Konsile. Psychotherapeutische Sprechstunde.		telephonische und persönliche-Beratung, Vermittlung an regionale Institutionen der Altenhilfe. Angehörigengruppe.	
Diagnosen (%)		**Diagnosen (%)**		**Beratungsthemen (%)**	
Organische Psychosen	10	Organische Psychosen	56	Umgang mit Kranken	23
Schizophrene und paranoide Psychosen	14	Schizophrene / paranoidePsychosen	19	Heimunterbringung	17
Affektive Psychosen	42	Affektive Psychosen	22	Pflegeversicherung	15
Psychoreaktive u. neurotische Störungen, Suchterkrankungen	34	Psychoreaktive und neurotische Störungen, Suchterkrankungen	3	Ambulante Dienste	11
				Andere	34
Mitarbeiter (Stellen)		**Mitarbeiter (Stellen)**		**Mitarbeiter**	
Ärztlicher Dienst	0,99	Ärztlicher Dienst	2,0	Personal aus ärztlichem Dienst und Sozialarbeit aus Tagesklinik und Ambulanz	
Psychologischer Dienst	0,59	Psychologischer Dienst	0,5		
Sozialarbeit	0,50	Sozialarbeit	0,25		
Ergotherapie	1,24	Pflege	0,5		
Bewegungstherapie /Krankengymnastik	0,17	Sonstige	1,0		
Pflege	3,63				
Sonstige	0,50				

Übergeordnete Aufgaben: Aus-, Fort- u. Weiterbildung für Pflegefachkräfte, Medizinstudenten, Assistenzärzte der Klinik, Niedergelassene. Interdisziplinäre monatliche Fortbildungsreihe „Gerontologisches Forum Bonn". Unterstützung regionaler Versorgungsplanung durch Projekte „Hilfe für Senioren" (Erfassen regionaler Versorgungsangebote) und „Handeln statt Mißhandeln" (Aufbau von Beratungsstellen u.a. gegen Gewalt im Alter).

Tabelle 2. Gerontopsychiatrisches Zentrum Gütersloh. In Betrieb seit März 1991, Einzugsbereich bis 35 km. Versorgungsregion Stadt und Kreis Gütersloh, Gesamtbevölkerung 315 000, davon 59 000 Einwohner 60 Jahre und älter

Tagesklinik		Gerontopsychiatrische Ambulanz		Altenberatung
Behandlungsplätze	20			
Fallzahl 1996	158	Fallzahl 1996	1378	Kontakte 1996: keine Angabe
Mittlere Verweildauer 1996 (Tage)	30			
Patientencharakteristika		**Patientencharakteristika**		
Altersspanne 57–92 Jahre, 15 % Heimbewohner		Altersspanne 58–100 Jahre 30 % Heimbewohner		
Zuweisungsmodus 1996 (%)		**Zuweisungsmodus (%)**		
Hausärzte	35	Hausärzte	28	
GPZ-Ambulanz	45	Westfälische Klinik Gütersloh	27	
Westfälische Klinik Gütersloh	20	Andere (Heime, Angehörige)	45	
Tätigkeitsbereich		**Tätigkeitsbereich**		**Angebote:**
Kurative und Rehabilitative Behandlung, Ehemaligengruppe, Angehörigenarbeit, Mitwirkung bei Forschungsprojekten		Vorschaltambulanz, Heimbesuche, Konsiliardienst in Allgemeinkrankenhäusern, Psychotherapie, Trialogruppe, Mitwirkung bei Forschungsprojekten		Beratung und Vermittlung von Diensten der Altenhilfe durch Mitarbeiter der Ambulanz und Tagesklinik
Diagnosen (%)		**Diagnosen (%)**		**Beratungsthemen**
Organische Psychosen	52	Organische Psychosen	58	Umgang mit dem Erkrankten,
Schizophrene und paranoide Psychosen	12	Schizophrene / paranoidePsychosen	13	Finanzierung ambulanter Hilfen,
Affektive Psychosen	15	Affektive Psychosen	6	Betreuungsmöglichkeitem
Psychoreaktive u. neurotische Störungen, Suchterkrankungen	21	Psychoreaktive und neurotische Störungen, Suchterkrankungen	23	
Mitarbeiter (Stellen)		**Mitarbeiter (Stellen)**		**Mitarbeiter**
Ärztlicher Dienst	1	Ärztlicher Dienst	2	Mitarbeiter aus Ambulanz und
Psychologischer Dienst	1	Pflege	2	Tagesklinik
Sozialarbeit	1	Sozialarbeit	3/4	
Ergotherapie	1	Sonstige	1/2	
Bewegungstherapie /Krankengymnastik	1/2			
Pflege	3 3/4			
Sonstige	1/2			

Übergeordnete Aufgaben: Mitarbeit in der Pflegekonferenz, im Modellprojekt „Ortsnahe Koordinierung der gesundheitlichen und sozialen Versorgung", im Arbeitskreis kommunale Zusammenarbeit. Zusammenarbeit mit den regionalen Einrichtungen der Altenhilfe. Gemeinsame Forschungstätigkeit mit der Universität Bielefeld und Kooperation mit der Fachhochschule Merseburg.

Tabelle 3. Gerontopsychiatrisches Zentrum Kaufbeuren. In Betrieb seit 1993, Einzugsbereich ca. 40 km. Versorgungsregion Stadt Kaufbeuren und Umgebung, Gesamtbevölkerung ca 250 000 Einwohner.

Tagesklinik		**Gerontopsychiatrische Ambulanz**		**Altenberatung**
Behandlungsplätze	5			
Fallzahl 1996	35	Fallzahl 1996 ca. 400/Quartal		Kontakte 1996:
Mittlere Verweildauer 1996 (Tage)	28			ca. 230 / Quartal
Patientencharakteristika		**Patientencharakteristika**		
Durchschnittsalter 75 Jahre		Durchschnittsalter 82 Jahre		
Zuweisungsmodus		**Zuweisungsmodus**		
in der Mehrzahl im Anschluß an den stationären Aufenthalt		durch Niedergelassene		
Tätigkeitsbereich		**Tätigkeitsbereich**		**Angebote:**
Krisenintervention, multiprofessionelles Case-Management. Das tagesklinische Angebot ist dem stationären Bereich angegliedert und deckt sich mit dem stationären Behandlungsprogramm		Aufsuchende sektorisierte Dienste (Ärzte, nichtärztliches therapeutisches Personal, Pflege), Vorschaltambulanz, Konsiliardienst in Allgemeinkrankenhäusern		Angehörigenberatung, Angehörigen- und Selbsthilfegruppen
Diagnosen (%)		**Diagnosen (%)**		**Beratungsthemen**
Dementielle Erkrankungen	32	Dementielle Erkrankungen	52	Umgang mit Erkrankung
Depressive Störungen	34	Depressive Störungen	24	
Paranoide Störungen	18	Paranoide Störungen	8	
Reaktive u. neurotische Störungen	16	Neurotische u. reaktive Strg.	16	
Mitarbeiterpool (alle Mitarbeiter sowohl teilstationär, ambulant und beratend tätig)				
Ärztlichercher Dienst	7,5			
Psychologischer Dienst	1,0			
Sozialarbeit	2,5			
Ergotherapie	1,0			
Pflege	15,0			

Übergeordnete Aufgaben: Infobörse, Informationsveranstaltungen für pflegende Angehörige und professionelle Pflegepersonen, Öffentlichkeitsarbeit, Supervision und Fallkonferenzen in Alten- und Pflegeheimen, Pflegepraktika im GPZ für Mitarbeiter der Heime, Mitarbeit im Seniorenbeirat und bei der Erstellung des Altenplanes, Mitarbeit im Modellprojekt: „Gerontopsychiatrischer Verbund in Schwaben“.

Tabelle 4. Gerontopsychiatrisches Zentrum Kempten. In Betrieb seit 1997 , Einzugsbereich bis zu 80 km., Versorgungsregion Stadt Kempten, Lankreis Oberallgäu / Westallgäu, Stadt / Landkreis Linden, Gesamtbevölkerung ca 265 000, davon ca. 50 000 Einwohner 60 Jahre und älter

Tagesklinik		**Gerontopsychiatrische Ambulanz**		**Altenberatung**
Behandlungsplätze	8			
Fallzahl 1996)	47	Fallzahl 1996	bis zu 120 /Quartal	Kontakte 1996:
Mittlere Verweildauer 1996 (Tage)	48			ca. 40 / Quartal, ca. 30 % davon direkt, die restlichen durch Vermittlung der Einrichtungen der Altenhilfe
Patientencharakteristika		**Patientencharakteristika**		
Durchschnittsalter 67 Jahre, über 80 % aus Kempten		keine Angaben		
Zuweisungsmodus (%)		**Zuweisungsmodus**		
stationärer Breeich (BKH Kempten)	ca. 60 %	über Niedergelassene und Sozialstationen		
Tätigkeitsbereich		**Tätigkeitsbereich**		**Angebote:**
Psychotherapeutische Angebote, Sozialtraining, Aufbau von Außenkontakten		Haus- u. Heimbesuche, Case-Management		Angehörigengruppen, Infobörse Alten- u. Angehörigenberatung
Diagnosen		**Diagnosen**		**Beratungsthemen**
Depressionen, chronische Psychosen, beginnende Demenzen		Demenzen	ca. 75 %	Umgang mit Erkrankten, pflegerische und finanzielle Hilfen
		Depressionen	ca. 25 %	
Mitarbeiter (Stellen)		**Mitarbeiter (Stellen)**		**Mitarbeiter**
Ärztlicher Dienst	0,5	Ärztliche Betreuung durch Oberarzt,		keine Angaben
Pflege	2,5	Pflege	2,0	

Übergeordnete Aufgaben: Fortbildung für Mitarbeiter komplementärer Einrichtungen.

Tabelle 5. Gerontopsychiatrisches Zentrum Münster. In Betrieb seit Juli 1996 , Einzugsbereich ca. 20 km. Versorgungsregion Stadt Münster, Gesamtbevölkerung 281.000, davon 41 000. Einwohner 65 Jahre und älter

Tagesklinik		**Gerontopsychiatrische Ambulanz**		**Altenberatung**	
Behandlungsplätze	15				
Fallzahl 1996	38	Fallzahl 1996	76	Kontakte 1996:	948
Mittlere Verweildauer 1996 (Tage)	ca. 42		(im 4. Quartal)	(Einzel- u. Gruppenberatungen)	
Patientencharakteristika		**Patientencharakteristika**			
Durchschnittsalter 79 Jahre, Altersspanne 59-90 Jahre		51 % Haus/Heimbesuche			
Zuweisungsmodus (%)		**Zuweisungsmodus**			
Hausärzte 66 Auswärtige Kliniken 26 Alexianer Krankenhaus 8		ca 2/3 über Niedergelassene, 1/3 im Anschluß an teilstionäre Vorbehandlung oder durch Selbstüberweisung			
Tätigkeitsbereich		**Tätigkeitsbereich**		**Angebote:**	
Mehrdimensionale sozio- und psychotherapeutische Behandlung aller Diagnosen mit besonderer Ausrichtung auf die Bedürfnisse demenziell erkrankter Menschen		Medizinische Diagnostik und Behandlung, Diagnostik von Gedächtnisstörungen		Alten- u. Angehörigenberatung, Beratung von Mitarbeitern und Ehrenamtlichen in Einrichtungen der Altenhilfe	
Diagnosen (%)		**Diagnosen (%)**		**Beratungsthemen**	
OrganischePsychosen	53	Organische Psychosen	75	Umgang mit Erkrankung, Entlastungsmöglichkeiten, Pflegeberatung, rechtliche und finanzielle Fragen	
Schizophrene und paranoide Psychosen	5	Schizophrene / paranoidePsychosen	5		
Affektive Psychosen	18	Depressionen /Neurosen	20		
Psychoreaktive u. neurotische Störungen, Suchterkrankungen	24				
Mitarbeiter (Stellen)		**Mitarbeiter (Stellen)**		**Mitarbeiter (Stellen)**	
Ärztlicher Dienst	1	Ärztlicher Dienst	1/2	Sozialarbeit	2
Pflege	4	Sozialarbeit	1/2		
Krankengymnastik	1/4				
Ergotherapie	1/4				

Übergeordnete Aufgaben: Fortbildungsveranstaltungen für Betroffene, Angehörige und Berufsgruppen aus der Altenhilfe, Team- und Konzeptberatungen im Altenheim. Informationsveranstaltungen für die Öffentlichkeit. Weiterbildungsstätte ä Akademie für Psychiatrie- Fachpflege“, BMA-gefördertes Wohnmodell, -projekt für demenziell Erkrankte, Projektarbeit „Verein für Verwirrte“. Betreuungsangebote Tagespflege (20 Plätze), Kurzzeitpflege an Wochenenden im GZ zur Entlastung von Angehörigen, ambulante gerontopsychiatrische Pflege.

Tabelle 6. Gerontopsychiatrisches Zentrum Hegibach (Zürich). In Betrieb seit Juni 1996, Einzugsgebiet ca. 166 km², Versorgungsregion Zürich, Gesamtbevölkerung ca. 500000, davon ca. 80000 Einwohner 65 Jahre und älter

Tagesklinik		**Gerontopsychiatrische Ambulanz**		**Altenberatung**	
Behandlungsplätze	12	Fallzahl 1996	303		
Fallzahl 1996	noch keine Angaben	Konsultationen	1550	noch keine Angaben	
Mittlere Verweildauer 1996 (Tage)	noch keine Angaben	(davon 280 aufsuchend)			
Patientencharakteristika		**Patientencharakteristika**			
noch keine Angaben		77% Frauen			
Zuweisungsmodus: von extern und intern		**Zuweisungsmodus:** von extern und intern			
Tätigkeitsbereich		**Tätigkeitsbereich**		**Angebote:**	
Krisenintervention und rehabilitative Maßnahmen, psychiatrische Behandlung, Psychotherapie, Entspannungs- und Gedächtnistraining, Bewegungs-, Musik- und Aktivierungstherapie		Psychiatrische und psychotherapeutische Einzelbehandlung, Gedächtnissprechstunde, Psychotherapeutische Gruppen.		Soziale Breatung von Patienten, Angehörigen und Betreuern sowie von Institutionen	
Diagnosen		**Diagnosen (%)**		**Beratungsthemen**	
noch keine Angaben		Organische Psychosen	28	Rechts- und Versicherungsvermittlung von Betreuung	
		Affektive Psychosen	41		
Mitarbeiter (% Vollstellen)		**Mitarbeiter (% Vollstellen)**		**Mitarbeiter (% Vollstellen)**	
Psychologischer Dienst	100	Ärztlicher Dienst	230	Sozialer Diesnt	170
Ärztlicher Dienst	60	Psychologischer Dienst	90	Andere	60
Pflege	180	Andere	160		
Kotherapeutischer Dienst	160				
Andere	40				

Übergeordnete Aufgaben: Fortbildung, Supervison in anderen Institutionen, Beteiligung an Forschung und Lehre, beratende Teilnahme in politischen Kommissionen. Besonderheiten: Zum GZ gehören auch zwei Akutstationen mit jeweils 19 Plätzen.

Verzeichnis der Korrespondenzadressen

Adler, G., PD. Dr., Zentralinstitut für Seelische Gesundheit, J5, 68159 Mannheim

Aksari, Pinar, Dr. med., Psychiatrische Universitätsklinik, Von-Siebold-Str. 5, 37075 Göttingen

Arolt, V., PD. Dr. med., Klinik für Psychiatrie, Medizinische Universitätsklinik, Ratzeburger Allee 160, 23562 Lübeck

Bäurle, P., Dr., Psychiatrische Klinik Münsterlingen, CH-8596 Münsterlingen

Barnow, Sven, Psychiatrische Klinik, FU Berlin, Eschenallee 3, 14050 Berlin

Dilling, H., Prof. Dr. med., Psychiatrische Klinik, Med. Universitätsklinik, Ratzeburger Allee 160, 23538 Lübeck

Dykierek, Petra, Dipl. Psych., Klinikum der Albert-Ludwigs-Universität, Abt. f. Psychiatrie und Psychotherapie, Hauptstr. 5, 79104 Freiburg

Ernst, Cécile, Dr. med. et phil., Psychiatrische Universitätsklinik, Lenggstr. 31, CH-8029 Zürich

Esser, R., Tagesklinik für Psychogeriatrie, Mönchebergstr. 41–43, 34125 Kassel

Fischer-Johannsen, Josy, Familientherapeutin, Carlo-Mierendorff-Str. 24, 64297 Darmstadt

Fleischmann, H., Dr., Suchtbereich, Bezirkskrankenhaus Regensburg, 93042 Regensburg

Fleischmann, U., Prof. Dr., Ludwigstr. 46, 90402 Nürnberg

Folkerts, Here, PD. Dr. med., Psychiatrische Universitätsklinik, Münster

Frießner, K., Dipl. Soz. Päd., Abt. f. Gerontopsychiatrie, Rheinische Landesklinik, Kaiser-Karl-Ring 20, 53111 Bonn

Gerke, Ute, Dipl. Psych., Gerontopsychiatrische Abteilung, Rheinhessen-Fachklinik Alzey, 55232 Alzey

Göbel, H., Dipl. Psych., Haydnstr. 7, 34121 Kassel

Grond, E., Prof. Dr., Internist, Psychotherapie, Sozialmedizin, Veilchenstr. 1, 58095 Hagen

Groß, M., Dr., Ludwig-Noll-Krankenhaus, Dennhäuser Str. 156, 34134 Kassel

Gutzmann, H., PD. Dr., Wilhelm Griesinger Krankenhaus, Brebacher Weg 15, 12683 Berlin

Haupt, M., Dr. med., Rheinische Landes- und Hochschulklinik, Postfach 120510, 40605 Düsseldorf

Hautzinger, Martin, Prof. Dr., Psychologisches Institut, Universität Tübingen, Abt. Klinische Psychologie, Gartenstr. 29, 72074 Tübingen

Heeg, Sibylle, Institut für öffentliche Bauten und Entwerfen der Universität Stuttgart, Keplerstr. 11, 70049 Stuttgart

Helmchen, H., Prof. Dr. med., Psychiat. Klinik der FU Berlin, Eschenallee 3, 14050 Berlin

Heuft, Gereon, PD. Dr. med., Klinik f. Psychotherapie und Pschosomatik, Universitätsklinikum Essen, Virchowstr. 174, 45147 Essen

Hinze, Elke, Dr. med., Kaiserdamm 9, 14057 Berlin

Hirsch, Rolf D., Dr. Dr., Rheinische Landesklinik, Abt. f. Gerontopsychiatrie, Kaiser-Karl-Ring 20, 53111 Bonn

Ihl, R., Dr. med., Psychiat. Universitätsklinik Düsseldorf, Bergische Landstr. 2, 40629 Düsseldorf

Johannsen, Johannes, Dr. med., Psychiatr. Krankenhaus Heppenheim, Ludwigstr. 54, 64646 Heppenheim

Johnen, R., Dr. med., Psychosomatische Klinik, Dr. Schröder-Weg 12, 75328 Schömberg
Kämmer, Karla, Bildungszentrum, Virchowstr. 32, 45147 Essen
Kanowski, Siegfried, Prof. Dr., Abt. Gerontopsychiatrie, Psych. Klinik der FU Berlin, Eschenallee 3, 14050 Berlin
Kipp, Johannes, Dr. med., Ludwig-Noll-Krankenhaus, Dennhäuser Str. 156, 34134 Kassel
Köhler, W., Gerontopsychiatrische Klinik Sonnenberg, Sonnenbergstr., 66119 Saarbrücken
Koller, Manfred, Dr. med., Niedersächs. Landeskrankenhaus, Rosdorfer Weg 70, 37081 Göttingen
Kortus, Rainer, Gerontopsychiatrische Klinik, Auf dem Sonnenberg, 66119 Saarbrücken
Kranzhoff, E. U., Dipl. Psych., Abt. f. Gerontopsychiatrie, Rheinische Landesklinik, Kaiser-Karl-Ring 20, 53111 Bonn
Kretschmar, Christel, Dr. med., Rheinische Landes- und Hochschulklinik, Abt. Gerontopsychiatrie, Bergische Landstr. 12, 40629 Düsseldorf
Kretschmar, Jürgen-H., Dr. med., Karpendeller Weg 19, 40822 Mettmann
Kruse, Andreas, Prof. Dr. phil., Institut für Psychologie der Ernst-Moritz-Arndt-Universität Greifswald, Franz-Mehring-Str. 47, 17489 Greifswald
Kurz, Alexander, PD Dr. med., Psychiatrische Klinik und Poliklinik der TU München, Ismaninger Str. 22, 81675 München
Langkafel, M., Dr. med., Klinik für Psychotherapie und Psychosomatik, Universitäsklinikum, Virchowstr. 174, 45147 Essen
Linden, Michael, Prof. Dr. med., Universitätsklinikum, Psychiat. Klinik, Eschenalle 3, 14050 Berlin
Luderer, Hans, Prof. Dr. med., Zentrum für Psychiatrie, Postfach 1280, 74184 Weinsberg
Lüdke, H. W., Dr. med., Geriatrisches Institut, Alemannenstr. 70a, 79117 Freiburg
Mahnkopf, Angela, Stiftung Tannenhof, Remscheider Str. 76, 42899 Remscheid
Meins, Wolfgang, Dr. PD., Albertinen-Haus, Memory-Clinic, Sellhopsweg 18–22, 22459 Hamburg
Meller, I., PD. Dr., Psychiatrische Klinik und Poliklinik der Universität mit Konsiliardienst Großhadern, Nußbaumstr. 7, 80336 München
Möller, Hans-Jürgenn, Prof. Dr. med., Psychiatrische Klinik und Poliklinik der Med. Universitätsklinik, Nußbaumstr. 7, 80336 München
Morawetz, C., Dipl. Psych., Senioren Tagesklinik Wielandshöhe, Stauffenbergstr. 10, 72074 Tübingen
Müller-Spahn, Franz, Prof. Dr. med., Psychiatrische Universitätsklinik Basel, Wilhelm-Klein-Str. 27, CH-4025 Basel
Mundle, G., Dr. med., Universitätsklinik für Psychiatrie und Psychotherapie, Oslanderstr. 24, 72076 Tübingen
Nehen, H. G., Dr. med., Memory Clinic Essen, Germaniastr. 3, 45356 Essen
Nieder, Joachim, Dr. med., Westf. Zentrum für Psychiatrie und Psychotherapie, Im Schloßpark 20, 45699 Herten
Nißle, Klaus, Dr. med., Bezirkskrankenhaus Kaufbeuren, Postfach 1143, 67571 Kaufbeuren
Ostermann, Klaus, Dr. med., Universität Gesamthochschule Kassel, Interdisziplinäre Arbeitsgruppe für Angewandte Soziale Gerontologie, Mönchebergstr. 19b, 34109 Kassel

Pantel, Johannes, Dr., Klinikum der Universität Heidelberg, Gerontopsychiatrie, Voßstraße 4, 69115 Heidelberg
Peters, Meinolf, Dr. phil., Rothaarklinik, Am Spielacker, 57319 Bad Berleburg
Picard, M., Dr. med., Rheinische Landesklinik, Kaiser-Karl-Ring 20, 53111 Bonn
Radau-Pfeil, Klaus, Dr. med., NLKH Göttingen, Rosdorfer Weg 20, 37081 Göttingen
Radebold, Hartmut, Prof. Dr. med., Universität Gesamthochschule Kassel, FB 4/ASG. Arnold-Bode-Str. 10, 34109 Kassel
Rothenhäusler, H.-B., Dr. med., Psychiatr. Klinik der LMU München, Nussbaumstr. 7, 80336 München
Sandholzer, Hagen, Dr. med., Abt. f. Allgemeinmedizin der Universität, Robert-Koch-Str. 42, 37075 Göttingen
Schaller, S., Dr. Dipl. Psych., Otto-Seiz-Institut, Universität Mannheim, Schloß, 68163 Mannheim
Schaub, R. I., Dr., Psychiatrische Klinik und Poliklinik, Universitätsklinikum Benjamin Franklin, FU Berlin, Eschenallee 3, 14050 Berlin
Schmid-Furstoss, U., Dr., Stiftung Tannenhof, Remscheider Str. 76, 42899 Remscheid
Schmidt, W., Dr. med., Senioren-Tagesklinik Wielandshöhe der Psychiat. Universitätsklinik, Stauffenbergstr. 10, 72074 Tübingen
Schmidtke, Armin, PD Dr. med. habil. med., Psychiatrische Klinik und Poliklinik der Universität, Füchsleinstr. 15, 97080 Würzburg
Schmitt, Eva-Maria, Dipl. Sozialgerontologin, Heimstr. 2, 10827 Berlin
Schneider, G., Dr. med., Klinik für Psychotherapie und Psychosomatik, Universitätsklinikum, Virchowstr. 174, 45147 Essen
Schröder, Mirjam, Dr. med., Eibchaussee 201, 22605 Hamburg
Seifert-Doods, Nadine, Dipl. Sozialgerontologin, NLK, Rosdorfer Weg 70, 37081 Göttingen
Soller, Gabriele, Dipl. Psych., Max-Bürger-Zentrum, Klinik für Alterspsychiatrie, Sophie-Charlotten-Str. 115, 14059 Berlin
Spengler, A., Prof. Dr., NLKH Wunstorf, Postfach 11 65, 31501 Wunstorf
Spickhoff, Andreas, PD. Dr. jur., Universität Jena
Steinbach, Iris, Dr. med. soz., Nelkenstraße 9, 30167 Hannover
Stoppe, Gabriela, PD Dr. med., Psychiatrische Universitätsklinik, Von-Siebold-Str. 5, 37075 Göttingen
Struwe, Burkhardt, Dr. med., Abt. f. Gerontopsychiatrie, PKH Merxhausen, 34308 Bad Emstal
Stuhlmann, Wilhelm, Dr. med., Abt. Gerontopsychiatrie, Rheinische Landesklinik, Wilhelm Griesinger Str. 23, 5119 Köln
Telsing, Michael, Prof. Dr., Ludwig-Braun-Str. 13, 38251 Bad Hersfeld
Thomas, U., Dipl. Psych., Interdisziplinäre Arbeitsgruppe für Angewandte Soziale Gerontologie (ASG), Universität Gesamthochschule Kassel, Mönchebergstr. 19b, 34109 Kassel
Trilling-John, Angelika, Dipl. Päd. Sozialamt der Stadt Kassel, 34117 Kassel
Tzschätzsch, Karin, Dipl. Psych., Max-Bürger-Zentrum, Klinik für Alterspsychiatrie, Sophie-Charlotten-Str. 115, 14059 Berlin
Vollhardt, B. R., Dr. med., Gerontopsychiatrische Abt. und Gerontopsychiatrisches Zentrum, Rheinische Landesklinik, Kaiser-Karl-Ring 20, 53111 Bonn
Wächtler, Claus, Dr. med., Abt. f. Gerontopschiatrie, AKH Ochsenzoll, Langenhorner Chaussee 560, 22419 Hamburg

Wenglein, Erik, Dr. med., Klinik für Psychosomatik und Psychotherapie, 88316 Isny-Neutrauchburg
Wernicke, Thomas F., Dr., Psychiatrische Klinik FU, Eschenallee 3, 14050 Berlin
Wetterling, T., Prof. Dr., Klinikum für Psychiatrie und Psychotherapie I, Johann-Wolfgang-Goethe-Universität, Heinrich-Hoffmeister-Str. 10, 60528 Frankfurt/M.
Wiegand, Michael, PD Dr. med., Psychiatrische Klinik der TU, Ismaninger Str. 22, 81675 München
Wittgens, W., Dr. med., Hans-Prinzhorn-Klinik, Frönsberger Str. 71, 58675 Hemer
Wojnar, Jan, Dr. med., Pschiatrischer Dienst Pflegen und Wohnen, Postfach 70 01 06, 22051 Hamburg
Wolter-Henseler, Dirk, Dr., Rheinische Landesklinik Langenfeld, Kölnerstr. 82, 40740 Langenfeld
Wolfersdorf, Manfred, PD Dr. med., Bereich Akutpsychiatrie II/Depression, Abt. Psychiatrie I der Universität Ulm, ZfP Weissenau, 88214 Ravensburg
Wormstall, H., Dr. Gerontopsychiatrisches Zentrum der Universität Tübingen, Oslanderstr. 24, 72076 Tübingen
Wurthmann, Cornelius, PD Dr. med., Psychiatrische Klinik der Otto-von-Guericke-Universität, Leipziger Str. 44, 39120 Magdeburg
Zimmer, Bernd, Navigesstr. 139, 42113 Wuppertal

FSC
www.fsc.org
MIX
Papier aus verantwortungsvollen Quellen
Paper from responsible sources
FSC® C105338

If you have any concerns about our products,
you can contact us on
ProductSafety@springernature.com

In case Publisher is established outside the EU,
the EU authorized representative is:
Springer Nature Customer Service Center GmbH
Europaplatz 3, 69115 Heidelberg, Germany

Printed by Libri Plureos GmbH
in Hamburg, Germany